口腔正畸思路与临床操作技巧

KOUQIANG ZHENGJI SILU YU
LINCHUANG CAOZUO JIQIAO

主　编　武广增
编　委　周尧键　洪　宝　吕泽锋
　　　　李　明　陈晓丹　周　权
　　　　唐建华　洪　光　张伟光
　　　　李凤英　武广增

科学技术文献出版社
SCIENTIFIC AND TECHNICAL DOCUMENTATION PRESS
·北京·

图书在版编目（CIP）数据

口腔正畸思路与临床操作技巧 / 武广增主编. —北京：科学技术文献出版社，2009.11（2023.6重印）

ISBN 978-7-5023-6479-3

Ⅰ.①口… Ⅱ.①武… Ⅲ.①口腔正畸学 Ⅳ.①R783.5

中国版本图书馆CIP数据核字（2009）第191265号

口腔正畸思路与临床操作技巧

| 策划编辑：李 洁　责任编辑：周 玲　责任校对：张吲哚　责任出版：张志平 |

出 版 者　科学技术文献出版社
地　　 址　北京市复兴路15号　邮编 100038
编 务 部　(010) 58882938，58882087（传真）
发 行 部　(010) 58882868，58882870（传真）
邮 购 部　(010) 58882873
官方网址　www.stdp.com.cn
发 行 者　科学技术文献出版社发行　全国各地新华书店经销
印 刷 者　中煤（北京）印务有限公司
版　　 次　2009年11月第1版　2023年6月第7次印刷
开　　 本　787×1092　1/16
字　　 数　426千
印　　 张　18.75
书　　 号　ISBN 978-7-5023-6479-3
定　　 价　118.00元

版权所有　违法必究

购买本社图书，凡字迹不清、缺页、倒页、脱页者，本社发行部负责调换

前　言

　　口腔正畸学是一门临床实践医学，一个专业的口腔正畸医生除了具备扎实的理论功底外，还应具备独立处理和解决各种复杂错𬌗畸形病例的矫治能力。在牙𬌗畸形矫治过程中要有敏捷的思路与熟练的操作技能，对于一个复杂的矫治病例，要像优秀的军事家指挥作战一样，会排兵布阵，设计科学的作战（矫治）方案，在每一次矫治过程中遇到困难，要出手有妙招，这种矫治能力没有大量的临床医疗实践支撑，没有5～10年的潜心钻研、磨练，是难以具备的。

　　本书侧重于介绍临床矫治方法与实用操作技巧，还有临床矫治案例分析，涉及一些矫治思维的训练，很多内容是教科书所没有涉及的。特别是近2年来作者在口腔医学网及雅虎空间正畸博客中，介绍了许多临床实用新技术、新知识、新理念，很多正畸医生通过博客这个平台进行学术交流和探讨，吸收新知识，提高技能，解决了正畸临床上的许多技术难题；有许多高年资的科主任、博士、研究生，其中包括台湾 Lytornado 博士也参与了我的正畸博客学术讨论，发表了许多有价值的学术见解，这些都对读者提高临床矫治水平很有帮助。

　　作者自2007年9月正式开通博客以来，几个月后就成为口腔医学网最热门的博客之一，撰写的许多博客文章被众多口腔专业网站进行了全文转载，并多次被口腔医学博客网管会评为最佳博客奖、特别贡献奖。许多业界同仁及网友希望我能把从事多年的正畸临床经验汇编成册，便于他们学习与指导临床。有鉴于此，我将带教进修医生的临床经验、正畸培训班讲稿、近年来撰写的书稿和文章，以及我发表在博客中与正畸临床结合紧密的文章，经过认真的整理和充实，汇编成本书。

在本书编写过程中，我没有运用传统的编排方式，而是用大量的实例图片给出病案，提出问题，通过病案探讨的方式去解决正畸临床中可能遇到的困难和问题，这种可谓别具匠心的一问一答的交互式编写方式增加了学习的互动性和趣味性，对启发读者思维的想像空间，激发读者的技术创新灵感是一个大胆尝试。

来自深圳、湖南、江苏、江西、贵州的进修医生徐爽、罗艳菊（女）、柏蓉（女）、黄铁、周绍雷参与了本书稿后期的修改与校对工作，他们付出的辛勤劳动和聪明才智，融入了本书的字里行间，为此特向他们致以真挚的谢意。

本书存在的不足和需要完善之处，恳请同行赐教。

武广增

2009 年 5 月于武汉

目 录

第一章　牙列拥挤的矫治 /1
第一节　恒牙初期牙列拥挤不拔牙矫治案例 /1
第二节　成人牙列拥挤拔牙矫治案例 /6
第三节　下颌单侧牙弓拥挤矫治技巧 /12
第四节　牙列拥挤病例的矫治思路 /14
第五节　临界病例非拔牙矫治案例 /20
第六节　腭向错位上侧切牙矫治案例 /26
第七节　恒牙初期重叠错位的上切牙矫治案例 /29

第二章　埋伏阻生齿的矫治 /33
第一节　固定正畸技术常用矫治埋伏牙方法 /33
第二节　牵引导萌矫治案例 /34
第三节　导萌技巧：镍钛丝辅弓与舌侧扣组合牵引 /36
第四节　导萌技巧：匣型曲与舌侧扣组合牵引 /37
第五节　导萌技巧：固定式平导与对颌牵引 /40
第六节　导萌技巧：人工支点 /42
第七节　助萌技巧：推簧加小圆管扩展牙弓间隙 /44

第三章　深覆𬌗的矫治 /47
第一节　扭曲牙弓深覆𬌗矫治案例 /47
第二节　下切牙唇面严重磨耗深覆𬌗矫治案例 /51
第三节　镍钛圆丝结合阶梯摇椅弓的应用 /55
第四节　固定式小斜导的应用 /56
第五节　改良多用途弓 /58
第六节　腭杆与斜导（平导）装置的嫁接 /58

第四章　深覆盖的矫治 /60
第一节　3个下切牙错𬌗畸形矫治案例 /60
第二节　缺失2个下切牙深覆盖矫治案例 /64
第三节　恒牙初期深覆盖深覆𬌗矫治案例 /68

第五章　扭转牙的矫治 /73
第一节　人工支点矫治扭转牙案例 /73
第二节　前磨牙严重扭转矫治案例 /75
第三节　固定斜导做力偶支点矫治扭转牙案例 /76
第四节　替牙期扭转中切牙矫治案例 /77
第五节　定位管技术矫治扭转中切牙案例 /82

第六章　锁𬌗的矫治方法 /83
第一节　变异腭杆矫治上磨牙严重颊向错位案例 /83
第二节　改良式腭杆矫治磨牙正锁𬌗案例 /84
第三节　双臂扩展辅弓矫治正锁𬌗案例 /86
第四节　不对称式固定斜导 /87
第五节　应用双臂扩展辅弓矫治锁𬌗案例 /89
第六节　单侧前磨牙正锁𬌗矫治案例 /91

第七章　反𬌗的矫治 /93
第一节　2×4技术矫治替牙期前牙反𬌗案例 /93
第二节　前方牵引器矫治替牙期反𬌗案例 /95
第三节　谈谈你对这个反𬌗病例的矫治设想 /99

第八章　牙间隙的矫治 /110

第九章　牙列中线不齐的矫治 /114

第十章　偏𬌗畸形的矫治 /119
第一节　成人偏𬌗畸形矫治案例 /119
第二节　复杂的颜面不对称畸形矫治案例 /124
第三节　复杂的颜面不对称畸形矫治分解过程 /129

第十一章　开𬌗畸形的矫治 /134

第一节　MEAW 技术矫治开𬌗案例 /134
第二节　改良式上下颌环绕式保持器 /138
第三节　外地赴武汉矫治开𬌗畸形案例 /141
第四节　腭网矫治器的临床应用 /147
第五节　上颌侧切牙低位致前牙局部开𬌗矫治案例 /148
第六节　隐藏埋伏阻生前磨牙成人开𬌗矫治案例 /152

第十二章　推前磨牙向近中矫治Ⅲ类骨性错𬌗畸形 /158

第一节　高角骨性Ⅲ类错𬌗非手术矫治案例 /158
第二节　严重骨性反𬌗非手术方法矫治案例 /162
第三节　骨性Ⅲ类非手术方法矫治案例 /171
第四节　推前磨牙向近中移动矫治反𬌗病例 /175
第五节　运用磨牙推进器矫治全牙弓反𬌗案例（一）/179
第六节　运用磨牙推进器矫治骨性反𬌗偏𬌗案例（二）/181
第七节　运用磨牙推进器矫治骨性反𬌗偏𬌗案例（三）/182

第十三章　推磨牙向远中矫治Ⅱ类错𬌗畸形 /184

第一节　磨牙推进器 /184
第二节　装配推磨牙向后矫治器临床操作步骤 /185
第三节　单侧推磨牙向后矫治案例 /188
第四节　恒牙初期推磨牙向后矫治案例 /189
第五节　运用磨牙推进器矫治Ⅱ类错𬌗案例 /195
第六节　运用磨牙推进器矫治前牙拥挤案例 /198
第七节　减数推磨牙向后矫治案例 /199
第八节　从 X 线片中领悟医生的矫治设计思路 /201
第九节　可伸缩滑动架逐牙远移前磨牙矫治案例 /201
第十节　磨牙远移固定间隙保持器的应用 /203
第十一节　磨牙推进器矫治中切牙扭转案例 /204
第十二节　组合装置双轨道推磨牙远移技术 /208
第十三节　推磨牙向后平移引导杆应用案例 /209

第十四章　尖牙移动技术 /211

第一节　颊舌侧双轨道远移尖牙技巧 /211
第二节　利用前牙粗丝辅弓支抗远移尖牙技巧 /213

第三节　利用前牙粗丝辅弓支抗远移尖牙案例 /214
第四节　上尖牙远中移动技巧 /217

第十五章　磨牙近远中向平移技术 /219
第一节　下颌磨牙近中移动技术 /219
第二节　磨牙近中移动的跟进现象 /221
第三节　改变磨牙远中关系的力量 /221

第十六章　定位管镍钛圆丝矫治技术 /223
第一节　镍钛圆丝定位管的制作 /223
第二节　3 个定位管镍钛圆丝临床应用案例 /224
第三节　镍钛圆丝定位管技术 /225
第四节　镍钛弓丝定位管矫治技术临床应用特点 /226

第十七章　邻面去釉技术 /228
第一节　邻面去釉临床操作技巧 /228
第二节　邻面去釉矫治案例 /231

第十八章　临床小经验 /234
第一节　保护性结扎丝 /234
第二节　不能忽视末端切断钳钳口处的弓丝碎屑 /235
第三节　分牙簧的弯制步骤 /236
第四节　侧切牙控根簧 /238
第五节　该病例下牙弓两侧的矫治设计为何不同 /239
第六节　测量推磨牙远移距离的方法 /239
第七节　介绍一种新颖的扩弓保持器 /241
第八节　看图找错：螺旋推簧扩展下侧切牙间隙 /242
第九节　看图找错：橡皮圈分牙 /243
第十节　临床小技巧：自制小圆管给推簧加力 /244
第十一节　改良多用途弓与镍钛弓丝的组合应用 /247
第十二节　双臂弹力扩展辅弓的矫治特点 /248
第十三节　口镜里观察到的锁𬌗矫治方法 /248
第十四节　改良型四眼扩弓簧 /249
第十五节　倒行的滑动牵引杆 /251
第十六节　为何要磨短推进器滑动杆末端 /252

第十七节　改良三联别针簧的弯制要点 /253
第十八节　这样的弓丝结扎方式好吗 /254
第十九节　看图学正畸：扩弓 X 线片 /256
第二十节　临床拆除固定式𬌗垫操作步骤 /257
第二十一节　这个推磨牙向后的支抗装置为什么这样设计 /258
第二十二节　该病例为什么使用匣形曲 /259
第二十三节　颌间牵引小装置：滑动架 /260

第十九章　正畸技工 /262

第一节　腭杆嫁接平（斜）导制作步骤 /262
第二节　固定式𬌗垫的制作方法及临床应用 /264
第三节　自制颊舌侧反向拉钩前磨牙带环 /266
第四节　请指出这例斜导制作的败笔 /267
第五节　说说这个联合腭托装置的特点 /268
第六节　焊接技巧 /268
第七节　翻制拍摄𬌗像小拉勾步骤 /269
第八节　自制拍摄𬌗像小拉勾 /270
第九节　联合腭托制作 /271
第十节　推进器配套颊面管与带环的焊接 /275
第十一节　医生为什么给带环添加白合金片 /277
第十二节　固定桥式腭杆间隙保持器的制作及临床应用 /278
第十三节　可摘式扩弓保持器的制作步骤 /280
第十四节　腭网矫治器的制作步骤 /281
第十五节　正畸结扎丝牵引钩制作步骤 /282
第十六节　自己动手弯制滑动架 /284

参考文献 /288

第一章

牙列拥挤的矫治

第一节 恒牙初期牙列拥挤不拔牙矫治案例

一、矫治前

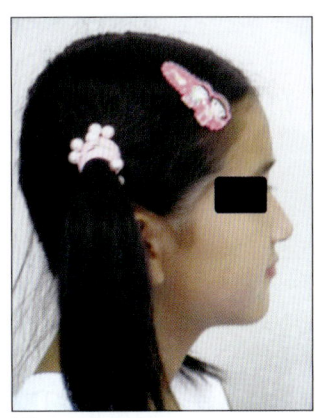

图 1-1-1

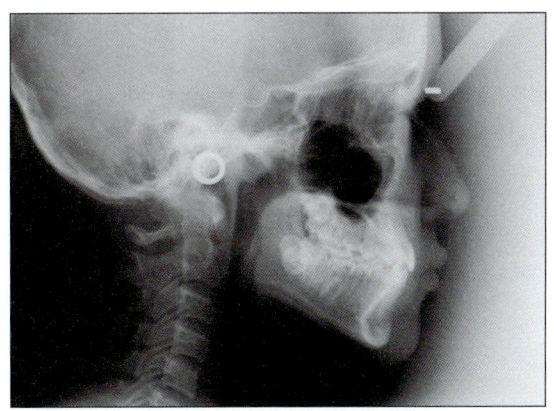

图 1-1-2

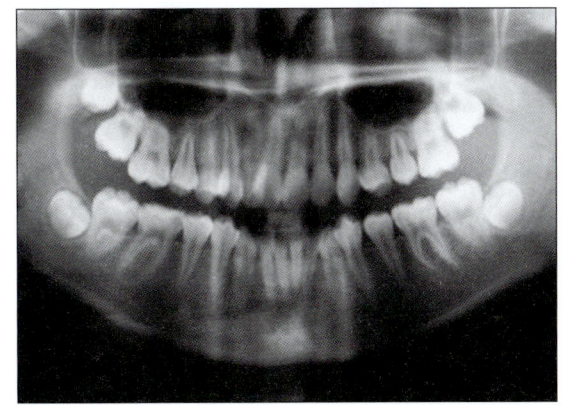

图 1-1-3

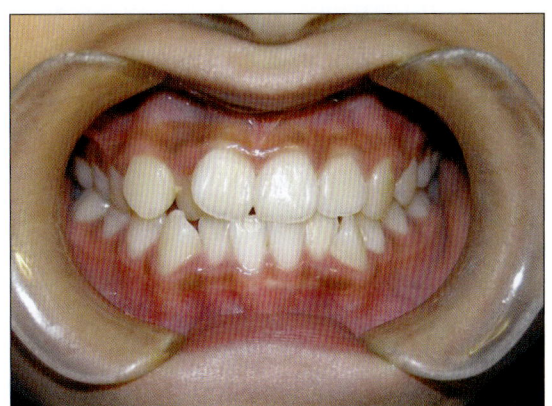

图 1-1-4

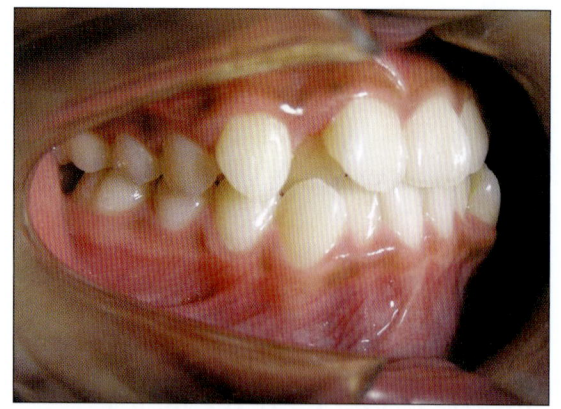
图 1-1-5

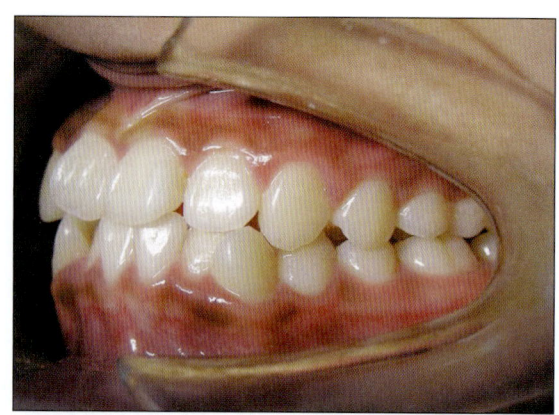
图 1-1-6

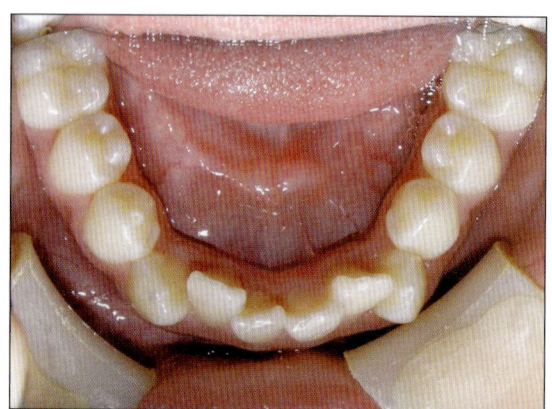
图 1-1-7

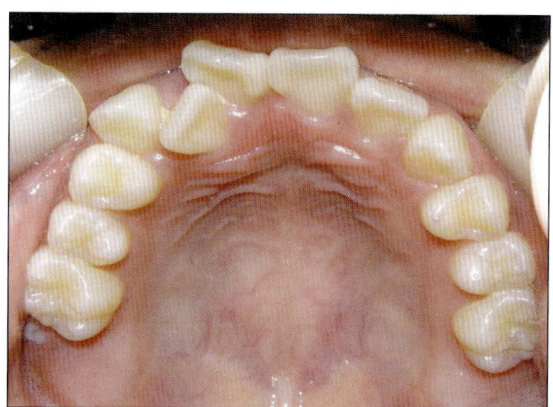
图 1-1-8

牙列拥挤是正畸临床常见的错𬌗畸形，如何获得最适宜的矫治效果？拔牙与不拔牙矫治设计是正畸医生必须面对的决策。

本病例恒牙初期患者女性，初诊年龄 12 岁。牙列中度拥挤，上下牙列中线不齐，磨牙近中关系。全颌曲面断层 X 线片显示 4 个 8 牙胚存在。根据以上资料分析，你认为该患者需要拔牙矫治吗？说说理由。如果你认为可以采用不拔牙矫治，也请说说理由？

讨论 1 该病例两侧磨牙呈近中关系，安氏Ⅲ类错𬌗畸形表现。上下牙列中线排列不齐，A1 远中唇向扭转，A2 舌向错位，与 C23 构成反𬌗关系，牙列中度拥挤。我觉得矫治设计不用拔牙，该患者上下前牙不显外突，有时拔不拔牙是由面型决定。

回　答 你说得有道理，决定拔不拔牙矫治，除了临床牙列检查、患者牙𬌗模型、X 线头影测量分析以外，患者的面型状况是矫治设计中必须考虑的一个重要因素。另外，该患者处于生长发育高峰期也是要考虑的一个因素。

讨论 2 该患者 X 线头颅片看审美线正常，侧貌为直面型，也许是微笑引起的吧？根据审美线正常，有 4 个 8 的牙胚，上下颌牙列拥挤情况考虑，我支持拔左上 4 和

3个5矫治。拔牙是为了减少牙量，排齐前牙和为以后的8萌出腾出空间。拔左上4是为了在关闭间隙时可以适当调整中线，磨牙应不同程度朝前移，关闭拔牙间隙并达到中性关系，不知这个方案是否正确？

回　答　你提出的该患者选择拔牙矫治设计也是一种切实可行的治疗方案。拔左上4和3个5矫治这个方案不错，但不是首选，患者家长不愿意接受拔牙矫治也是临床医生应该考虑的一个因素。就直面型的病人而言，如果选择拔牙矫治，应该尽量选择牙列靠后的牙位，比如拔除4个5。

小　结

经过上面的正畸案例分析讨论，大家对面型决定矫治设计有了一定程度的认识，对于直面型的患者拔牙矫治牙位的处理进行了有益的探讨。作为正畸医生，我们不能单独把牙齿割裂开来矫正牙齿，只看到牙齿拥挤的一个方面，就决定拔牙矫治设计方案；而要对患者的牙、牙合、面及生长发育状况进行综合分析，比如患者的面型、审美平面、患者生长发育年龄、患者与家长对正畸的要求、患者的依从性以及医生的矫治水平等因素来进行综合分析、判断。

二、矫治阶段

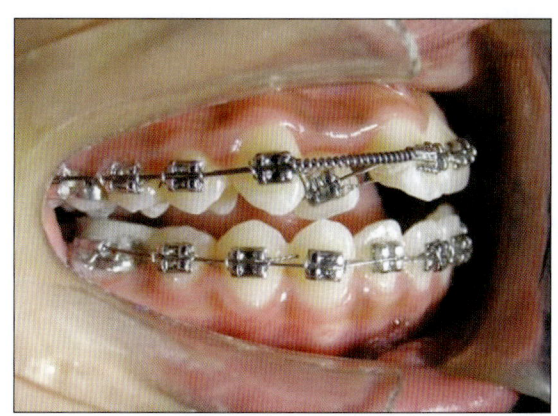

图 1-1-9

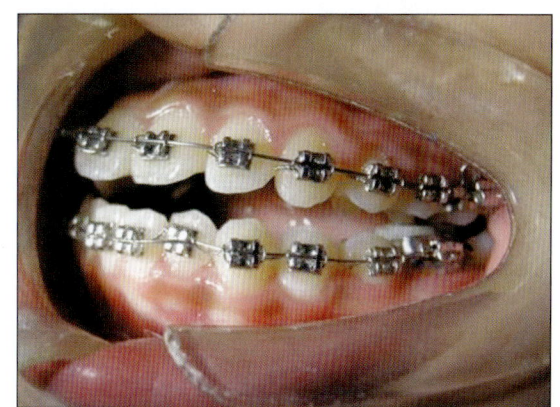

图 1-1-10

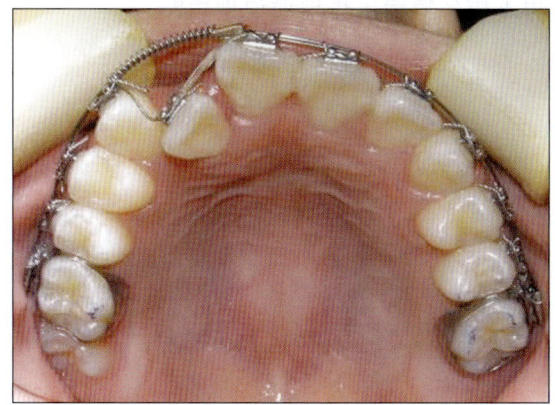

图 1-1-11

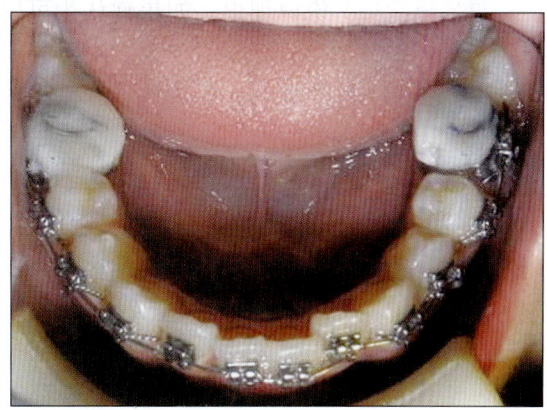

图 1-1-12

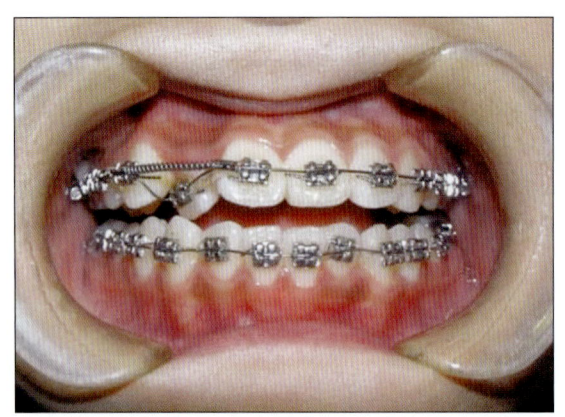

图 1-1-13

这个牙列拥挤病例大家讨论得很热烈，设计方案是拔牙矫治还是不拔牙矫治呢？大家各抒己见，参与意识非常强烈。作者认为患者的面型决定矫治设计，该患者正处在生长发育期……我们最后采纳的治疗方案是不拔牙矫治。请仔细观察上述照片，发现我们用了哪些矫治方法与技巧呢？

讨论 1 该患者双侧下颌磨牙采用了固定式殆垫打开咬合，以便解除右上颌侧切牙锁殆；为了解决牙列拥挤导致右侧上切牙缺少的萌出空间，所以在中切牙和尖牙之间用镍钛螺旋推簧扩展间隙，我看到螺旋推簧的近中加了定位管，然后在 A2 上粘贴托槽，用一根辅助弓丝结扎入槽拉 2 唇向移动排入牙列，请问是这样的吗？

回 答 在本病例你说的"定位管"应该叫做小圆管，是给镍钛螺旋推簧加力用的。定位管比它小，是直接钳夹固定在镍钛圆丝上的。右上侧切牙锁殆用词不妥，应为锁结。"用一根辅助弓丝"，这个弓丝是 0.014″ 镍钛圆丝。

【注：右上侧切牙锁殆应该称为反殆或锁结状况。定位管一般钳夹固定在镍钛圆丝上，直径较小，不能移动。而小圆管则套在稳定弓丝上，直径较大，可以在弓丝上来回滑动，主要给镍钛螺旋推簧加力】

讨论 2 做个活动的树脂大殆垫是不是可以防止咬合创伤，便于咀嚼呢？

回 答 对于依从性较好的病例，在矫治反殆阶段可以使用你说的活动式殆垫。

讨论 3 设计固定式殆垫有很多种方法，有采用光固化树脂或玻璃离子汀直接粘结在牙齿殆面上的，也有在带环上焊接钢丝加自凝塑料制作的，还有长臂式活动式殆垫。它们的应用各有什么特点？

回 答 殆垫的选择要根据患者不同的错殆畸形情况进行设计。粘结式固定殆垫一般用在单颌第一磨牙上。比如打开深覆殆，便于下前牙粘结托槽；对于低角型、咀嚼肌强壮的患者以及外地患者，一般用带环上焊接钢丝加自凝塑料制作磨牙殆垫；依从性好的患者用长臂式活动式殆垫。注意两侧磨牙殆垫的制作应该等高，其高度对于反殆患者以解除锁结状况为宜；对于深覆殆，其高度便于下前牙粘结托槽即可。磨牙殆垫咬合接触点两侧应该平衡稳定。

讨论 4 该患者目前的治疗方案是唇展上前牙、下颌磨牙加殆垫解除咬合干扰；右上

1、3之间用镍钛螺旋推簧进行局部间隙的开展，待上下牙列排齐后，用颌间牵引调整磨牙为中性关系。请问是这样设计的吗？

回　答　该患者的矫治设计基本上是按你分析的设计方案进行的。唇展上前牙，只是扩展上牙牙弓的一部分。该病例采用双弓丝技术，即主弓丝套镍钛螺旋推簧局部扩展牙弓，镍钛丝辅弓同步唇向移动舌侧错位的侧切牙是本病例现阶段矫治的特点。

三、矫治后期

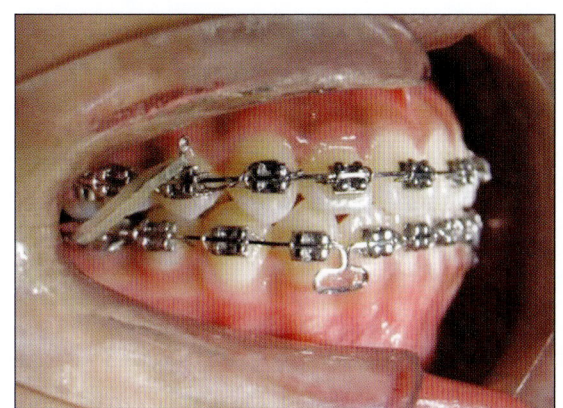

图 1-1-14

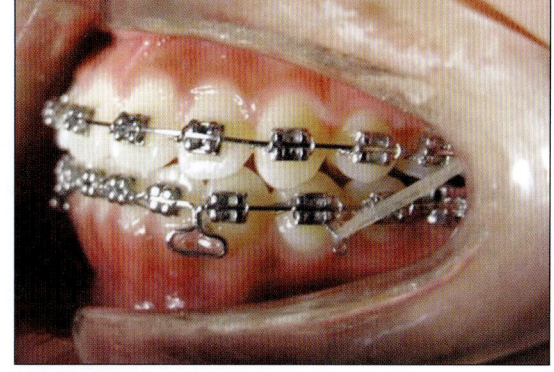

图 1-1-15

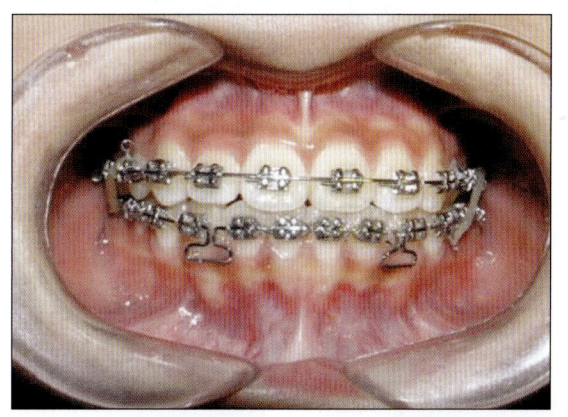

图 1-1-16

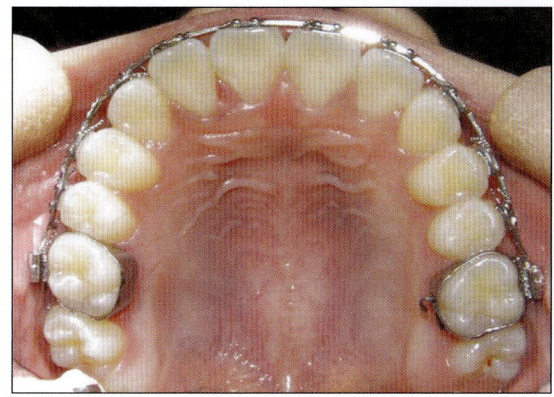

图 1-1-17

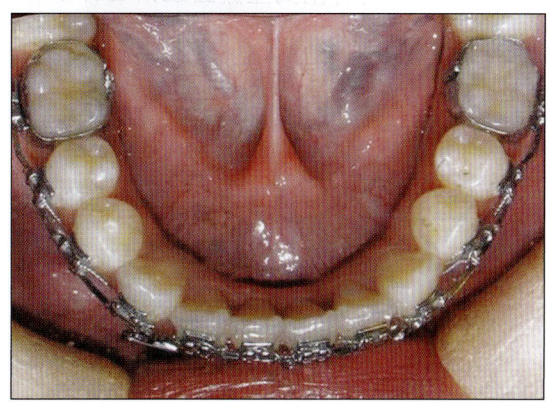

图 1-1-18

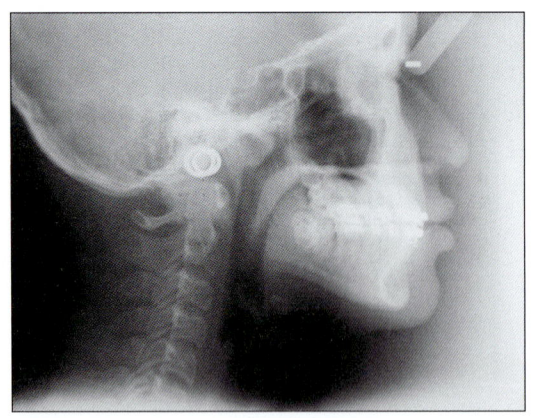

图 1-1-19　　　　　　　图 1-1-20

讨论1　在下侧切牙与下尖牙之间弯制的是什么曲？它的作用是什么？
回　答　你问的是T型曲，它可以用于关闭牙列间隙，也可以用于牵引钩挂橡皮圈。2个T型曲组成的一个功能单位，稍加调整曲的高度，还可以起到压低下切牙或伸高下切牙的作用。

讨论2　该病例不拔牙矫治获得成功，主要是采用了巧妙的矫治方法与手段，这些手段临床实用、快捷，又能解决矫正过程中遇到的棘手问题，同时对难度较大的错殆畸形治疗效果显著，能较大程度减少医生的椅旁操作时间，我的理解对吗？
回　答　对于临界病例决定拔牙与不拔牙矫治，综合诊断分析很重要，需要医生对患者量体裁衣，制定出周密、严谨的个性化矫治设计方案，运用良好的矫治技术与手段以及病人良好的配合，是正畸治疗获得成功的保障。

第二节　成人牙列拥挤拔牙矫治案例

一、矫治前

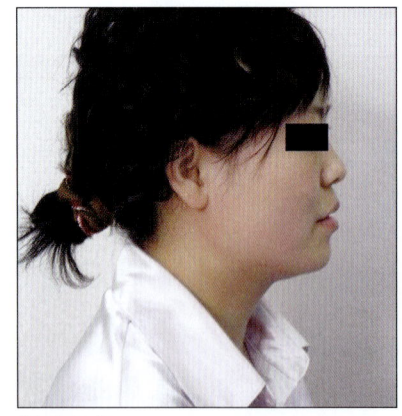
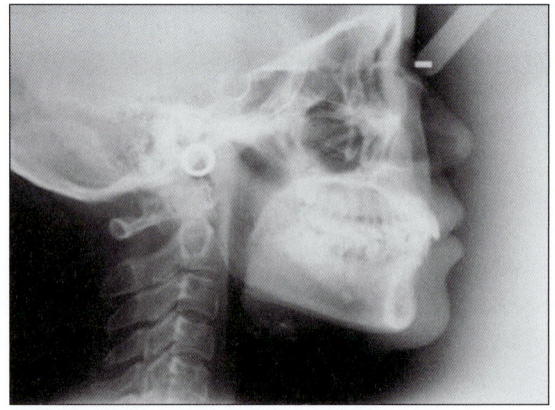

图 1-2-1　　　　　　　图 1-2-2

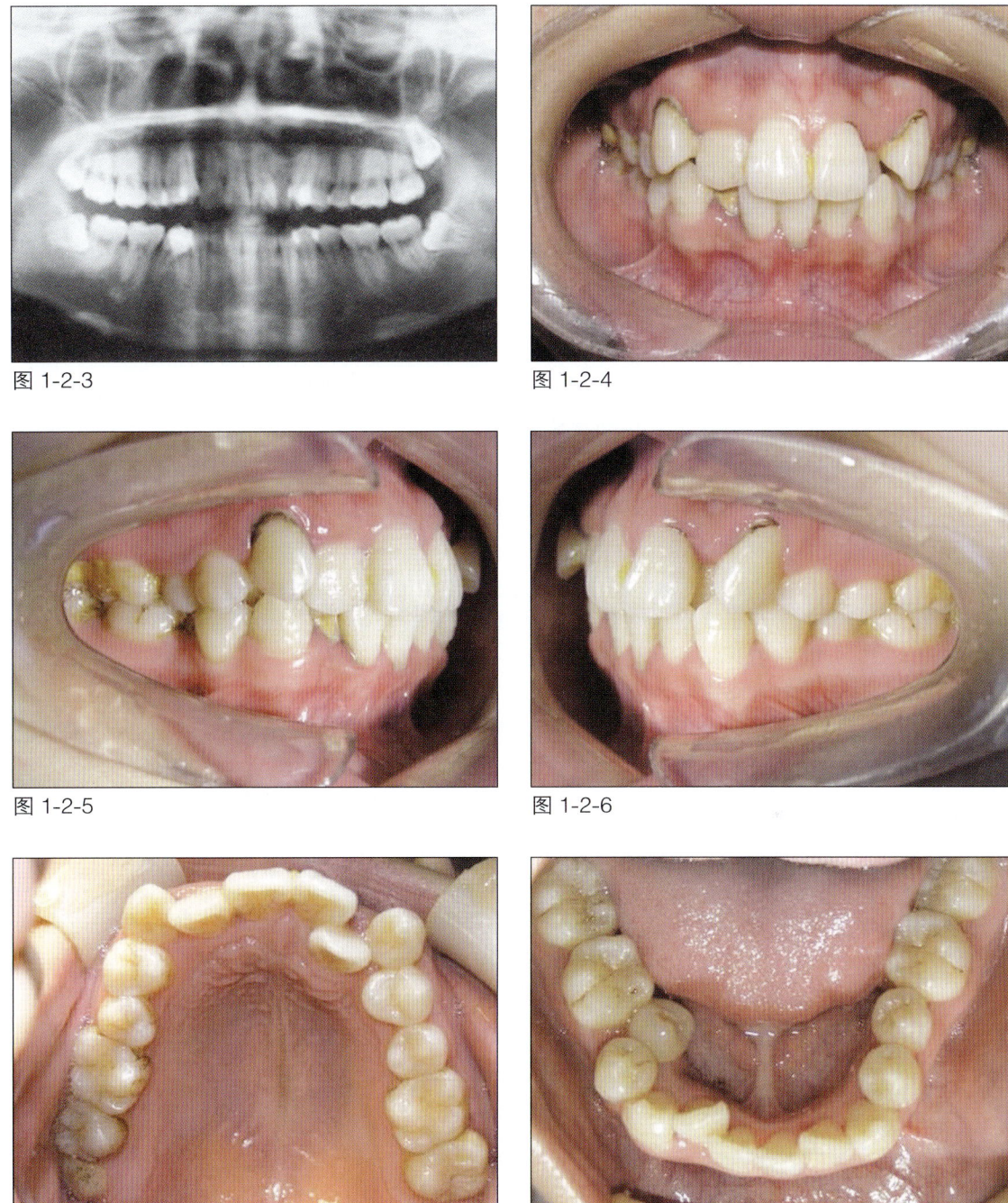

图 1-2-3

图 1-2-4

图 1-2-5

图 1-2-6

图 1-2-7

图 1-2-8

该患者成年女性，21 岁。因牙列不齐，要求矫治。初诊时牙殆像及 X 线片见图 1-2-1～图 1-2-8。

临床检查：牙列中度拥挤，上牙列中线左偏 4.5 毫米，磨牙关系中性，侧貌直面型、下颌平面角正常。B2 与 D23 反𬌗，A5 与 C5 正锁𬌗。诊断：安氏Ⅰ类错𬌗。根据以上资料，你认为该患者的矫治设计需要拔牙还是不拔牙矫治？如果采用拔牙的矫治方案，是拔4个第一双尖牙，还是拔4个第二双尖牙呢？说说你的矫治设计方案理由。并请列出该患者错殆畸形主要存在的问题，针对这些错殆畸形问题你会采用哪些矫治手段呢？

讨论 1 我考虑拔牙矫治，拔4个4，有利于前牙拥挤的矫治。该患者错殆畸形主要为 B2 及 A5 反殆，先推开 2 的间隙，下颌 6 上小殆垫解除 2、5 反殆，然后关闭拔牙间隙，是否可行？

回 答 你说的 A5 反殆应该称为正锁殆，该患者的牙殆畸形主要表现为牙列拥挤，矫治的难点是 B2 的反殆及 A5 的正锁殆。对于牙量明显大于骨量的病例，临床上通常采用拔牙矫治设计方案，这样可以直接获得必要的牙列排齐空间，协调牙量与骨量的比例关系；采用磨牙殆垫装置，解除上下对殆牙的不良锁结关系是矫治反殆牙和锁殆牙的基本手段。

讨论 2 此患者存在的问题我认为主要有 4 个。
（1）由于上牙弓中段狭窄导致上前牙段拥挤。
（2）由于右下牙弓后段拥挤和左下牙弓中段狭窄导致右下 5 舌倾和下前牙段拥挤。
（3）由于左上 2 过度舌倾导致上中线偏斜。
（4）存在着牙结石和牙龈炎症。
矫治方案我会选择拔上 2 个 4、左下 4、右下 5，原因有 3 个方面。
（1）患者是成年女性，对面部美观要求更高，虽然存在着牙弓狭窄，但仍不适合扩弓排齐，所以我会选择拔牙。
（2）拔上 2 个 4 和左下 4，可以很好地解决中线偏斜和拥挤的问题。
（3）拔右下 5 可以很好地解决后牙段拥挤，而且做起来也要简单一些，最后洁牙也是不可少的。

回 答 你对该病例的分析比较全面，提出的减数矫治设计是正畸临床常采用的方案之一。对患者进行洁牙治疗也是正畸医生应该综合考虑的问题。

讨论 3 我认为该患者可以拔 4 个 4，进行传统的矫治设计；还有一种方法，非常规拔牙，即拔 4 个 6 矫治，可更大程度地解决牙弓前段、中段、后段的拥挤；下 8 近中阻生，下 7 前移部分后，竖直下 8，采取强支抗。

回 答 非常规拔牙这个设计不太合适！拔 4 个双尖牙不是挺好、挺简化的吗？何必牺牲 4 个健康的 6 和竖直下 8？太复杂了。

讨论 4 该病例第一磨牙中性关系，右侧尖牙远中尖对尖，左侧尖牙根尖向远中倾斜，曲面断层片可见左上 8 和双侧下颌 8 未萌出，且 8 可见近中低位阻生，上颌侧切牙舌向错位，且左侧切牙与下 2 和 3 形成锁结关系，右下 2 近中舌向扭转，右下 5 舌向错位，上下牙列拥挤，侧貌直面型，下颌平面角正常，牙列中度拥挤，可以选择不拔牙矫治，用上下颌扩弓为拥挤牙列提供间隙；如果选择拔牙矫治，可拔 4 个第一前磨牙，因为拥挤主要在牙弓的前段。

回 答 你提出的不拔牙矫治方案，我不赞同；该患者牙量明显大于骨量，对于该病例采取拔 4 个第一前磨牙方案，是一种切合实际、预期可达到比较理想矫治目标的设计方案。

讨论5 我是一个口腔正畸新手,看了这个病例的情况后,觉得这个病例要是在我手里,会考虑拔掉3个4和D5,因为这个病例不但存在牙列拥挤,而且中线偏左,考虑拔掉A区的4能够有足够的空隙排齐A2;拔掉B5能够排齐B2、3,且有足够的空隙将中线右移;C4拔除能够使下颌中线不偏,D5的拔除能够很快解决前段牙列拥挤。不知我的想法是否正确?

回　答 拔掉3个4和D5是一个可供选择的治疗方案,但D5的拔除能够很快解决前段牙列拥挤这点,我不太赞同。从近远中距离上来说,拔D4能够较快解决前段牙列拥挤问题。

二、矫治阶段(1)

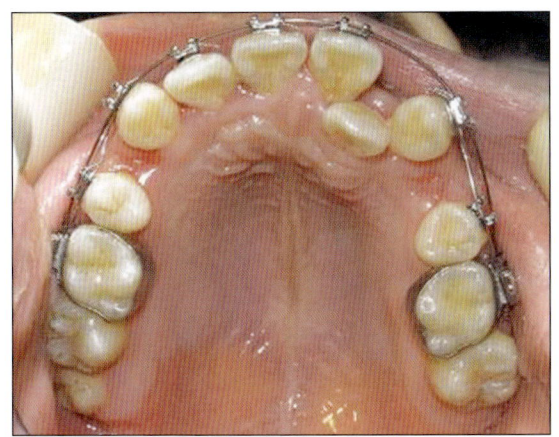

图 1-2-9

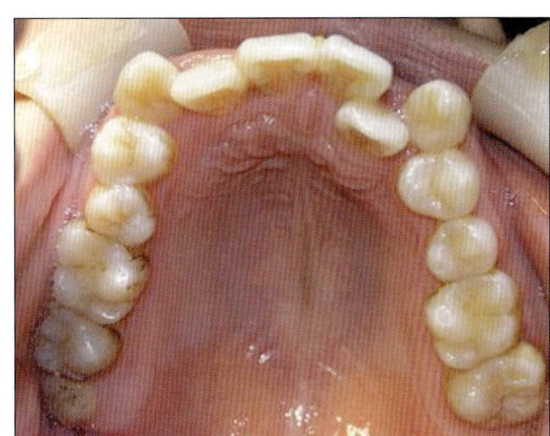

图 1-2-10

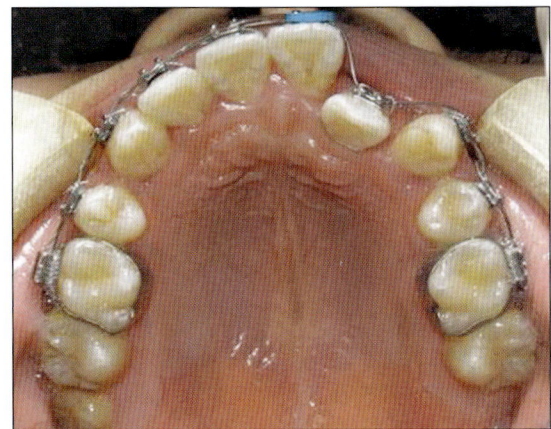

图 1-2-11

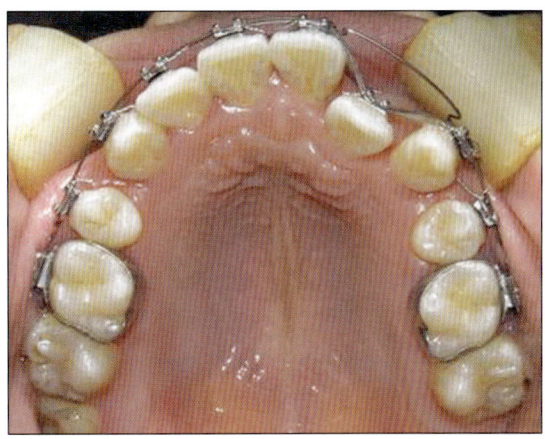

图 1-2-12

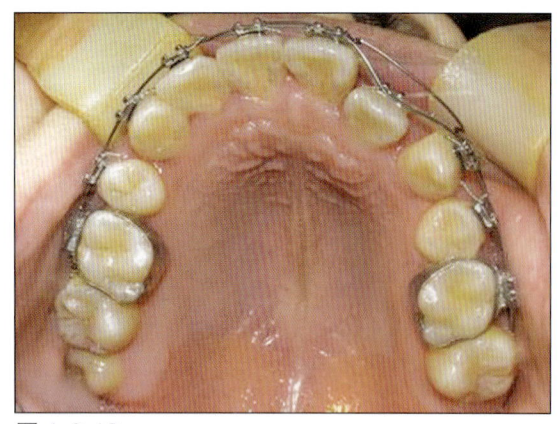
图 1-2-13

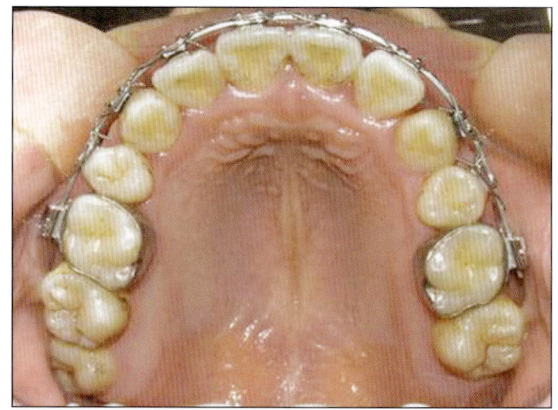
图 1-2-14

如何解除牙列拥挤？对于上牙弓来说，如何将该患者舌侧错位的上颌侧切牙排入正常牙列呢？这是初学者及年轻医生比较关注的问题。这里涉及矫治设计思维与临床操作技巧的问题。

这组上颌牙弓图片详细介绍了经治医生采用的矫治方法及该患者牙列逐渐排齐的变化过程。

讨论 1 请问那辅弓是怎样安上去的，其长度有什么要求吗？

回 答 镍钛辅弓直接和主弓丝一起纳入托槽槽沟结扎，长度是相邻两侧各增加 2 个托槽位，镍钛辅弓稍回弯防止移动。

讨论 2 B1 为什么要用分牙橡皮圈做保护性结扎？

回 答 B1 托槽用分牙橡皮圈做保护性结扎，是因为患者该处的唇黏膜组织有托槽创伤。

讨论 3 上颌拔除了两个第一双尖牙，在左侧 1、3 之间放置镍钛螺旋推簧加圆管推尖牙向远中移动为舌向错位的侧切牙创造间隙。间隙位置扩展足够后，在主弓丝上 B1 的远中和 B3 的近中弯制了 U 形曲（不知道是不是为了保持间隙）用一根辅弓将 B2 结扎入槽排入牙列。

回 答 在左侧 1、3 之间放置镍钛螺旋推簧加圆管推尖牙向远中的同时，3 托槽的远中翼与 6 之间挂链圈同步协助尖牙远中移动。主弓丝上 B1 的远中和 B3 的近中弯制了 U 形曲是为了保持扩展侧切牙获得的间隙不要丢失。

讨论 4 图 1-2-19 中主辅弓丝的组合应用使我很受启发。以前我做到图 1-2-17 所示的步骤时大都直接用 NiTi 丝使 2 入列，是有缺憾，就是不明白为什么？

回 答 主弓丝维持目前的牙弓形态，NiTi 丝辅弓使舌侧错位的 2 唇向移动排入正常牙列。

如果单用 NiTi 丝，其交互作用力会使牙弓弓型发生变化，即 2 唇向移动的同时，会带动邻牙 1、3 舌向移动。另外先前扩展侧切牙获得的间隙由于没有保持措施，会反弹复发丢失，导致间隙不够，影响 2 的唇向移动。

三、矫治阶段（2）

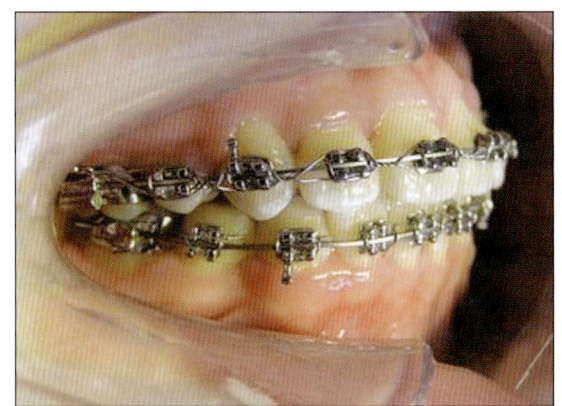

图 1-2-15

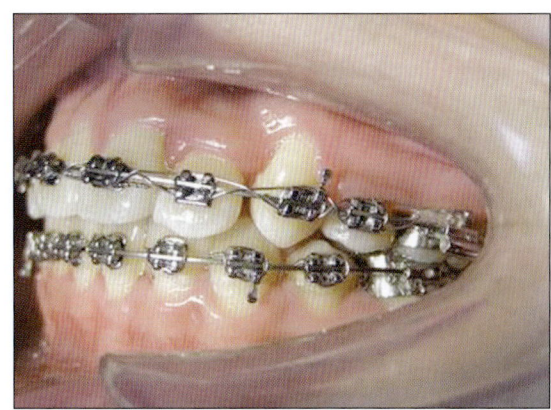

图 1-2-16

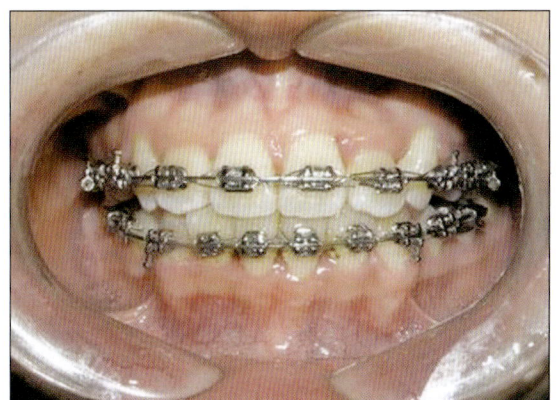

图 1-2-17

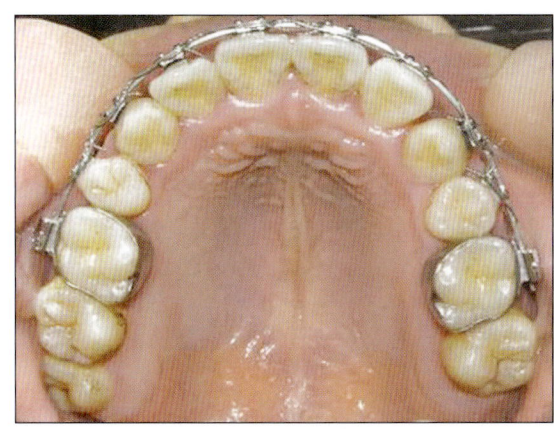

图 1-2-18

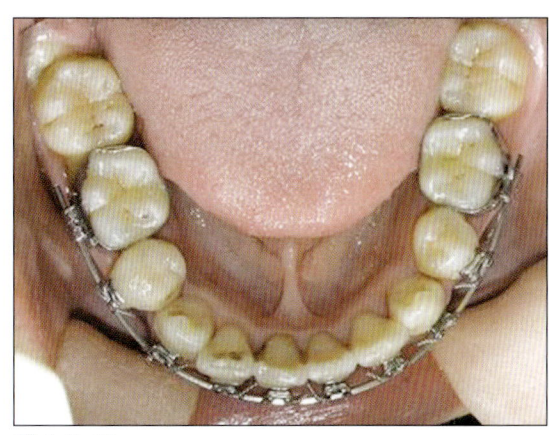

图 1-2-19

经过综合诊断分析，制定出个性化的矫治设计方案，采用了适宜的矫治方法与手段，历经 1 年半的疗程，达到了目前的治疗效果。与该患者矫治前的牙列进行比较，我们可以看到她的牙列状况发生了明显的变化，原先里出外进错乱的牙齿现在已经排列整齐，前牙建立了良好的覆𬌗、覆盖关系；磨牙、尖牙中性关系，上下牙列中线已经对齐，再进行一段时间的精细调整就可结束治疗了。

第三节　下颌单侧牙弓拥挤矫治技巧

这是本章第二节列举的同一个牙列拥挤病例，图 1-2-8 下颌单侧牙弓拥挤的特写矫治内容，因其矫治方法比较独特，单列一节进行讨论。前面大家对其矫治设计方案进行了讨论，多数医生的意见是拔 3 个 4 和 D5 的治疗方案，那么我们的方案呢？

请观察该病例下颌单侧的牙弓拥挤状况（图 1-3-1），经采用固定矫治器治疗后牙齿变化的每一张图片（图 1-3-1～图 1-3-4）。你认为采用了哪些矫治方法与技巧排齐了牙列？有哪些地方治疗手段比较特殊？推测一下，下一步可能还要做哪些治疗呢？

讨论 1　该患者下颌是拔除了一个第一双尖牙，然后再将第二双尖牙排入牙弓，用镍钛螺旋推簧扩展右下 1、3 的间隙，由右下 2 自由排入牙弓，最后把右下 2 纳入弓丝矫正的范围，完成整个正畸治疗。

回　答　你观察比较仔细，该病例的下颌单侧牙弓拥挤基本上是按这样的矫治设计方案进行治疗的。

讨论 2　该病例右下牙列拥挤，2 近中舌向扭转，5 舌向错位，采用减数的方法拔除了第一双尖牙，在 5 的舌侧焊了托槽，5、6 之间澳丝上弯制了 Ω 曲，用链圈将 5 向颊侧牵引排入牙列；1、3 之间用镍钛螺旋推簧（小圆管加力）推 3 向远中移动，为扭转侧切牙提供间隙。然后粘托槽结扎排入牙列。在牙弓排齐整平后，可能要调整磨牙关系吧？

回　答　该患者 5 的舌侧是粘结了托槽，而非焊接。6 颊面管近中澳丝上弯制的是停止曲，其主要目的是保持后牙弓的长度，便于用链圈将 5 向颊侧牵引排入牙列；1、3 之间用镍钛螺旋推簧放置小圆管加力，近远中向扩展空间为扭转侧切牙提供间隙。在牙弓排齐整平后，通常需要调整磨牙的𬌗紧密接触关系。

讨论 3　采用减数的方法，拔除 4 比拔 5 获得的后牙支抗大，6 的近中弯制停止曲，5 的舌侧粘了托槽，借用 3、6 做支抗，用橡皮链牵引矫正 5 的舌侧错位。用镍钛螺旋推簧开大 1、3 的间隙，为矫正 2 的扭转提供空间。牙列排齐下一步应该调整咬合吧？

回　答　对，该患者牙列排齐后下一步应该调整咬合关系。拔除 4 得到矫正 2 的间隙比拔除 5 得到的间隙大，获得的间隙更直接，更有利于 2、3 的矫正，还节约时间。下 5 的舌侧粘结了托槽，借用 3、6 做支抗，用橡皮链牵引矫正 5 的舌侧错位是该病例采用的特殊矫治手段。

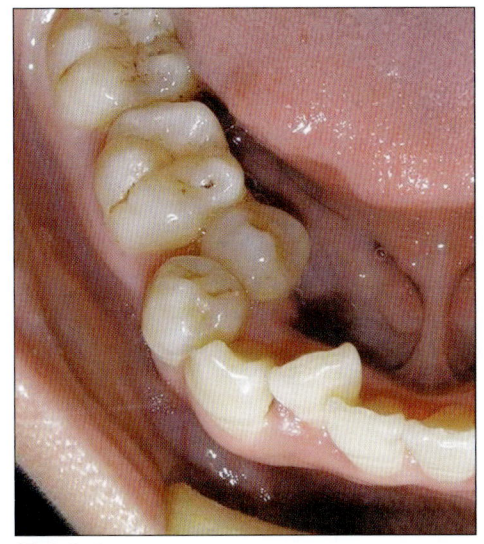

图 1-3-1

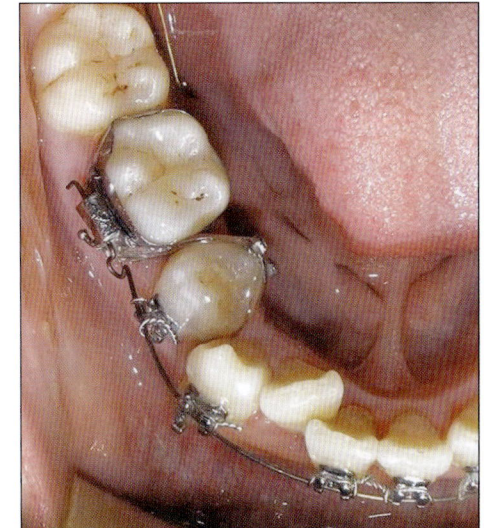

图 1-3-2

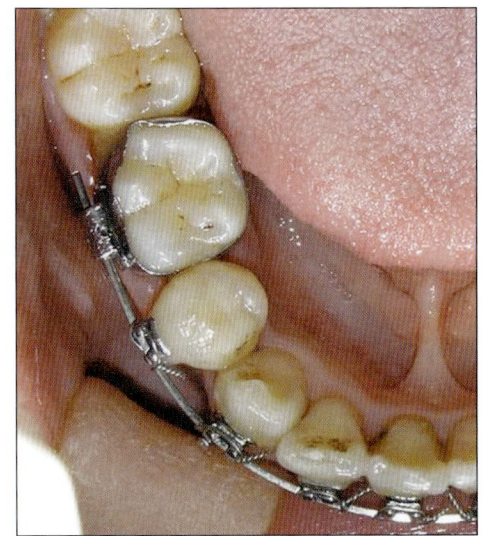

图 1-3-3

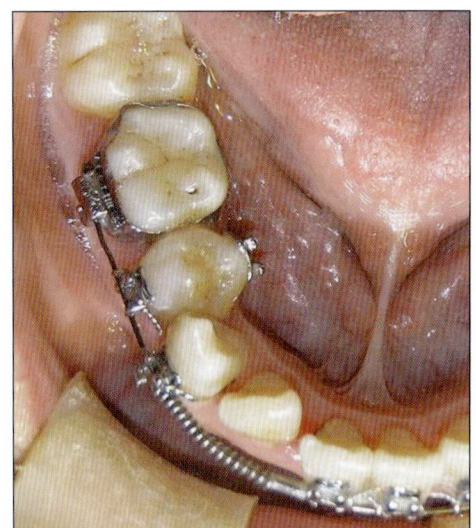

图 1-3-4

第四节　牙列拥挤病例的矫治思路

一、矫治前

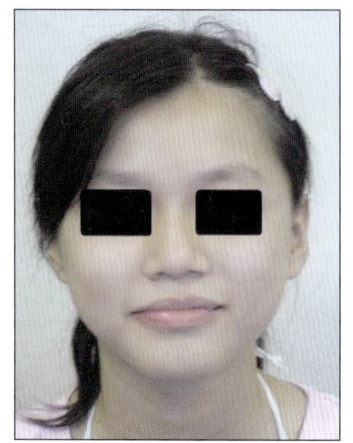
图 1-4-1

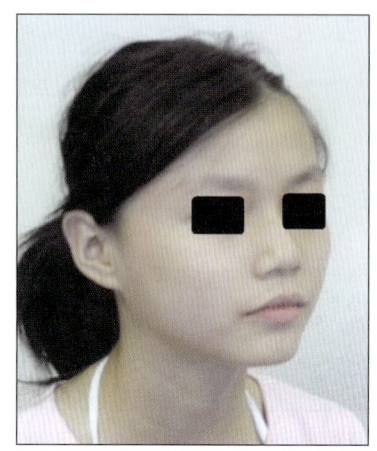
图 1-4-2

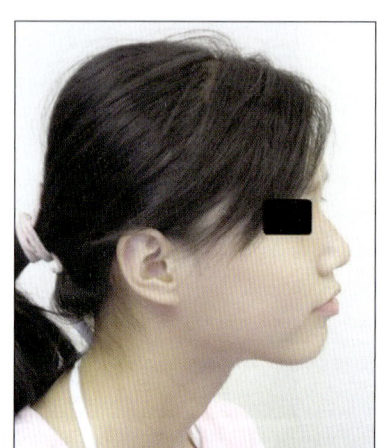
图 1-4-3

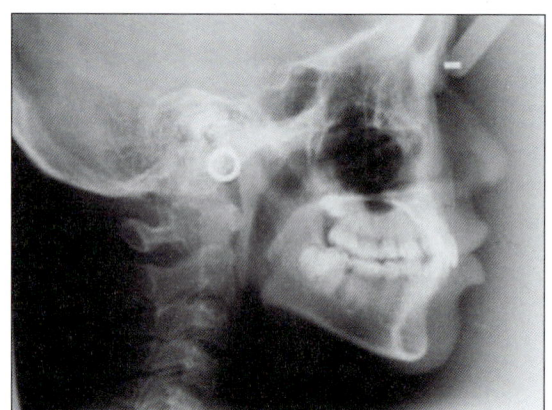
图 1-4-4

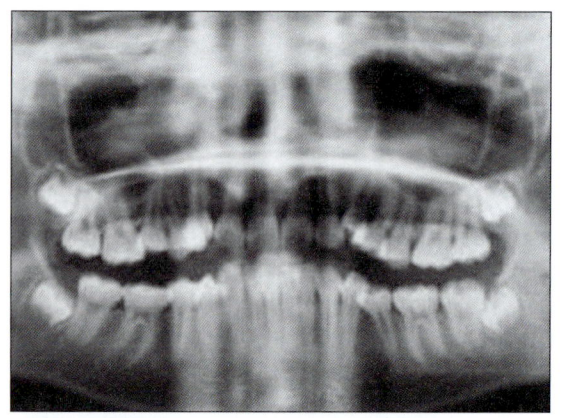
图 1-4-5

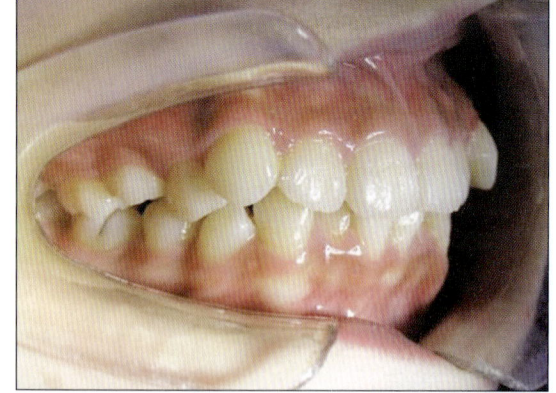
图 1-4-6

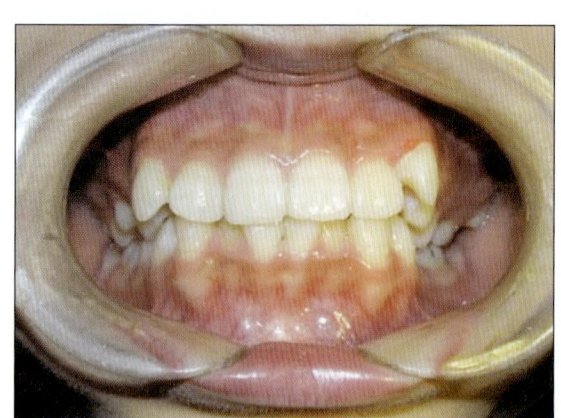
图 1-4-7

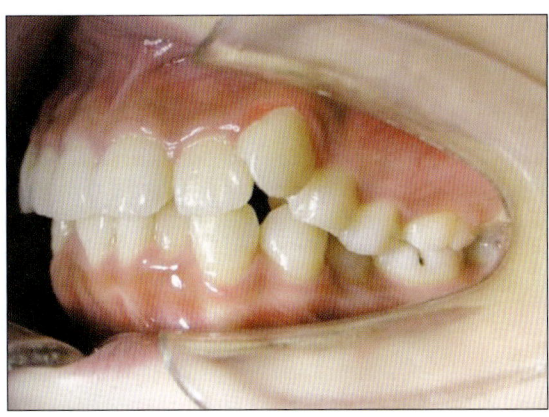

图 1-4-8

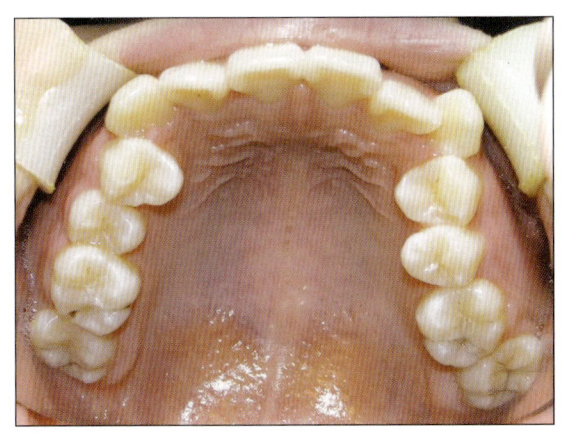

图 1-4-9

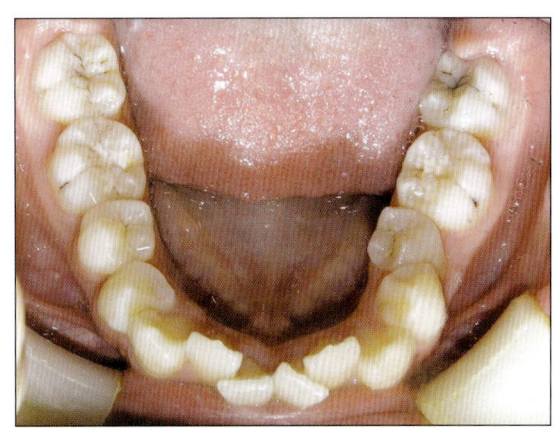

图 1-4-10

患者女，13岁。磨牙中性关系，B7D7正锁𬌗，上牙弓拥挤7.7毫米，下牙弓拥挤7.3毫米；前牙覆盖正常，直面型，下颌均角。诊断：安氏Ⅰ类错𬌗，骨性Ⅰ类错𬌗，上下牙列中度拥挤。

这个病例的主要错𬌗畸形表现在哪些方面（列出问题清单）？矫治中的困难在哪里？你准备设计拔牙或不拔牙矫治方案，理由是什么？你准备采用什么类型的矫治器？用什么特殊的矫治手段去解决难题？

讨论1 要是我的话，只有拔4个4了，该患者牙列Ⅲ度拥挤，上下8都有牙胚，这样设计，矫治后复发的可能性小些。

回　答 该患者上下牙列拥挤度均小于8毫米，属于中度牙列拥挤。经过临床综合诊断分析，我们对该病人采取了拔牙矫治设计方案，拔了4个4。

讨论2 我觉得该患者存在以下问题：上下牙弓较窄，牙列拥挤，Spee曲线过大，我个人认为可以用扩弓的办法，解除拥挤，排齐整平。

回　答 扩弓的办法可以用在程度比较轻的牙列拥挤患者，对于该病例不适宜。我们在决定矫治设计时，尤其应该看看患者的下牙弓，如此拥挤的下牙弓，用扩弓手段无法提供排牙需要的空间，还有矫治后的牙列稳定性问题等，这些都需要考虑。

讨论 3 患者存在的问题：(1) Ⅰ类错𬌗；(2) 牙弓狭窄；(3) 牙列拥挤；(4) 右下 6 近中颊沟浅龋；(5) 4 个 8 阻生；(6) 下颌中线右偏。

采取不拔牙矫治设计，先扩展牙弓获得排牙间隙；如果不行，可以再采取牙齿减径，所以我觉得可以不拔牙矫治。因为本人手笨，弓丝弯制不标准，所以采取全程式直丝弓。

治疗计划：首先拔除 4 个阻生智齿；再用双眼扩弓簧扩大牙弓。是否正确？

回答 严格说在决定矫治之前拔除 4 个阻生智齿的方案也应该称为拔牙矫治设计。拔智牙提供的间隙能够直接为正畸移动牙齿所利用。选择直丝弓矫治技术没错。你提出的对该病例采取拔除牙弓后段的 4 个智齿、扩大牙弓的方法矫治，我认为很难解决牙弓前段的拥挤，即使排齐了牙齿也会使牙弓的突度增大。至于扩大牙弓加牙齿减径的方案我认为对该病例不适宜。

讨论 4 由于患者是直面型，并且非高角病例，我觉得可以先拔除 4 个 8，扩弓后推磨牙向远中，上颌可以用磨牙推进器，下颌用Ⅲ类牵引。或者上下颌用微种植钉支抗拉磨牙向后移动，可以保存完整牙列，并不改变唇突度。

回答 拔除 8，扩弓后上颌采用磨牙推进器推磨牙向远中，对上牙弓还行，但是对下牙弓的处理就很困难了；注意观察，该患者的牙列拥挤主要集中在下牙弓前段，拔掉下 8 以后，需要逐渐远移 7、6、5、4、3……当然下颌还可以用微种植钉支抗拉磨牙、前磨牙整个牙弓向后移动，但这个方案矫治困难太大，耗费时间太长，不确定因素太多。

讨论 5 可供选择方案有 3 种。

(1) 可以做诊断性矫治，先扩弓排齐与整平牙弓，如果面型较突可以拔除 4 个 4；

(2) 直面型，拔除靠后的牙齿，可以拔除 4 个 5；

(3) 拥挤主要集中在前牙段，且下前牙明显拥挤，Spee 曲线陡，直接拔除 4 个 4，解除拥挤，排齐牙列。

回答 你提出的 3 个治疗方案，我赞同第 3 个，即直接拔除 4 个 4，解除拥挤，排齐牙列。你的第 1 个方案诊断性矫治一般用于临界性病例，即可拔可不拔牙病例。对于该病例采用拔牙矫治应该十分明确、没有疑问。你的第 2 个方案，拔除靠后的牙齿，可以拔除 4 个 5。我认为不太适宜，因为该患者的牙列拥挤明显集中在前牙段。拔除 4 个 4，提供的间隙可以迅速解决前牙段拥挤，排齐牙列，达到事半功倍的效果。

讨论 6 (1) 侧貌呈直面型；(2) 磨牙关系Ⅰ类；(3) 牙列拥挤，牙弓狭窄，中线偏左，Spee 曲线陡。

依我看采取不拔牙矫治，可用双臂式弹力扩展辅弓进行矫治，如未达到矫治目的，可结合减径矫治。如采用拔牙矫治可能会造成面中部丰满度不足。

回答 你提出的不拔牙矫治设计方案，会使该患者前突的牙弓更加前突。拔牙矫治设计不会造成她的面中部丰满度不足，她有 4 个智齿，后牙段会向近中移动。

二、矫治阶段

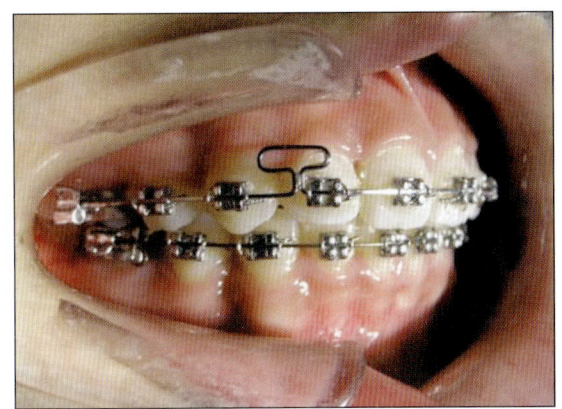

图 1-4-11

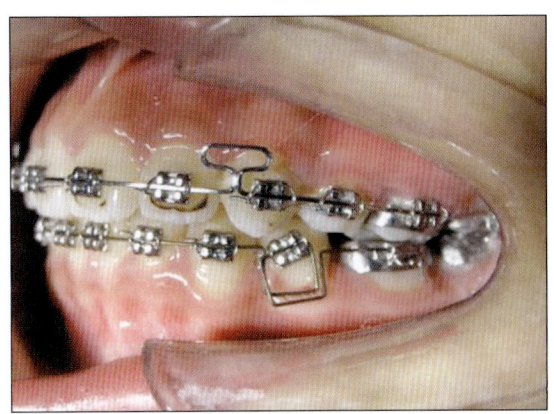

图 1-4-12

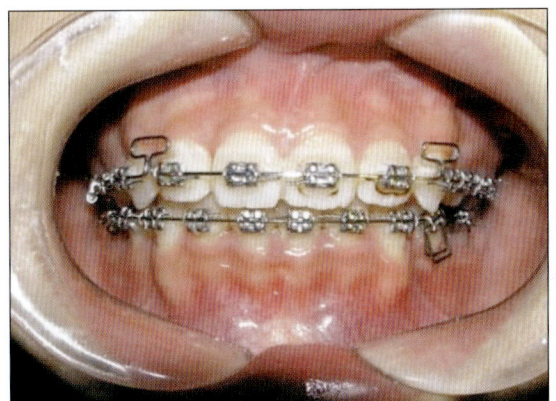

图 1-4-13

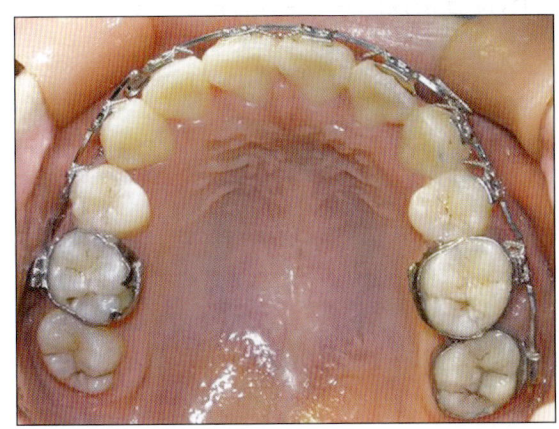

图 1-4-14

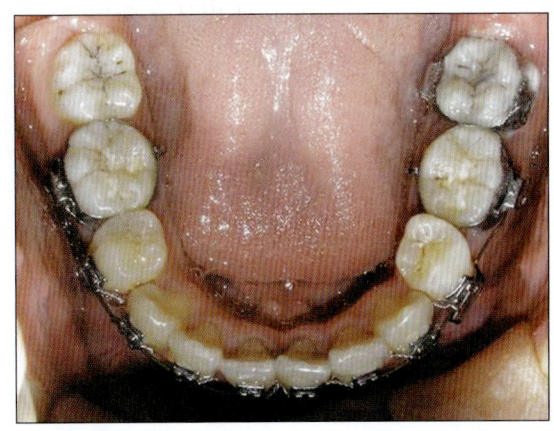

图 1-4-15

对该病例我们采用了减数矫治设计方案，即拔除了4个第一双尖牙，使用方丝弓矫治技术，完成了治疗计划。

我的矫治设计思维：该患者牙列拥挤较严重，牙齿数目完整（32颗牙），牙量明显大于骨量，属于拔牙矫治范畴。观察其错𬌗畸形，不仅表现在前牙段拥挤，而且波及后牙段，出现磨牙正锁𬌗。矫治设计拔除了4个第一双尖牙，这样能提供适宜空间，便利快捷地解决前牙列的错𬌗畸形问题，使面容敏感区的前牙列拥挤得以顺利排齐；两侧第一双尖牙的拔牙间隙，还可供后牙利用，使后牙拥挤状况得以缓解，有利于矫正磨牙正锁𬌗；对于上颌第二磨牙的颊向错位，我设计了特殊的矫治装置——附牵引钩变异腭杆，实施弹力牵引腭向水平移动颊向错位的磨牙，获得了理想的矫治效果。

如果患者先天缺失4个第三磨牙，即28颗牙。牙列拥挤程度较轻的临界病例，我可能会考虑选择非拔牙矫治设计，比如采取推磨牙向后、扩展牙弓等方法治疗。

【注：该患者侧位𬌗像上的第二磨牙正锁𬌗，因位置太靠后，拍照部位暴露不清楚，大家可以借助上颌牙弓照片去理解（见图1-4-9）】

讨论1 如果该患者牙列拥挤Ⅲ度或接近Ⅲ度，加上有完整的4颗智齿，我也会选择拔牙矫治。我个人认为如在可拔可不拔之间，可以根据医生所掌握的技术考虑是拔或不拔，给患者带来更少的痛苦。现有的治疗设计充分考虑到患者前牙段及后牙段的拥挤、牙量与骨量的协调。

回 答 你的理解是正确的，临床上对于该拔牙矫治的病例还是得拔牙，不要总是想着非拔牙矫治。

讨论2 左下5处的弓丝弯制成匣形曲，结扎入槽，是为了将6前移，关闭5、6之间的间隙，调整磨牙关系吗？还是为了扭正5的位置？（5的托槽槽沟与前牙的不在一条直线上）

回 答 该患者下5的牙轴倾斜，牙根偏向远中，使用匣形曲是为了扭正5的牙轴位置。

三、治疗后

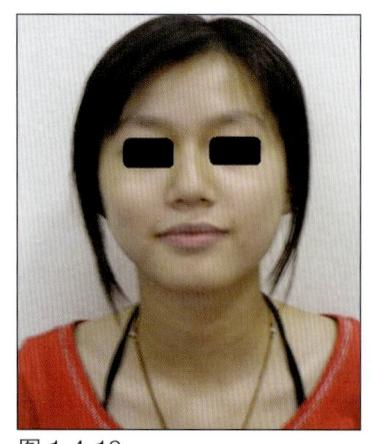
图1-4-16

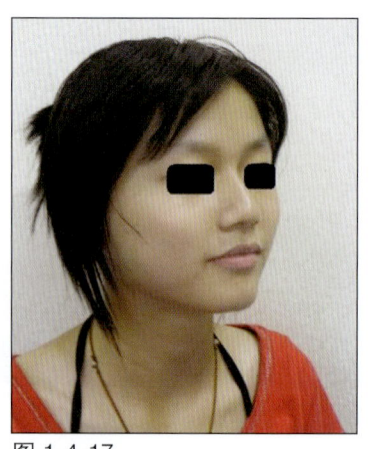
图1-4-17

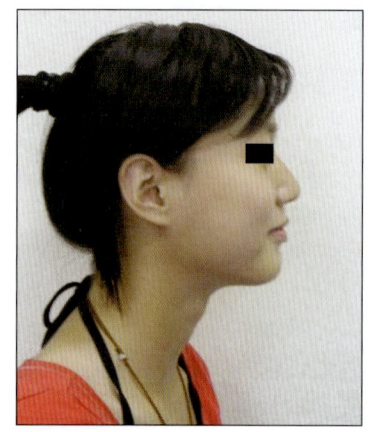
图1-4-18

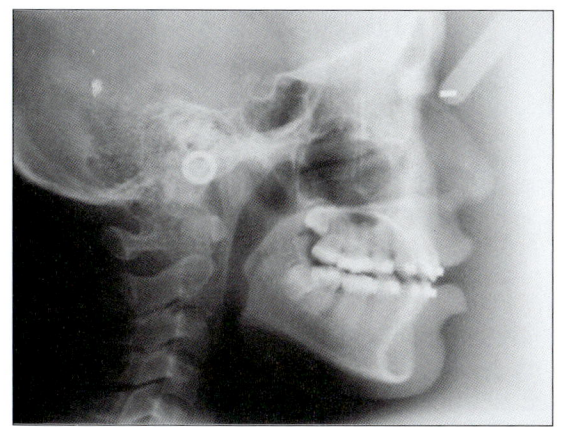
图 1-4-19

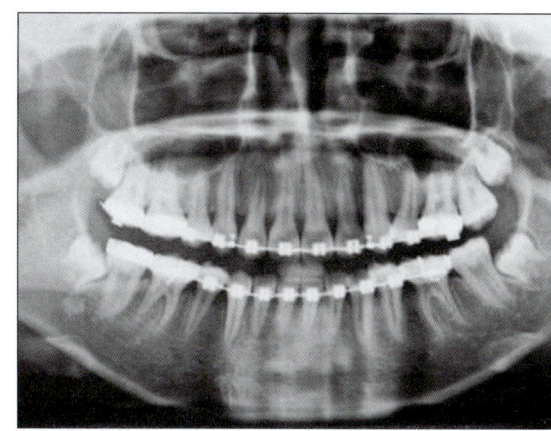
图 1-4-20

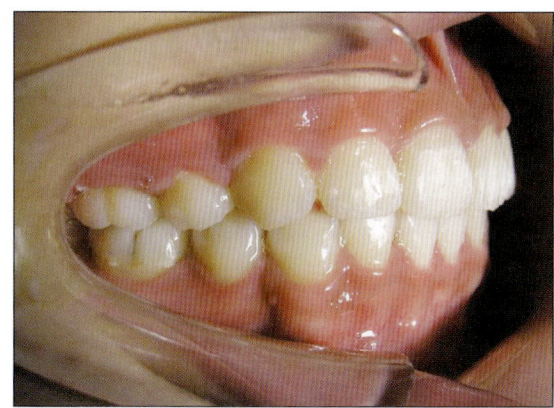
图 1-4-21

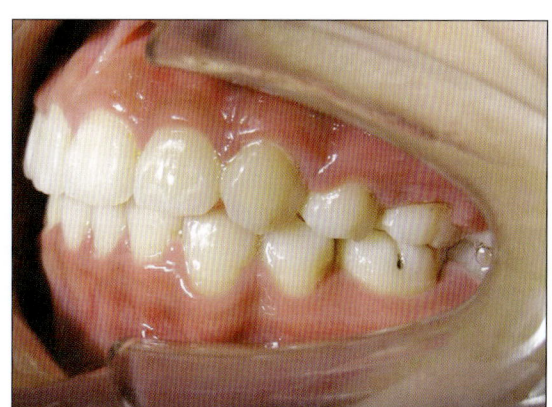
图 1-4-22

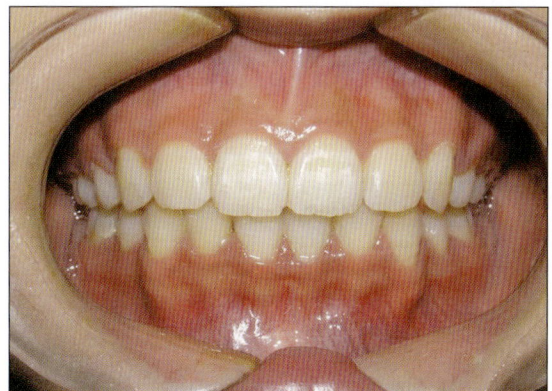
图 1-4-23

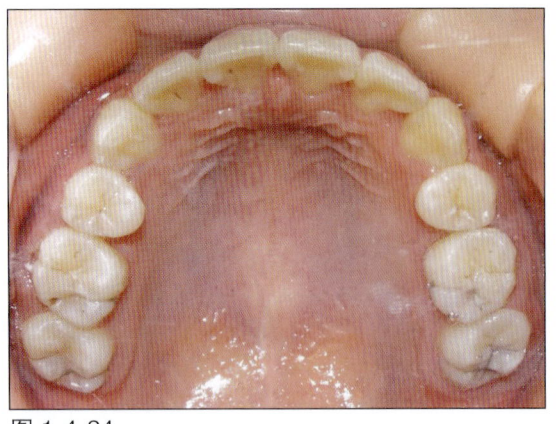
图 1-4-24

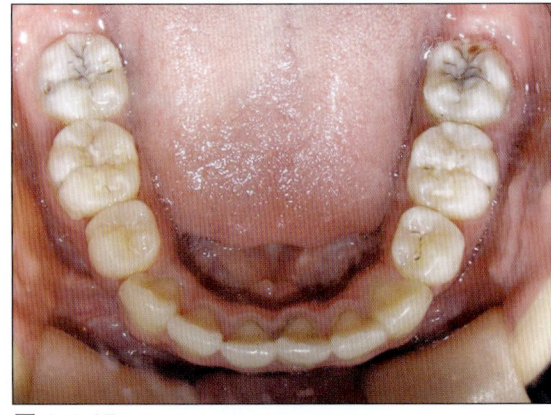
图 1-4-25

第五节　临界病例非拔牙矫治案例

一、矫治前

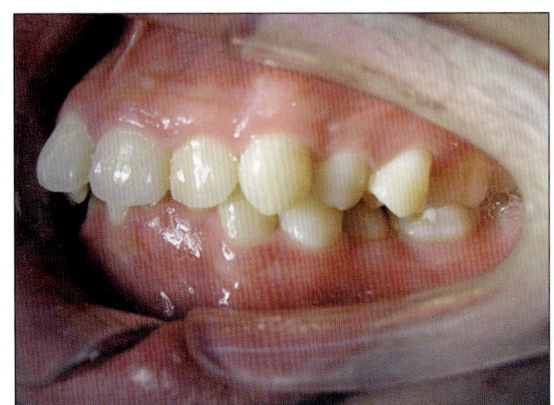
图 1-5-1

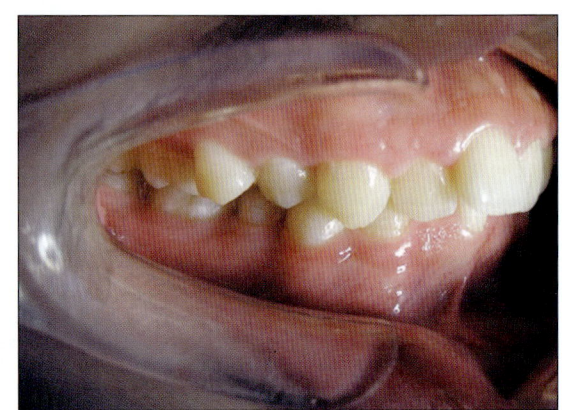
图 1-5-2

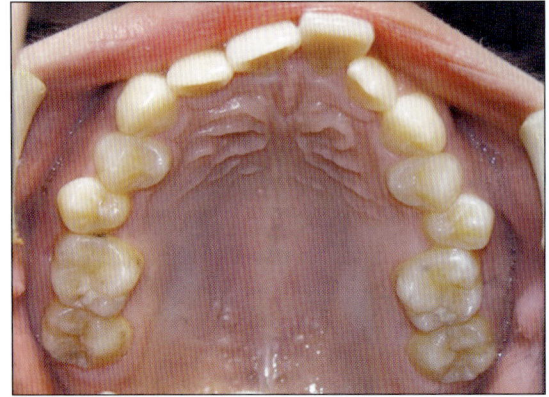
图 1-5-3

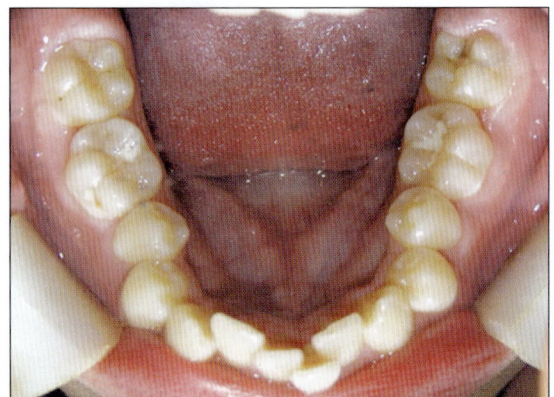
图 1-5-4

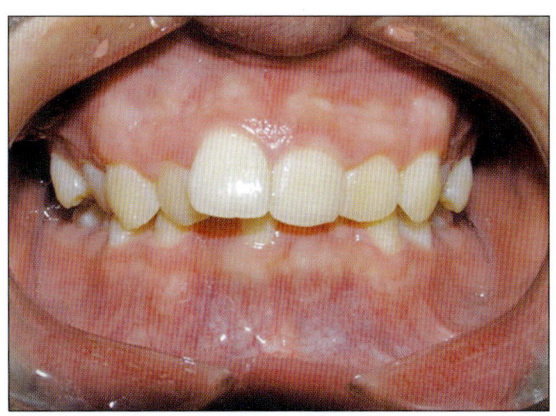

图 1-5-5

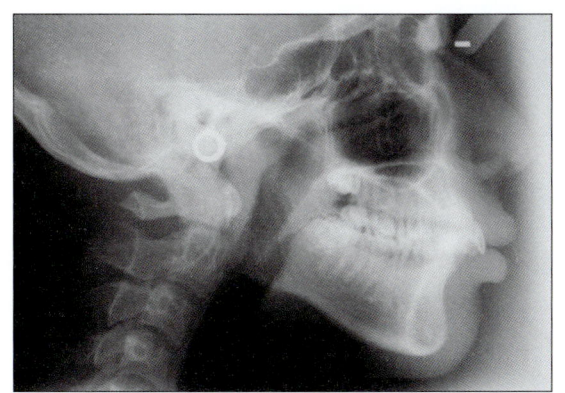

图 1-5-6

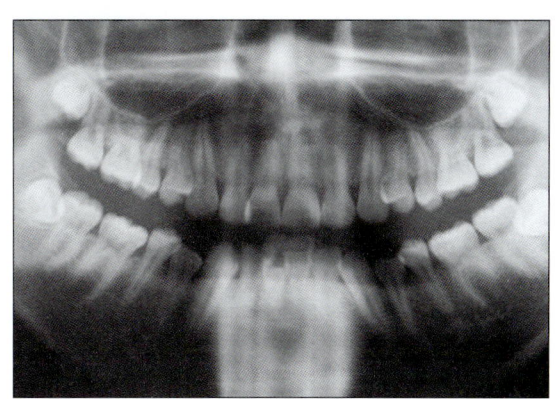

图 1-5-7

该患者男性，17岁，磨牙Ⅱ类咬合关系，上下牙列拥挤；深覆𬌗Ⅲ°，深覆盖Ⅱ°；AC5、BD5正锁𬌗。你认为这个病例需要拔牙矫治吗？如果不拔牙应该如何矫治呢？

讨论 1　这个病例我过去大多是拔牙了，上5两边都是正锁𬌗，拥挤比较严重，但现在思维方式有了改变，感觉是不是能做推磨牙向后呢？

回　答　对该患者采用拔牙矫治也是一种可供临床选择的治疗方案，对于初学者、经验较少的医生来说采用这样的方案矫治较为简单一些。

　　　　如果采用不拔牙矫治设计方案，就要考虑使用扩弓、推磨牙向后以及邻面去釉这些治疗手段。对正畸医生综合业务素质、临床经验要求高些。

讨论 2　该患者可以拔也可以不拔，拔牙矫正比较快，不拔就慢点。看患者牙弓扩展状况，只要扩弓适当能改善𬌗关系就行。个人认为下颌难度稍大，可以拔一个前磨牙。不过具体实施要征求患者的意见，再做决定。

回　答　的确如此，这是个临界病例，决定拔牙矫治还是不拔牙矫治，除了考虑患者的意愿外，医生的矫治水平能力也是一个不可忽视的重要因素。

讨论 3　如果该患者Bolton值正常的话，不用拔牙，扩张牙弓，整平牙列，Ⅱ类牵引调整磨牙关系，后期拔除智齿预防下牙弓拥挤。

回　答　我赞同你的观点，如果采用非拔牙矫治设计方案，后期应该拔除智齿预防下牙弓拥挤复发。

二、矫治阶段（1）

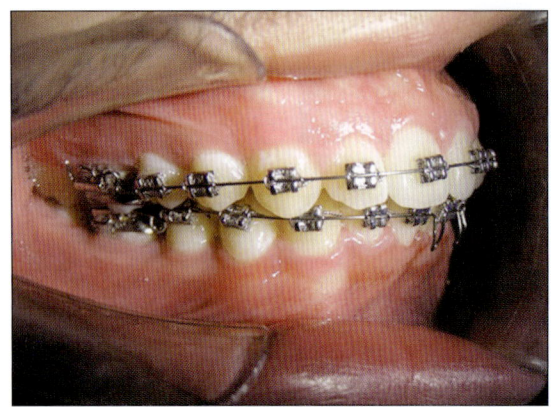

图 1-5-8

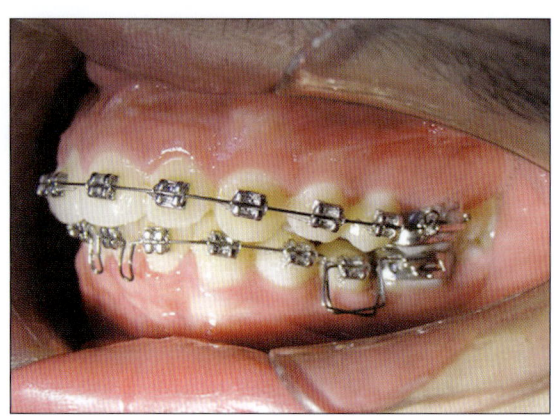

图 1-5-9

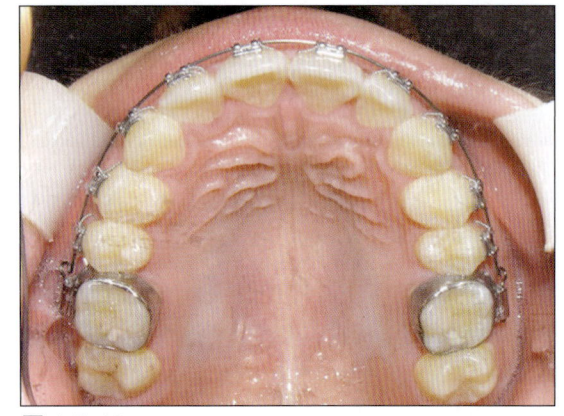

图 1-5-10

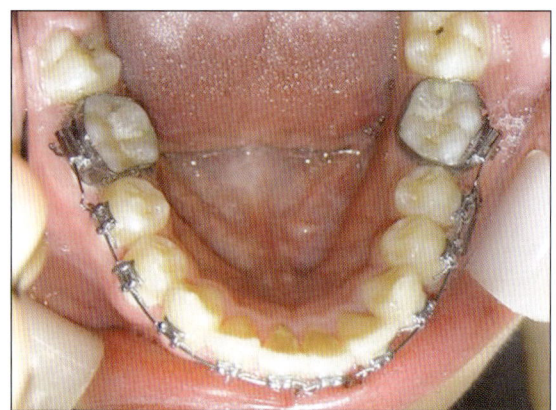

图 1-5-11

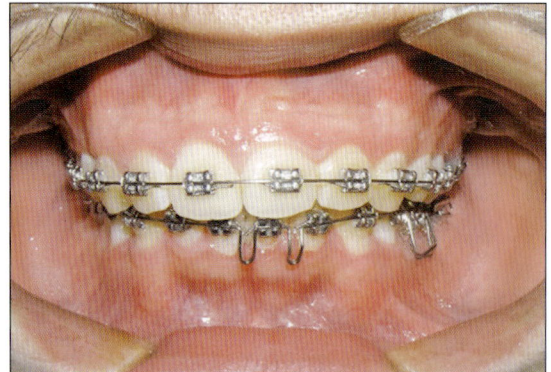

图 1-5-12

讨 论 该患者的覆盖与覆𬌗还需改善，下6有些扭转，下牙弓可以扩弓吗？下颌主弓丝做了垂直曲与匣形曲矫正个别牙的倾斜与扭转，垂直曲是解决前牙拥挤，匣型曲是为了升高下颌D区的5。

回 答 这是该患者治疗阶段拍摄的照片，前牙覆盖与覆𬌗还需进一步改善。弯制垂直曲是用来解决下前牙段的拥挤，匣形曲除了升高下颌D区的5，还有颊向扩展的作用。

三、矫治阶段（2）

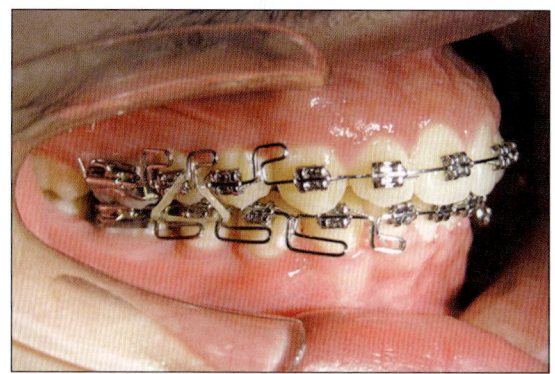

图 1-5-13

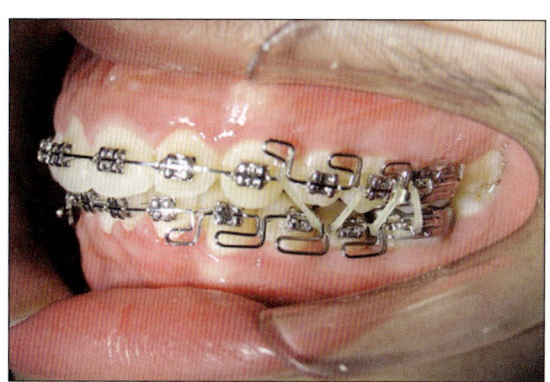

图 1-5-14

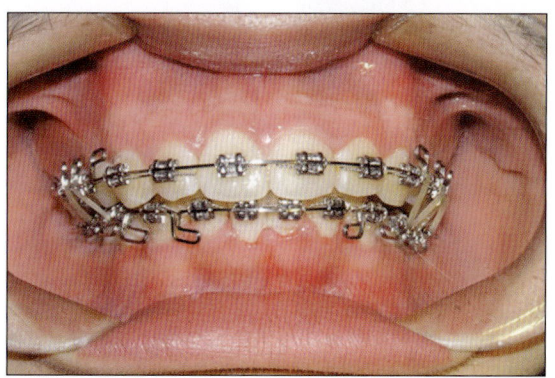

图 1-5-15

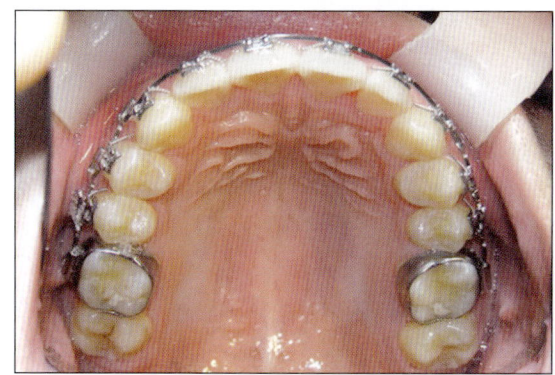

图 1-5-16

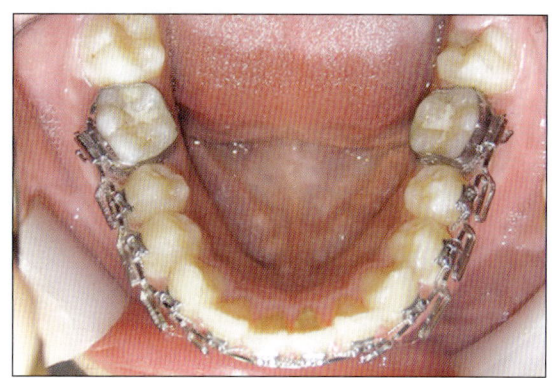

图 1-5-17

有个进修医生曾经问:"没有见你给该患者使用𬌗垫,也没见你用上下后牙交互牵引,他的锁𬌗怎么就悄悄地矫正过来了呢?没有采用拔牙矫治,他的牙列拥挤是怎样排齐的?而且矫治后的牙弓不前突,颜面侧貌也不凸?"

讨论 1 在这个病例中使用的是 MEAW 技术矫治,在 MEAW 弓上可以加上正转矩与负转矩,他的锁𬌗就是利用磨牙段的转矩矫正过来的,这样还把狭窄的牙弓扩大,所以他的牙列拥挤就有了排齐的空间,而且矫治后的牙弓不前突,颜面也不凸。

回 答 你分析得不错,该病例使用的是 MEAW 技术矫治,他的锁𬌗就是利用磨牙段的转矩矫正过来的。

讨论 2 既没有拔牙也没有用交互牵引,牙列拥挤的排齐也许就是利用 MEAW 活化加力后(每个 L 型曲加后倾弯)可以竖直后牙提供间隙?

回 答 牙列拥挤的排齐扩弓获得间隙是必不可少的,MEAW 的应用在该病例的后期矫治中起了非常重要的作用。

四、矫治后

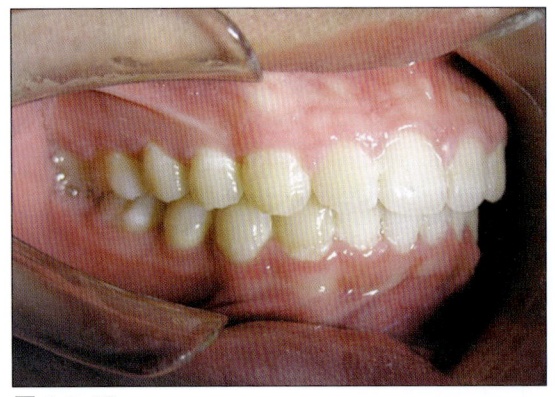

图 1-5-18

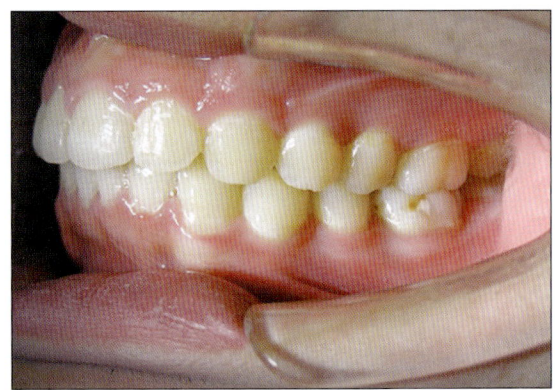

图 1-5-19

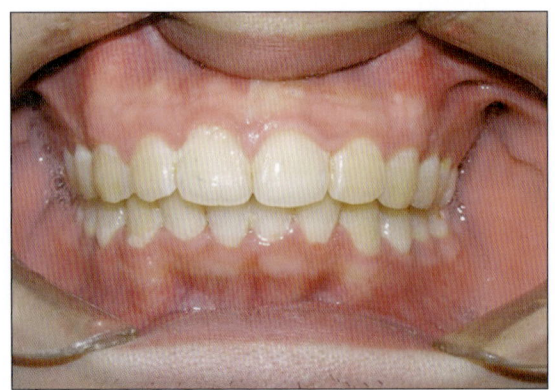

图 1-5-20

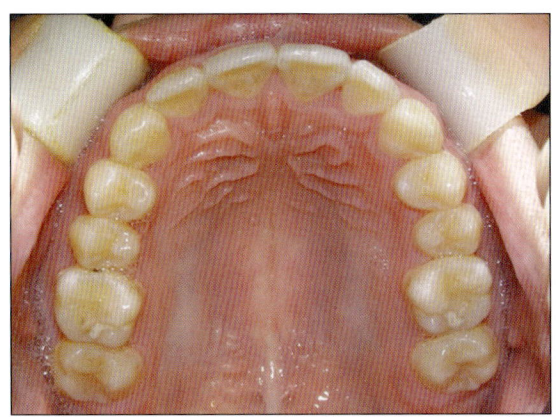

图 1-5-21

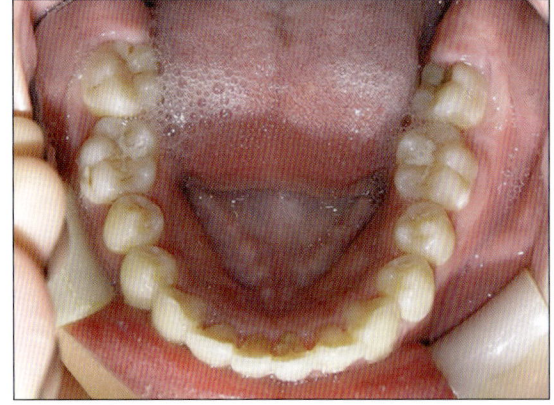

图 1-5-22

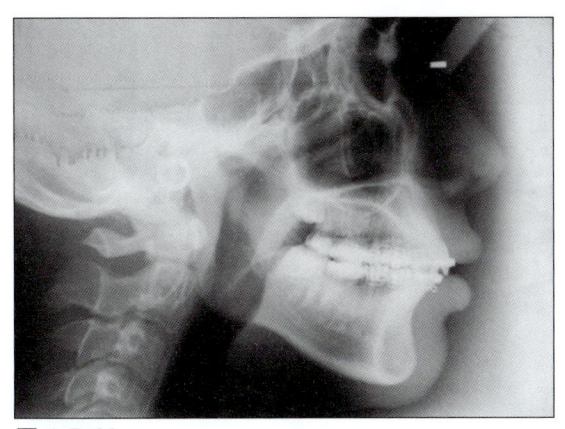

图 1-5-23

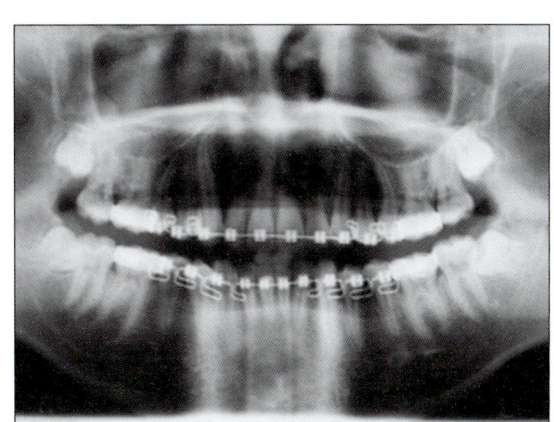

图 1-5-24

依据这组照片上提供的牙齿特征，你还能认出他矫治前的牙𬌗相貌吗？经治医生可能采用了哪些矫治手段呢？

讨论1 这个病例我过去大多是拔牙了，上5二边都是正锁𬌗，拥挤比较严重，感觉是不是能做推磨牙向后？不用 MEAW 技术直接 Ⅱ 类牵引能达到这种效果吗？另外，需要拔除下8预防下牙列拥挤吗？

回　答 下颌可以考虑拔除8。不用 MEAW 技术直接 Ⅱ 类牵引难以达到这种矫治效果。

讨论2 做得很完美，看上去牙弓上下协调，特别是上前牙列的效果更加明显，很大程度的改变是上前牙的突度，软组织侧貌很协调。

该患者使用了磨牙推进器技术推磨牙向远中，为前牙的内收提供间隙，矫治前上牙弓弓型偏斜不对称，现在看上牙弓对称协调，圆弧形很漂亮。是这样的吗？

回　答 该病例没有使用你说的磨牙推进器技术推磨牙向远中，排齐牙列间隙主要来自于扩展牙弓，调整磨牙关系用了颌间牵引和 MEAW 矫治技术。

第六节 腭向错位上侧切牙矫治案例

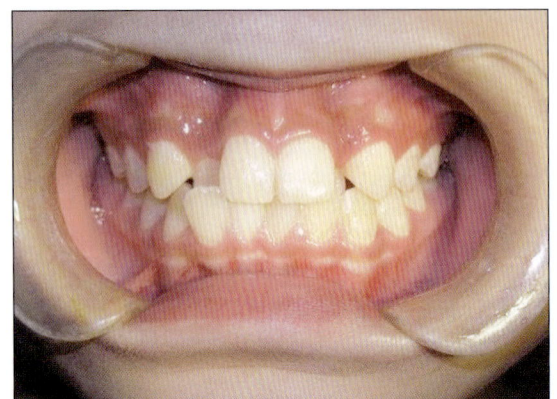

图 1-6-1

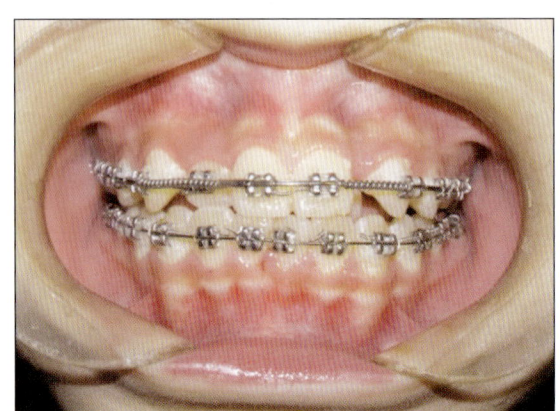

图 1-6-2

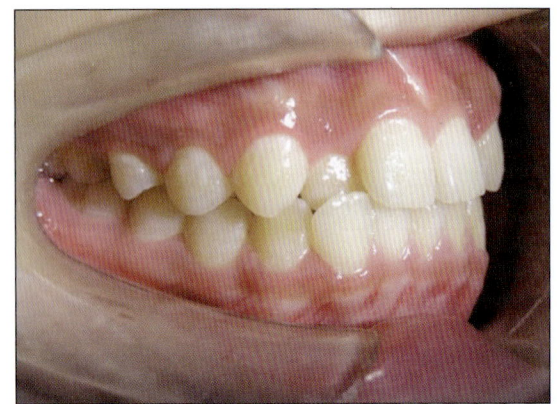

图 1-6-3

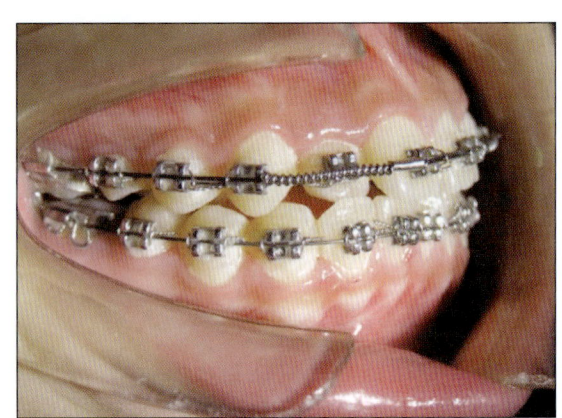

图 1-6-4

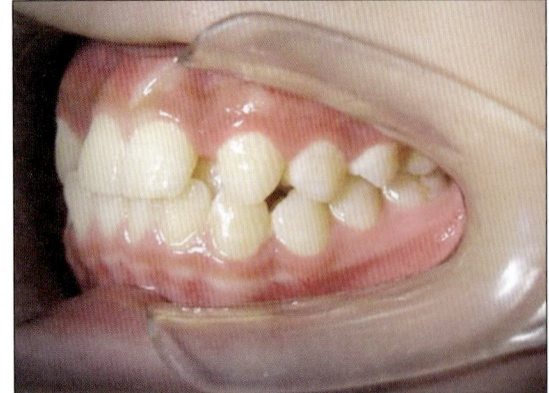

图 1-6-5

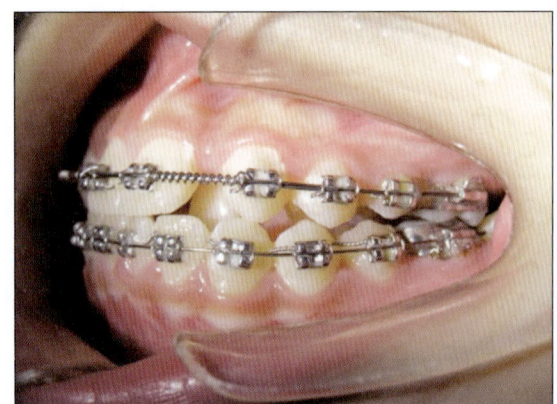

图 1-6-6

第一章 牙列拥挤的矫治 | 27

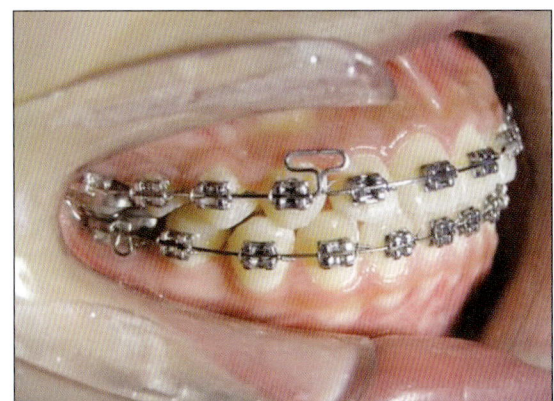

图 1-6-7

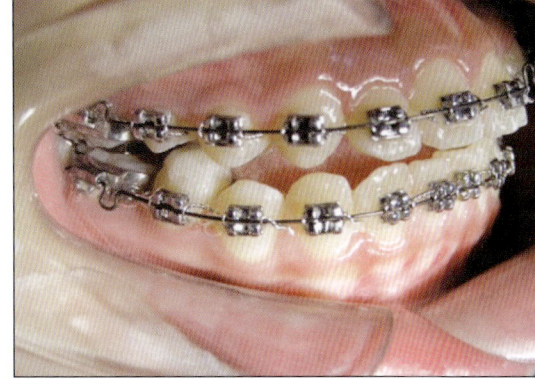

图 1-6-8

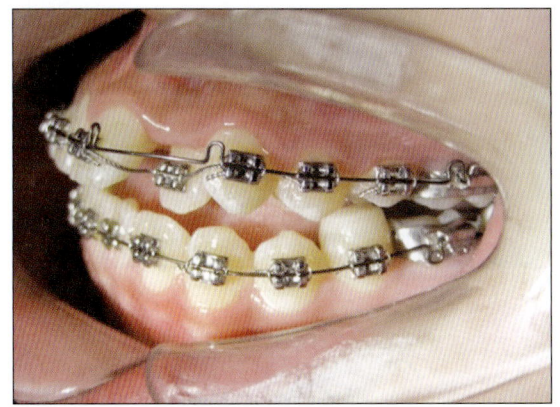

图 1-6-9

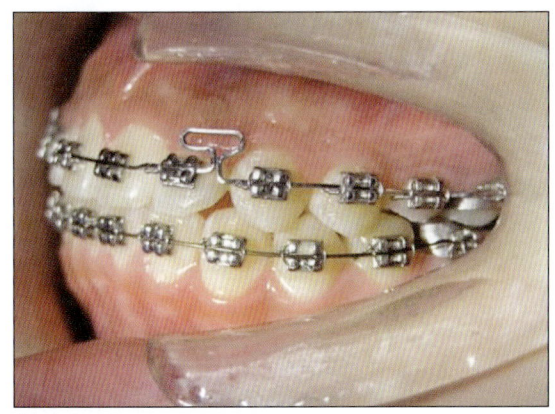

图 1-6-10

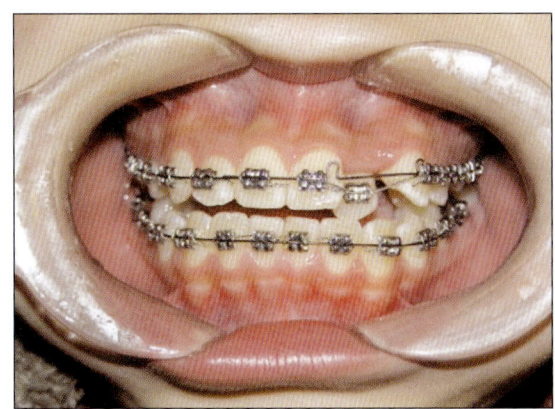

图 1-6-11

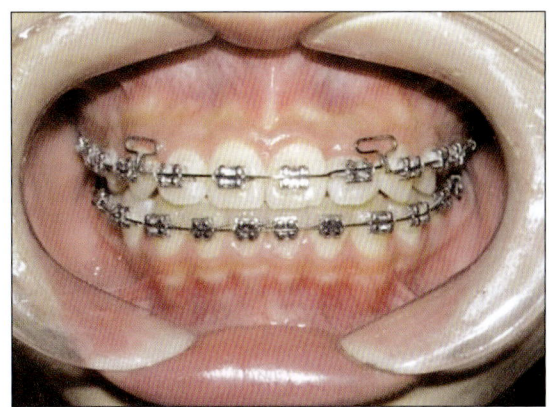

图 1-6-12

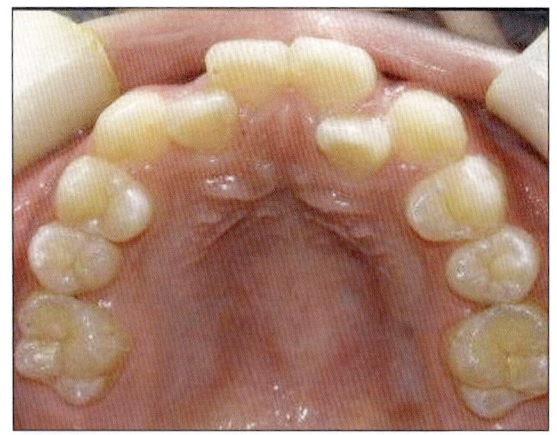

图 1-6-13

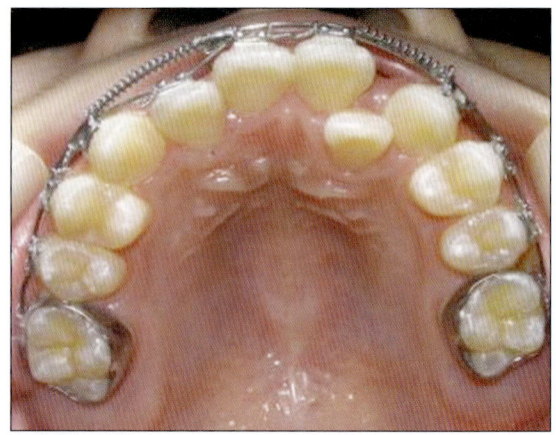

图 1-6-14

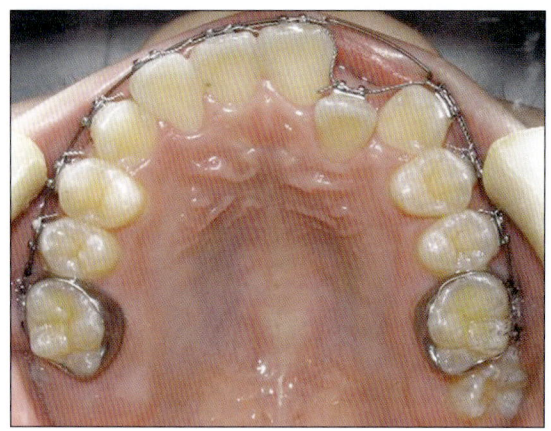

图 1-6-15

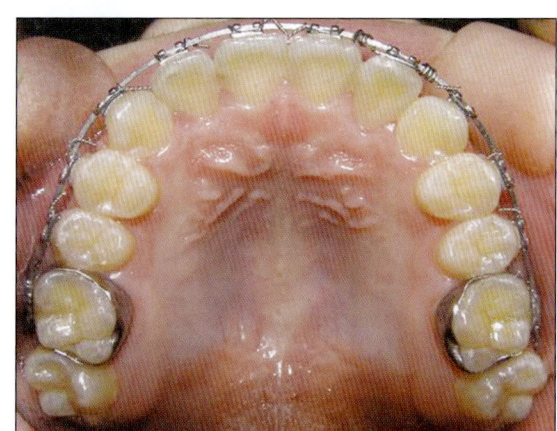

图 1-6-16

该病例目前还在进行矫治，到了这一步，患者及家长已经非常满意了。但作为从事口腔正畸的专业医生你认为满意了吗？如果还有不足，你认为还可以做哪些工作？

讨论 1 图 1-6-7、图 1-6-9 里的下 4 加高有什么技巧可以防止诱发根尖炎啊？我以前做过一次，出现叩痛后我立刻去除，改换了活动式𬌗垫。

回　答 我们做的是固定式𬌗垫（粘结固位），注意左右两侧的𬌗垫高度一致，咬合着力点平衡，前牙反𬌗仅垫开锁结高度即可。一旦反𬌗矫正，立即拆除𬌗垫。另外，你也可以将固定式𬌗垫前后相邻的牙齿 8 字紧密结扎在一起，组合成一个大牙齿单位。应注意的是如果下 4 有牙体牙髓病变以及牙周病则不可做𬌗垫基牙。

讨论 2 从唇面上看，该患者侧切牙的牙根处不够丰满，舌面看侧切牙的颈缘偏舌侧，与牙根弧度不太协调。牙根的位置应该还要调整，也就是转矩的问题，应如何解决？

回　答 下一步该患者的治疗准备在方丝上加转矩，使侧切牙牙根唇向移动。

第七节 恒牙初期重叠错位的上切牙矫治案例

一、矫治前

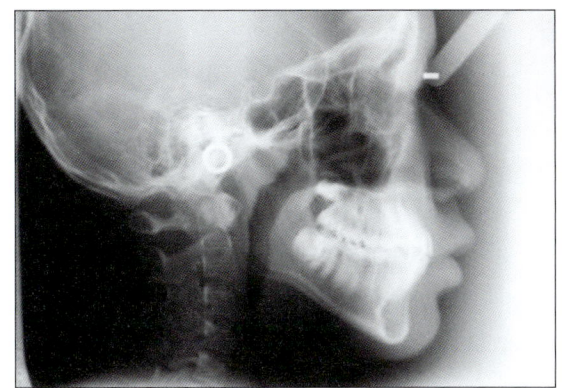

图 1-7-1

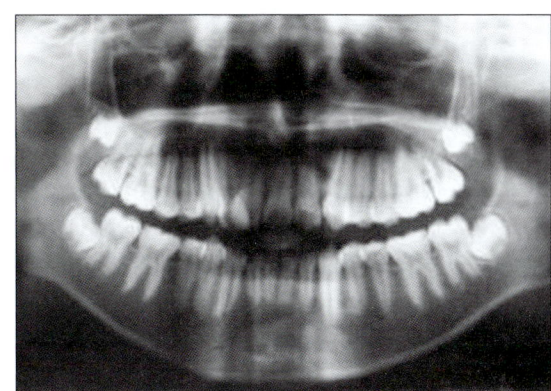

图 1-7-2

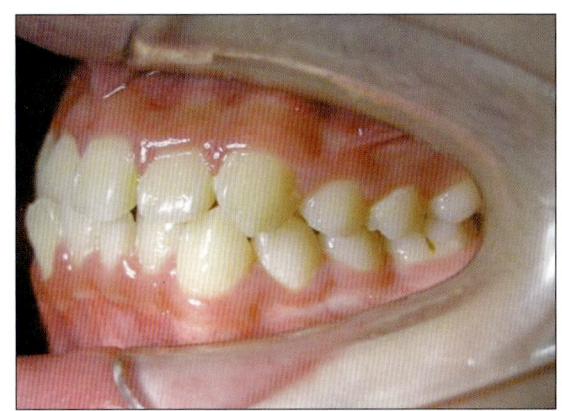

图 1-7-3

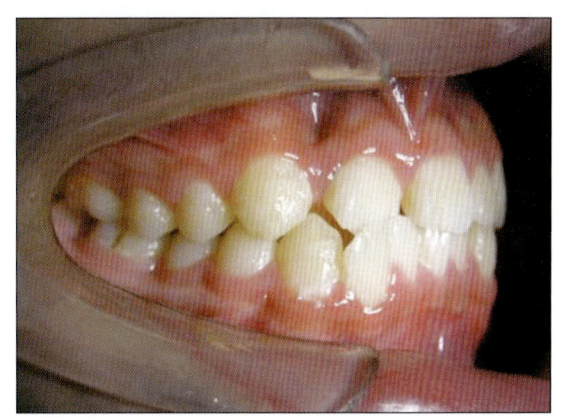

图 1-7-4

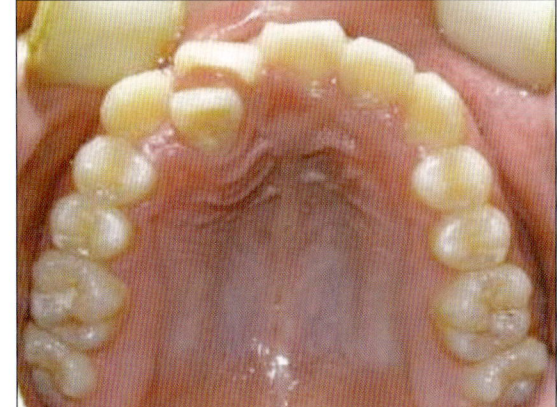

图 1-7-5

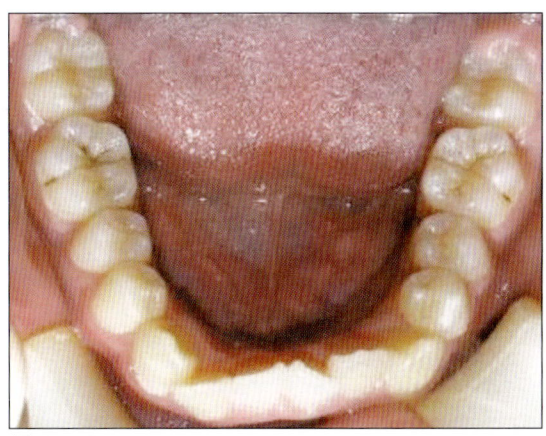

图 1-7-6

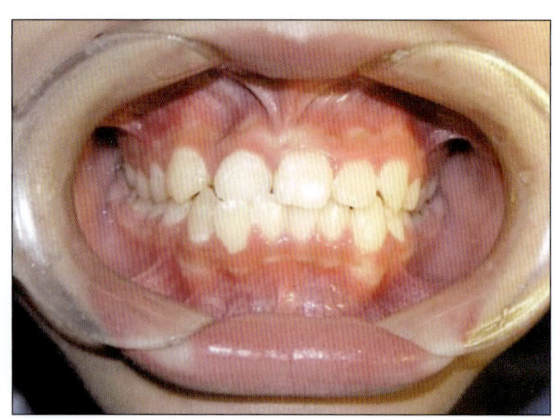

图 1-7-7

该病例为儿童患者，上切牙严重重叠错位，看似简单，真正矫治起来颇有点难度。

讨论 1 这个错位的牙齿应该是个侧切牙吧？是否可以用镍钛螺旋推簧扩展该牙的间隙，然后把它牵引出来？

回 答 对，是 A 区的侧切牙，这个病例我们就是采用镍钛螺旋推簧扩展该牙的间隙，然后用辅弓把它唇向牵引排入牙列。

讨论 2 此病例上中线右偏 3 毫米，下中线左偏 1 毫米，左侧 6 和 3 为中性，右侧 6 和 3 为近中关系；上牙弓拥挤 7 毫米，下牙弓拥挤 4 毫米。比较支持拔右侧上下 4 及左侧上下 5。右侧为最大支抗，左侧为轻支抗；拔 4 个 4 也可以的。此方案如何？

回 答 该患者两侧尖牙基本是中性关系，磨牙呈近中关系。侧貌直面型，上下前牙牙轴较为直立，又处在生长发育期，故我们没有采用拔牙矫治设计方案。

讨论 3 我个人认为，如患者同意，可以把上 2 拔掉，同侧做成远中殆，这样比较省时省力省钱，要防止中线的偏移，要么就拔 4 个 4；如不怕麻烦就推 6、推 5，推 4……一直推到能放下 2 为止？

回 答 把该患者的上 2 拔掉，上牙列中线必定偏斜，将严重影响患者的容貌美观，正畸矫治设计切记不能这样做！

讨论 4 单侧采用磨牙推进器技术推上颌磨牙向远中（右侧），控制 7 的颊倾，分次远移前磨牙，扩展 A2 间隙，调整中线，排齐牙列。这样的设计方案行吗？

回 答 该患者两侧尖牙基本是中性关系，磨牙呈近中关系，侧貌直面型，不适宜采用磨牙推进器技术推上颌磨牙向远中（右侧）的设计方案。如果推上颌磨牙向后移动，上下磨牙关系就会变成完全近中关系，也不利于前牙的排齐，建立正常的覆𬌗覆盖关系。

讨论 5　如果患者面型凸就采取拔牙方案，拔上 5 下 4，可以解决牙列拥挤，还可以调整磨牙关系。如果面型不凸就扩弓竖直下颌后牙，整平排齐牙列后，做邻面去釉，上颌 1、3 开展间隙排齐，再进行牵引调整颌间关系。

回　答　我不赞成对该病例采用拔牙矫治设计，更不赞同采用邻面去釉的方案，这是一个儿童错𬌗畸形患者（选择邻面去釉治疗的适应证应该是成人患者）。

讨论 6　右上 12 反𬌗，2 腭向，我觉得应该先用镍钛螺旋推簧扩展间隙，然后再用固定式𬌗垫打开咬合，将腭侧错位的牙齿牵引到正常牙列。

回　答　该病例上下前牙牙轴直立，前牙允许唇展扩弓，开展间隙，有利于将腭侧错位的牙齿牵引排入正常牙列。你的矫治设计方案与我们的思路基本是一致的，对该病例比较适宜。

二、矫治过程

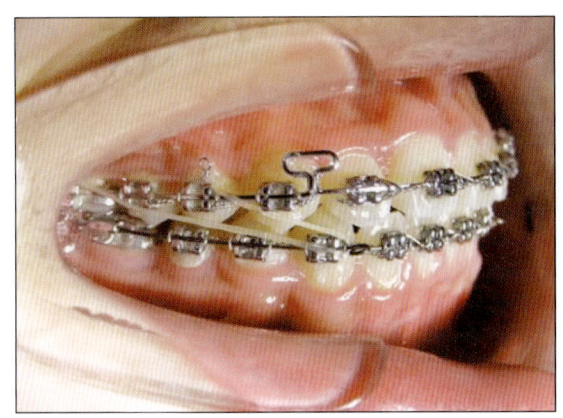

图 1-7-8

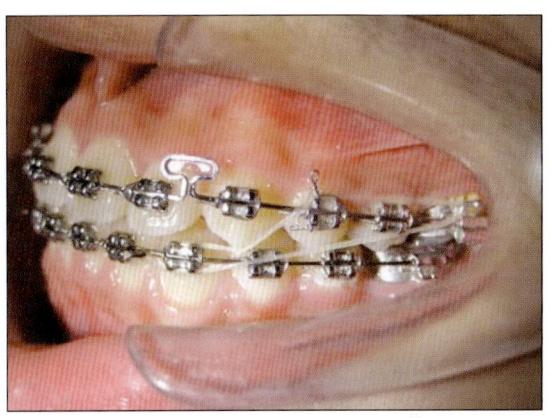

图 1-7-9

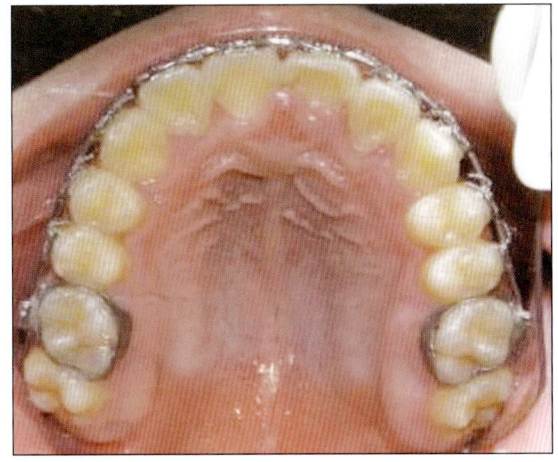

图 1-7-10

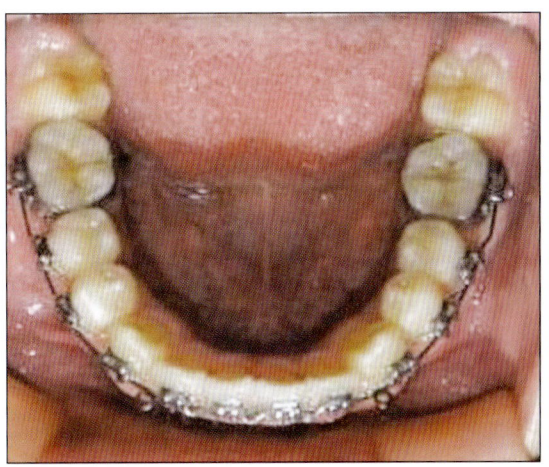

图 1-7-11

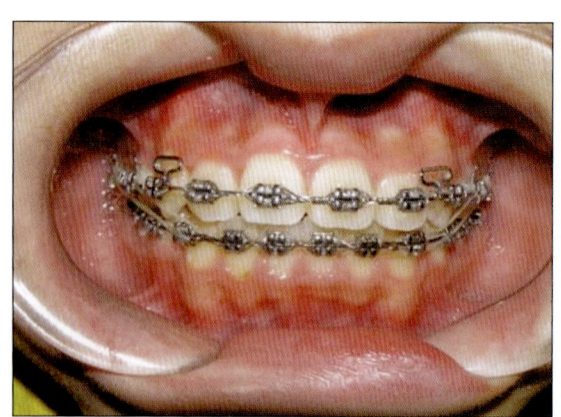

图 1-7-12

讨论 1 扩弓竖直下颌后牙，整平排齐牙列后，上颌13开展间隙排齐2再进行牵引调整。做得非常漂亮。患者有没有进行邻面去釉啊？

回　答 该患者没有进行邻面去釉。

讨论 2 该患者牙列如此拥挤在不拔牙的情况下做到这样的矫治程度，我认为应该做了邻面去釉，没有推单侧磨牙向后吧？

回　答 你说的这两种方法，该患者的矫治设计中都没有采用。选择推单侧磨牙向后的方法对这个病例不太合适，该患者两侧磨牙是近中关系（见图1-7-3、图1-7-4）。

第二章

埋伏阻生齿的矫治

第一节　固定正畸技术常用矫治埋伏牙方法

埋伏牙是造成错𬌗畸形的常见病因，对口腔功能和美观影响极大，变化多样，属正畸矫治中的难点，矫治设计独具特点。虽涉及面较广，但临床矫治大体可分为两类：助萌矫治法、牵引导萌矫治法。

一、助萌矫治法

即通过正畸方法或外科减数为埋伏牙提供有效间隙，让埋伏牙自然萌出的矫治方法。当牙冠萌出足够时，常规矫治。

适应证：牙齿因间隙不足而致萌出道受阻，且有萌出能力的埋伏恒牙。X线片示牙体形态正常，牙位基本正常，无病理征，根尖孔未完全形成。

（1）推磨牙向远中：常用于矫治埋伏的第二双尖牙，总体设计不考虑减数矫治，在固定正畸完成牙列排齐后，在第一双尖牙托槽与第一恒磨牙颊管间置镍钛螺旋推簧，拓展间隙。前牙段做整体支抗，使拓展的间隙集中在后牙段，即推磨牙向远中移动，必要时增加颌间牵引。

（2）局部开展间隙：多用于上尖牙和上切牙的埋伏阻生。在埋伏牙两侧邻牙托槽间置镍钛螺旋推簧开展间隙。

（3）减数矫治：多用于尖牙或第二双尖牙的埋伏阻生。总体设计需减数矫治，一般多对称性拔除很少埋伏的第一双尖牙。

二、牵引导萌矫治法

适应证：已无萌出能力的埋伏牙及尚有萌出能力的异位牙。如近远中倾斜埋伏的上尖牙，牙体形态正常。

（1）直接粘接附件牵引导萌：主要适用于较浅的黏膜、骨膜下的埋伏牙，开窗后直接粘接附件牵引。

术前准备：常规矫治，开展或维持埋伏牙的有效间隙。拍摄X线牙片，咬𬌗片及用手指触诊定位，确定开窗部位，准备粘接附件，设定牵引方法。

步骤：局麻下在牙冠最易暴露的部位开窗，暴露的牙面应稍大于粘接附件的底板，肾素纱布压迫止血后，常规粘结牵引附件。附件可为托槽或牵引钩，待3～5日组织愈合后行牵引导萌。

牵引的力源和方式可为弹力线、橡皮圈、镍钛圆丝辅弓，选择可根据矫治病例埋伏牙的情况和医生临床经验而定，牵引力约为 30～50 克。

（2）内科充填固定附件牵引导萌：适合于深部阻生齿，如上唇鼻底部的软组织阻生及深部骨组织的阻生。开窗后不便或不易直接粘接附件，估计术后创面完全愈合或附件粘接效果欠佳可能脱落者。

术前准备：常规矫治，开展或维持埋伏牙的有效间隙。拍摄 X 线牙片，咬殆片及触诊确定手术进路，附件用 0.014″ 直径正畸澳丝，底部做成约 1.5 毫米直径的小圈，与弓丝长轴成 90°，游离端充分淬火备用。

步骤：局麻下去除牙冠的软硬组织，肾素纱布压迫止血，用牙内科涡轮机倒锥车针制备 1.5 毫米 ×1.5 毫米倒凹洞型，澳丝弯制的小圈与洞形吻合后，清洗，隔湿吹干，玻璃离子充填，钢丝游离端绕到镍钛圆丝辅弓上。5～7 天伤口愈合后加力牵引。或直接将澳丝游离端盘成螺旋状绕到镍钛圆丝辅弓上，借助镍钛丝的弹性回复力牵引埋伏牙，每次复诊缠绕一周，也可将末端做成钩状，采用弹力线或橡皮圈牵引。

（3）对于一些特殊的埋伏牙，国外一些学者采用内科自攻自断螺旋固位钉钻入切缘釉质内作为牵引附件的方法，操作更为简单，但操作不慎有可能损伤牙髓。

第二节　牵引导萌矫治案例

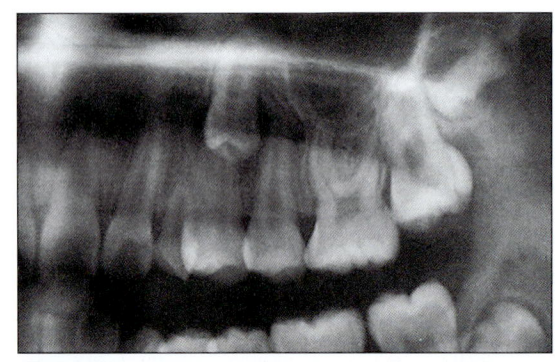

图 2-2-1

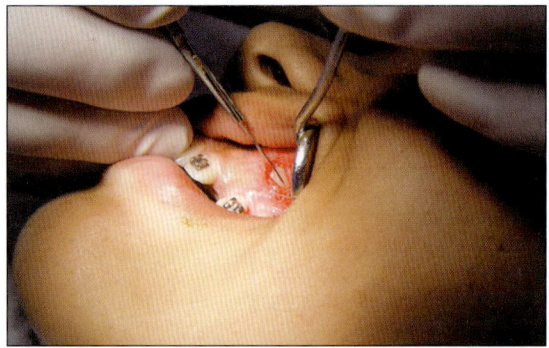

图 2-2-2

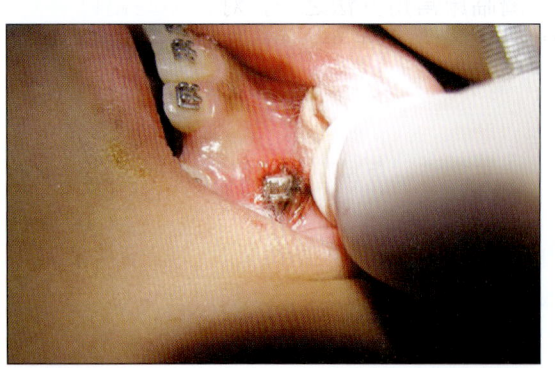

图 2-2-3

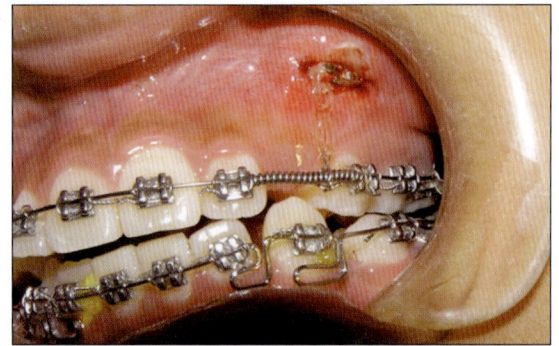

图 2-2-4

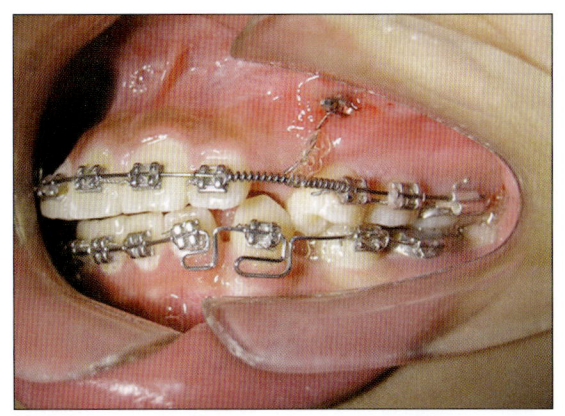

图 2-2-5

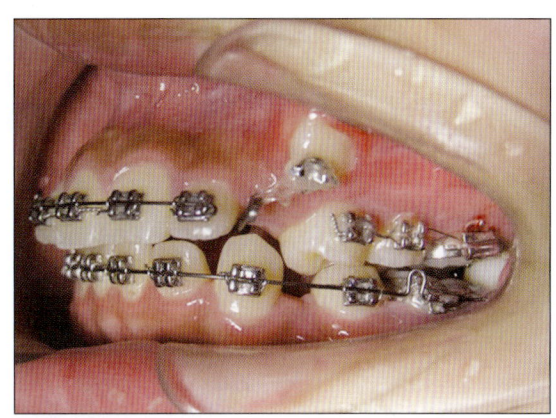

图 2-2-6

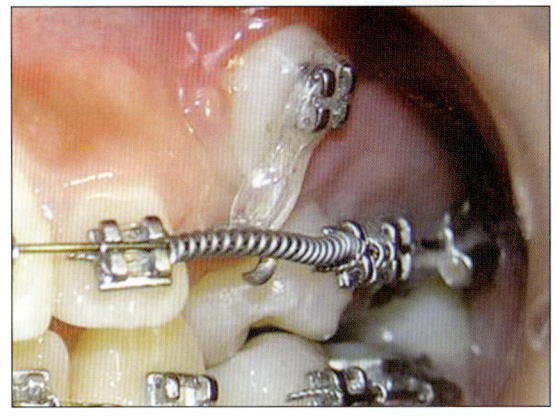

图 2-2-7

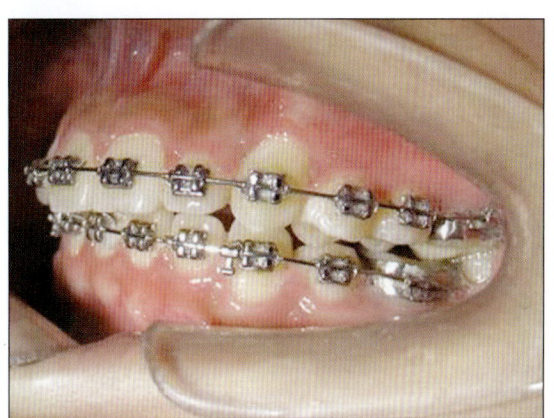

图 2-2-8

讨论 1 埋伏阻生牙的矫治方法有助萌矫治法和牵引导萌矫治法，这是难得学到的一门矫治技术，因为矫治难度太大，基层医生都不敢接受这类错𬌗畸形患者。

回　答 埋伏阻生牙的矫治确实是正畸治疗中的难点，学习矫治的过程应该从简单病例到复杂病例，逐步提高。

讨论 2 牵引导萌矫治法是直接粘结附件牵引导萌的方法，文字结合图片，易于理解。

回　答 直接粘结附件牵引导萌的方法是正畸临床常用方法之一，对于那些创口表浅、视野暴露好、萌出通道没有太多阻力的埋伏阻生齿，初学者容易掌握其矫治方法。

讨论 3 图 2-2-6 橡皮链另一端的装置是什么呢？

回　答 你问的橡皮链另一端的固位装置是改良式 Nance 托支抗装置，该装置增添了牵引钩附件。

第三节　导萌技巧：镍钛丝辅弓与舌侧扣组合牵引

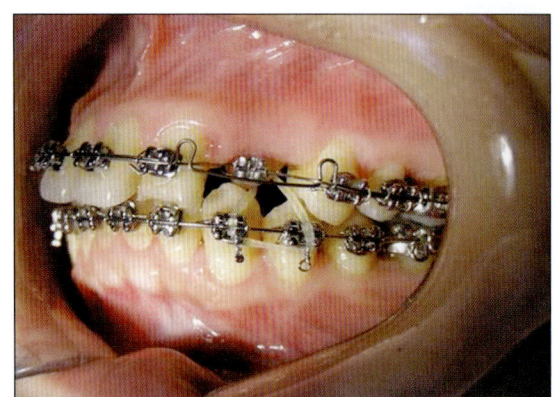

图 2-3-1

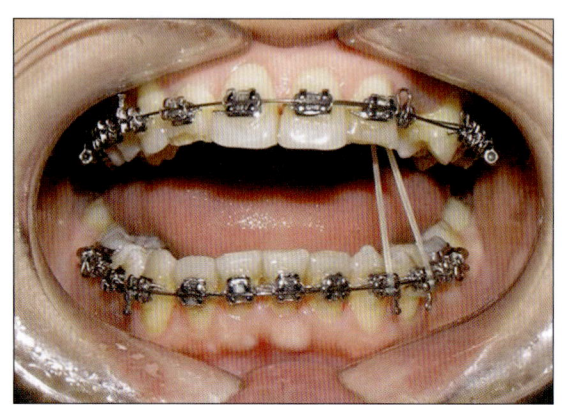

图 2-3-2

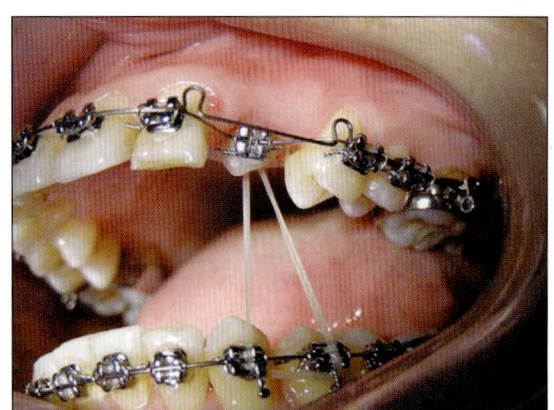

图 2-3-3

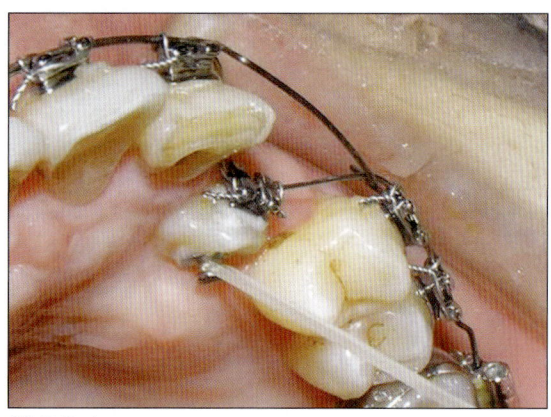

图 2-3-4

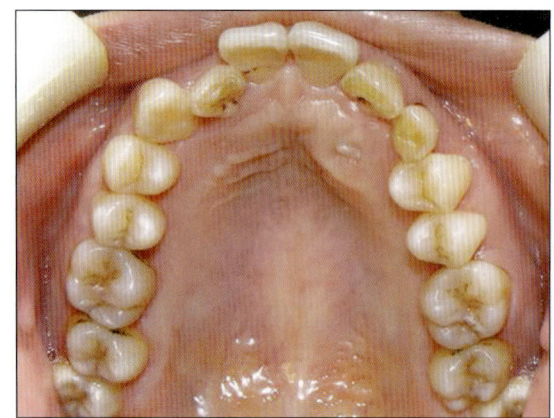

图 2-3-5

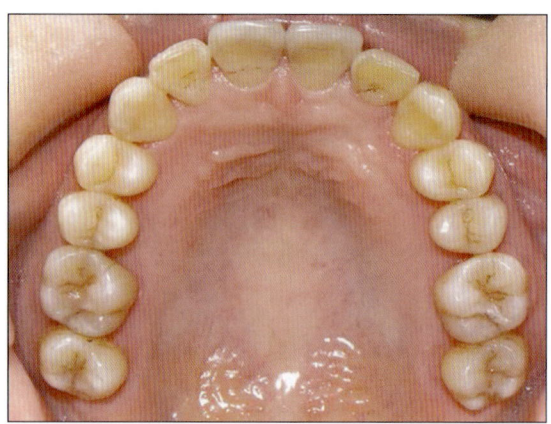

图 2-3-6

通过这组埋伏尖牙正畸导萌矫治图片,你发现弹力牵引导萌的矫治方法上有什么变化?

讨论1 拉上3的橡皮圈还有一端固定在何处?

回 答 橡皮圈的另一端固定在尖牙腭侧粘结的舌纽扣上(见图2-3-4)。

讨论2 弹力牵引由颌内改为颌间牵引,目的是在导萌的同时牵引其向远中移动,加上在镍钛弓丝上斜向远中的结扎,是三维方向对导萌尖牙进行控制吗?

回 答 该患者采用腭侧和唇侧同时施力的方法对阻生尖牙进行殆向牵引移位,这样做的目的是对导萌尖牙进行三维方向的控制。

讨论3 该患者采用的是牵引导萌矫治法,是按这样的步骤进行操作的吗?(1)埋伏阻生尖牙外科手术暴露牙冠后,在其唇侧粘贴托槽,颌间垂直弹力牵引,同时在右上颌2、4之间用镍钛推簧开展间隙;(2)待扩展出足够间隙后,牙冠舌侧粘舌纽扣与下颌做颌间垂直牵引,唇侧片段NiTi辅弓将尖牙结扎入槽,逐步排入牙列。

回 答 一般情况下,我们是先扩展阻生尖牙需要萌出的通道,即扩展间隙;再对埋伏阻生尖牙采取外科手术暴露牙冠后,在其唇侧粘贴托槽,进行牵引导萌。该患者因为是腭向阻生尖牙,有乳尖牙滞留(图2-3-5),在拔除乳尖牙后,其间隙不够恒尖牙萌出必要的空间,我们需要用螺旋推簧扩展间隙,待其间隙拓展到位后,用双Ω曲维持埋伏牙的有效间隙。外科手术暴露尖牙牙冠粘结牵引附件,应用双力技术颌间弹力牵引,将B3殆向移动逐步排入牙列。

第四节 导萌技巧:匣型曲与舌侧扣组合牵引

一、矫治前

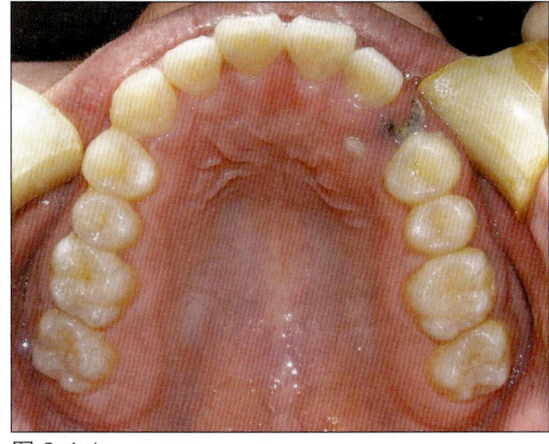

图2-4-1

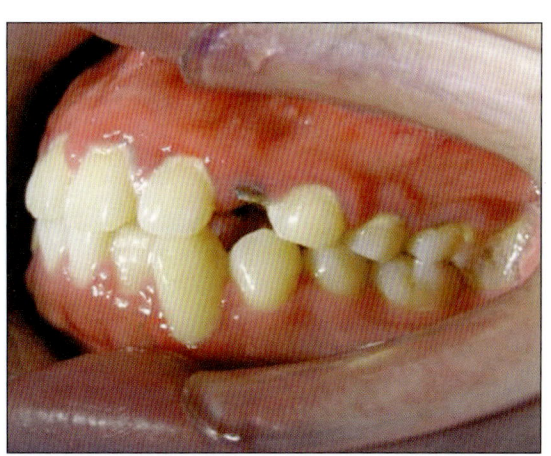

图2-4-2

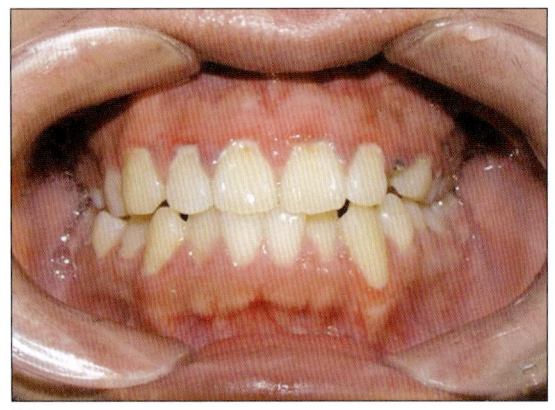

图 2-4-3

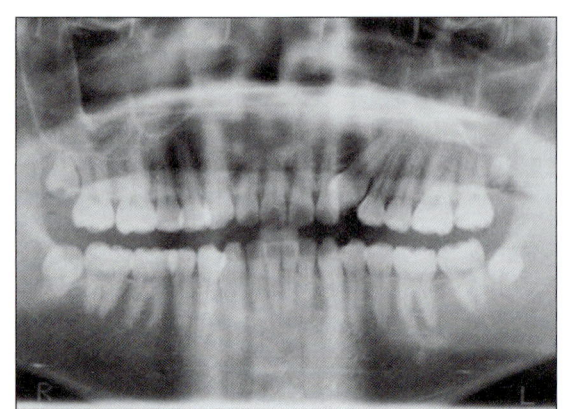

图 2-4-4

二、矫治阶段（1）

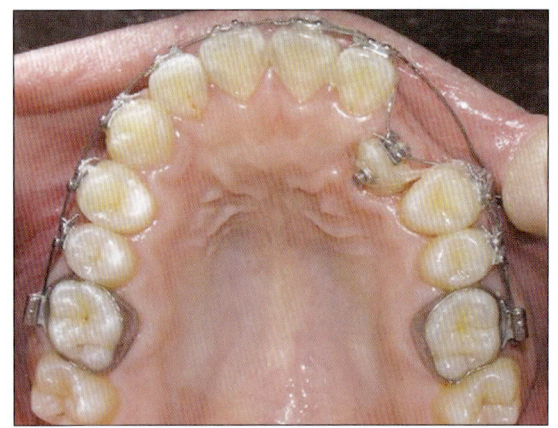

图 2-4-5

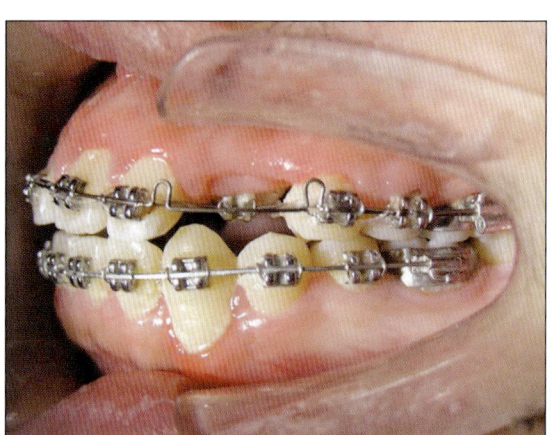

图 2-4-6

三、矫治阶段（2）

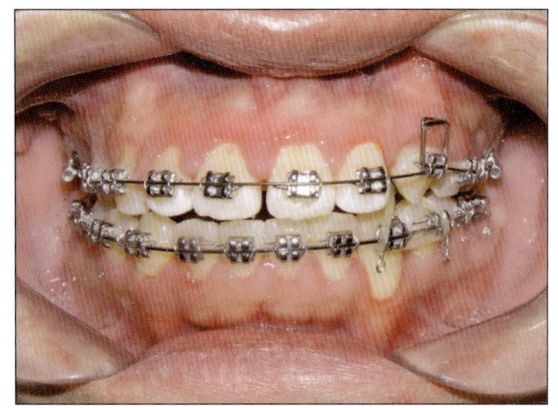

图 2-4-7

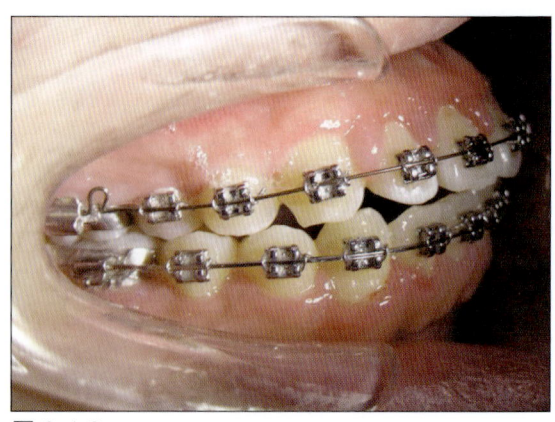

图 2-4-8

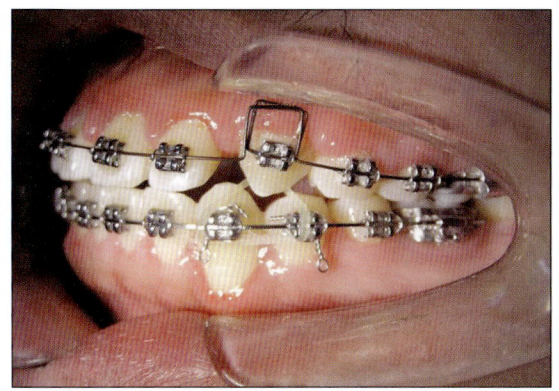

图 2-4-9

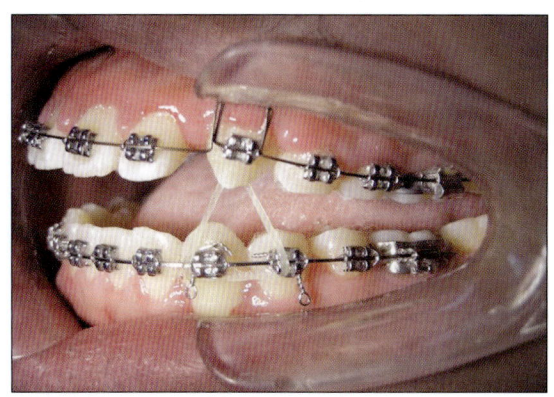

图 2-4-10

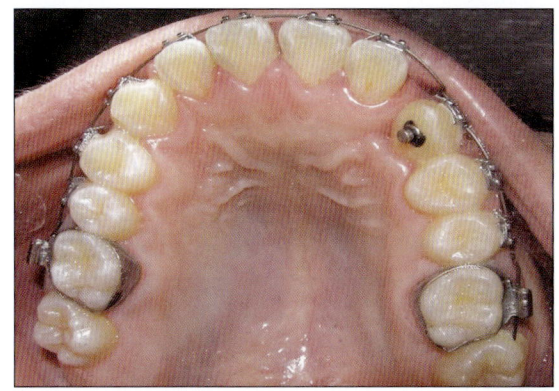

图 2-4-11

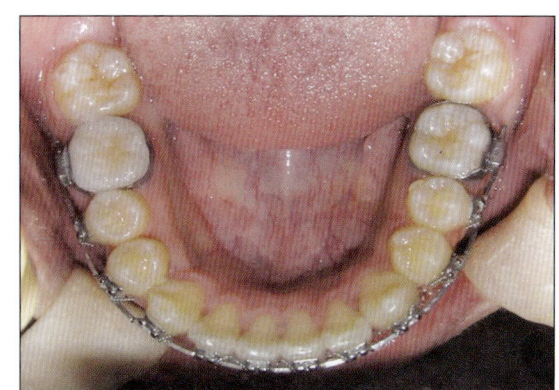

图 2-4-12

　　这是一位成年男性患者，在校大学生。由乳尖牙残根滞留，导致 B3 腭侧阻生（图 2-4-1）。本组图片展示了该患者阻生尖牙牵引导萌矫治进展情况，你从这组临床矫治照片中能看出作者的矫治思路吗？该患者阻生尖牙牵引导萌的手段有什么特点呢？

讨论 1　这个病例的正畸导萌矫治特点是利用匣形曲与对颌牵引，颊舌侧同时施力使阻生牙 B3 𬌗向萌出。并且能避免以往采用的单颌牵引方法，其过大的反作用力使 B2、B4 出现开𬌗。

回　答　确实如此，匣形曲的正轴作用和利用舌纽与下颌的颌间三角形交互牵引，能够促进 B3 与对𬌗牙建立良好的咬合关系。

讨论 2　在 B3 的舌侧粘舌扣做对𬌗三角牵引，第一可以助萌，第二可以控制唇侧倾斜的牙根（图 2-4-5 可以看到 B3 的牙根唇侧倾斜）。匣形曲主要控制尖牙牙根近中移动。

　　矫治思路如下：

　　（1）对于阻生牙第一是要有足够的间隙，先扩展间隙并在矫治的过程中保持。

　　（2）拉阻生牙入牙弓正确的位置主要靠弹性牵引力，主要采用副弓的方法解决。

（3）对阻生牙位置的调整采用匣形曲和舌侧扣的方法。匣形曲主要调整近远中方向；舌侧扣主要调整唇舌方向，同时减少 B2、B4 向 B3 方向倾斜，减少开𬌗倾向。

　　（4）下一步调整中线关系，同时用橡皮链收间隙。

　　（5）上下牙交互牵引调整咬合。

回　答　你对该病例的理解和分析很详细，和作者的矫治思路基本上是吻合的。

讨论3　该病例矫治的精妙之处在于匣形曲加舌侧扣，不知道开辟间隙用的是什么方法？

回　答　该患者开辟阻生牙萌出道，使用的是镍钛螺旋推簧扩展间隙的方法。

讨论4　从以上图片中看到该患者阻生尖牙导萌正畸治疗控根手段切实到位，在 B3 还未牵引到位就考虑到牙根的控制，这一点很值得临床医生借鉴。

回　答　该患者利用对𬌗牙列作为支抗，在阻生尖牙颊、舌侧分别采用匣形曲和舌侧扣的方法进行尖牙助萌牵引，实施阻生尖牙移动过程中的三维控制是一大特点。

第五节　导萌技巧：固定式平导与对颌牵引

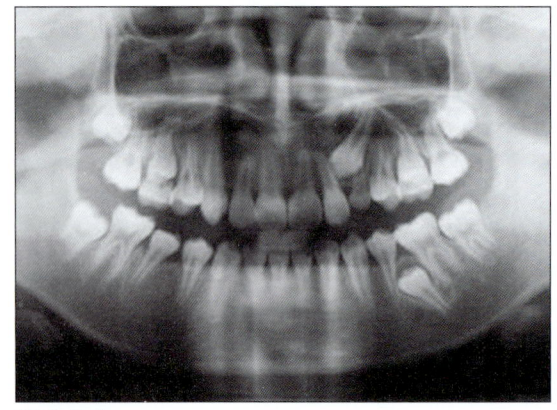

图 2-5-1

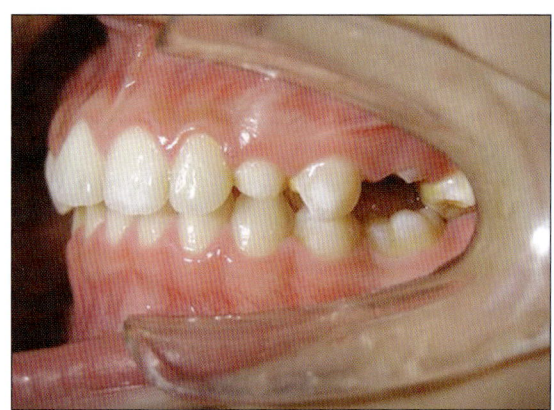

图 2-5-2

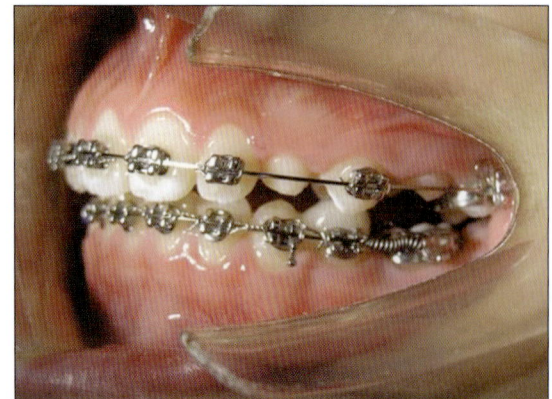

图 2-5-3

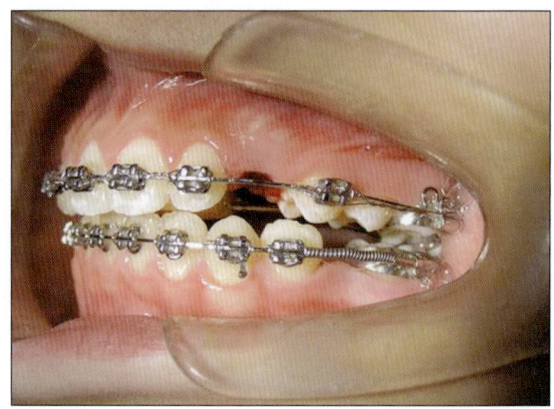

图 2-5-4

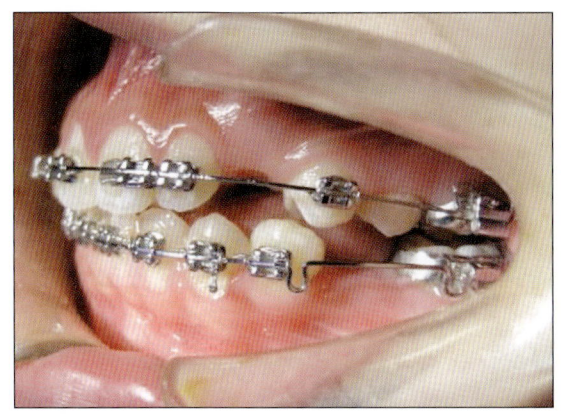

图 2-5-5

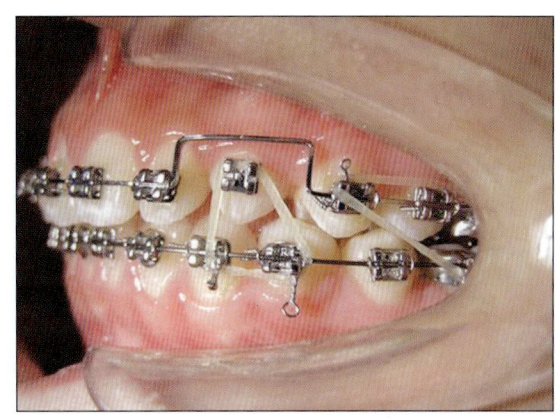

图 2-5-6

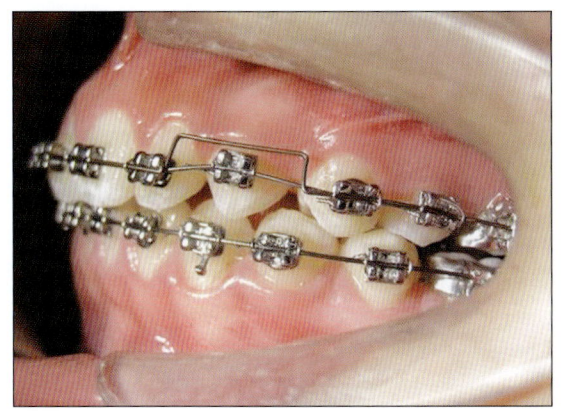

图 2-5-7

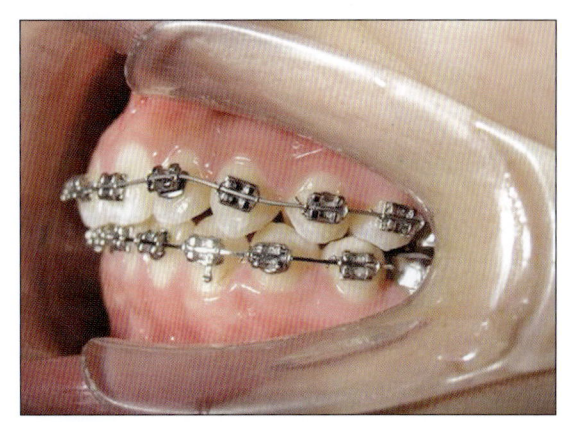

图 2-5-8

讨论 1 该病例关键的治疗在于先为阻生齿拓展出足够的间隙。巧妙地使用牵引力在使阻生齿殆向移动的同时也为建立良好的尖牙磨牙关系打下基础。请问图 2-5-3、图 2-5-4 中是用了平面导板吗？

回 答 你观察得很仔细，在该病例的早期深覆殆治疗过程中，我们使用了固定式平导。

讨论 2 我想先用平面导板压低下前牙并打开咬合，下颌 4、6 间用镍钛螺旋推簧扩展开间隙，使 5 有足够的萌出空间，然后用停止曲保持间隙，等待 5 的萌出。上颌乳尖牙并没有采取先拔除而是等待 5 完全萌出后才开始拔除乳尖牙，我想也是为了帮助占位吧？3 萌出部分后就粘托槽，然后用橡皮筋牵引助萌，其间要观察牙萌出状况，随时调整托槽位置，直到与下颌牙建立正常的咬合关系为止吧？

回 答 该病例上颌乳尖牙没有事先采取拔除，主要是为了便于扩展后牙弓阻生牙 5 的空间，减少反作用力对前牙的负移动，也可以理解为帮助占位。

第六节 导萌技巧：人工支点

人工支点正畸助萌治疗埋伏阻生前牙，主要利用上颌改良 Nance 托创造一个恰当的人工支点，使埋伏阻生前牙在正畸导萌的移动过程中，顺着支点旋转，即利用杠杆原理克服骨质阻力，避开邻牙根尖干扰，使阻生前牙的牙冠朝殆向移动，排入牙列。采用该方法正畸导萌可有效避免邻牙的牙根吸收，是一种创新型实用技术。

【注：该技术由武汉大学口腔医学院正畸科彭友俭教授首创】

典型病例：患者罗某，男性，13 岁，右上尖牙骨内埋伏阻生，方丝弓矫治器治疗；外科手术开窗暴露阻生齿牙面，粘接牵引托槽，上颌牙弓装配改良 Nance 托设置人工支点，施杠杆弹力牵引正畸助萌右上尖牙，积极治疗 4 个月，埋伏阻生尖牙排入正常牙列。

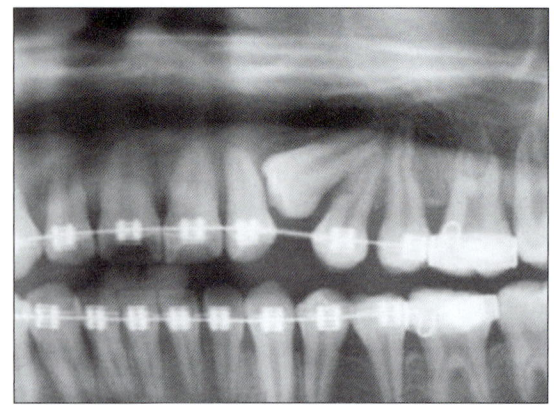

图 2-6-1

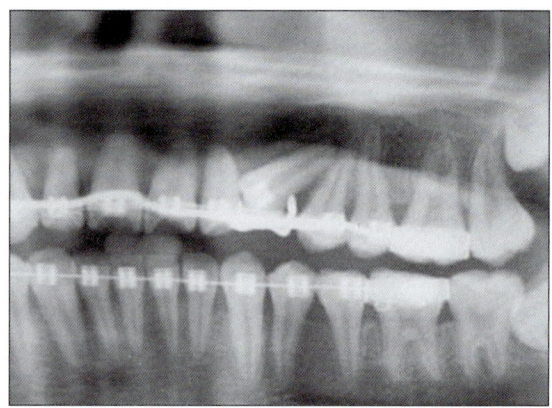

图 2-6-2

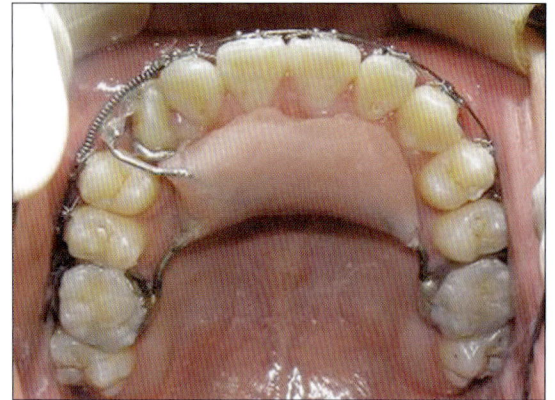

图 2-6-3

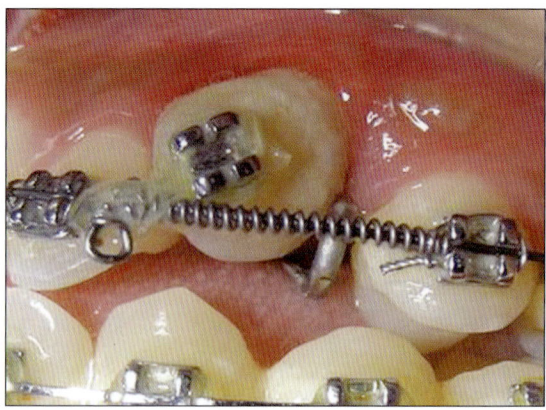

图 2-6-4

第二章 埋伏阻生齿的矫治　43

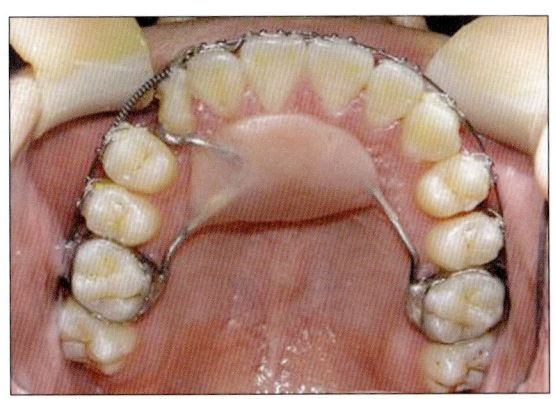

图 2-6-5

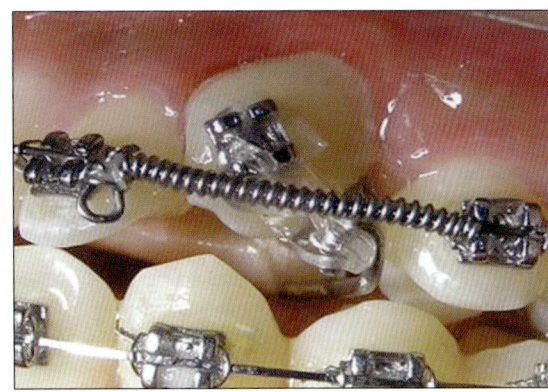

图 2-6-6

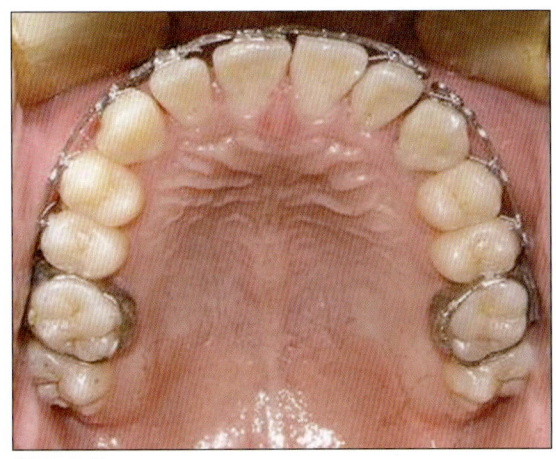

图 2-6-7

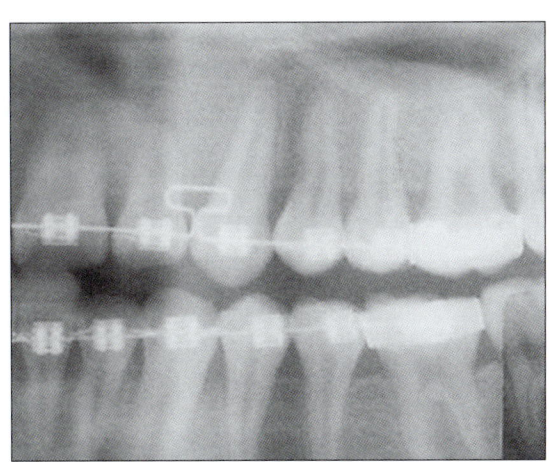

图 2-6-8

讨论 1　通过带钩 Nance 托即改良 Nance 托做支抗，牵引埋伏阻生牙再加上人工支点这个装置的利用，为该类病例的治疗开辟了一个正畸导萌矫治的新途径。其设计独特，杠杆力学原理用得很巧妙，效果很理想。

回　答　你说得很对，水平位或接近水平位的埋伏阻生上尖牙采用人工支点这个装置，利用杠杆力进行旋转牵引移动，确实为该类病例的正畸治疗开辟了一个新的矫治途径。

讨论 2　在该病例的矫治设计中以人工支点为中心牵引埋伏阻生牙，在牵引力的作用下，埋伏阻生牙以其支点为中心发生旋转，冠朝远中腭向移动，根朝近中龈向移动，逐渐竖直起来。同时避开邻牙的牙根干扰，克服骨质阻力，顺利朝𬌗向移动排入牙列，这一创新设计，我认为对上 3 水平埋伏阻生牙最为有利。

回　答　你的理解正确，以往我们对上 3 水平埋伏阻生牙的正畸导萌治疗很困惑，没有好的解决办法。处理方式就是 2 种，一是不理睬；二是将其拔除。人工支点这一创新设计为我们正畸导萌治疗埋伏阻生齿开辟了一个新的矫治途径。

讨论 3　人工支点很好地解决了个别牙因阻生横位、斜位需要在矫治过程中进行牵引时，阻力大，牵引力中的作用力和反作用力相互对抗的问题。如果在矫治过程中利用其他邻牙作为矫治牵引的支点，就会影响到邻牙，造成邻牙牙根压迫吸收，还不一定能达到预想的矫治效果。人工支点很巧妙地解决了这个力的问题。人工支点在 Nance 托上做一个臂，臂的前端弯个小钩来挂牵引的皮圈，使牵引的牙齿向下向内移动，当牵引时的反作用力传到人工支点时，力就被 Nance 托的腭板吸收作用到了上腭，所以不会对其他牙齿造成影响。人工支点虽然在正畸助萌治疗中是一点小创新，但解决了临床大问题，其装置制作不复杂，思维很重要！

回　答　你的理解很正确，人工支点的矫治设计思维很新颖，很实用。它为我们临床上矫治复杂的埋伏阻生齿提供了一个有效的手段，虽然是一个小改进，但解决了临床大问题。

第七节　助萌技巧：推簧加小圆管扩展牙弓间隙

一、矫治前

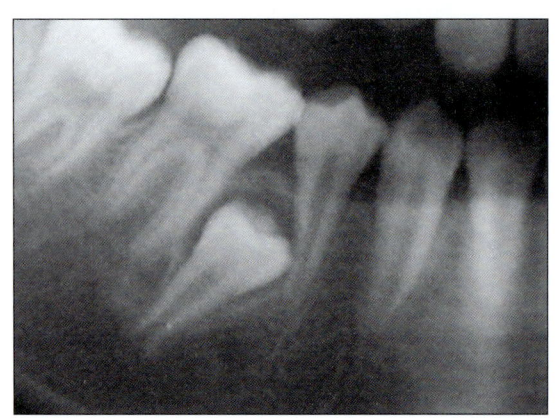

图 2-7-1

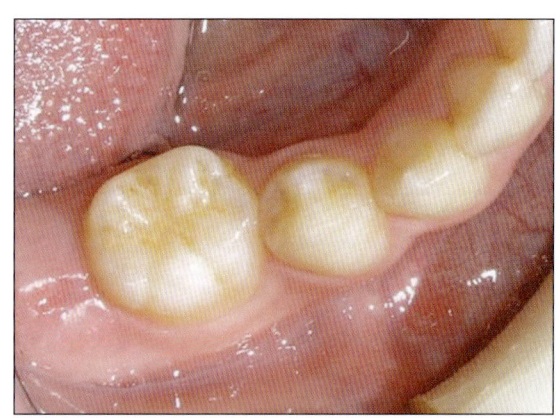

图 2-7-2

这是外地来我院就诊的小患者，因其埋伏阻生齿难住了当地的正畸医生，他们建议拔出阻生齿，患儿的家长不能接受。

讨论 1　真的没有招数呀！这样的病号应该怎么办呢？
回　答　该患者 7 未萌出，4、6 之间置镍钛螺旋推簧扩展足够间隙后，切瓣助萌。
讨论 2　不知道口腔全部情况，要是在咬合正常的情况下，我建议拔除比较好，要是完全推出这个间隙很困难。
回　答　你应该看见该患者 X 线片下 5 的根尖发育未完成，呈喇叭口状，也就是说该牙还有生长萌出潜力，只要能用正畸手段扩展出足够的空间，有畅通的萌出道，

5 就能慢慢地朝殆向萌出。如果 5 的根尖已经发育完成，其自身萌出能力消失，我们多采用外科开窗手术，暴露埋伏阻生齿的牙冠部分粘贴正畸附件，采取牵引导萌的方法治疗。

二、矫治过程

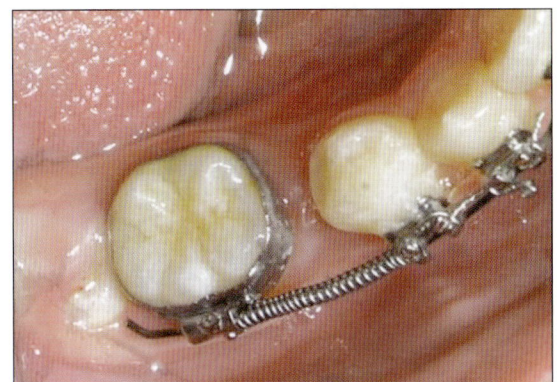
图 2-7-3

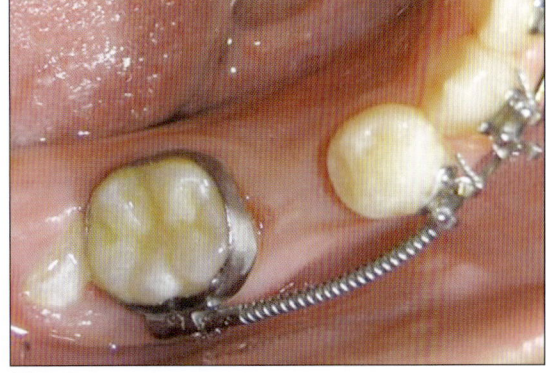
图 2-7-4

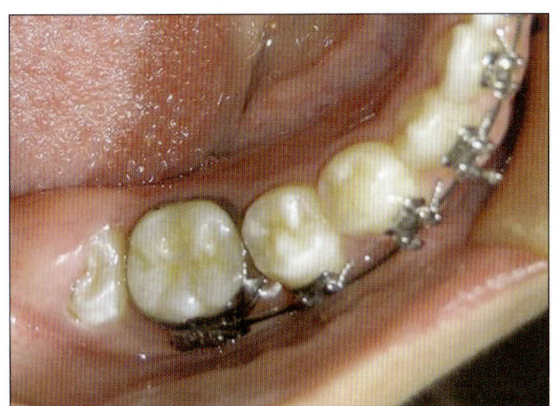
图 2-7-5

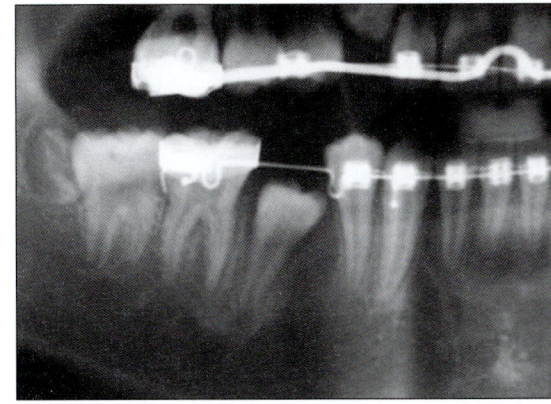
图 2-7-6

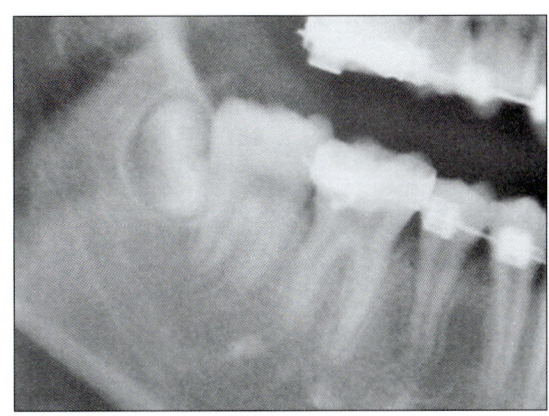
图 2-7-7

讨 论 从图 2-7-5 可以看出埋伏阻生齿已经导萌排入正常牙列，下颌 4、5、6 牙列建立了紧密邻接关系。图 2-7-3 通过正畸手段，利用下颌 4 托槽和 6 带环颊面管装置，在它们之间加镍钛螺旋推簧开展牙列间隙；图 2-7-4 可以看出已经扩展开来的阻生牙萌出道间隙，镍钛螺旋推簧处用了小圆管加力；图 2-7-6 阻生牙萌出道间隙已经扩展出来，作者在下颌 4、6 之间做停止曲，保持 4、6 之间的间隙；从 X 线牙片上可以看出运用该正畸手段扩展牙间隙带来的治疗效果。

回 答 你观察很仔细，图 2-7-4 在镍钛螺旋推簧处用了小圆管加力继续扩展牙列间隙，临床上是这样进行操作的。图 2-7-6 下颌 4、6 之间矫治弓丝上弯制的是 Ω 曲而不是停止曲；其目的是保持 4、6 之间阻生牙萌出道扩展出来的有效间隙。

第三章

深覆𬌗的矫治

第一节 扭曲牙弓深覆𬌗矫治案例

一、矫治前

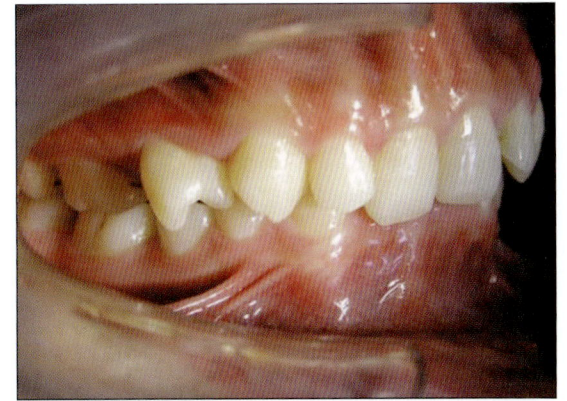

图 3-1-1

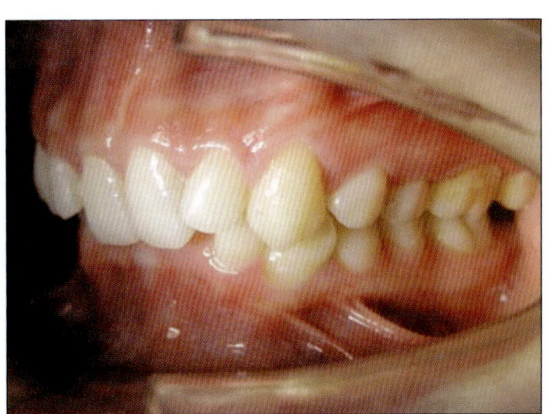

图 3-1-2

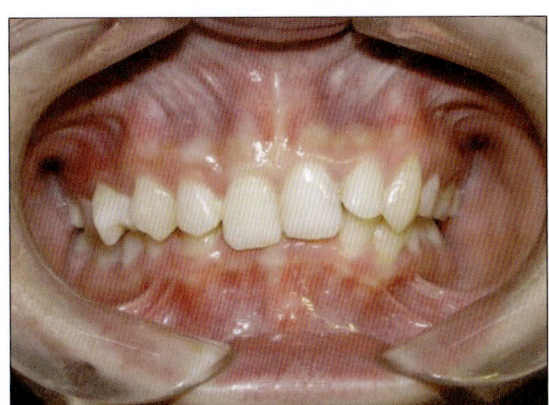

图 3-1-3

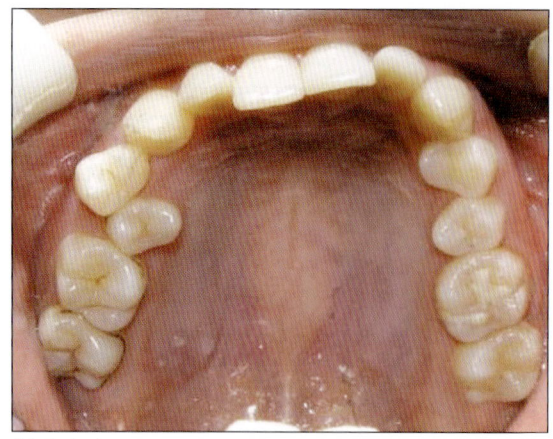
图 3-1-4

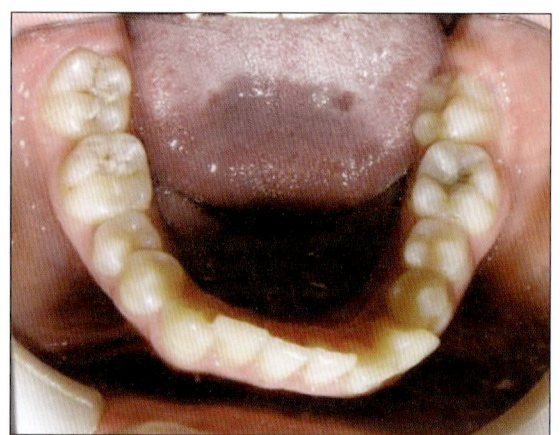
图 3-1-5

二、矫治阶段

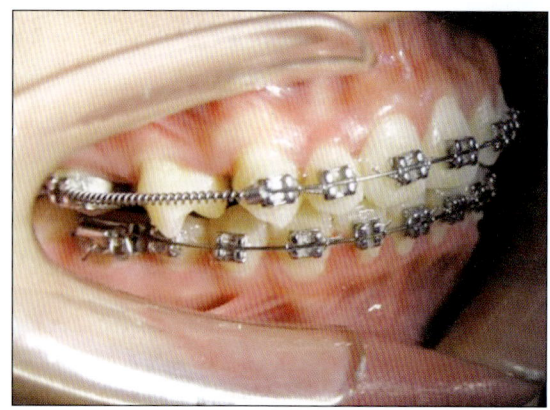
图 3-1-6

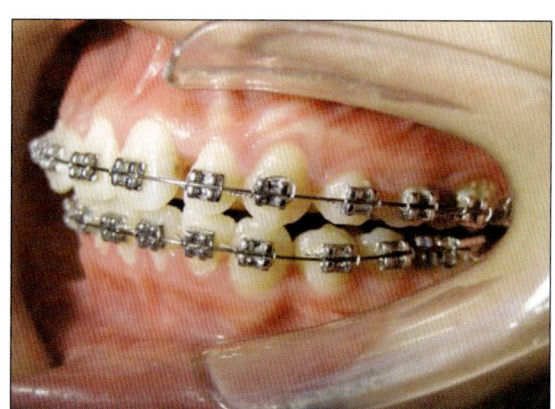
图 3-1-7

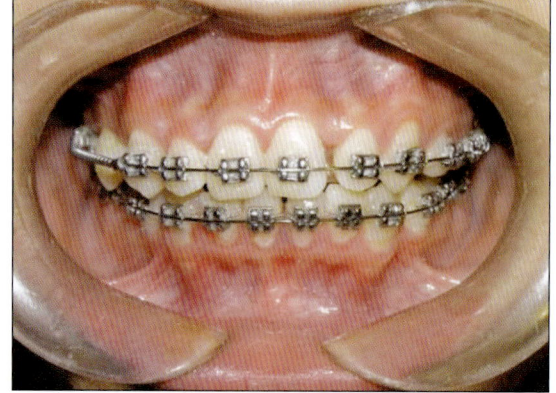
图 3-1-8

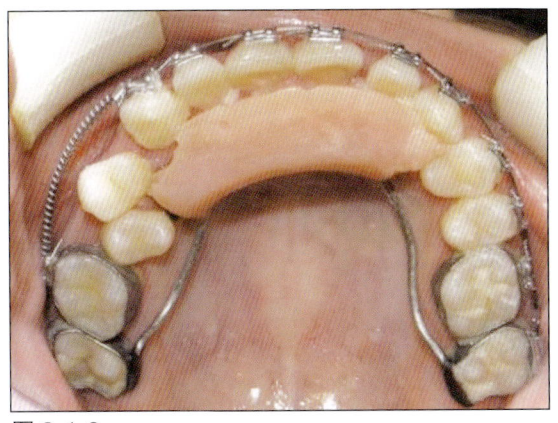
图 3-1-9

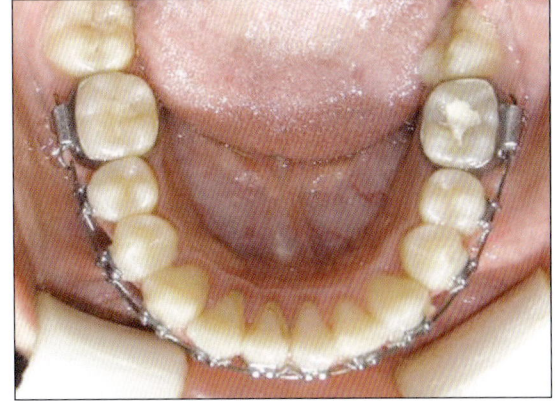
图 3-1-10

三、矫治后

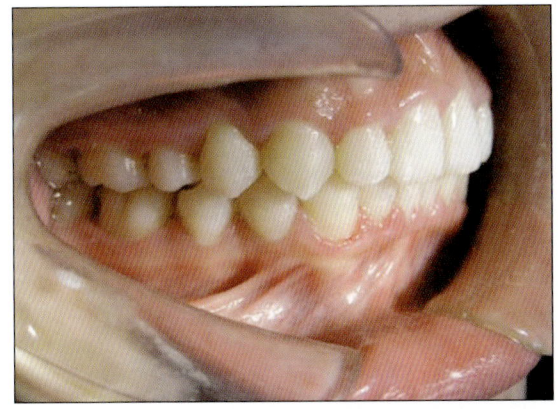
图 3-1-11

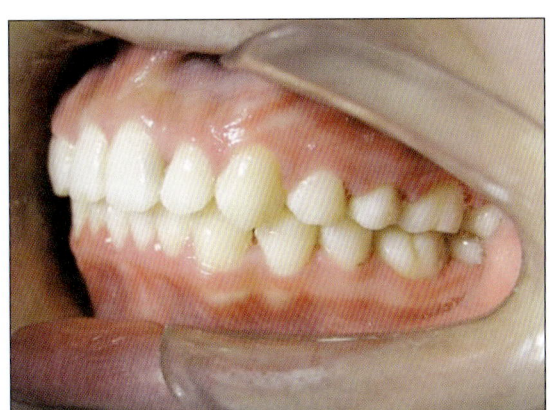
图 3-1-12

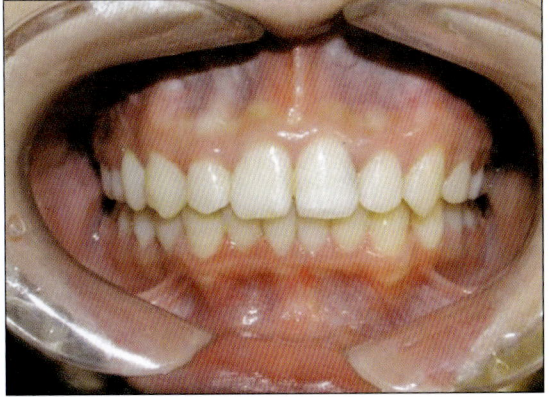
图 3-1-13

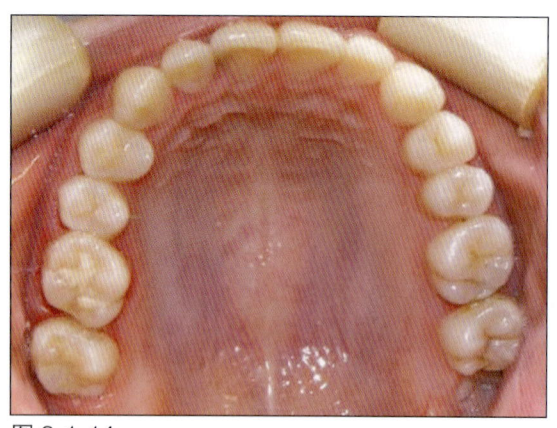 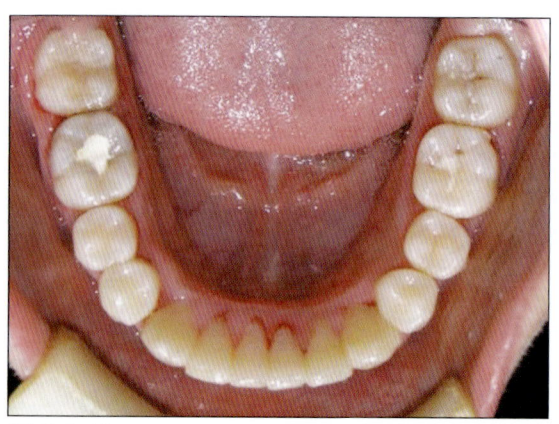

图 3-1-14　　　　　　　　　　　　　　　图 3-1-15

讨论 1　图中这样的病例我也常碰到，治疗起来很头疼，扭曲牙弓+深覆殆，我一般做都有点恐惧。平导有点看不懂，病人怎么自行摘戴啊？

回　答　该平导装置采用的是固定式平导，焊接在上颌磨牙带环上的，病人是不能自行摘戴的。

讨论 2　上 7 为什么不试带环，是不是怕麻烦？

回　答　你可能看走眼了，该患者上 6、7 均用了磨牙带环，就是利用上 7 带环连接支架制作的固定式平导。

讨论 3　该病例采用的设计方案是：

(1) 上颌 7 带环焊接制作固定式平导打开深覆殆。

(2) 右上颌 3、6 之间镍钛螺旋推簧扩展间隙。

(3) 力偶牵引技术矫正右上扭转第一、第二双尖牙，解除 4 正锁殆。

(4) 排齐整平牙列，矫治扭曲的牙弓。

(5) 斜行牵引调整中线不齐。

回　答　你的理解和分析很详细，和作者的矫治思路基本吻合。补充一点，该患者 B7 与 D7 正锁殆采用上下颌交互牵引进行矫治。

讨论 4　这类患者矫治有很大难度，能做得如此成功，实属不易。深覆殆看不到下颌前牙，无法粘贴托槽，可用上颌固定式平导垫高解决这一问题；牙弓弧度偏斜也是个棘手的问题，还有 B5 严重腭侧错位，下颌 C7 舌倾等，该病例的矫治设计细节上每一点都很到位。

回　答　该患者是成年女性，颜面左右不对称，面下 1/3 短，低角面型。

矫治难点

(1) 右上第一、第二前磨牙近中舌向扭转，第二前磨牙腭向偏离牙弓。

(2) 上、下牙弓形态明显扭曲变形，深覆殆，闭锁殆，B7 与 D7 正锁殆。这是临床上一个复合型错殆畸形表现病例。

如何着手进行矫治呢？该患者上、下牙弓形态明显扭曲变形，前牙表现为深覆殆，闭锁殆，下牙列不可能粘结托槽，无法装配矫治器，必须创造粘结托槽的空间。针对该患者低角面型的特点，B7 与 D7 正锁𬌗状况，设计了上颌固定式平面导板，将固定式平导焊接在第二磨牙带环上，这是一种非常规焊接方式。因为该患者上下颌牙弓严重扭曲变形，右上第二前磨牙远离牙弓，舌向扭转错位，与第一磨牙形成明显阶梯，不便于在第一磨牙上进行固定平导支架的制作与焊接，也是临床医生在矫治设计时必须考虑的要素。采用固定式平导垫开咬合，能够保证持续性疗效，为下颌粘结托槽，排齐牙列，矫治第二磨牙正锁𬌗，升高后牙，矫治深覆𬌗创造了必要的条件。先后采用了镍钛圆丝多定位管技术，唇倾上切牙开展间隙，排齐拥挤的牙列，纠正扭曲的牙弓，更换稳定弓丝后用镍钛螺旋推簧与力偶技术矫治并排扭转的第一、第二前磨牙，纠正明显扭曲变形的上、下牙弓形态，上下后牙交互弹力牵引矫治正锁𬌗，并用 MEAW 技术进行后牙咬合关系的精细调整，获得了理想的矫治效果。

第二节　下切牙唇面严重磨耗深覆𬌗矫治案例

一、矫治前

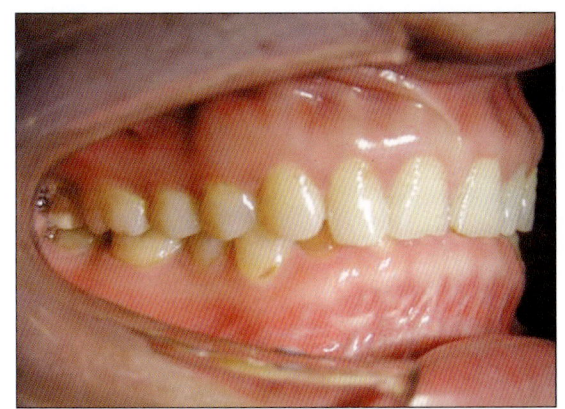

图 3-2-1

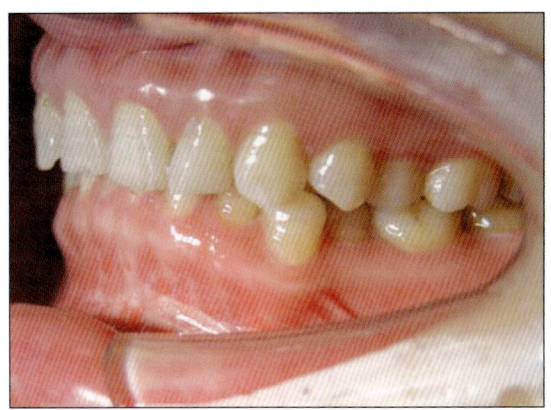

图 3-2-2

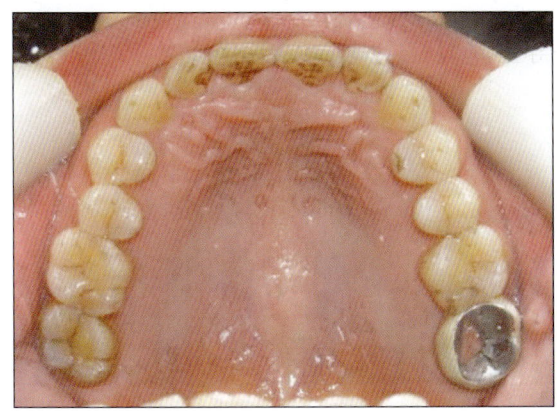

图 3-2-3

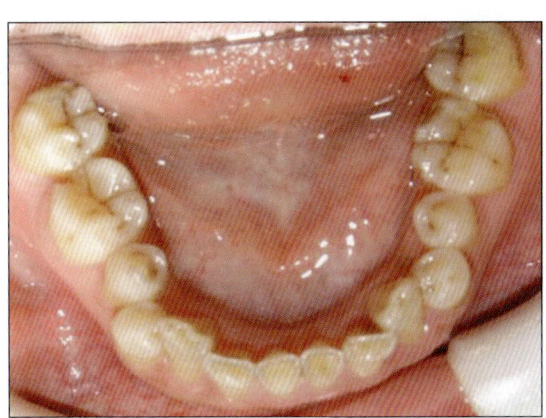

图 3-2-4

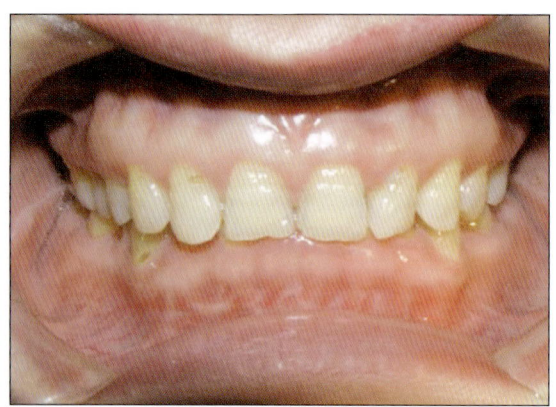

图 3-2-5

二、矫治阶段

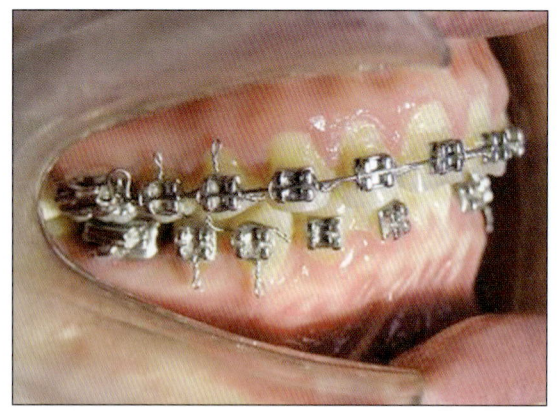

图 3-2-6

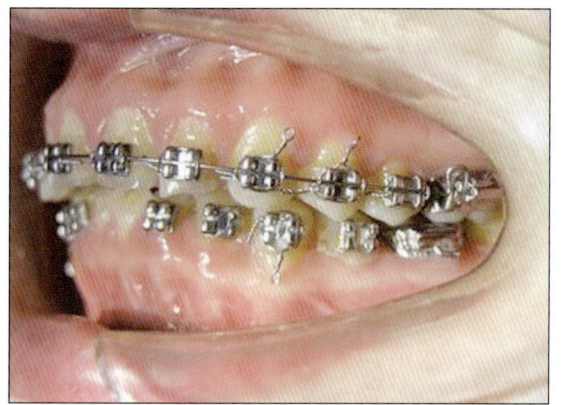

图 3-2-7

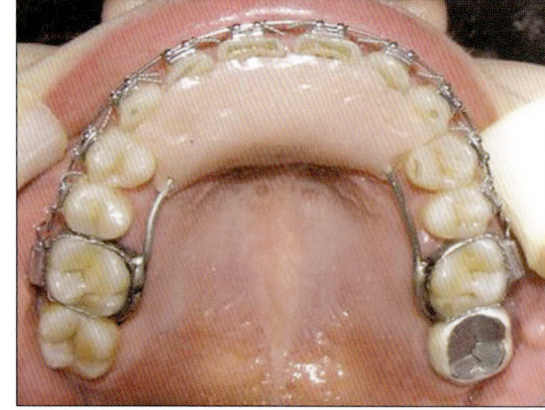

图 3-2-8

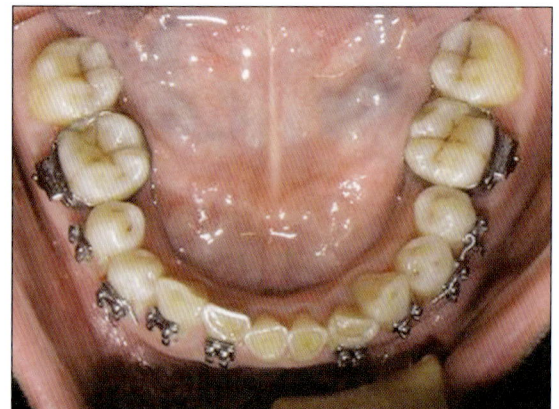

图 3-2-9

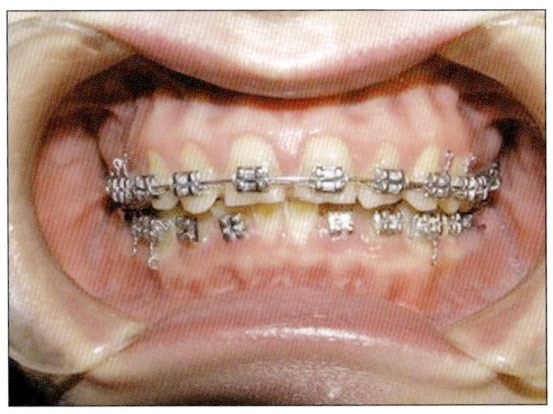

图 3-2-10

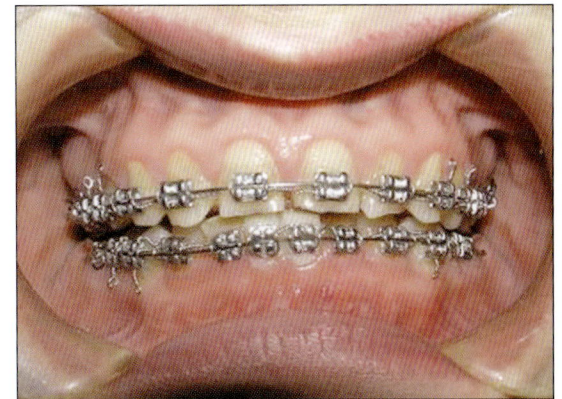

图 3-2-11

三、矫治后

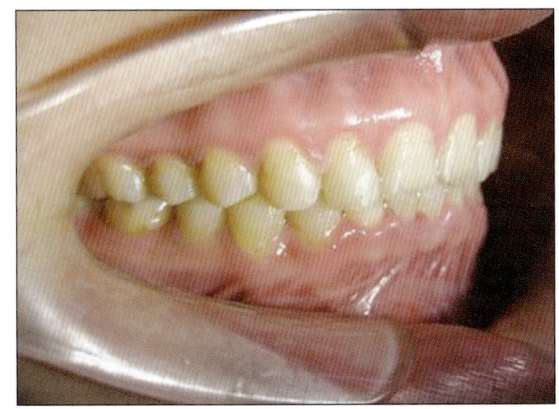

图 3-2-12

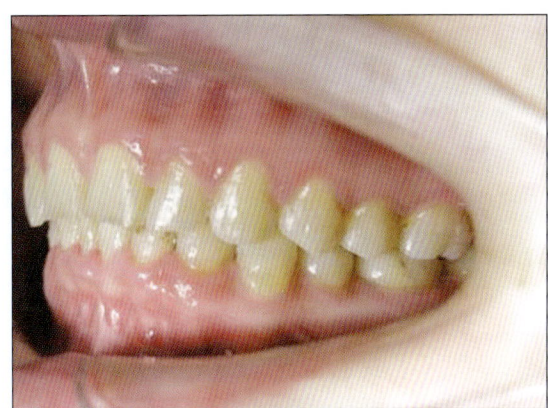

图 3-2-13

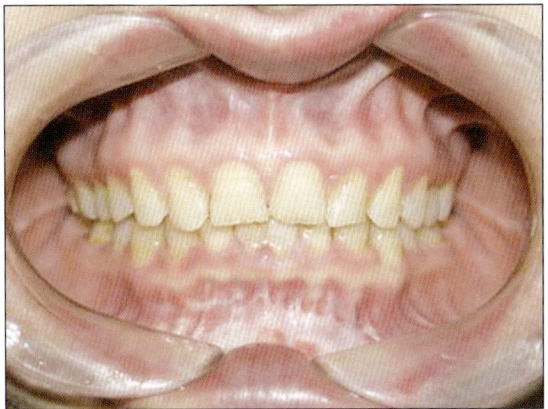

图 3-2-14

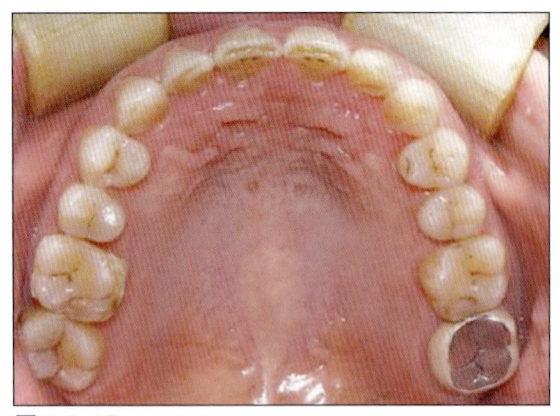

图 3-2-15

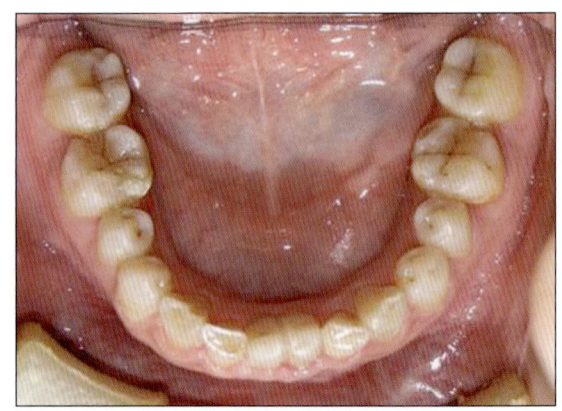

图 3-2-16

这是一位中年女性错𬌗畸形患者，面下 1/3 过短（低角），下切牙唇面严重磨耗、闭锁型深覆𬌗病例。请注意观察该病例下切牙的严重磨耗程度已没有粘结托槽的条件，下牙列拥挤错位，这样的病例应如何矫治呢？

讨论 1　我想先用平导打开咬合，然后下牙用光固化材料恢复其外形，再粘固托槽。

回　答　你说的办法是一个临床上可以进行操作的矫治方案，值得考虑。

讨论 2　先贴上颌托槽加前牙腭侧推簧，使前牙唇倾后光固化修复下前牙，再行下牙矫正。

回　答　你提出的矫治方法难以操作。如果不用平导、𬌗垫这些辅助装置，前牙腭侧如何能够使用上推簧？该病例是严重的深覆𬌗，根本就没有前牙腭侧推簧就位的空间。

讨论 3　我也曾遇到过同类的病人，先粘贴上颌托槽唇移上前牙，并做平导，打开咬合；再粘贴下颌托槽矫正，不知对不对？

回　答　该病例的矫治程序首先要解除深覆𬌗，我们装配了方丝弓矫治器，并且采用了固定式平导打开咬合，这样可以同时装配下牙弓托槽，用摇椅弓矫治深覆𬌗。待咬合打开后对严重磨耗的个别下切牙用树脂修复牙冠粘托槽，进行下牙列的排齐。你提出的两步法也是临床上矫治深覆𬌗常采用的方法之一，可以采用。

另外我们从图 3-2-11 中还可以见到严重磨耗的 4 个下切牙均粘结了托槽，并纳入了矫治器治疗体系，其中 2 个下中切牙采用塑料甲冠修复后粘结托槽，下颌置放多用途唇弓压低下切牙，上下前磨牙段用垂直弹力牵引伸高其牙位，建立紧密咬合接触，成功地矫治了该例深覆𬌗。为了防止深覆𬌗的复发，采用附有平面导板的活动保持器进行保持，并嘱患者半年后 4 个下切牙采用烤瓷全冠修复。

第三节 镍钛圆丝结合阶梯摇椅弓的应用

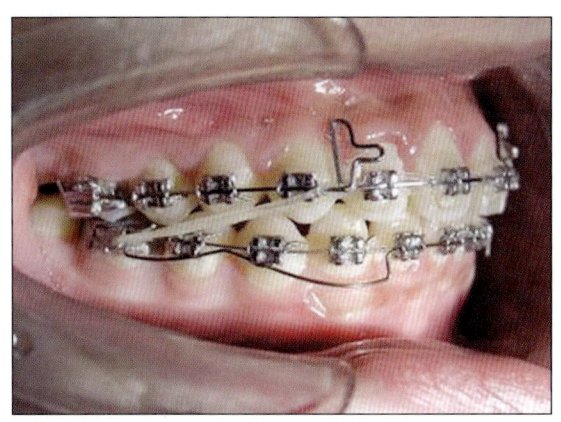

图 3-3

该病例采用了哪些矫治手段，其矫治方法的特点在哪里？

讨论 1 不知道怎么回事？
回 答 下颌是镍钛圆丝结合阶梯摇椅弓的使用，这样组合的弓丝力学体系可以压低下前牙，竖直磨牙，保持压低后的前牙稳定性。

讨论 2 变异多用途弓？
回 答 对，阶梯摇椅弓是一种变异多用途弓，可以压低前牙，中间凸向上的弯折可以升高前磨牙。上颌采用的是上字曲，它能够内收压低前牙，还可以抵抗颌间牵引可能引起的上前牙伸长的分力。

讨论 3
(1) 上字曲：是用于上颌牙弓的闭隙曲，因为其形状像上字型，所以我们叫它上字曲，可以做内收前牙，也可以当挂钩作为Ⅱ类颌间牵引挂橡皮筋用，注意末端应做回弯，目的是防止前牙唇侧漂移。

(2) 下颌磨牙使用有双颊面管的带环，其主颊面管给主弓丝用，副颊面管给辅助弓丝用，也就是悬力臂所使用，因此在一开始设计前就必须先想好，预先焊上。

(3) 结扎方法：注意看结扎方法，使用的是从后朝前的结扎手法，把扎丝末端弯折置放在殆端主弓丝下，这样可以避免刺到病人的口腔黏膜。

(4) 悬力臂：下颌的磨牙到2、3间的悬力臂，其弯制有两个重点：一是4、5间的人字形弯，其作用是使磨牙做后倾弯，直立磨牙，磨牙后方做末端回弯以保持弓丝的长度，避免弓丝的滑动；二是挂钩，还没有放上主弓丝前其位置约略在附着龈下方口腔前庭处，也就是牙根尖上方一点，如此，当重新把它挂到主线后，可以下压前牙，直立磨牙，避免咬合变深。

(5) Ⅱ类颌间牵引：使用约150克以内的力就可以了，一定要以测力计量一下，不能用手拉拉看，这是不科学的，因为做了Ⅱ类颌间牵引，所以支抗控制很重要，磨牙必须做后倾弯，以抵抗向前的倾力，避免咬合变深。

(6) 下颌 3～4 的解剖特征：4 通常会朝近中倾，可能是为了不压迫下方的下齿槽神经孔的出口。

(7) 人字曲：4、5 间的弯折旨在使磨牙产生后倾弯，并压低前牙，弯折的角度端是要做的力值考虑，需要直立与压低程度越多，角度越小；反之则越大。

(8) 上前牙链状橡皮圈的使用：在关缝的过程当中，为了避免前牙的散开，可以用链状橡皮圈来连扎，也可以用结扎丝连续 8 字做被动结扎。

(9) 弓丝末端回弯：磨牙带环颊面管后方的弓丝回弯，旨在避免前牙外翻出去。

回　答　这个分析比较全面。需要说明一点的是：此病例下颌磨牙带环颊面管没有使用双管，是单个方管，主弓丝（0.016″澳丝）和辅弓丝（0.014″镍钛圆丝）插入同一个颊面管内。如果使用双颊面管，操作更加方便，效果也会更好一些。

第四节　固定式小斜导的应用

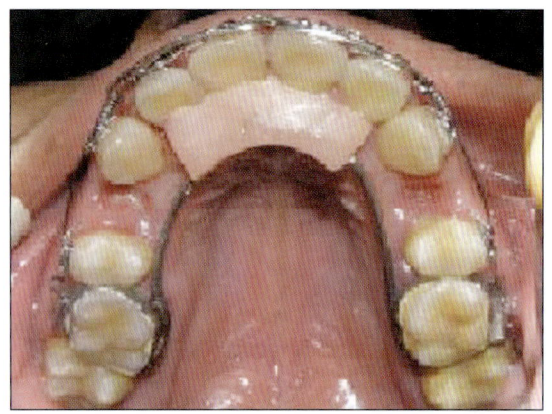

图 3-4-1

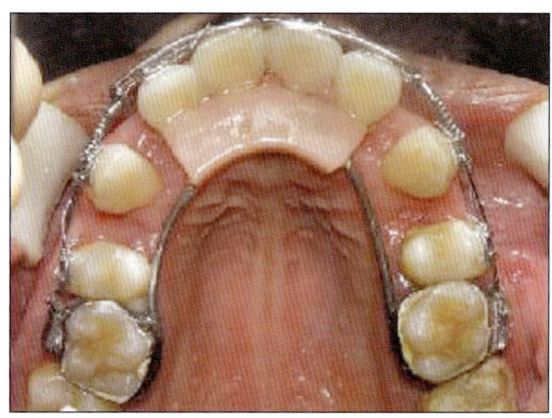

图 3-4-2

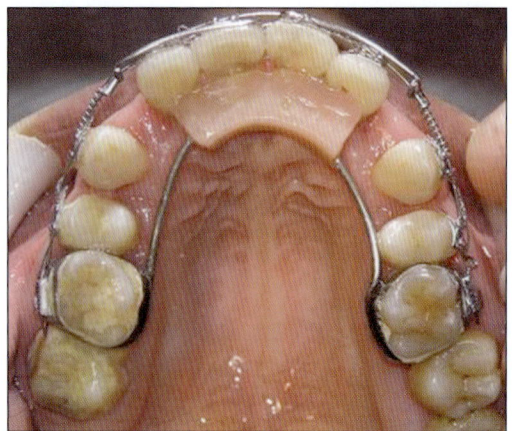

图 3-4-3

在Ⅱ类深覆𬌗病例中，我们常在临床上应用固定式斜导辅助矫治，斜导的范围一般延伸在尖牙的远中，但这样一来不便于尖牙的远中移动；我们经过反复思索对这个病例的斜导经过改进后，巧用固定式小斜导解决了这个问题。

讨论 1 上6、6做带环前边为固定式斜导；上2、2结扎固定螺圈弹簧推3向后，做到什么程度时可取下此装置？是不是要3完全到位？

回 答 该病例前牙是深覆盖、深覆𬌗，矫治设计要最大限度地内收前牙，减小牙弓突度，故常规治疗需尖牙远移完全与上5靠拢，建立邻接关系时，拆除固定式小斜导。如果是不需要最大限度内收前牙的病例，我的经验是上3远移到与下3建立中性关系时就停止。

讨论 2 固定式小斜导有固定腭托的作用，防止磨牙前移，也有调整覆𬌗覆盖关系的效果。随着下前牙位置的移动是否要不断增加斜导的厚度，是在口内加厚还是取下斜导和带环在口外加厚呢？

回 答 关于增加斜导厚度的问题，在口内加厚还是取下斜导和带环在口外加厚，我认为这2种方法临床上都可采用。区别在于，只加一点点的可在口内操作，如果加的塑胶量大，则适宜取下装置在口外操作。

临床应用要点

在Ⅱ类深覆𬌗错𬌗畸形的矫治病例中，作者习惯在临床上应用固定式斜导辅助正畸治疗，当然也可以用活动式斜导。

斜导铺塑胶制作的范围一般从上颌牙弓一侧尖牙远中延伸到另一侧尖牙的远中，但按这样标准制作的斜导装置却不便于尖牙的远中移动（尖牙舌轴嵴以下颈缘被塑胶包裹）；而深覆𬌗的矫治又是临床上一个比较棘手、比较耗费时间的过程。

能否有一个简便的装置既可以辅助打开咬合，又不妨碍尖牙的远移呢？作者经过反复思索，将常规制作的固定式斜导妨碍尖牙远移的塑胶部分去掉，改制成2到2范围铺塑胶的小斜导后，巧妙地解决了临床上的这个问题，大家看看这个Ⅱ类深覆𬌗成人病例就是使用改进后的小斜导进行矫治的。

图3-4-1 我们可以清晰地看到该患者的上尖牙基本上与侧切牙是毗邻的，其装配的固定式小斜导范围只到两边侧切牙的远中，不可能影响到尖牙的远中移动。在图中我们还可以看到两边尖牙托槽的近中主弓丝上套着一个经压缩的镍钛螺旋推簧，唇侧主弓丝的2到2之间还装配着一个可调节式滑动杆，这是利用前牙整体支抗远移尖牙。

图3-4-2 我们可以看到两边尖牙已经向远中移动了约4毫米距离，在镍钛螺旋推簧的近中还可以见到2个小圆管，这是一个不需拆卸主弓丝就能够很方便地给推簧加力的简便装置。熟悉的朋友一看就知道这是作者常用的矫治手段。图3-4-3 该患者的上尖牙继续远中移动已经靠近5，达到预期的目标。

第五节　改良多用途弓

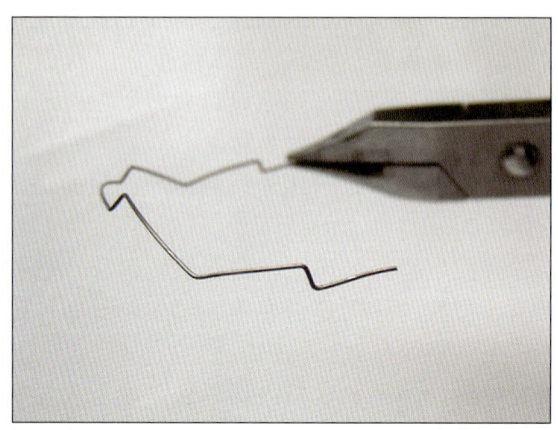

图 3-5

这个矫治弓丝弯制有点奇怪，根据你的经验说说这是弯制的什么曲？它的作用特点是什么？

讨　论　这是不是矫治前牙开𬌗的呀？

回　答　这个矫治弓丝是一种改良的多用途弓，主要用途有打开咬合，竖直磨牙，具有压低前牙、直立后牙的作用，也可作为打开咬合后的保持。这个弓丝是用来矫治前牙深覆𬌗的，不能用来矫治前牙开𬌗。

第六节　腭杆与斜导（平导）装置的嫁接

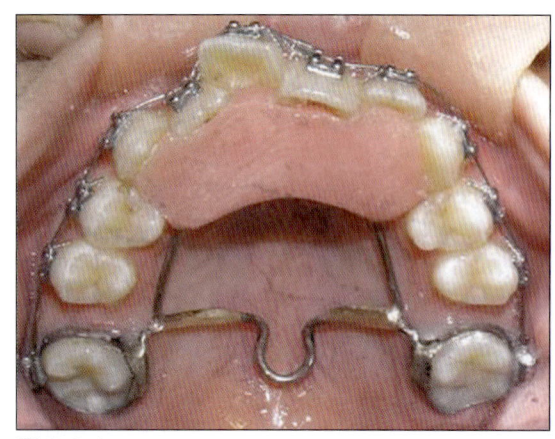

图 3-6-1

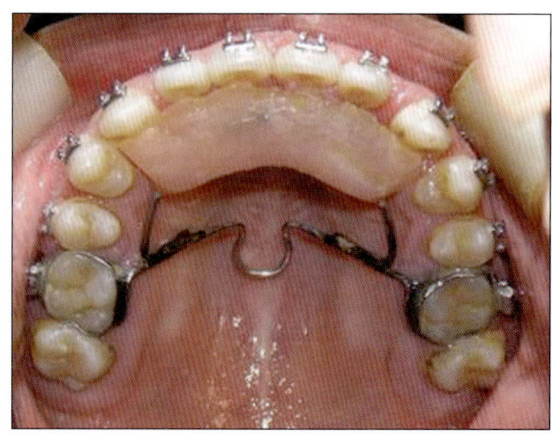

图 3-6-2

你见过这种类型的组合支抗装置吗？该病例采用腭杆与斜导装置嫁接的构思特点是什么？

讨论 1 请问矫治器辅助装置是怎么焊接上去的？

回　答 将患者口里原有的横腭杆取下，用直径 1 毫米不锈钢丝弯制导板连接支架，钢丝与横腭杆连接部位采用先点焊、后银焊的方法焊接牢固。然后放回工作模型上涂塑胶制作斜导。该装置基本的特点是将两者的功能合二为一。固定式斜导压低下前牙并导下颌向前，腭杆联合应用可以加强后牙支抗。但在后期治疗中，临床医生可以根据矫治进程需要，方便地将斜导部分拆除而保留腭杆的功能。

讨论 2 我只知道这样做是个加强支抗的好方法，具体有什么用途？

回　答 腭杆与斜导（平导）装置的嫁接，常用于矫治过程中深覆𬌗状况仍然没有解决，影响后续矫治进程，急需打开咬合的病例。腭杆与斜导（平导）装置的嫁接是一种加强矫治疗效的有力补充手段。

我们都会有这样的经验，临床矫治过程中由于种种原因，原有的治疗方案与该患者目前的治疗状况不相适应，需要变更矫治计划，比如牙列拥挤的临界病例，原来设计不拔牙矫治；但在诊断性治疗 5 个月后患者牙弓突度增加，影响面型美观。这时，就要及时修改治疗计划，采取拔牙矫治。腭杆与斜导（平导）装置的嫁接也是同样的道理，原来设计横腭杆支抗，经过一个阶段治疗，患者的覆𬌗加深，医生可以很方便地利用原来的腭杆焊接支架涂胶制作平导装置；如果患者需要解决深覆𬌗的同时解决磨牙的远中关系，则可焊接支架涂胶制作斜导装置。

点　评

在正畸治疗中，支抗的控制是很重要的环节，很多初学正畸的医生在正畸治疗过程中不易控制后牙的支抗，往往发生不想发生的支抗丢失，造成后牙的近中移动，导致拔牙间隙没有被前后牙很好地利用！图 3-6-1 是一例临界病例，安氏Ⅱ类 1 分类的病例，设计为双侧推磨牙向后，开创后牙区间隙，此时要控制好后牙推出的间隙，必须要用到横腭杆加强后牙支抗，前牙区要打开咬合，同时要加强前牙硬腭区域对后牙的支抗（即要用到 Nance 托），此时把 Nance 托改良成变异的前牙平导（斜导），既加强了后牙支抗，方便远中移动前牙，改善覆盖和前突的问题，又能压低下前牙打开咬合，方便粘接下前牙托槽，尽快进入矫治体系，节约时间，提高效率，改善前牙的覆𬌗关系。该装置亦可作为推磨牙向远中移动之后，出现后牙支抗不稳定，采用横腭杆加斜导成为强支抗组合装置，将反作用力传至硬腭，保持 6 不近中移动，让前牙后移减小覆盖，同时斜导导下颌向前，压低下前牙，后期可磨改斜导为平导，利 3 远中移动。

图 3-6-2 应该是一个联合腭托带前牙区的小斜导，导下颌向前改善磨牙远中关系，同时横腭杆能很好地控制后牙支抗，前牙小斜导又有 Nance 托的作用，更加强了后牙的支抗，这样方便后期上前牙的内收，改善上前牙的覆盖，达到改善患者侧貌的效果。腭杆与斜导（平导）装置的嫁接，加强了支抗，改善深覆𬌗，同时也是一种非依赖型装置，能保证戴用时间和矫正效果。

临床上制作的横腭杆中的 Ω 曲的曲部分最好是朝向远中，这样后期不至于压迫软硬腭引起患者不适。

第四章

深覆盖的矫治

第一节　3个下切牙错𬌗畸形矫治案例

一、矫治前

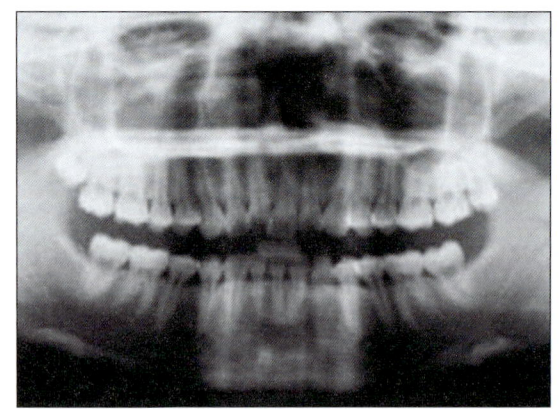

图 4-1-1

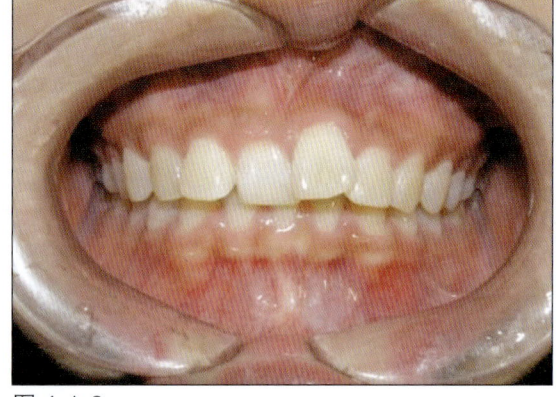

图 4-1-2

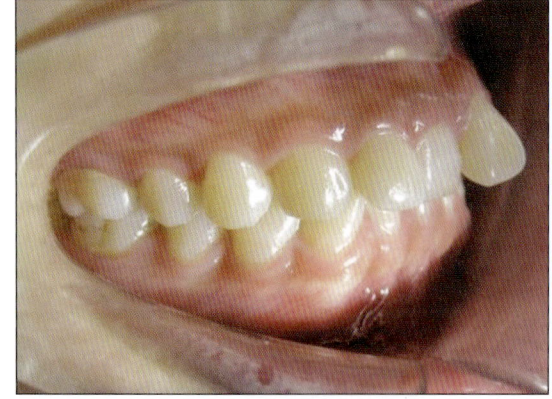

图 4-1-3

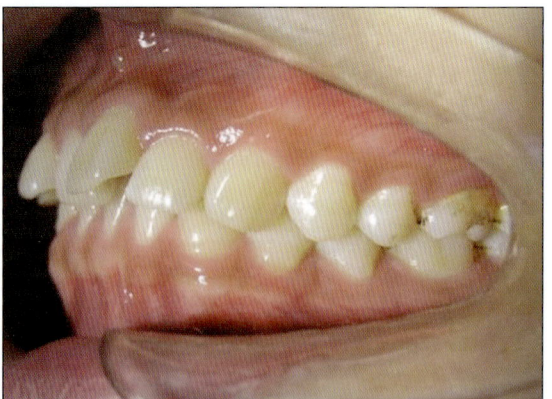

图 4-1-4

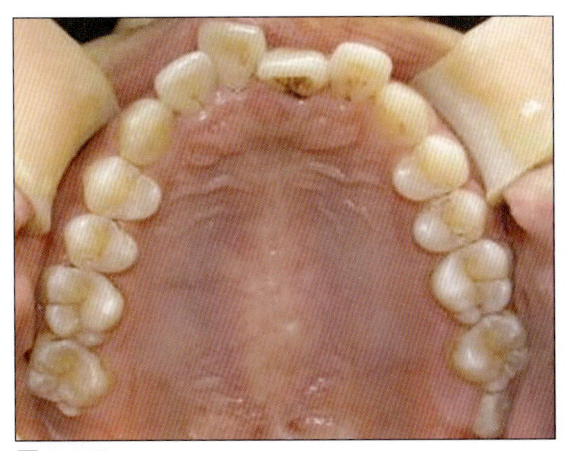

图 4-1-5

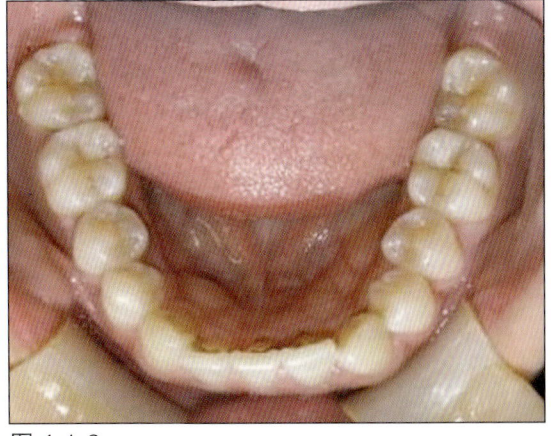

图 4-1-6

该患者女性，20岁，下颌缺失1个下切牙、2个第三磨牙。这样的3个下切牙的错𬌗畸形病例如何矫治呢？

讨论 1 片釉，上3到3，能获得3～4毫米。头颅侧位X线片没显示，看不出下切牙的位置如何，估计得适当唇倾以减小覆盖。

回　答 片釉应该称为邻面去釉，是正畸临床上一种减少牙量的常用方法。你对该病例的分析基本上是正确的，提出的邻面去釉的措施是解决3个下切牙错𬌗畸形病例的有效方法之一。

讨论 2 该患者下颌牙列扩弓推出间隙镶一个下切牙，怎样？

回　答 对3个下切牙的错𬌗畸形病例采用扩展间隙镶一个下切牙，增加牙量，也是解决办法之一。但是，对于年轻患者来说，镶一个活动义齿，会给患者生活带来许多不便。固定烤瓷桥修复要对桥基牙磨除大量牙体组织，患者往往难以接受这样的治疗方案。

讨论 3 拔掉上颌左4，关闭间隙排齐整平如何？

回　答 上颌单侧减数矫治设计，拔掉上颌左4，这样的方案不合适。它会造成新的畸形，如上下牙列中线不齐，影响患者容貌及牙列的美观，不宜采用。

讨论 4 拔2个上4，还是片釉？方案是什么？

回　答 在正畸临床上常能见到这类患者，下颌牙列只有3个切牙，这类患者的通病是上下牙调整咬合时特别困难，没办法达到较理想的上下牙弓的尖窝锁结关系。而采用邻面去釉的方法，能够获得较好的协调关系。本病例是采用3到3邻面去釉（包括4的近中邻面），效果不错，患者本人很满意。

二、矫治中

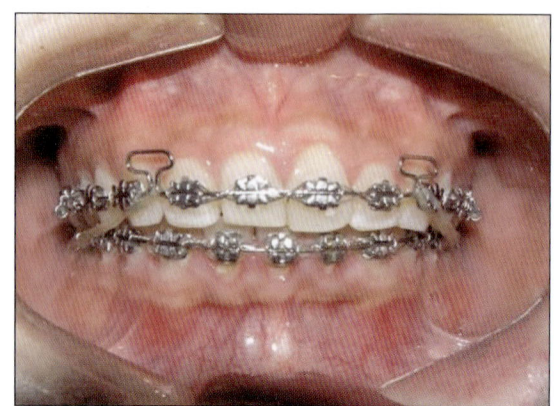

图 4-1-7

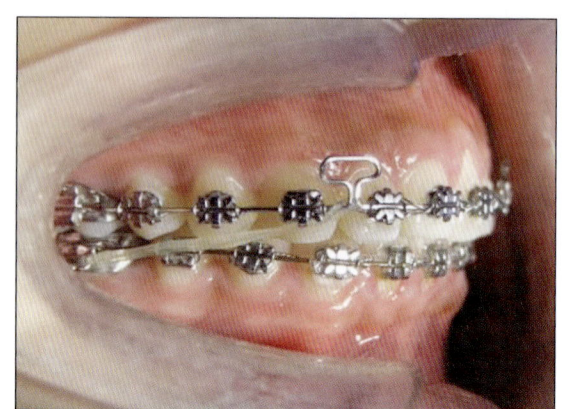

图 4-1-8

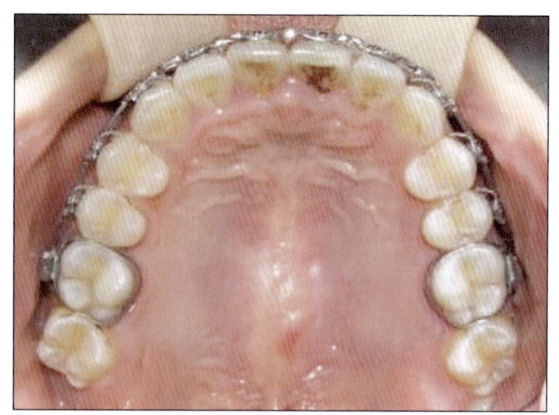

图 4-1-9

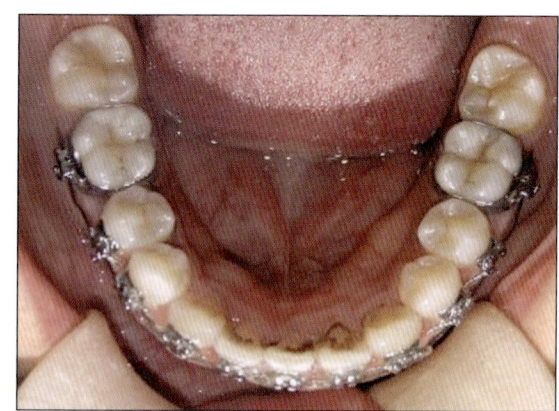

图 4-1-10

讨论 1　请问该患者两侧的Ⅱ类牵引是为两个切牙造就间隙吗？

回　答　Ⅱ类牵引的目的是内收上前牙，协助 T 型曲关闭邻面去釉间隙。

讨论 2　是先排齐上门牙，再行邻面去釉，还是去釉后再排齐上门牙？上颌 3 到 3 去釉了吗？

回　答　牙列拥挤病例是排齐上门牙后再行邻面去釉治疗，这样做便于去釉操作，精确控制磨除的釉质量；如果在牙列拥挤状况下去釉，操作不方便，也易切割过多的牙体组织（切割到牙本质），对牙齿造成不可逆的伤害。

讨论 3　（1）这是一个使用花冠托槽的Ⅱ类错𬌗 3 切牙案例。

（2）下颌 3 切牙在临床上发生率甚高，通常正畸医生头痛的是中线的处理，因为上颌 4 门牙，下颌 3 门牙，以对称性而言，会产生比例不协调的问题。

因此在操作上有多样选择，如邻面去釉，以取得重排对位的空间；或实行不对称拔牙以取得中线的对位；或改变部分牙牙体的大小，将空间对位朝中线迈进。

(3) 此例上左中切牙的形态与牙龈的位置看起来怪怪的，这都是临床解剖牙齿形态的问题，可以修形，或把右上的中门牙以树脂做修复，呈对称的比例去做。

(4) T型曲的弯制，因为T型曲属于水平曲，意在做垂直向的牙体控制，也可以当做Ⅱ类牵引内收门牙突度的挂钩之用。操作上，下颌支抗要做补偿，也就是磨牙要做后倾曲，外展弯，与末端回收弯，这是支抗的保护，避免磨牙近中前倾；下颌的弓丝应做补偿曲线，用以抵抗Spee曲的变陡，加深咬合；上颌也应做，补偿曲线来做前牙的压入用以打开咬合。

(5) 此例我认为武老师会做邻面去釉来改善中线的对位情形。

(6) 4个7若是我做，会在后期上颊面管来整平排入牙列，且上下黑黑的垢我会以喷沙处理，干净牙面，看起来图像会舒服点。

(7) 上颌的7/7磨牙有近中旋转，将来排齐时做个内收弯就可以改扭转。

(8) 上下的牙弓形态已被完整地改善，所以对咬关系一定会改善。

(9) 左边正前的下颌前牙段有点舌侧倾斜的情形，很可能武老师在操作中不做弓丝末端回弯，让弓丝可以利用产生前牙翻出去的效应，达到改善前牙覆𬌗覆盖关系。

正畸的思维是千变万化的，一种案例可以有多种做法，并不见得哪一派哪一门一定最佳，只要有临床疗效就是好的方法，应当予以尊重与学习。

回　答　以上介绍了当代正畸界对3切牙的正畸治疗办法，对正畸临床工作有指导和借鉴作用。

三、矫治后

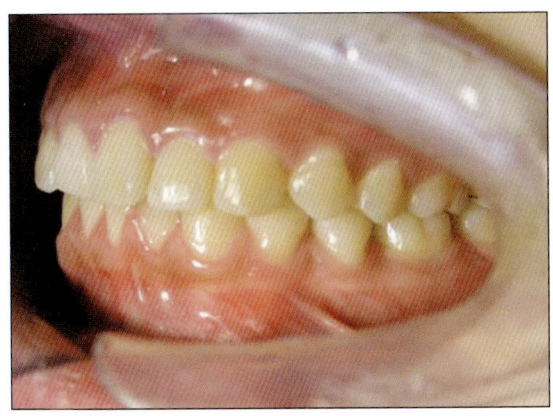

图 4-1-11

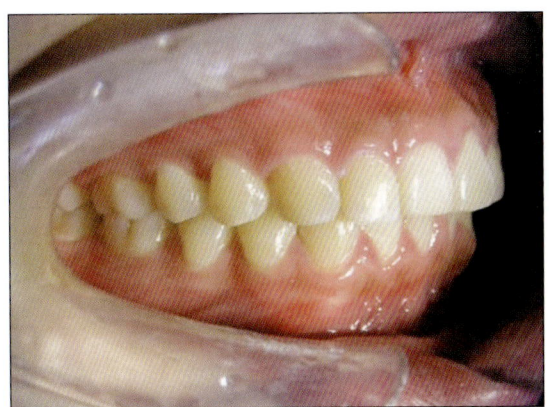

图 4-1-12

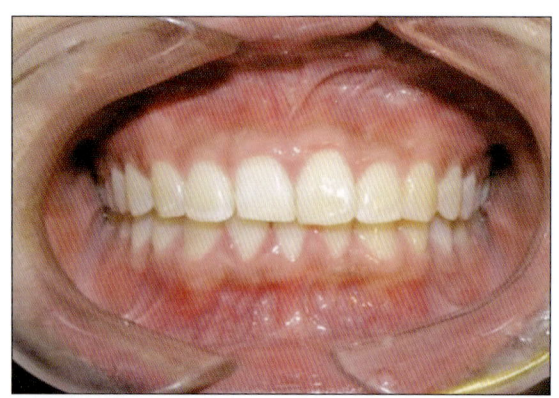

图 4-1-13

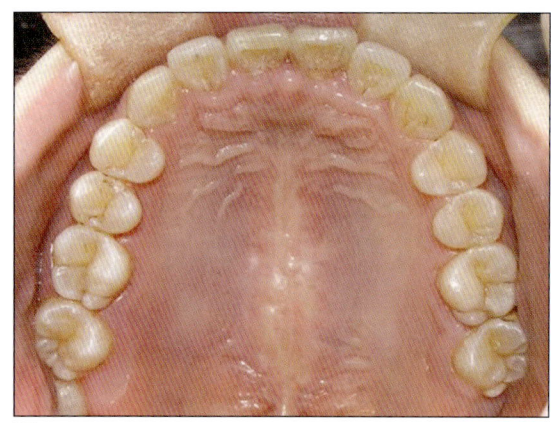

图 4-1-14

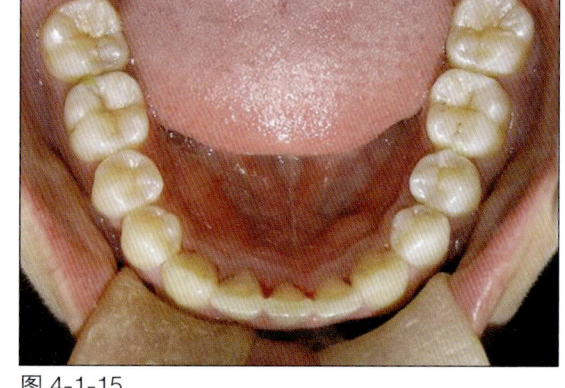

图 4-1-15

第二节 缺失 2 个下切牙深覆盖矫治案例

一、矫治前

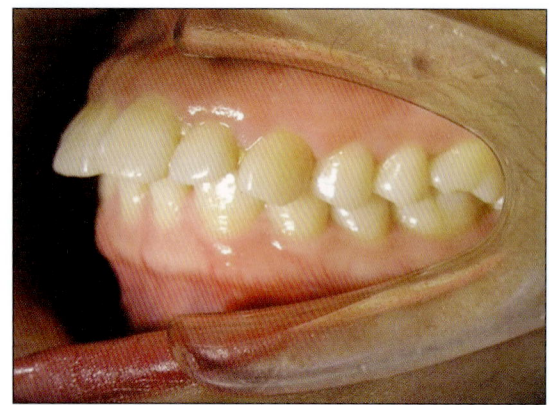

图 4-2-1

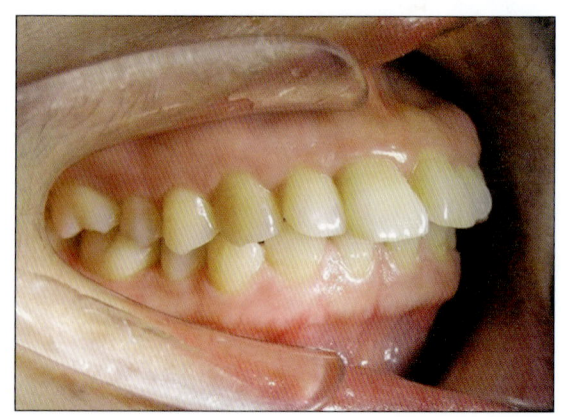

图 4-2-2

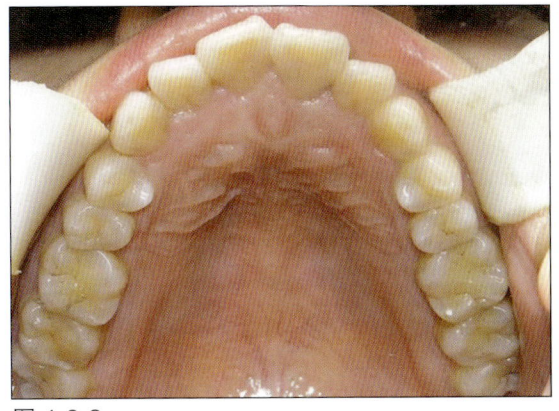
图 4-2-3

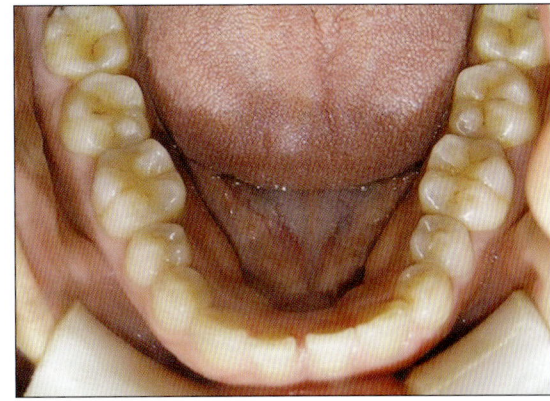
图 4-2-4

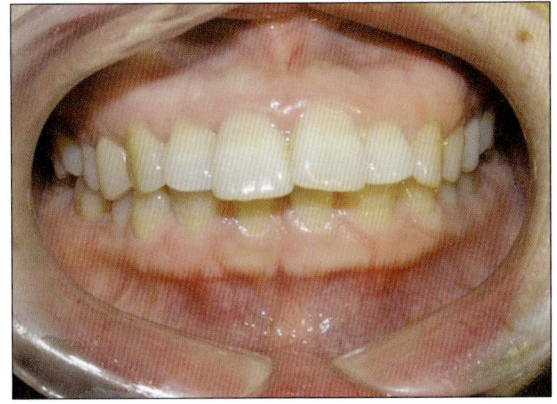
图 4-2-5

二、矫治阶段

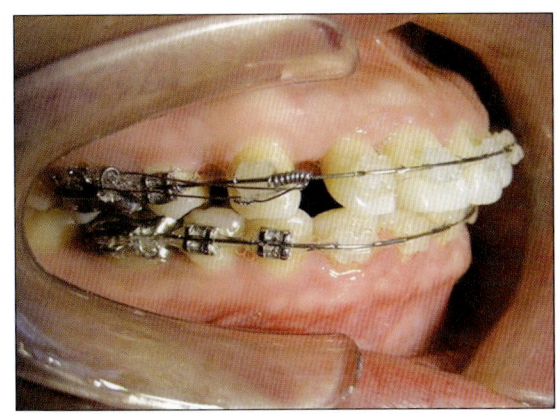
图 4-2-6

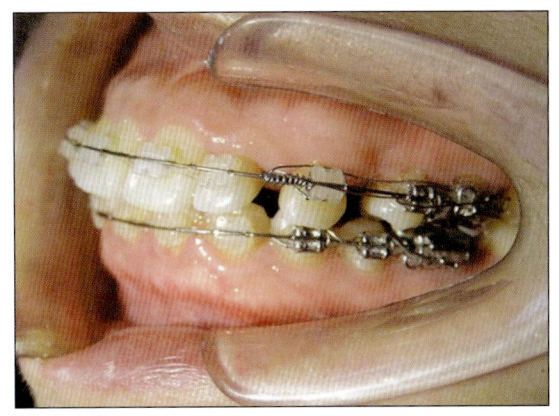
图 4-2-7

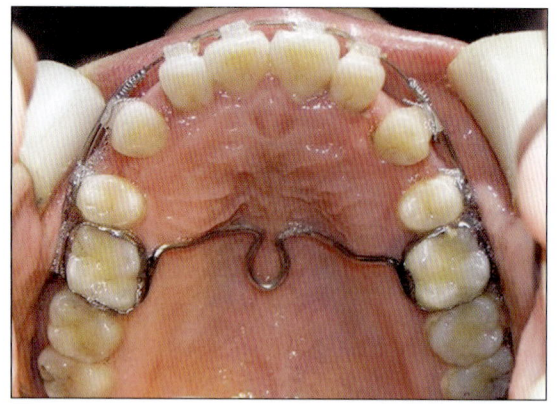

图 4-2-8

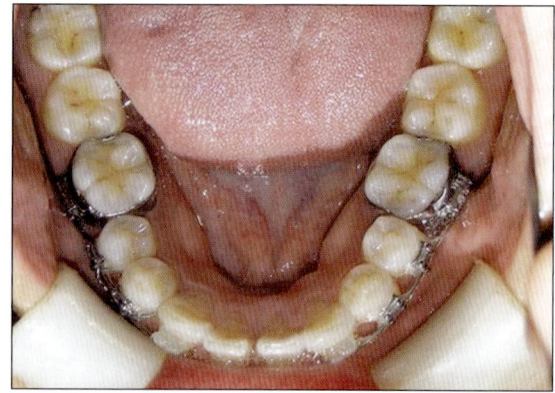

图 4-2-9

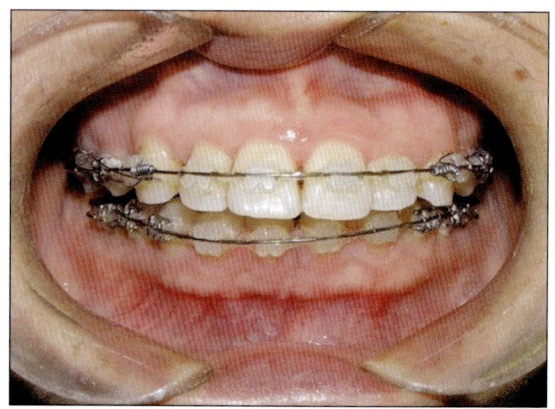

图 4-2-10

三、矫治后

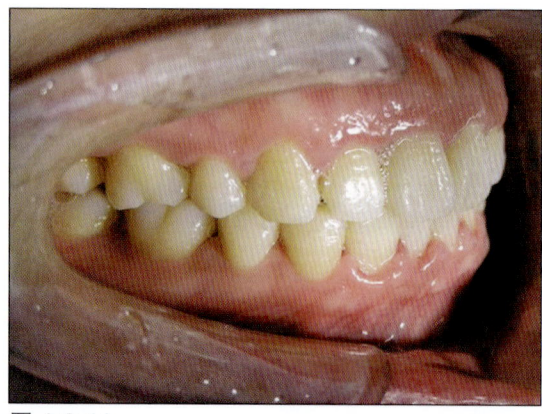

图 4-2-11

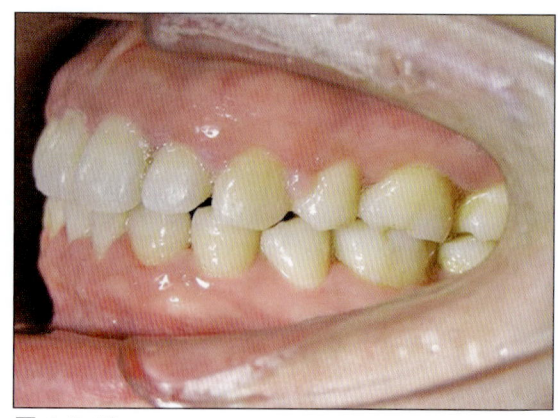

图 4-2-12

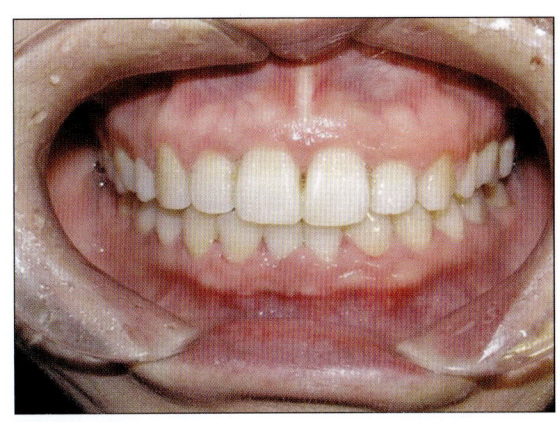

图 4-2-13

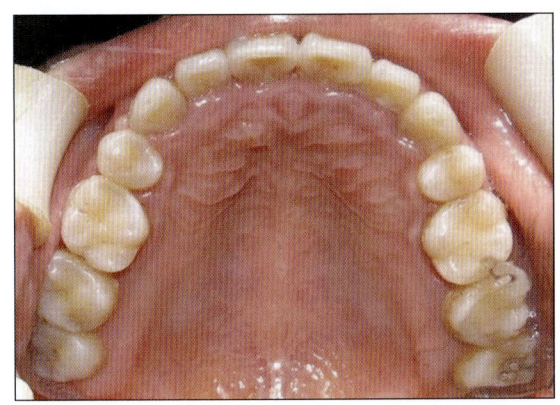

图 4-2-14

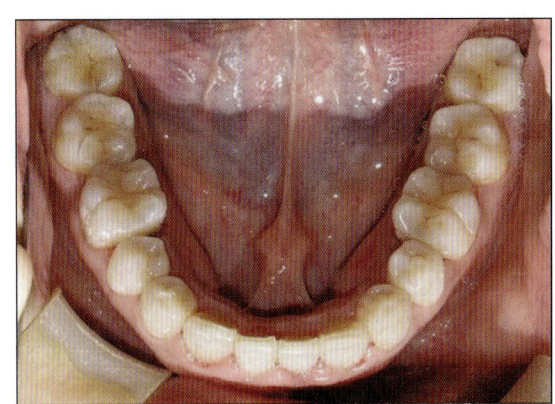

图 4-2-15

讨论 1 请问关闭拔牙间隙时可以用橡皮链吗?

回 答 该病例关闭拔牙间隙就是使用的橡皮链。

讨论 2 磨牙上的腭杆是不是起支抗作用,为了防止它们远中移位?

回 答 起增强支抗作用这点是对的,但防止它们远中移位不对,安置腭杆是为了防止磨牙的近中移动。

讨论 3 尖牙近中为何向后结扎,不是有推簧了吗,有这个必要吗?还有腭侧是不是也做牵引装置?

回 答 尖牙近中向后结扎压缩推簧是为了进行远中移动。如果不这样操作,其反作用力会使前牙唇倾,该患者腭侧没有做牵引装置。

讨论 4 这个病例在关闭间隙时腭杆去掉吗?

回 答 在关闭间隙时腭杆一般不用去掉,如果需要磨牙前移的病例则需要去掉。

第三节 恒牙初期深覆盖深覆𬌗矫治案例

一、矫治前

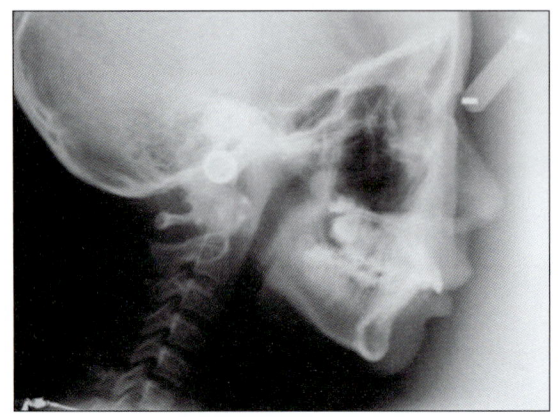

图 4-3-1

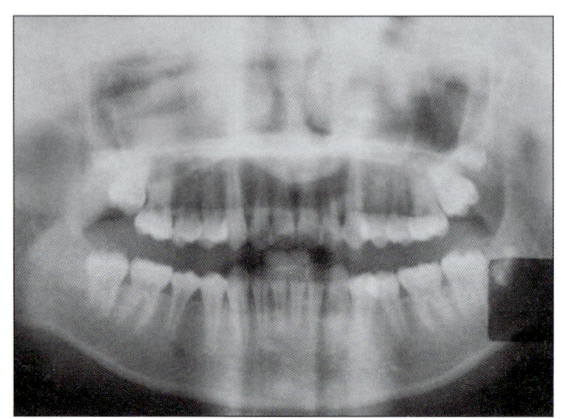

图 4-3-2

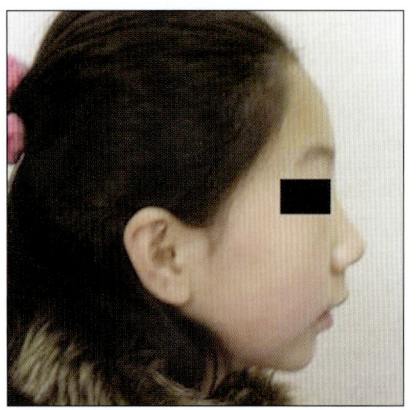

图 4-3-3

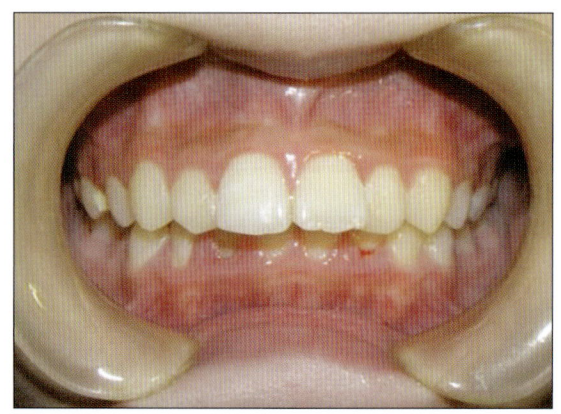

图 4-3-4

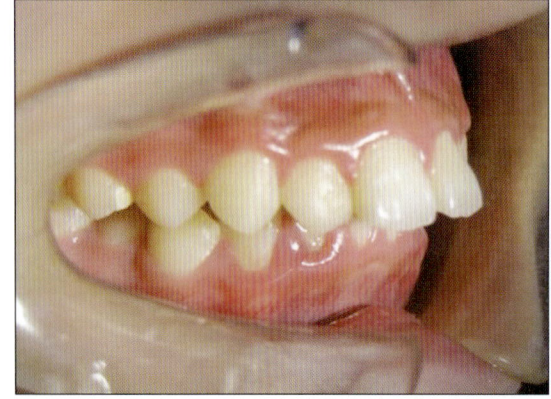

图 4-3-5

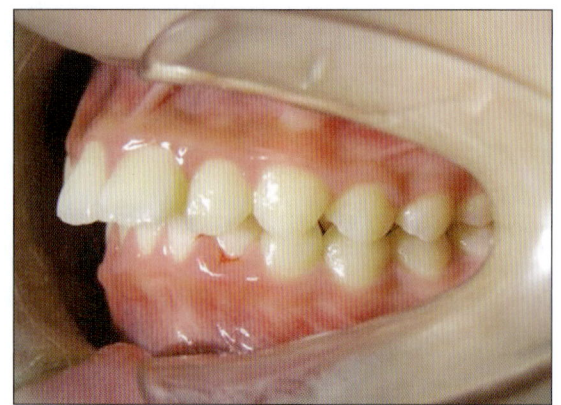

图 4-3-6

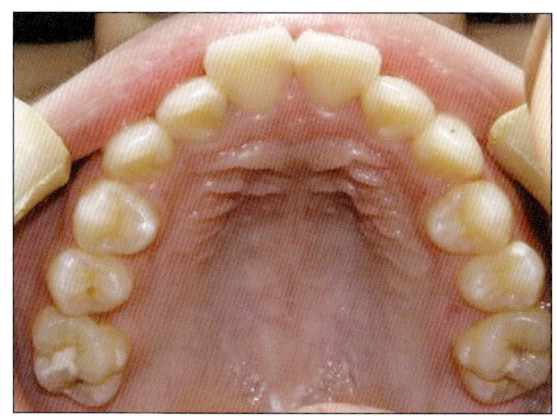
图 4-3-7

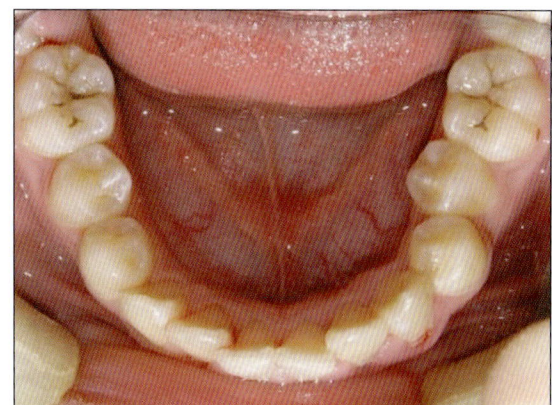
图 4-3-8

该患者女性，初诊年龄 11 岁 6 个月。该案例应该如何矫治呢？是否需要采用磨牙推进器治疗？或者采用口外弓推磨牙向后治疗？

讨论 1 该患者面型不突，下颌后缩。年龄 11 岁 6 个月，处于生长发育期，下颌有生长潜力，可以用功能性矫治器治疗或斜面导板导下颌向前。

回　答 用功能性矫治器治疗是双期矫治设计中的一种常用方法，该患者可以使用；采用斜面导板导下颌向前，是一种辅助性治疗手段，可以和固定矫治器联合应用。

讨论 2 此病例深覆盖深覆𬌗，看面型不突，可采用不拔牙矫治方案。矫治初期用镍钛丝排牙，后用摇椅弓或多用途唇弓打开深覆𬌗。右下 5 舌向倾斜，轻度拥挤，可在 4、6 之间置镍钛螺旋推簧开展间隙，排齐整平后用 Ⅱ 类牵引调整磨牙和尖牙关系。

回　答 不拔牙矫治方案，对这类病例是适宜的。

讨论 3 该病例推磨牙向后加 J 钩内收前牙，可以吗？

回　答 该病例上颌第二磨牙尚未萌出，正处在恒牙列初期，采用推磨牙向后扩展后牙弓，用头帽 J 钩内收前牙，调整磨牙关系及前牙覆盖覆𬌗关系，这样的矫治设计方案是一种比较好的选择方案。

二、矫治过程

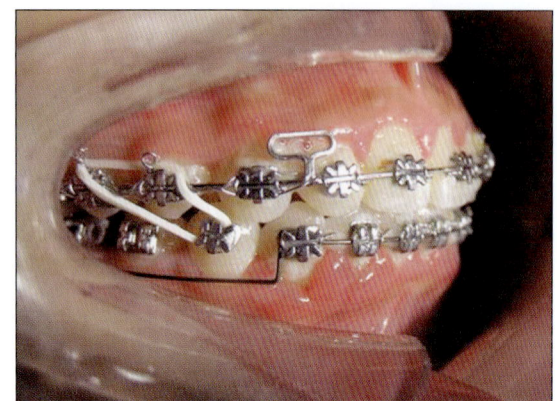

图 4-3-9

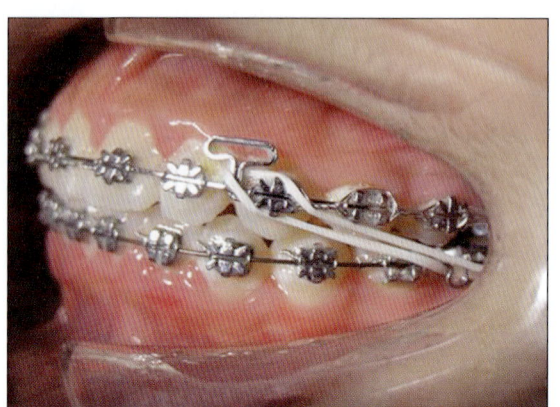

图 4-3-10

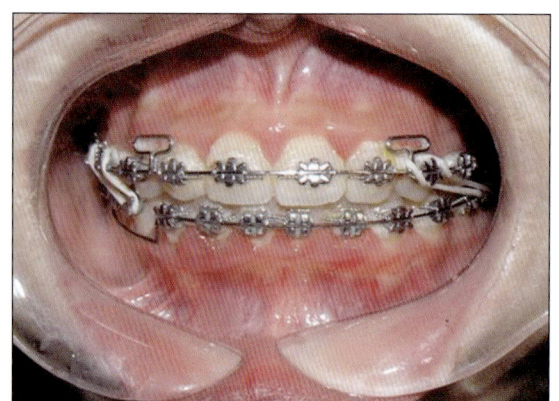

图 4-3-11

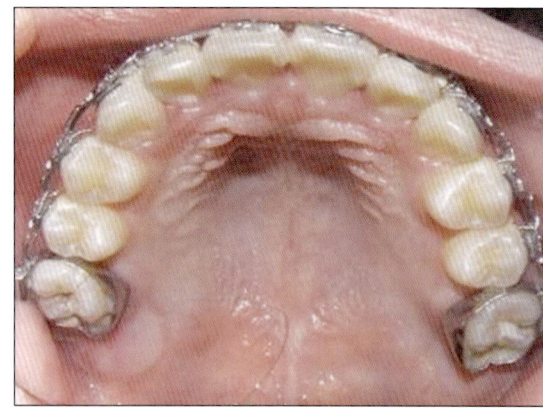

图 4-3-12

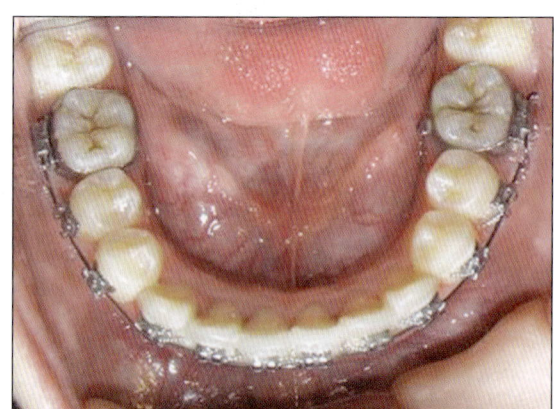

图 4-3-13

讨论 1　该病例没有用斜导而采用固定矫治加Ⅱ类牵引解决了深覆盖深覆𬌗，尖牙和磨牙关系已经是中性的了，效果真好！

回　答　该病例上颌用了固定式斜导，调整磨牙关系阶段用了Ⅱ类颌间牵引，下颌用了多用途唇弓维持压低的前牙，调整牙列中线用了不对称斜行牵引。

讨论 2　先推上颌磨牙向后，建立磨牙中性关系，多用途唇弓或摇椅弓压低下前牙，升高下后牙，打开咬合，最后辅以Ⅱ类牵引。

回　答　你提出的矫治方案也能解决问题。

讨论 3　从图中看患者治疗前后，前牙唇倾度有内倾改变，因此推断：
(1) 口外弓推磨牙向远中＋Ⅱ类牵引解决深覆盖。
(2) 上颌不对称 T 型曲解决深覆𬌗。
(3) 右侧Ⅱ类牵引调整磨牙关系及中线。
(4) 左侧短Ⅲ类牵引调整左侧双尖牙咬合关系，pass-by 是为了便于左侧双尖牙咬合关系的调整。请问使用花冠托槽是为了减少摩擦力吗？

回　答　该病例除了没有使用口外弓装置，其余的矫治步骤与你的分析基本相同。花冠托槽是为了减少牙齿移动中的摩擦阻力。

三、矫治后

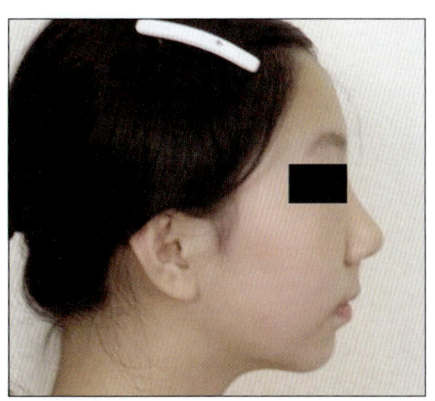

图 4-3-14

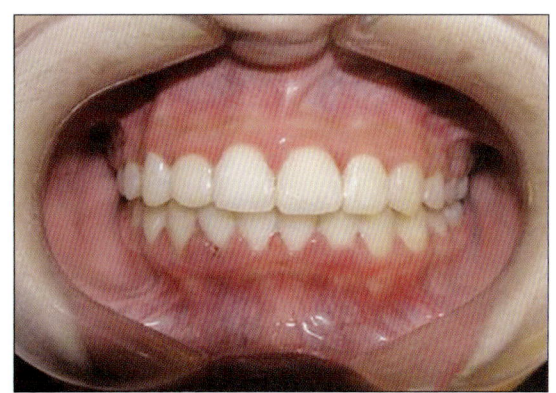

图 4-3-15

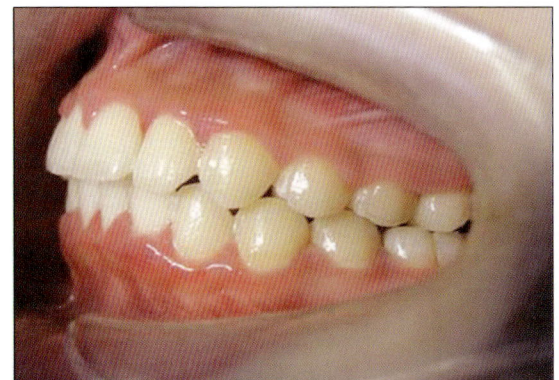

图 4-3-16

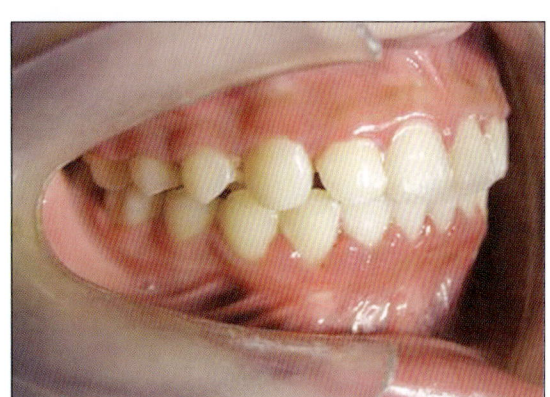

图 4-3-17

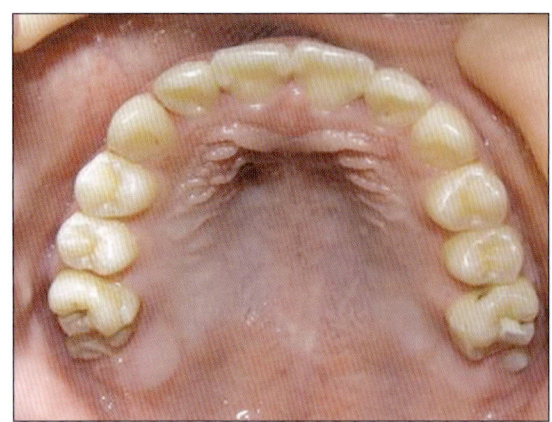
图 4-3-18

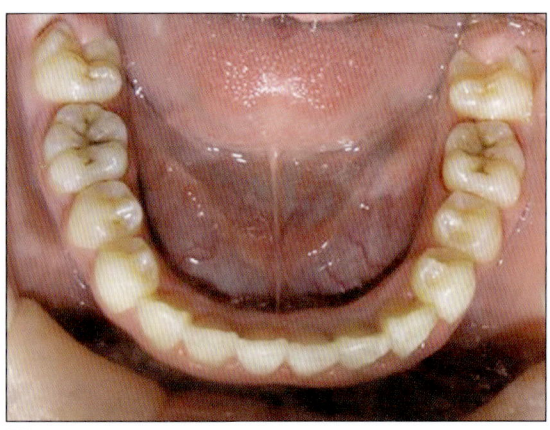
图 4-3-19

第五章

扭转牙的矫治

第一节　人工支点矫治扭转牙案例

一、矫治前

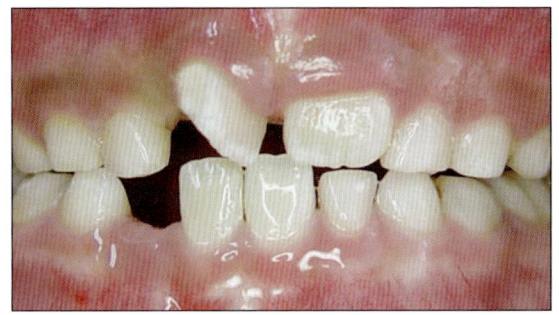

图 5-1-1

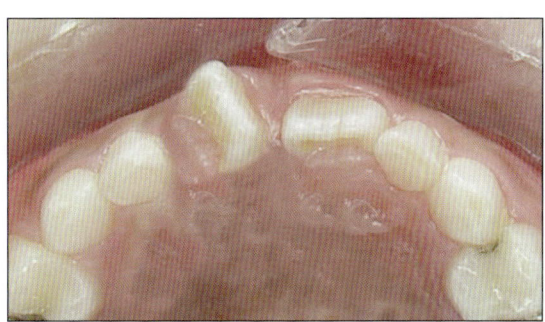

图 5-1-2

二、矫治阶段

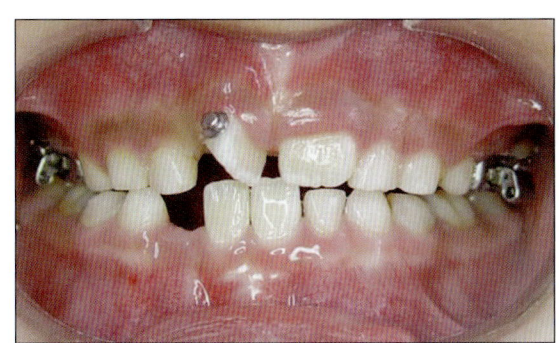

图 5-1-3

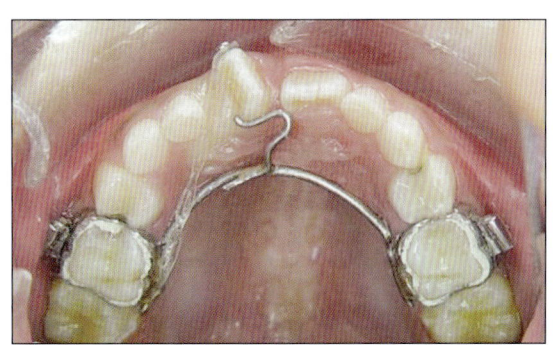

图 5-1-4

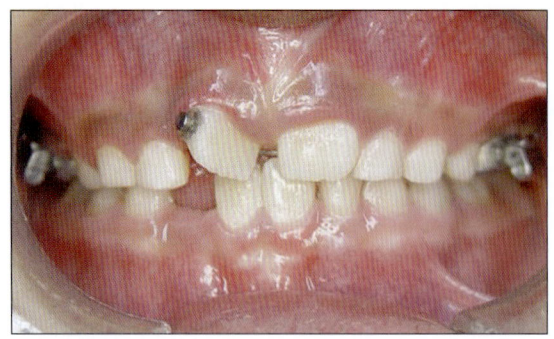

图 5-1-5

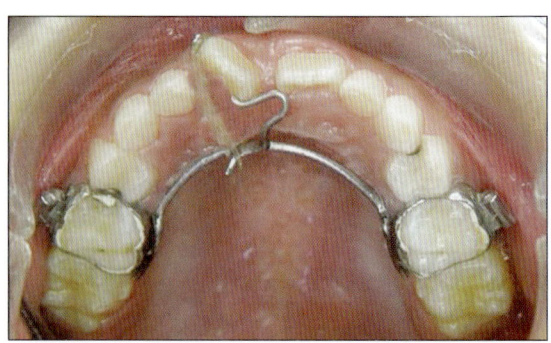

图 5-1-6

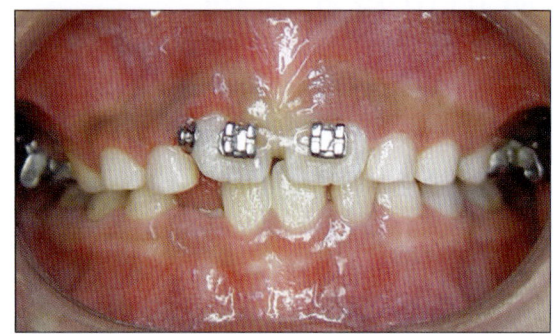

图 5-1-7

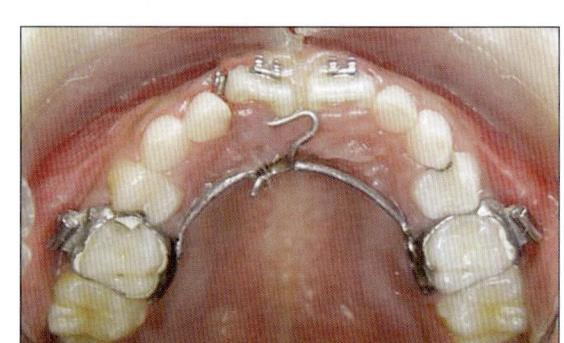

图 5-1-8

目前该患者还在接受正畸治疗，从图 5-1-7、图 5-1-8 的治疗照片中可以看到采用人工支点矫治扭转的上中切牙已经获得明显效果。

讨论 1　该患者的乳磨牙是不是也能做横腭杆支抗基牙？

回　答　是的，乳磨牙也能做支抗基牙。该患者上 6 萌出不全，临床牙冠短小，故选择了乳磨牙做支抗，这样带环就能粘贴，不易脱落，同时减小了腭侧钢丝焊接的长度，相应钢丝的强度也加大了。但要注意，松动摇摆、即将脱落的乳磨牙不能用。

讨论 2　人工支点矫治扭转牙设计很巧妙，能介绍一下其结构特点吗？

回　答　扭转牙腭侧人工支点设计很讲究，扭转牙近中腭侧扭转，人工支点设计时钢丝有个上行的坡度，在牵引中产生扭正的同时向唇侧外展，图 5-1-8 可清楚地看到 A1 的近中邻面已接近 B1 近中邻面，A1 以借助人工支点上行的坡度加上牵引的力滑向目的地，粘上托槽做近中翼牵引，关闭间隙。下一次复诊将拆除该患者 A1 远中粘结的舌纽扣。

第二节　前磨牙严重扭转矫治案例

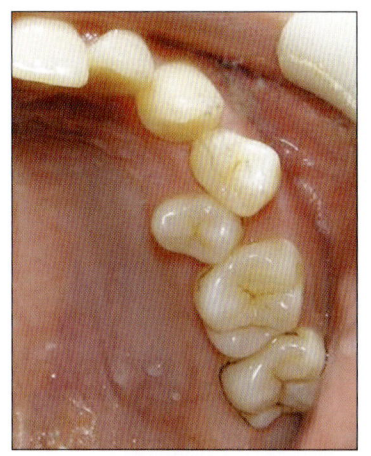

图 5-2-1

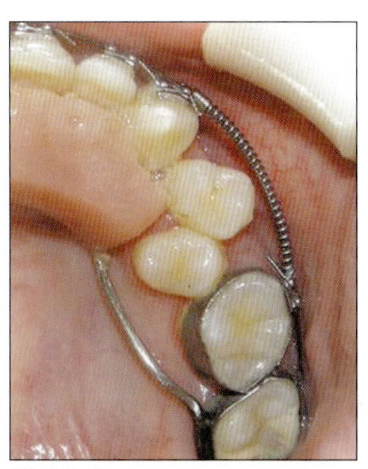

图 5-2-2

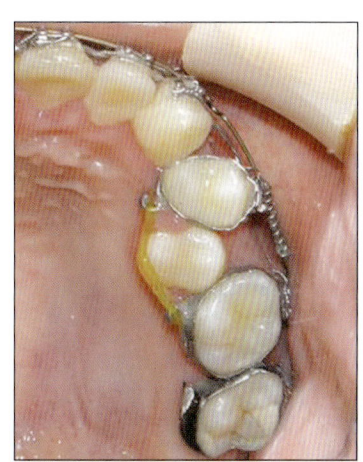

图 5-2-3

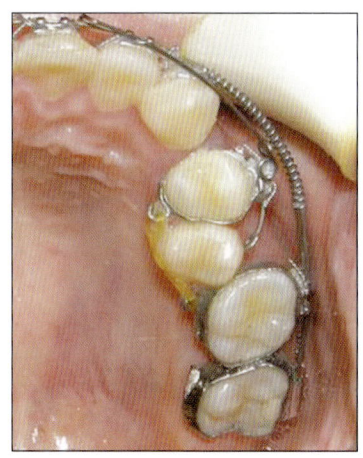

图 5-2-4

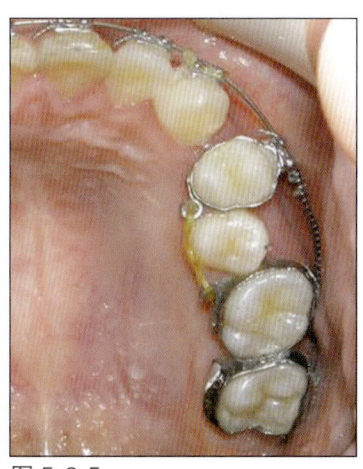

图 5-2-5

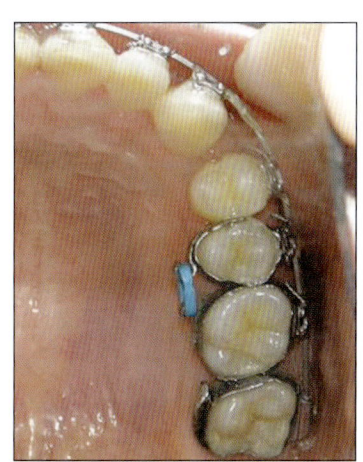

图 5-2-6

讨论1　为什么在牙齿矫正后还出现了间隙呢？

回　答　在矫治扭转牙时其扩展的间隙必须大于错位牙齿的近远中径，这样才可以将牙齿排入牙列。如果扩展的间隙小于错位牙齿的近远中径，如何能够将其排入正常的牙列呢？牙齿矫正后还出现了间隙是矫治过程中必然存在的问题。扭转牙刚刚矫正纳入牙列，腭侧的橡皮圈还没有拆除掉，后期的治疗很容易将其关闭。另外作为正畸常识必须知道，后牙扭转矫正后可以获得富余间隙，前牙扭转矫正必须占据额外的间隙。

讨论 2　图 5-2-3 为什么不直接就只用颊侧的推簧呢？

回　答　只用颊侧的推簧达不到这样的效果，扭转牙的矫治运用力偶是最佳的选择。该患者颊侧应用推簧，舌侧使用橡皮圈。就图 5-2-3 的情形来看，扭转的第一前磨牙在推簧的作用力下，产生一个向近中旋转的运动，其腭侧在橡皮圈的弹力牵引下沿牙轴中心朝远中运动，这样扭转牙很快得到矫正。腭侧的橡皮筋还使第二前磨牙受到一个颊向移动排入牙列的力，这对案例的矫治是非常有利的。

第三节　固定斜导做力偶支点矫治扭转牙案例

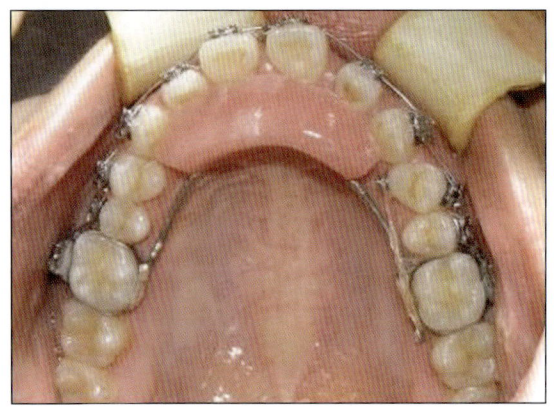
图 5-3-1

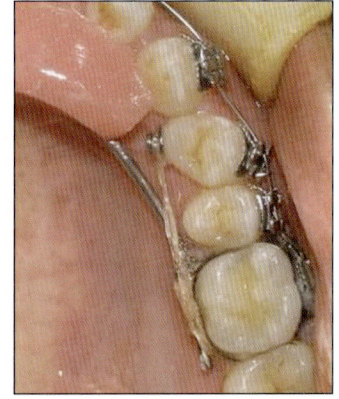
图 5-3-2

这是临床上矫治扭转双尖牙的一个案例：巧用固定斜导支抗做力偶支点矫治扭转牙，获得了理想的治疗效果。矫治设计有什么特点呢？

讨　论　为什么要用斜导？

回　答　这是一个安氏 II 类 1 分类错畸形病例，斜导的使用是导下颌向前的。应用了斜导的磨牙支抗装置是在矫正第一前磨牙的扭转时借势利用的。

第四节 替牙期扭转中切牙矫治案例

一、矫治前

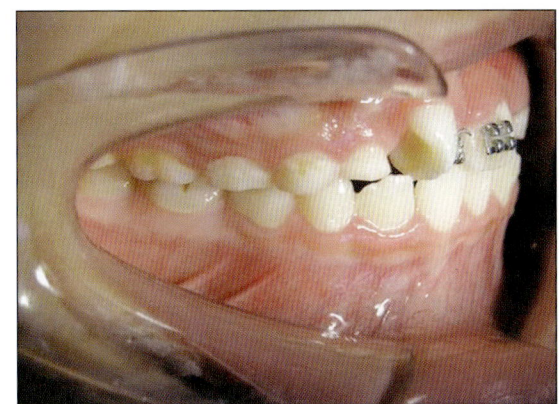

图 5-4-1

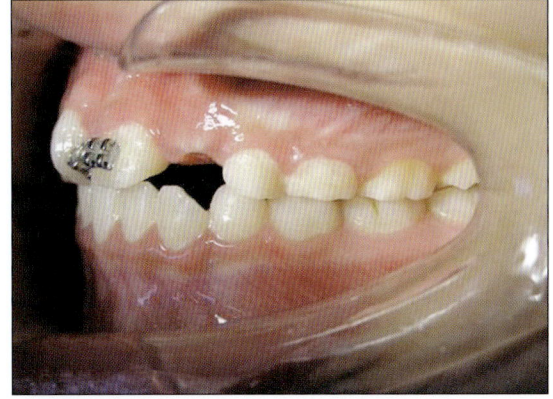

图 5-4-2

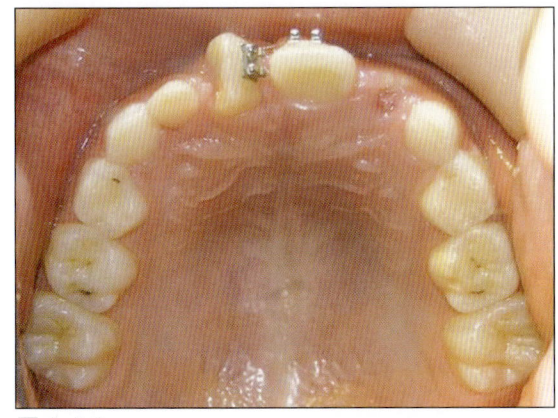

图 5-4-3

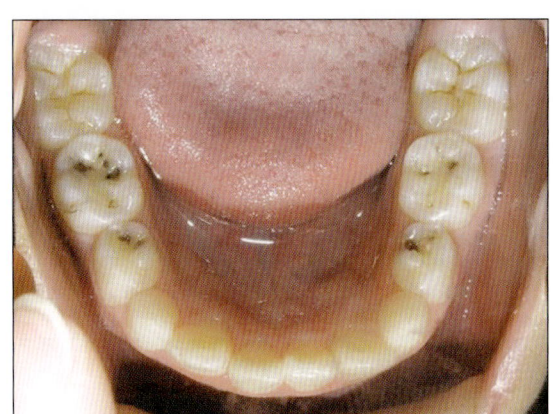

图 5-4-4

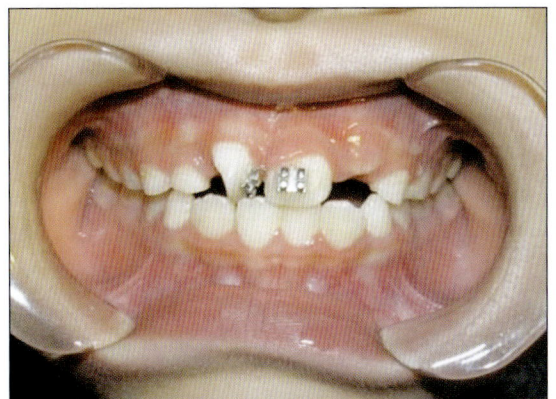

图 5-4-5

这是外院转来的一个正在接受正畸治疗的病例,首诊医生做了几个月因为没有矫治效果而转院。这组图片是接诊时拍摄的牙列照片。根据正畸图片提供的信息分析一下,该患者上了什么样的矫治器,该医生采用的方法能够矫治扭转的中切牙吗?

讨论 1 这样的扭转牙临床上很常见,用什么方法最好?

回　答 扭转牙的矫治在正畸力学系中,力偶的运用是效果最佳的。

讨论 2 像这样有咬合干扰的病例应该怎么处理呢?

回　答 应根据患者的实际情况选择支开咬合的适宜方法,例如在患者的磨牙上用玻璃离子汀做暂时性的𬌗垫。关键要综合考虑,尽量使用简单、舒适又能解决问题的方法。

二、矫治阶段（1）

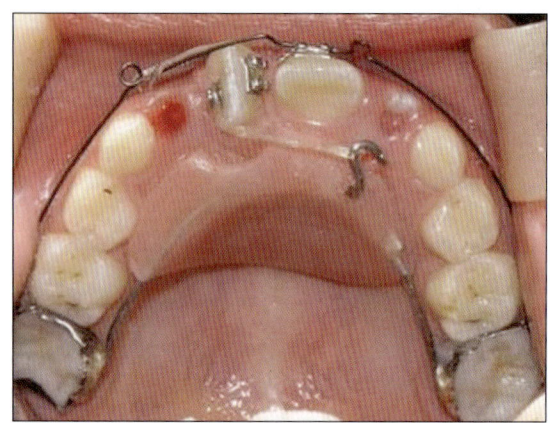

图 5-4-6

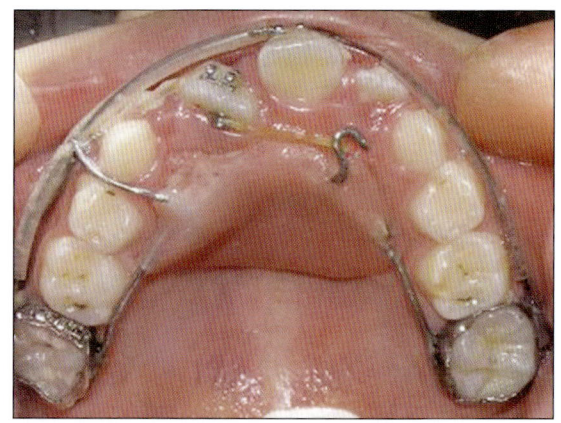

图 5-4-7

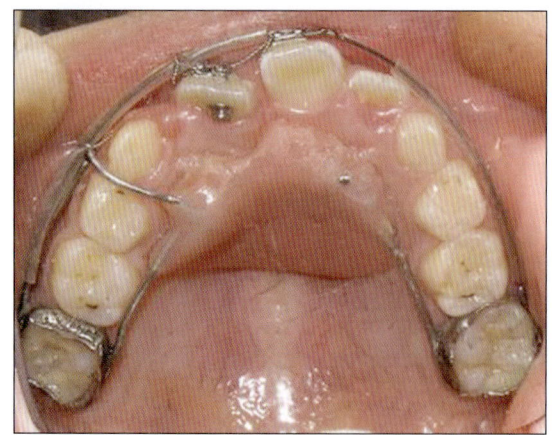

图 5-4-8

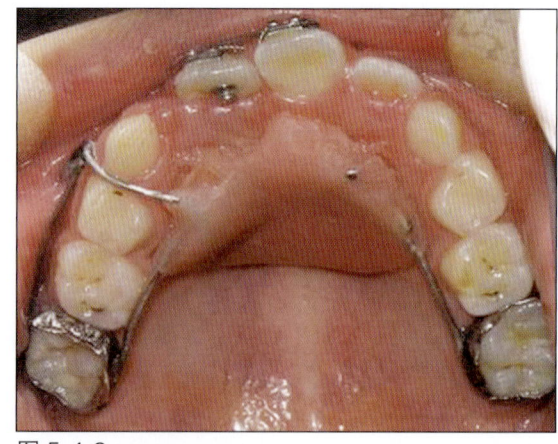

图 5-4-9

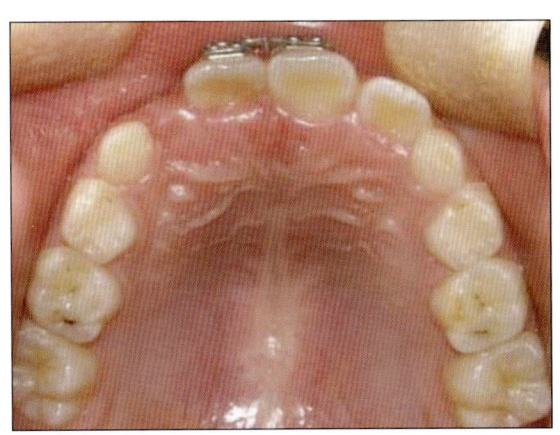

图 5-4-10

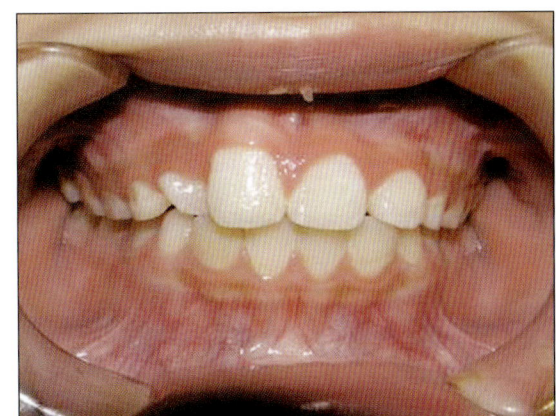

图 5-4-11

我们接手诊治后，根据患儿牙颌畸形特点，重新进行了矫治设计，注意观察该病例临床矫治过程，找出这组图片中我们不断变革了哪些矫治手段？采用了哪些矫治技巧，逐渐将扭转的中切牙矫正过来的？

讨论 1 先拔除右侧乳侧切牙为扭转中切牙提供间隙，用两个 6 带环上焊接腭托加上小牵引钩，乳尖牙的远中也用了牵引钩，A1 舌侧粘舌纽，澳丝上弯制小圈曲，用力偶牵引技术使扭转牙逐渐矫正。矫治达到一定程度后，磨除舌侧牵引钩，用悬吊的方式将 1 结扎在主弓丝上排入牙列，去除腭托，用片断弓丝结扎固定两中切牙，最让人惊奇的就是在经过 90°的旋转后，矫治牙并没有发生松动，取得了非常好的效果。

回　答 你分析得没错。需要强调的是该患者处于乳、恒牙替换期，乳牙稳定性较差，不便于粘结托槽，上固定矫治器。如何提供稳固的支抗，是矫治成功的重要环节。作者在该病例使用了附牵引钩改良 Nance 托装置，即在腭托上设置了一个稳固的人工支点，这一点为力偶牵引技术在矫治扭转牙的应用起到了很大的作用。

讨论 2 在矫治过程中，主弓丝上用了保护管以防止对软组织的伤害，患者也感觉比较舒适！

回　答 该患者的主弓丝上套上了组织保护管，该管材料是用小儿科头皮针输液塑料管剪成小段而成。

三、矫治阶段（2）

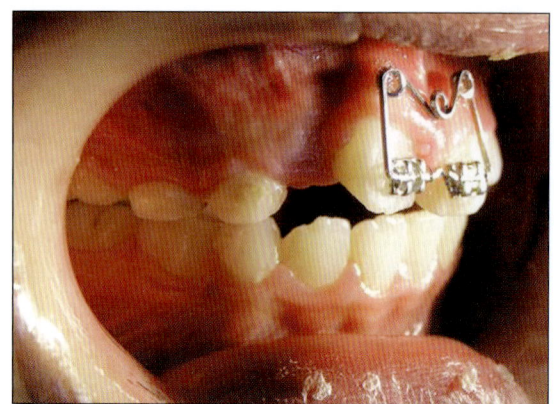

图 5-4-12

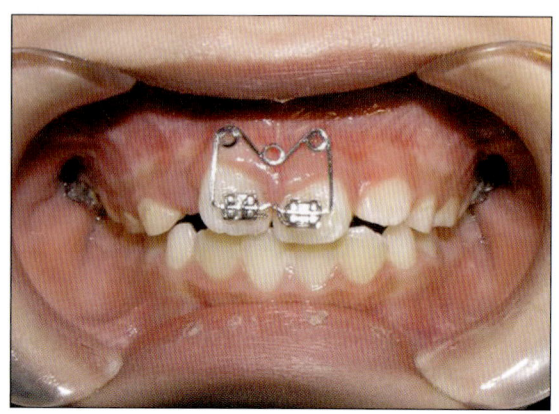

图 5-4-13

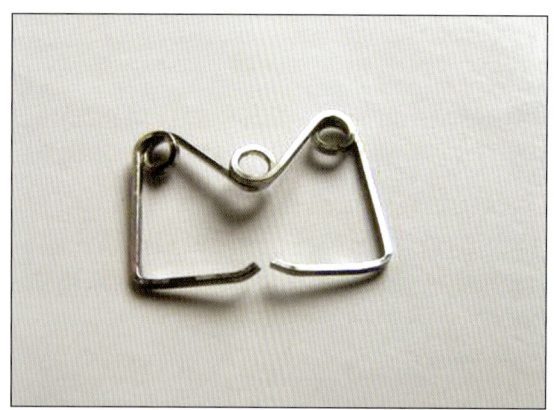

图 5-4-14

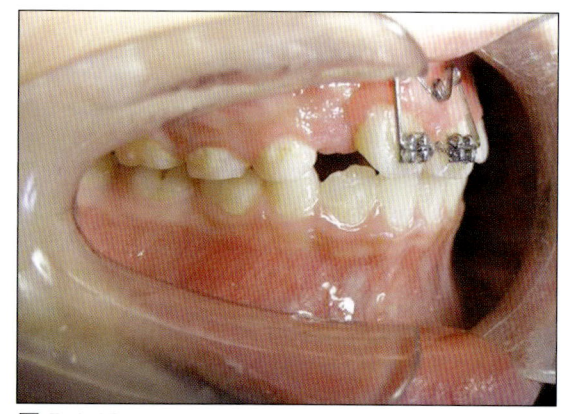

图 5-4-15

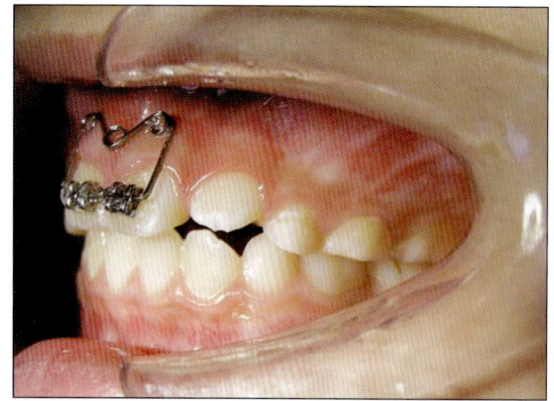

图 5-4-16

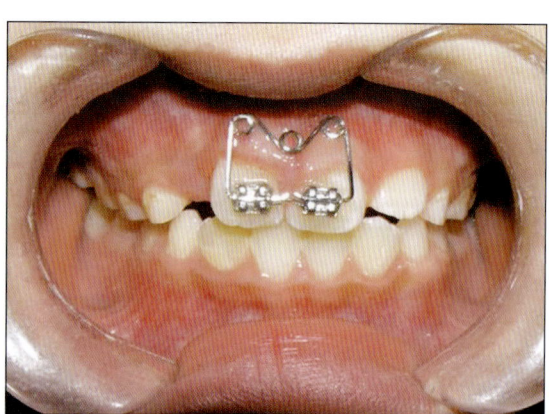

图 5-4-17

四、矫治后

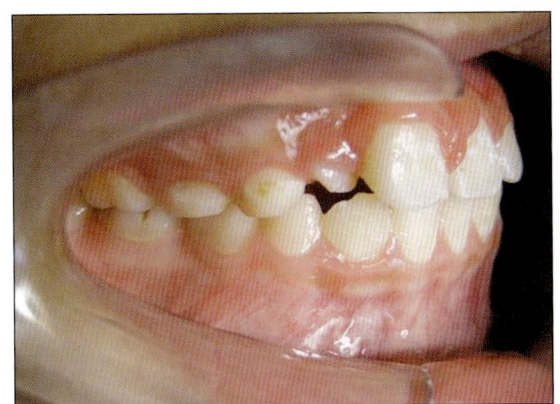

图 5-4-18

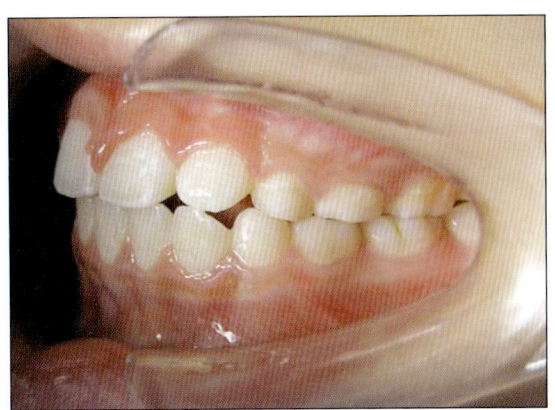

图 5-4-19

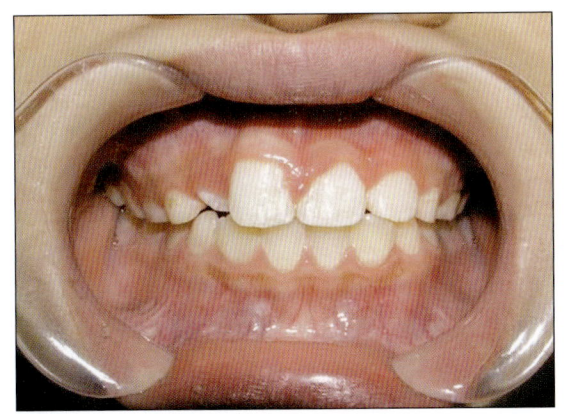

图 5-4-20

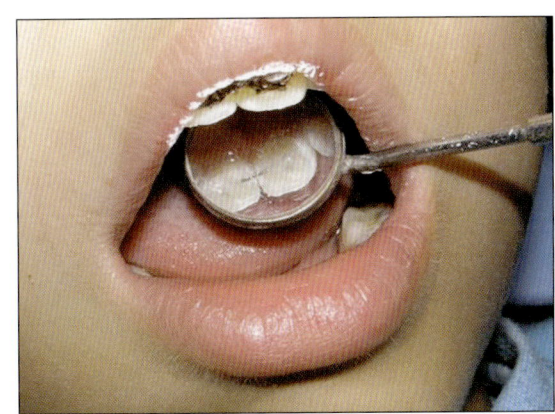

图 5-4-21

讨论 1　三联别针簧是用圆丝还是方丝弯制的？

回　答　该患者使用的三联别针簧是用方丝弯制的。圆丝弯制的不能对牙齿进行三维控制，容易对黏膜产生刺激，而且其固位没有方丝弯制的稳定，使矫治力的释放受到一定程度的影响。

讨论 2　这样的扭转牙容易复发吗？保持的方法有特殊要求吗？

回　答　扭转牙的复发现象在临床上比较常见，值得正畸医生重视。在矫治的初始阶段要尽早将扭转牙矫治，使扭转牙有尽可能长的保持时间，并采取适当的矫枉过正的处理。

保持的方法有舌侧粘结的固定保持器（见图 5-4-13），采用外科手术实施牙龈嵴上纤维环切术或牙龈嵴间纤维切断术等，医生应针对患者的扭转牙情况采用适宜的保持方法。

第五节 定位管技术矫治扭转中切牙案例

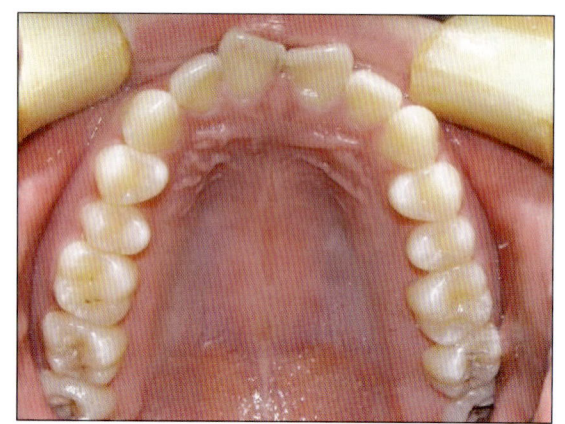

图 5-5-1

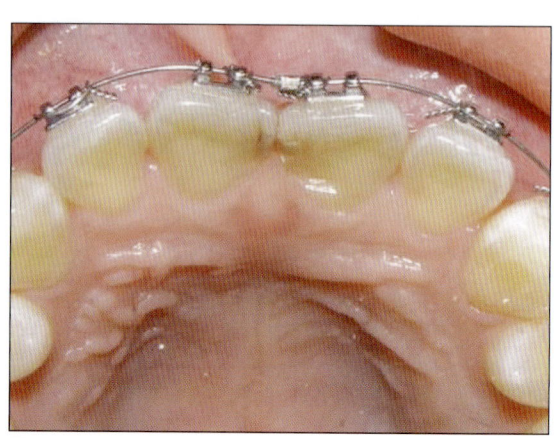

图 5-5-2

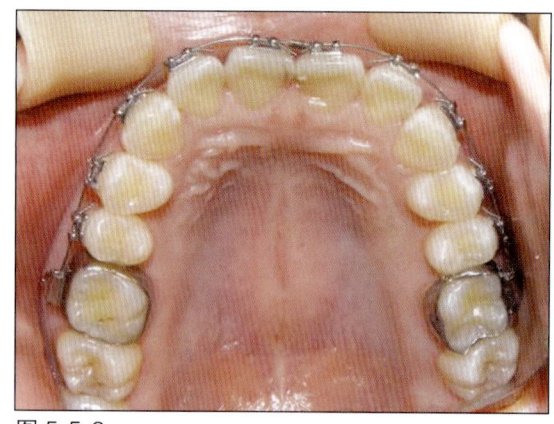

图 5-5-3

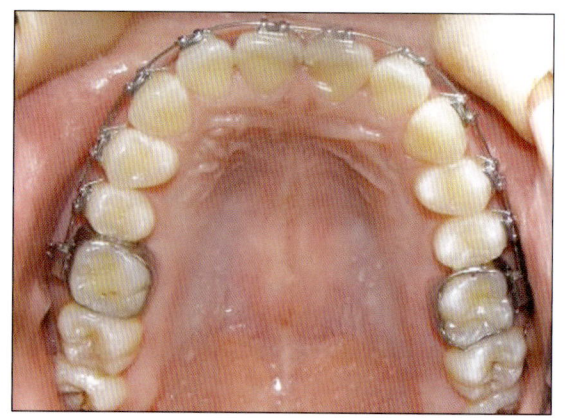

图 5-5-4

讨 论 为什么不用力偶或三联别针簧呢？

回 答 正畸的手段很多，要具体问题具体分析，矫治思路很重要。像这样扭转角度较小的病例，根据扭转牙的方向及角度使用镍钛圆丝施行单翼结扎就能解决问题。如用结扎丝结扎有困难时可用弹力结扎。如此牙扭转角度再大一点，可以在中切牙的远中垫上旋转橡皮垫再近中翼结扎。

小 结

扭转牙是临床上经常遇到的个别牙错位，如何用最简单最有效的方法，达到理想的矫治效果而又不复发是正畸临床医生一直所追求的。本章从作者临床常用的矫治方法：力偶、人工支点、三联别针簧、镍钛圆丝单翼结扎等方面进行了介绍。正畸医生应当根据正畸患者的扭转牙状况仔细斟酌，选用最适宜的方法。

第六章

锁𬌗的矫治方法

第一节　变异腭杆矫治上磨牙严重颊向错位案例

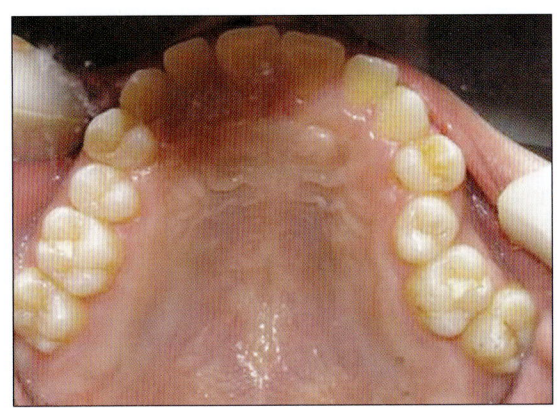

图 6-1-1

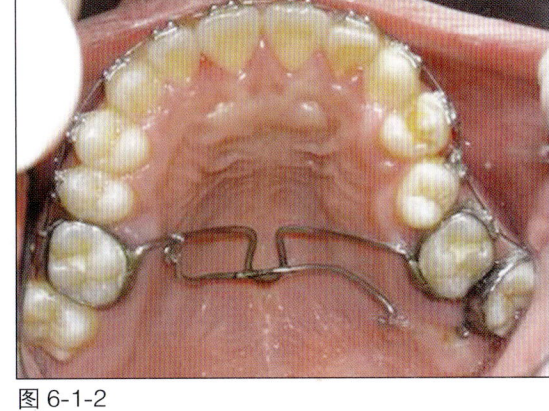

图 6-1-2

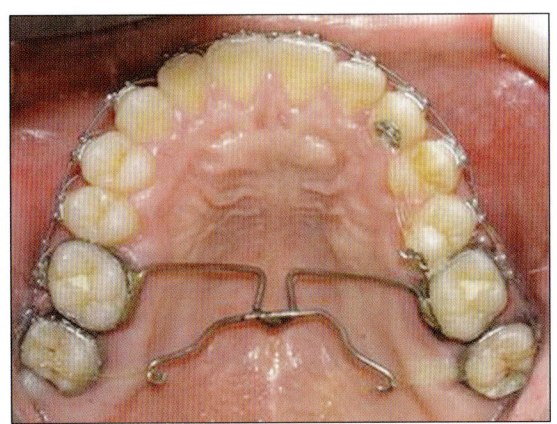

图 6-1-3

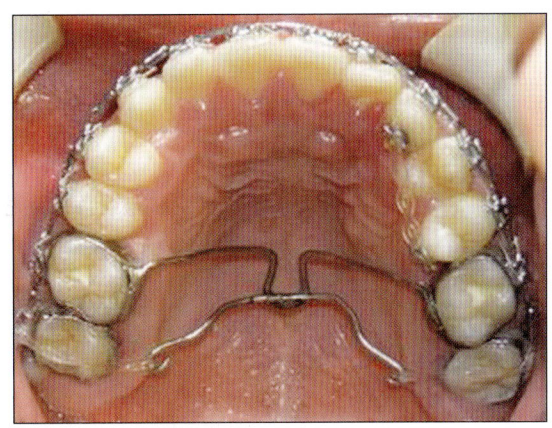

图 6-1-4

该患者男性，17岁，是个高角病例。由于上颌磨牙严重颊向错位，导致正锁𬌗影响咀嚼功能。矫治设计不宜采用上下颌后牙交互牵引。怎么办？我们在支抗装置上动脑筋，改变传统治疗方法，采用了变异腭杆（焊接牵引钩）水平舌向牵引颊向错位磨牙，达到了理想的矫治效果。

讨论 1 是因为高角病例而不能采用传统的后牙交互牵引吗？为什么？

回 答 该病例的正锁𬌗主要因上磨牙严重颊向错位而导致，矫治的重点在上颌磨牙，加上高角病例不宜采用上下后牙交互牵引（交互牵引的垂直向分力可以使磨牙伸长），另外患者的依从性也是我们必须考虑的因素。变异腭杆采用弹力链圈牵引，矫治上磨牙严重颊向错位是一种非依赖性治疗手段。

变异腭杆操作上的重点在第二大磨牙上的颊侧是焊接托槽，以便配挂橡皮链牵引，很多人以为一般的颊面管就行，拉的时候分力不平均，到最后位置会出现怪异的情形。此装置不需患者的配合，作用力较稳定。不要在腭侧焊舌扣来做牵引，要整体让磨牙过来，会产生力道不稳的现象，到位后不宜马上去除，应做稳定的保持，可以用结扎丝做被动结扎。腭侧的黏膜会受挤压，可以用电刀做修形，以免周围看起来鼓鼓的。

讨论 2 左腭侧牵引钩位置的变化有什么特殊作用？

回 答 先将一侧的牵引钩隐藏于横腭杆上，在横腭杆的牵引钩与磨牙颊面管之间挂一条跨越上7𬌗面的链圈，有几个优点（与横腭杆牵引钩至上7舌侧拉钩间挂链圈相比）。

（1）防止上7伸长（甚至稍微有压入）。

（2）减少橡皮链压迫牙龈的机会。

（3）增加两施力点的距离，减少患者不适感，待时机成熟时，再将其展开，因为双侧上7颊向错位的程度不同。

第二节　改良式腭杆矫治磨牙正锁𬌗案例

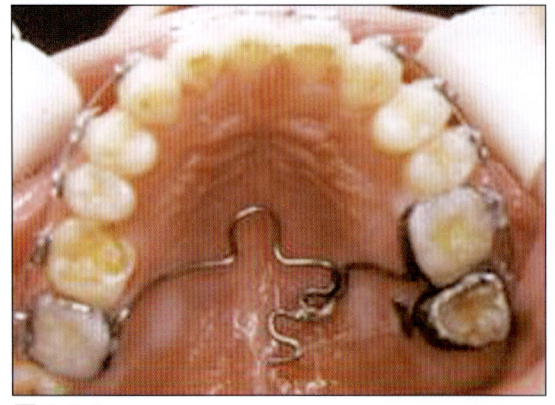

图 6-2-1

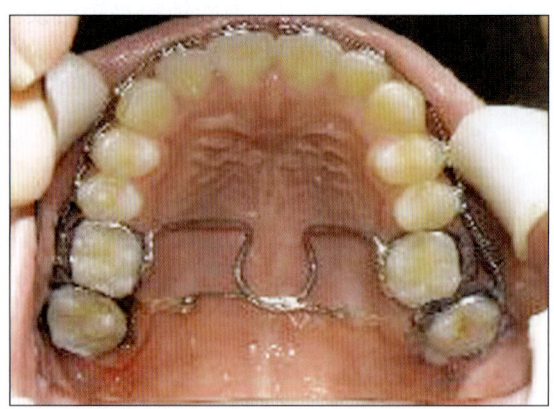

图 6-2-2

1. 适应证

下颌磨牙位置在牙弓内正常或基本正常，上颌磨牙或前磨牙颊向错位，表现为正锁𬌗的患者。

2. 技工制作

方法 1：用直径 1.2 毫米的不锈钢丝于石膏模型上弯制腭杆，与错位磨牙带环对应处的腭杆上焊接弯制伸向所需矫治锁𬌗牙方向的钩状连接体，此连接体可用作勾挂施力橡皮圈。错位磨牙带环腭侧焊接牵引附件（弹力圈越过错位磨牙𬌗面者可利用原带环颊面管牵引钩）。

方法 2：腭杆 U 形曲突向远中，在曲突处焊接附件牵引钩（用直径 0.9 毫米不锈钢丝弯制）。双侧磨牙颊向错位，设计双侧牵引钩；单侧磨牙颊向错位，设计单侧牵引钩。

3. 临床应用

将焊成一体的改良式腭杆口内试戴，注意钢丝部分不要压迫腭黏膜，试戴合适后玻璃离子汀粘固，将橡皮圈勾挂于锁𬌗磨牙带环的牵引钩与腭杆的钩状连接体之间，对于腭向移动距离较大者应采用越过磨牙𬌗面勾挂在其颊侧牵引附件上。嘱患者每 24 小时自行更换一次橡皮圈。亦可用链状橡皮圈牵引，每 3～4 周更换一次。为防止咬合干扰，可在其余牙上做一塑胶𬌗垫，若牵引钩位置偏向前，还可附加焊接一牵引装置。

4. 矫治特点

改良式腭杆实际上是一种单颌内矫正正锁𬌗的装置，改良腭杆既加强了支抗，避免了支抗牙的颊向移位，又提供了勾挂弹力橡皮圈的装置，加上𬌗垫解除了咬合干扰，使矫治得以顺利进行。

讨 论 下颌磨牙舌倾所致的正锁𬌗有什么方法矫正吗？我有个病人正锁𬌗很严重，配合𬌗垫及交互牵引上颌 7 位置倒正了，相应的下颌 7 却直立不起来，因为正锁𬌗很严重，𬌗垫有些高，患者无法坚持配合，还有什么好的方法吗？

回 答 下颌磨牙舌倾的矫治方法可用双臂式弹力扩展辅弓，这是一个矫治因下颌磨牙舌倾导致锁𬌗的好方法。另外打种植钉在下颌磨牙的颊侧，挂弹力圈颊向牵引舌倾的下 7 也是好办法。需要特别强调的是舌倾下颌磨牙的竖直，必须要有空间，如果下 7 后面有前倾位阻生智齿，紧顶着下 7 牙冠的远中颈部，一定要先行拔掉。如果下 8 发育正常位置又比较好，那就拔掉舌倾下 7，近中平移下 8 代替下 7。消除锁𬌗是矫治锁𬌗最便利的一种方法。

建议你的病例上颌换不锈钢方丝，包括 7 连扎，维持好弓形，继续进行上下 7 交互牵引，注意下 7 除了严重舌倾外，扶正牙齿需要的间隙要保证，这也是关键！𬌗垫不需要太高，请把息止𬌗间隙考虑进去，也可以采用下颌带𬌗垫的活动装置解决 7 的锁𬌗。如果条件允许，配合种植支抗效果应该更好。

第三节 双臂扩展辅弓矫治正锁𬌗案例

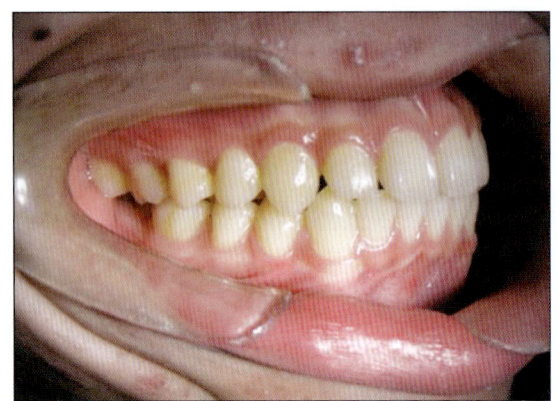

图 6-3-1

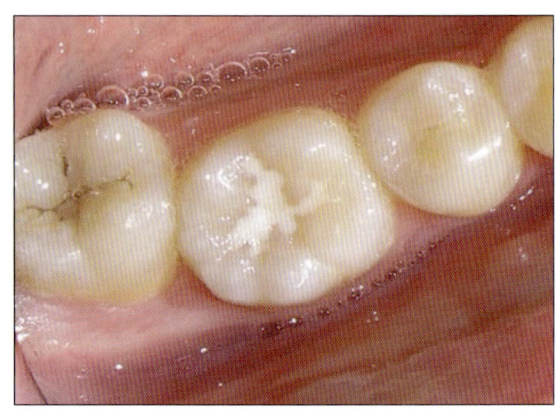

图 6-3-2

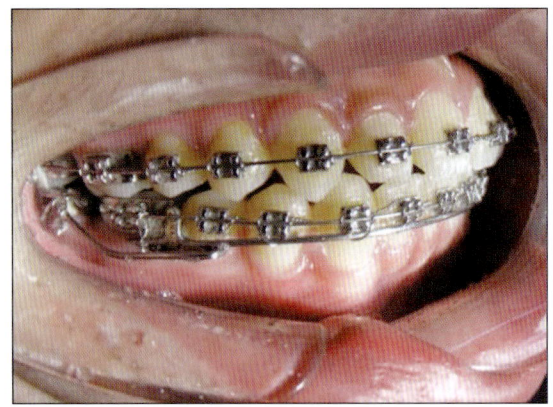

图 6-3-3

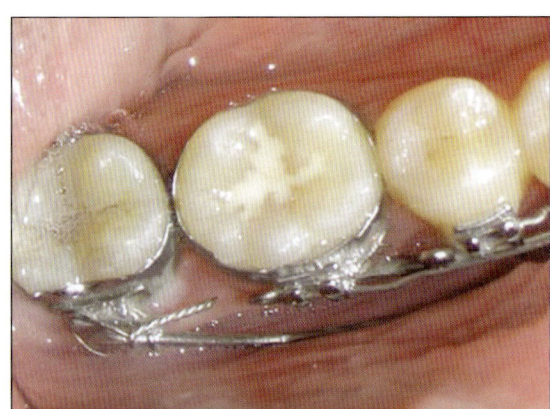

图 6-3-4

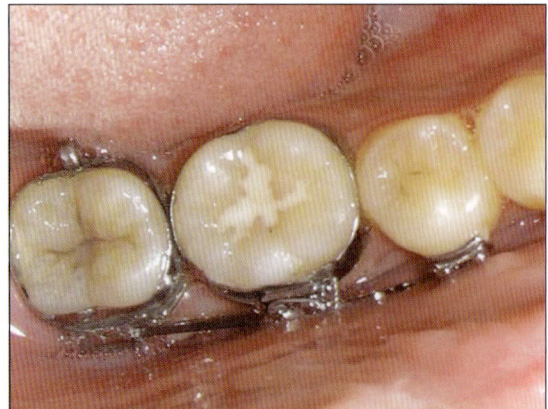

图 6-3-5

讨论 1　双臂扩展辅弓的优点可能在于对于 7 的力量更柔和更持久，因为力臂更长。您做的下颌第二磨牙还能装上带环，我所遇到的连光面带环都装不上，一装上前牙就开𬌗了！怎么处理？

回　答　你的患者应该可以装得上带环，主要问题在于装上带环引起前牙开𬌗。如果是低角病例可常规方法牵引，高角就要慎重对待了。先找出导致前牙升高的原因，针对问题处理，比如带环的边缘是否过高，操作有无欠缺。

讨论 2　该患者下颌的双臂扩展辅弓在制作上除了要有一定的技工功底外，拿到患者口里操作时，一定要把双臂扩展辅弓的（靠近磨牙唇向）末端弯成小圈，便于结扎，更主要的是避免扎到患者的口腔，同时在结扎时，熟练掌握其操作要领也很重要，这样才更有利于患者和医生的配合。

回　答　你说得很对。

第四节　不对称式固定斜导

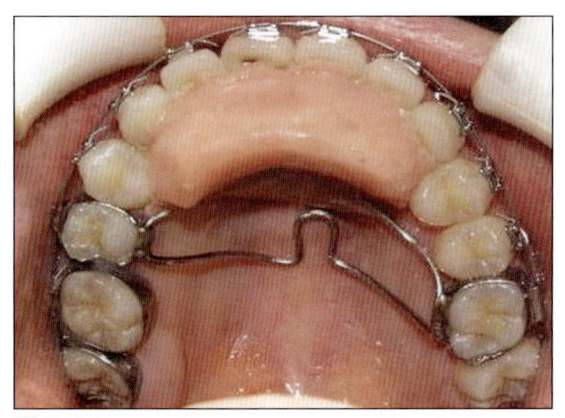

图 6-4-1

请仔细观察照片，说说该病例为什么设计基牙不对称式固定斜导？为什么一侧牙弓用双磨牙带环？

这是我考身边进修医生的一个小题目，主要是训练正畸医生职业观察能力和逻辑思维能力，并不是要进修医生诊断这个病例，讨论这个病例的治疗计划，所以没有提供完整的临床资料。考题上只有这样一张照片。能读懂照片中的信息，是正畸医生应有的职业素养。

首先你看到的这个基牙不对称式固定斜导，一边基牙是 6，一边是 5，这是一个非常规设计，那么斜导起什么作用呢？你应该了解这个装置的功能，它能导下颌向前，是矫治Ⅱ类错𬌗的辅助装置，那么这个患者可能有磨牙远中错𬌗关系吧？斜导还有什么作用呢？它能使后牙咬合支开吧？

基牙是 5 的一边你看到了什么？6 与 7 都上了磨牙带环，为什么对侧 7 不上磨牙带环？6 与 7 都上了磨牙带环的一侧可能有牙齿错位吧？那么其后牙段一定有牙列拥挤，你就会推断6可能有舌向错位,5与7之间用了螺旋推簧开展间隙后将6排入牙列。7远中移动有利于磨牙关系调整为中性,这种推论与斜导的设计吻合。如果是7有颊向错位,可能会用变异腭杆链圈弹力牵引排入牙列,但图片中没有这样的设计,可以否定。如果6位置正常,就不会用5做基牙固位,也不用设计基牙不对称式固定斜导。

另外固定斜导采用了联合腭托结构制作,联合腭托是加强前牙支抗的有力装置,那么该病例的设计不允许上前牙唇倾,这符合矫治Ⅱ类1分类错𬌗的原则,这个患者一定不是Ⅱ类2分类错𬌗病例。斜导可使后牙的咬合支开,咬合支开的后牙还有利于锁𬌗的上下交互牵引矫治。

虽然我们没有看到下牙弓的照片,但6与7上磨牙带环却为上下后牙交互牵引矫治锁𬌗提供了极为有利的条件。

为了加深对以上分析的理解,参见以下病例照片。

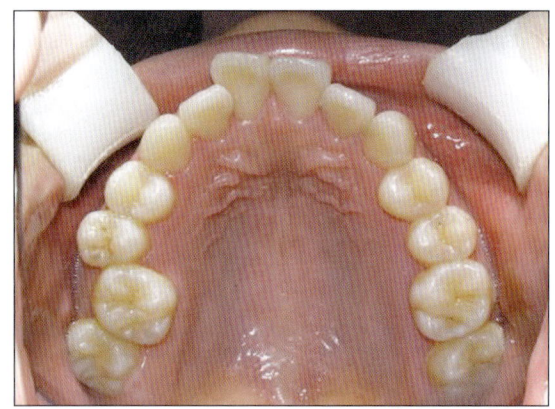

图 6-4-2

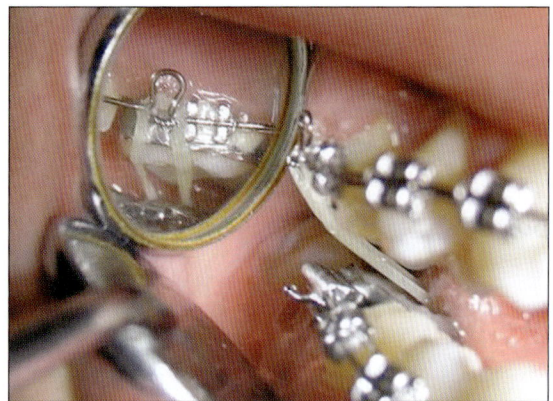

图 6-4-3

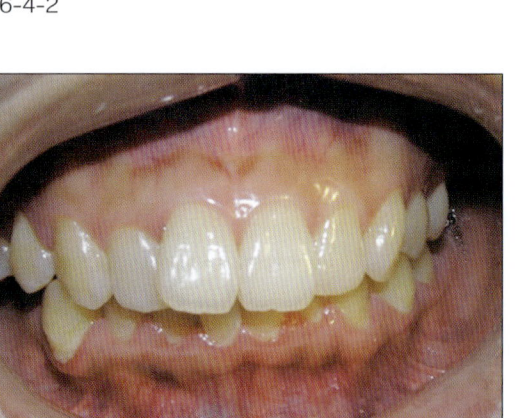

图 6-4-4

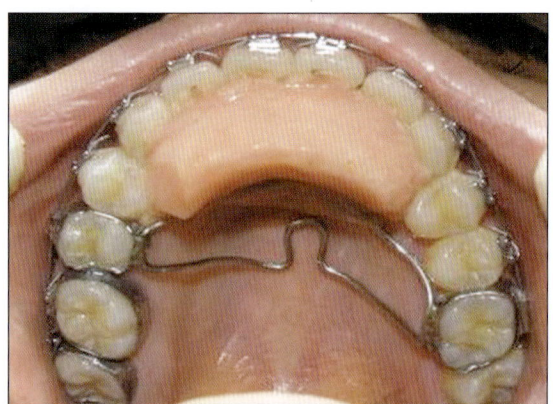

图 6-4-5

讨 论 没有看到讲解以前，看不懂图片传达的信息，看来做一名正畸科医生一定要具备观察能力和逻辑思维能力。

回 答 非对称性腭托的基础上添加了斜导，起到打开咬合，导下牙弓向前增强支抗，该患者下后牙舌倾装配不对称固定式斜导，导下颌前牙向前打开后牙锁结关系，患者做的是变异腭托，因为他的右侧磨牙腭向倾斜，因此必须利用前牙斜导打开咬合，增加前牙支抗开展间隙，排齐磨牙有利于下后牙舌倾的竖直，实际应用临床矫治的效果显示非常好。

第五节　应用双臂扩展辅弓矫治锁𬌗案例

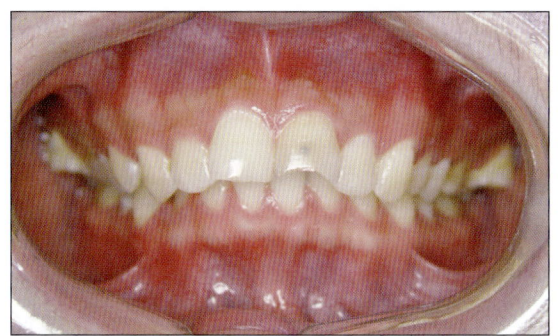

图 6-5-1

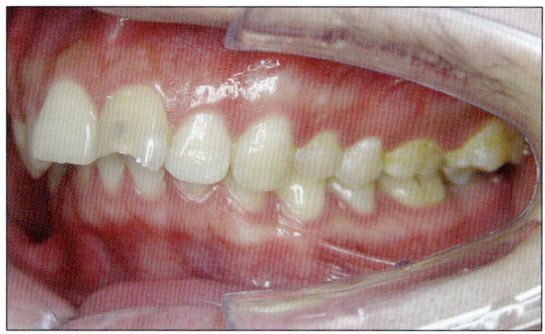

图 6-5-2

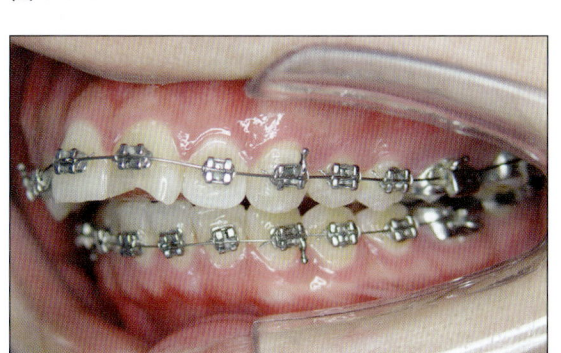

图 6-5-3

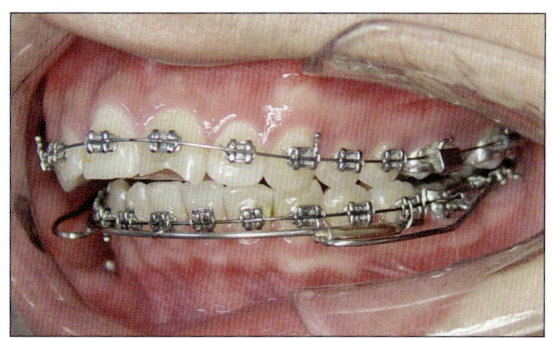

图 6-5-4

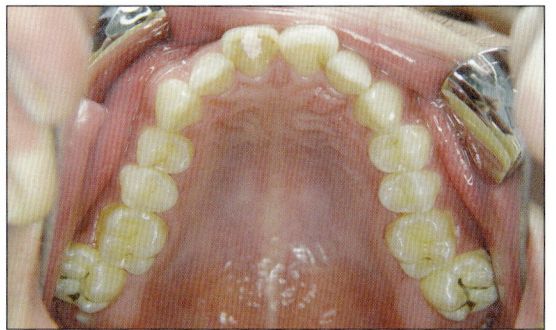

图 6-5-5

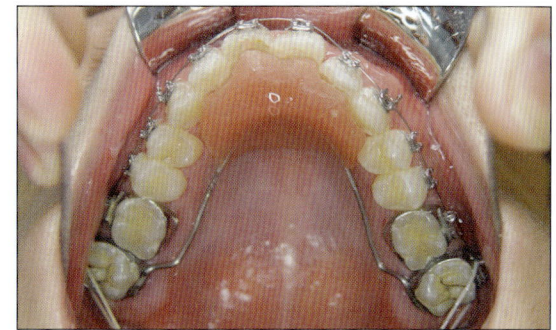

图 6-5-6

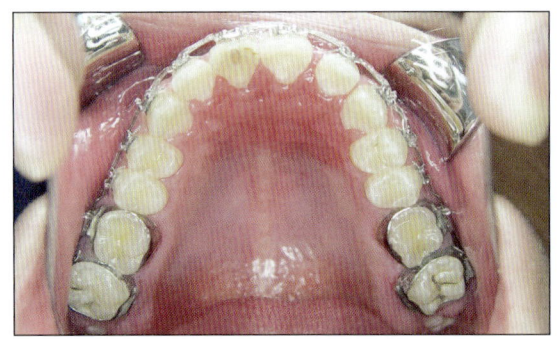

图 6-5-7

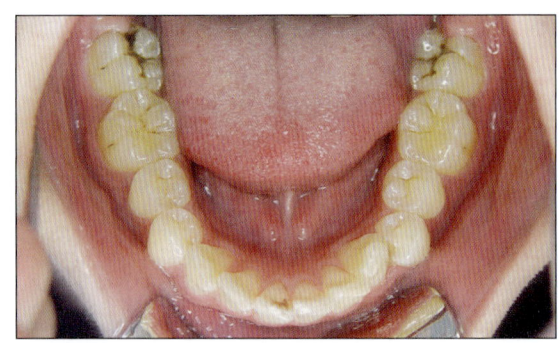

图 6-5-8

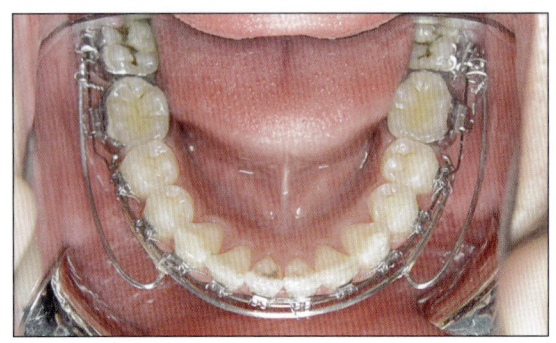

图 6-5-9

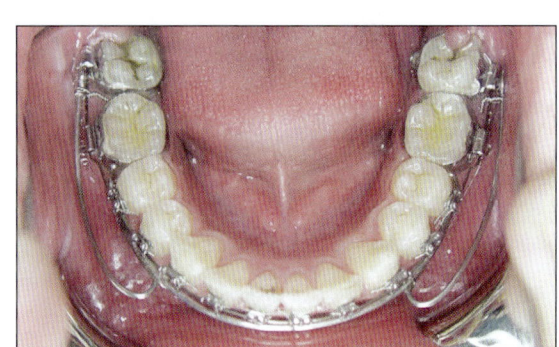

图 6-5-10

（本案例由广东潮州洪宝医生提供）

患者男性 18 岁，恒牙例，上颌前突，下颌后缩，21 有外伤使下 8 阻生，上下牙弓狭窄，17、27 正锁𬌗，前牙覆盖 6.5 毫米，下颌前牙切缘咬在上颌前牙腭侧牙龈，颞下颌关节正常。

讨论 1　第二磨牙正锁𬌗，在用固定式平导打开咬合时，在下颌 7 的舌侧粘舌钮，与上颌 7 颊侧做垂直交互牵引有没有作用？

回　答　上下颌后牙交互弹力牵引是正畸临床矫治正锁𬌗常用的方法，一般用于上磨牙颊侧错位，下磨牙舌倾的病例。如果上颌磨牙位置正常，主要是下磨牙舌倾导致的正锁𬌗，需要在上颌磨牙装上横腭杆，以便抵消上下颌交互弹力牵引对上颌磨牙的影响。

讨论 2　该患者双侧正锁𬌗，用固定式平导打开咬合，方丝弓矫治器，结扎排牙，上颌 3 到 3 是用橡皮链结扎吗？下颌的双臂扩展辅弓是什么作用？是不是扩大下牙弓，竖直下颌磨牙，从而解除双侧第二磨牙锁𬌗？因为上颌 7 颊向错位，而下 7 舌向倾斜。

回　答　该患者上颌 3 到 3 的托槽用的是结扎丝。双臂弹力扩展辅弓由内弓与外弓组成，内弓为固位部件，外弓为弹力扩弓部件。双臂弹力扩展辅弓能直接、快速扩展后牙弓宽度，竖直下颌磨牙。当然该病例采取上下颌后牙交互弹力牵引的方法进行矫治也是临床上常用的设计方案。使用双臂弹力扩展辅弓患者同样也可配合使用上下颌后牙交互垂直牵引,能提高矫治效率。

制作该装置时,应将扩展辅弓臂做得靠后、小巧一点,患者会感觉舒服一些。固定式平导(图 6-5-6)支架焊接在第一磨牙带环上,效果会更好。上下磨牙交互牵引更有利于上颌颊侧错位的第二磨牙迅速排入正常牙列。

第六节 单侧前磨牙正锁𬌗矫治案例

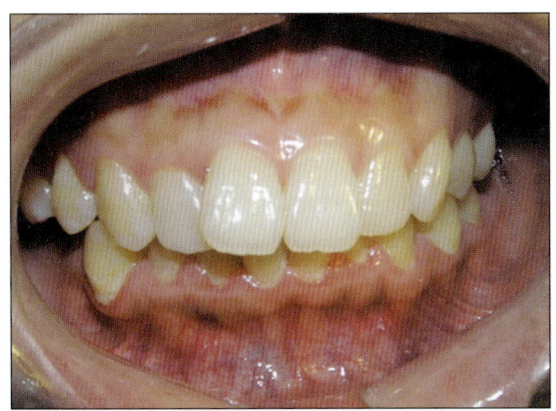

图 6-6-1　　　　　　　　　　　　图 6-6-2

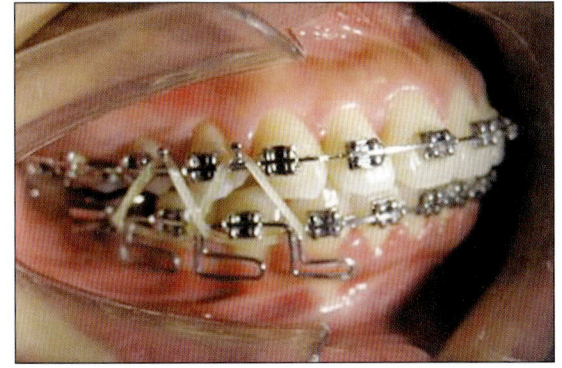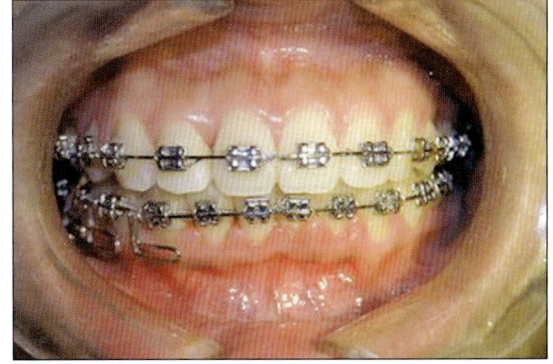

图 6-6-3　　　　　　　　　　　　图 6-6-4

这是一位女性成人患者,本文仅提供该患者的初诊错𬌗牙列与临床矫治后期对比图片资料,中间治疗环节请大家动脑筋想一想,你认为正畸医生矫治单侧前磨牙正锁𬌗必须采用哪些方法与技巧?

讨论 1　上下颌交互牵引,牙齿减径了吗?
回　答　该患者牙齿没有减径,上下颌使用了交互弹力牵引。
讨论 2　对侧固定𬌗垫抬高咬合,患侧推簧开展间隙,多曲方丝直立舌倾牙?
回　答　该病例采用的是固定式不对称斜导。

讨论 3 应用了单侧双臂扩展辅弓，后期 MEAW 弓建立紧密咬合关系？

回 答 该病例没有使用单侧双臂扩展辅弓，后期为建立紧密咬合关系采用了 MEAW 弓技术。

讨论 4 是不是用了种植支抗钉，用推簧推磨牙向后？

回 答 这是前几年的病例，当时国内正畸临床上还没有开展种植钉支抗装置。该病例采用了镍钛螺旋推簧扩展磨牙间隙。

第七章

反𬌗的矫治

第一节 2×4技术矫治替牙期前牙反𬌗案例

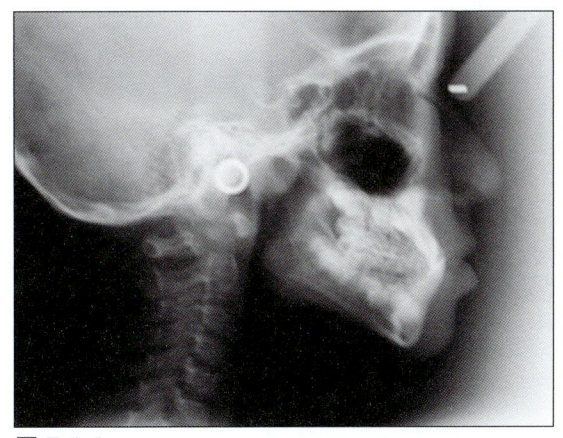

图 7-1-1

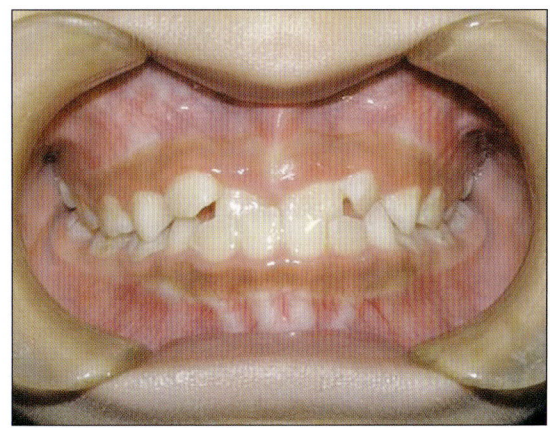

图 7-1-2

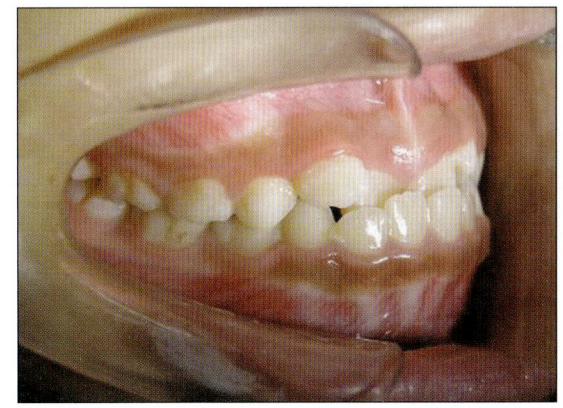

图 7-1-3

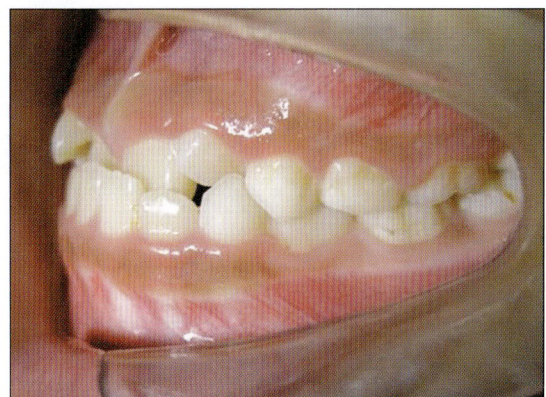

图 7-1-4

这是正畸临床中一个发生在儿童中比较常见的错殆畸形——前牙反殆。如何采用最适宜的方法去矫治该病例的前牙反殆呢？

讨 论 早期上面具前方牵引，解决反殆后进入固定矫治，这样的思路对吗？可选择的矫治方法有：下颌联冠斜面导板；上颌殆垫矫治器（活动，做一个双曲舌簧）；FR3；2×4技术（两个上颌6做固定式殆垫）。

回 答 你列举的这些方法是正畸临床上常采用的矫治反殆的方法，但要针对病例选择好适应证。比如前方牵引器主要应用于恒牙初期、上颌骨发育不足导致前牙反殆的患者。下颌联冠斜面导板多用于没有牙列拥挤、个别牙的反殆患者等。

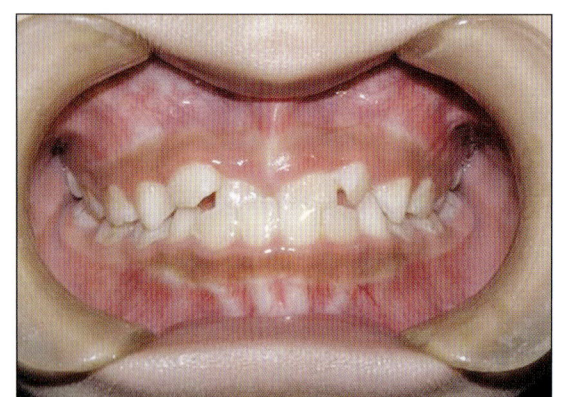

图 7-1-5

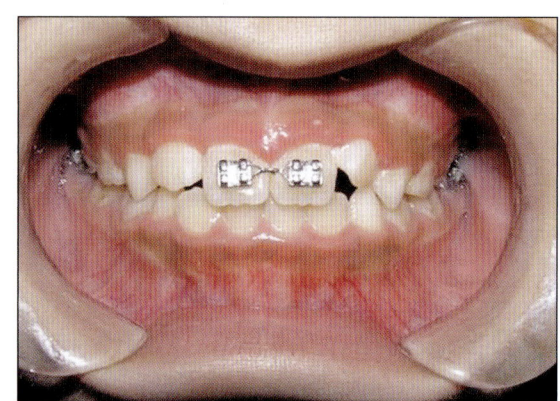

图 7-1-6

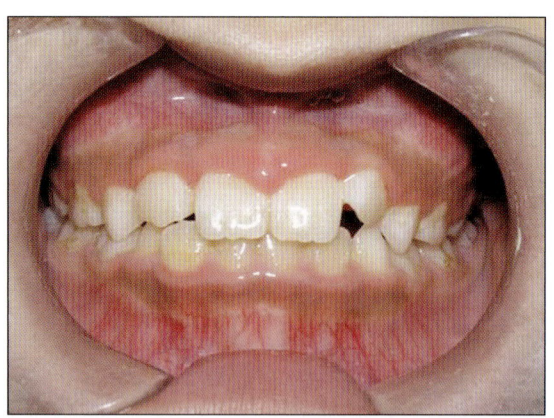

图 7-1-7

这里展示了该病例接受矫治前后不同时期的3张图片，请根据图片信息资料，推测使用的矫治方案，这种治疗手段有什么特点？

讨论1 下颌固定殆垫，上颌2×4矫正，对吗？

回 答 对，病例照片中已经留下这些矫治装置信息（图7-1-6）中可以看到该患者上颌两侧磨牙上有带环），作为正畸医生应该有敏锐的职业观察能力。

讨论 2 什么是 2×4 技术？

回 答 2×4 矫治技术是指：2 个第一磨牙粘固带环，4 个切牙粘结托槽，组成的片段弓固定矫治器；主要使用 0.022″×0.025″ 标准方丝弓托槽，常用于治疗替牙期与恒牙早期的一些错𬌗畸形。

讨论 3 固定𬌗垫有什么作用？以后怎么处理？

回 答 该病例使用固定𬌗垫的主要作用是打开前牙反𬌗锁结，消除舌向错位的前牙唇展阻力。固定式𬌗垫应该随着反𬌗矫治进程逐步调磨降低其高度。比较低的固定式𬌗垫，可以在反𬌗解除后一次性拆除。

第二节 前方牵引器矫治替牙期反𬌗案例

一、矫治前

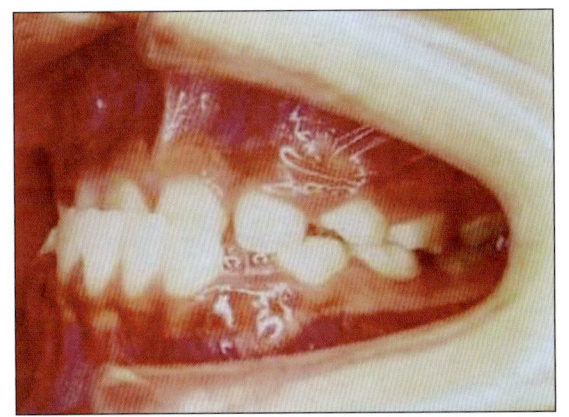

图 7-2-1

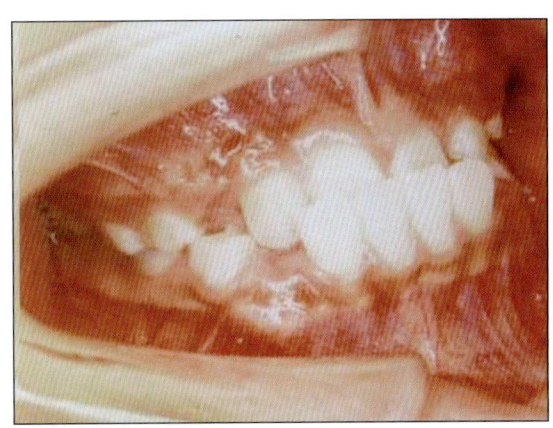

图 7-2-2

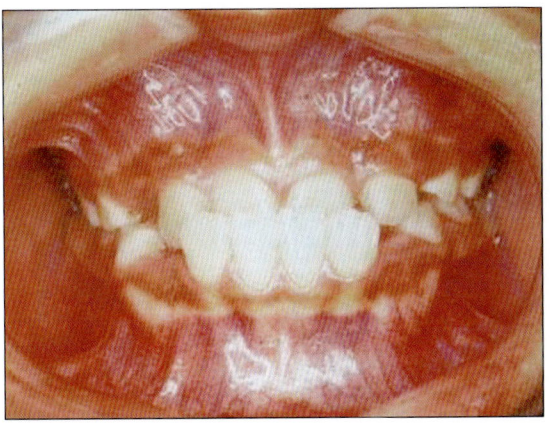

图 7-2-3

二、矫治阶段（1）

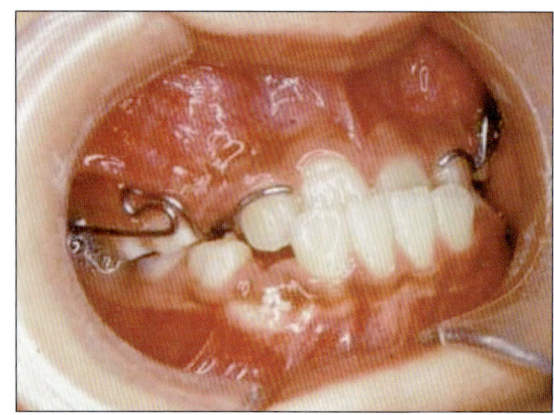

图 7-2-4

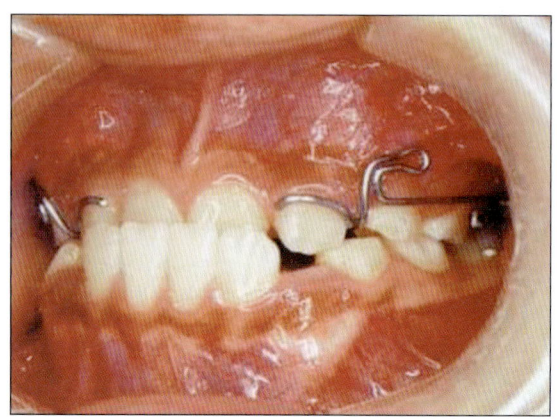

图 7-2-5

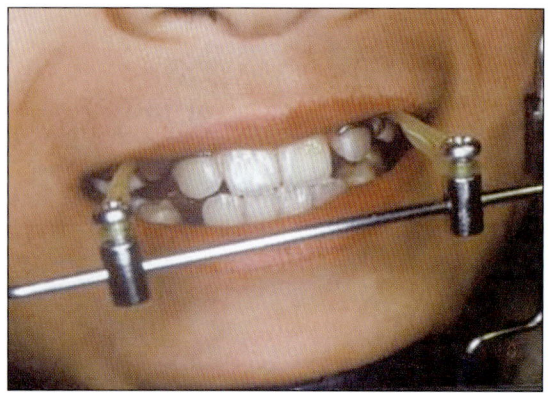

图 7-2-6

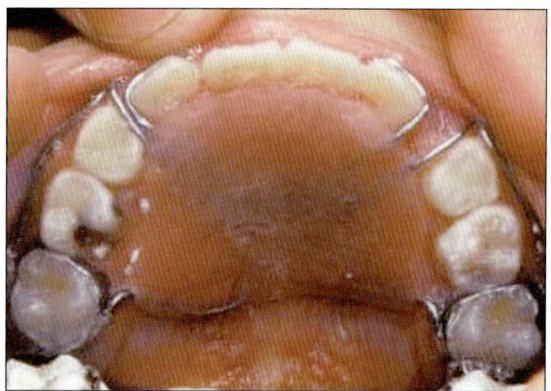

图 7-2-7

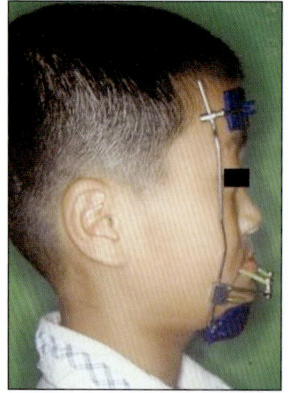

图 7-2-8

三、矫治阶段（2）

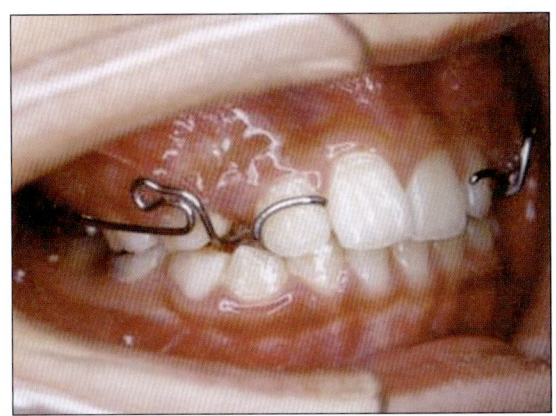

图 7-2-9

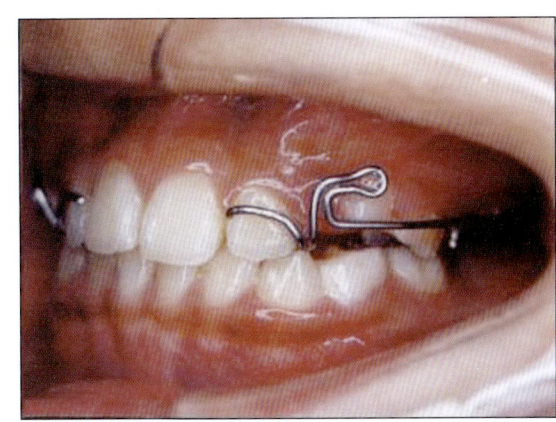

图 7-2-10

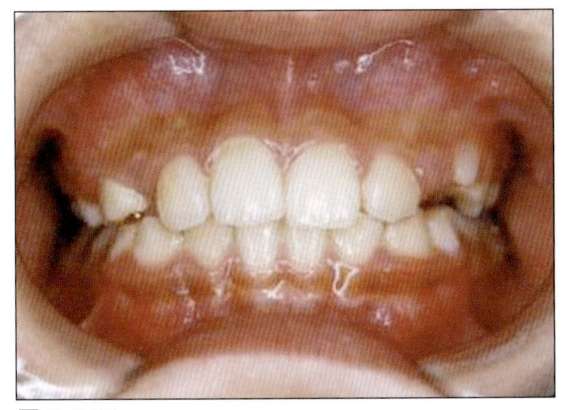

图 7-2-11

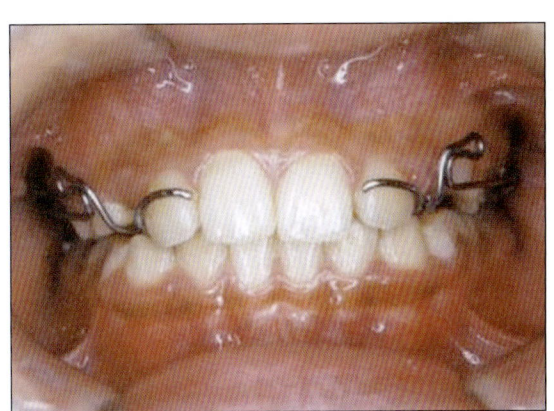

图 7-2-12

四、矫治前后正、侧位面像

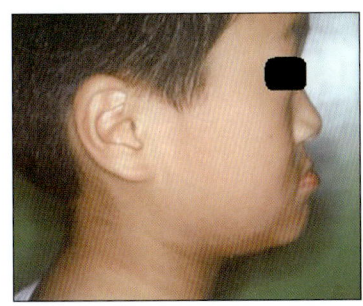

图 7-2-13

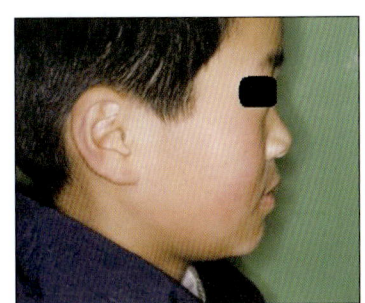

图 7-2-14

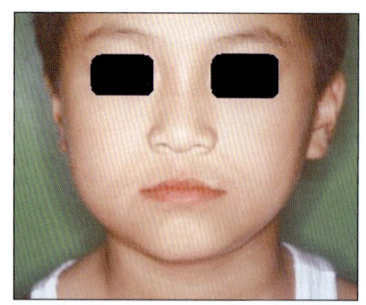
图 7-2-15

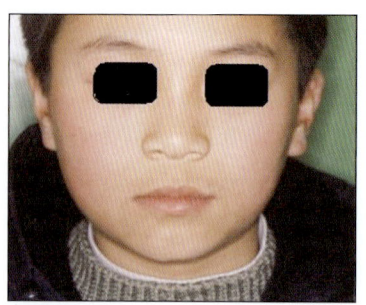
图 7-2-16

患者男，9 岁，替牙𬌗，磨牙近中关系，前牙反𬌗，反覆𬌗Ⅲ°，软组织侧貌凹面型。

诊断 替牙期前牙反𬌗。

矫治计划 前方牵引器，面弓前牵引上颌，移下颌位置向后，抑制下颌生长，口内置改良 Nance 托固位牵引装置。

治疗过程 经过 7 个月治疗，前牙反𬌗已矫正，软组织侧貌明显改观，磨牙中性关系，前牙覆𬌗、覆盖正常。

讨论 1 第一磨牙上的带环可以不用吗，直接做成活动矫治器，用箭头卡代替？

回 答 如果能确保箭头卡固位牢靠，活动矫治器承受口外力后固位稳定，可以使用。第一磨牙上固定带环制作的口内牵引装置效果好，箭头卡固位的活动矫治器容易被口外力拉脱。

讨论 2 患者多久来加力呢？没有做𬌗垫可以让他自己换橡皮圈直到他觉得上前牙出来了就可以复诊，这样可以吗？

回 答 临床上一般要求患者四周复诊一次，因为有息止𬌗间隙，加上是反向口外力牵引，结合跳跃𬌗原理，打开咬合没有障碍，故临床上一般不需要使用𬌗垫。如果病人不到四周反𬌗就解除了，可以提前到医院复诊。到了四周，反𬌗没有解除，仍然按常规医嘱复诊，因为这时医生要根据患者的治疗反馈情况进行综合分析，调整治疗方案，防止负移动等不利情况发生。

讨论 3 力量用多大？牵引的方向、角度怎么确定？

回 答 由于作用机理是将整个上颌骨向前牵引，因此使用的力是矫形力，每侧可以使用 500～800 克力。力值的大小应依据患者每次复诊反馈的信息进行调整。嘱患者每天坚持戴用 12 小时以上。牵引方向从侧切牙远中向前下方，与𬌗平面约 30°角。

第三节 谈谈你对这个反𬌗病例的矫治设想

一、矫治前

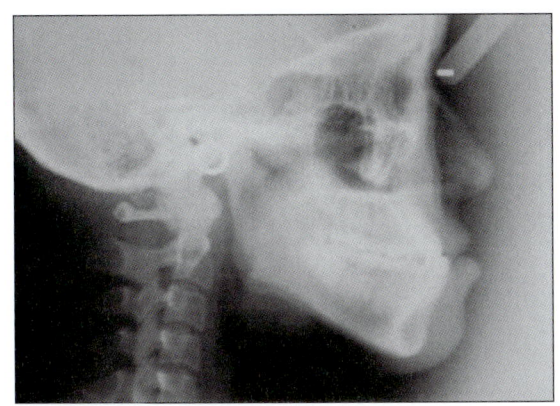

图 7-3-1

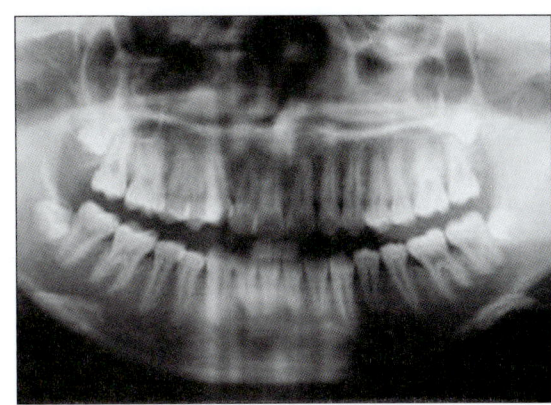

图 7-3-2

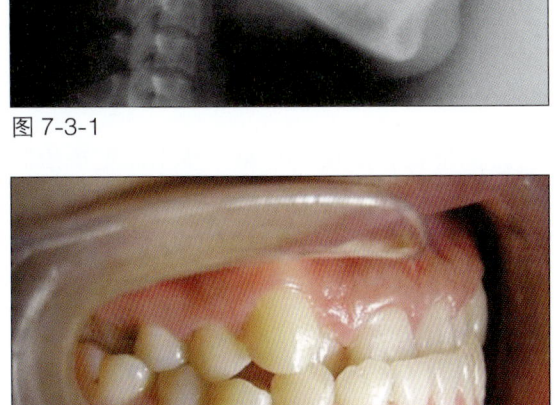

图 7-3-3

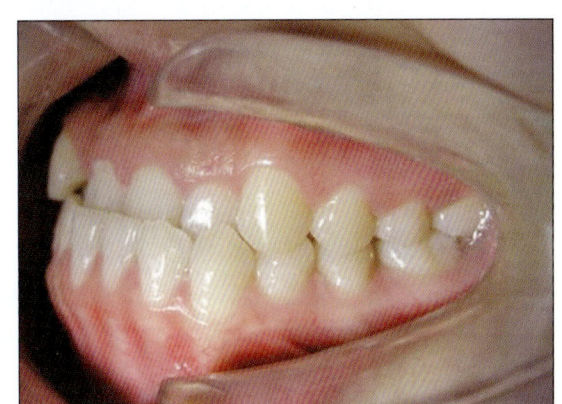

图 7-3-4

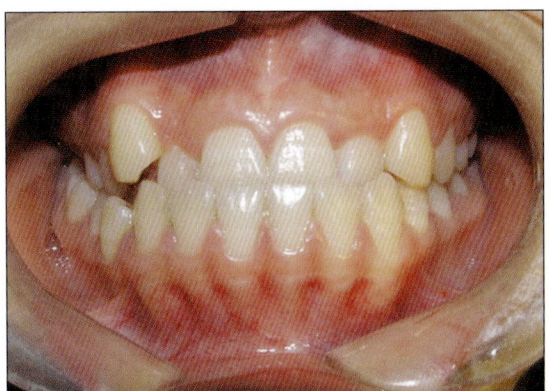

图 7-3-5

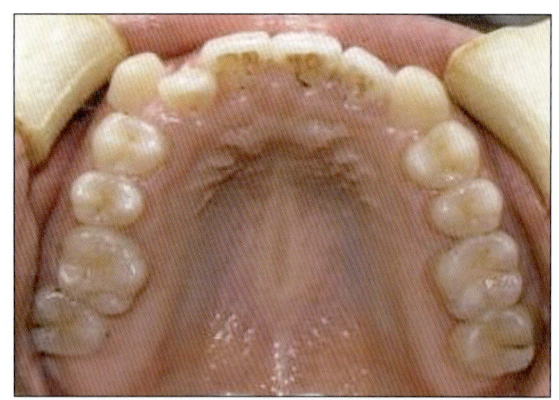

图 7-3-6

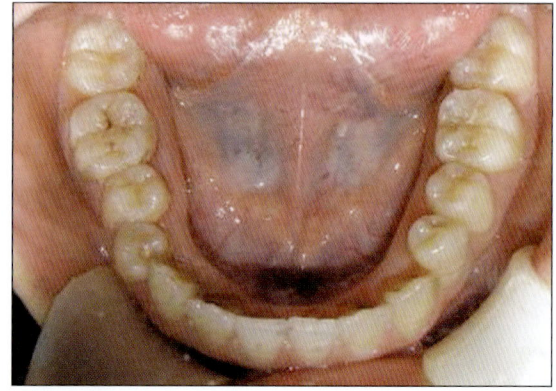

图 7-3-7

该患者女性，初诊年龄 18 岁。

请你根据作者提供的这些图片资料，列出该患者的主要错殆畸形问题，矫治难点在哪里？针对列出的问题清单，想想有哪些办法能够解决这些问题？谈谈你对这个反殆病例的矫治设想。

讨论 1　第一步应解除前牙反殆，用殆垫配合腭侧推簧解除反殆。第二步上固定矫治器调整牙列关系，用扩弓解除后牙反殆，还要辅以Ⅲ类牵引，待前牙反殆解除后，排齐整平牙弓，从片子上看病人下颌前突较厉害，且有下 8 阻生，是否考虑拔除？

回　答　看来你比较熟悉使用活动矫治器，提出用殆垫配合腭侧推簧解除反殆，应该说是一个可供临床选择的矫治方法。关于下 8 的问题，我和你的意见一样，主张拔除。

讨论 2　照片上看该病例是混合性反殆，以牙性反殆为主，右侧的磨牙关系反覆盖。矫治方案宜先解除前牙的反殆，再解除右侧的磨牙反覆盖。下前牙舌倾，后期采用方丝加转矩使下前牙竖直。矫治初期，配合下颌殆垫（活动与固定均可），上颌先行排齐（可以采用双直镍钛丝，扩弓与排齐兼顾）。待前牙反殆解除后，下颌常规排齐、整平、控根，恢复正常覆殆覆盖。右侧后牙区视情况而定，可使用交互牵引。

回　答　上颌先行排齐这个矫治思路总体不错，但具体采用双直镍钛丝矫治手段不适宜。直镍钛丝有扩展后牙弓的作用，同时伴随内收前牙的副移动。该患者上牙弓已经短于下牙弓，前牙反殆采用伴随有内收前牙副移动的方法，不利于反殆的矫治。

采用双弓丝力学体系，即一根澳丝作为主弓丝扩展牙弓，另一根镍钛丝辅弓纳入托槽同时排齐拥挤牙列。对于该患者右侧后牙区反殆可以采用扩展上颌牙弓宽度的方法矫正，也可以采用后牙区跨颌交互牵引的方法矫正。

二、矫治阶段（1）：装配矫治器

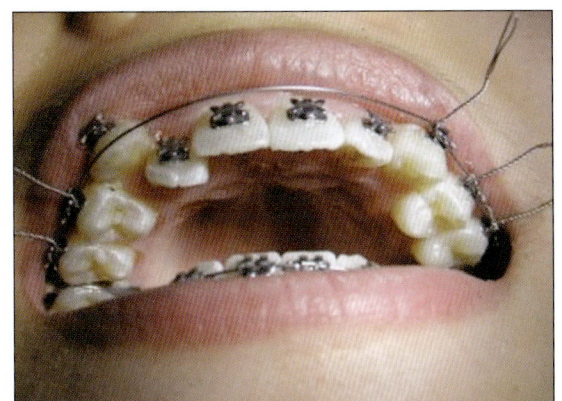

图 7-3-8

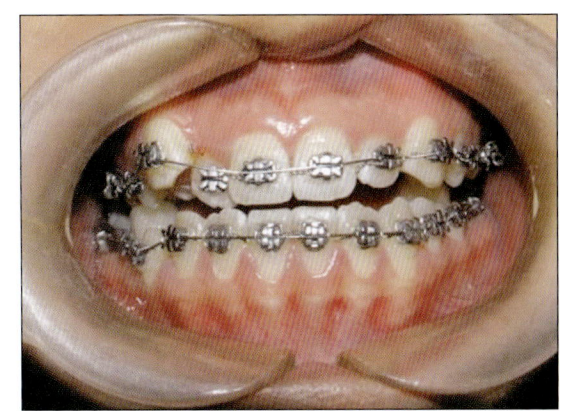

图 7-3-9

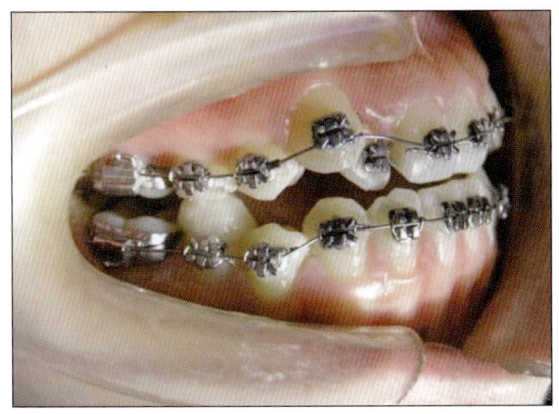

图 7-3-10

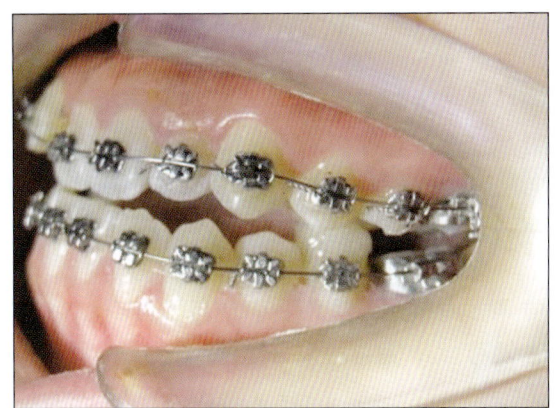

图 7-3-11

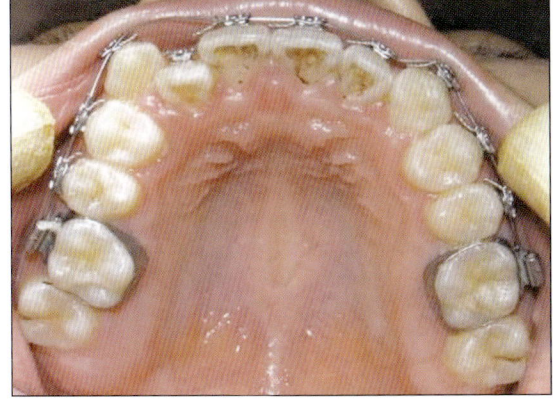

图 7-3-12

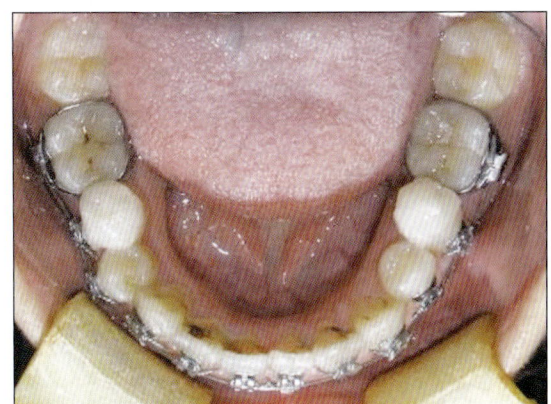

图 7-3-13

讨 论　该病例是如何矫治的呢？

回 答　该反𬌗病例现在已经装配上了矫治器，从图中我们可以观察到医生使用的是一种花冠托槽矫治器。目前矫治阶段的重点是解除前牙反𬌗关系。为了使矫治器能够顺利地唇展上颌前牙弓，首先需要解除上前牙唇向移动的障碍，即前牙反𬌗的锁结关系，作者在这里给患者下颌第二双尖牙上使用玻璃离子汀制作了粘结式固定𬌗垫。图 7-3-10、图 7-3-11 中可以观察到 C5、D5 牙冠𬌗面的粘结式固定𬌗垫，注意其固定𬌗垫的高度以打开前牙锁结关系，不影响牙齿移动为宜。特别是成人不宜垫得太高，一则影响咀嚼功能；二则对颞下颌关节运动会造成一定程度的干扰。有的医生会提出疑问，垫这么高的𬌗垫，患者的颞下颌关节会不会产生创伤？口腔的运动里有一个叫功能性咬合，病人虽然感觉被垫高，吃东西可能不太方便，但这只是过渡期，反𬌗解除后很快会磨去的。

这个病例是如何设计扩展前牙弓的呢？采用了 NiTi 丝双定位管技术，从图 7-3-10、图 7-3-11 中我们可以观察到一个定位管紧抵在患者 B3 尖牙托槽的近中，另一个则放在 A4 托槽的近中。为什么要放在 A4 近中，因为该侧牙弓 A3 是唇向低位错位，本身不在牙列正常位置上，并且可以观察到舌侧错位的 A2 并没有纳入托槽结扎。NiTi 丝双定位管之间的距离如何确定呢？图 7-3-8 中可以看到是以应有牙弓弧度为依据的，即唇向扩展的前牙弓应该能够容纳 A4 到 B3 这一段牙列。该技术将双定位管锁定 NiTi 丝前牙弓的长度结扎入槽，利用其弹性排齐拥挤牙列解除反𬌗。注意观察结扎方式，弓丝入槽结扎是先从后面的牙齿逐渐向前面的牙齿扎起来，并非从前方错位拥挤的牙齿开始扎，这往往是初学者与有经验医生的差别。

缘由何在？在正畸临床操作程序上，必须考虑到弓丝入槽结扎后形变的问题，即力的传导方向控制。如果我们使用 NiTi 丝双定位管先扎前牙区的牙齿，就会发现越往后面扎的时候弓丝形变越厉害，这不利于反𬌗的矫治。该患者后牙段牙列相对整齐，咬合关系较为稳定。

先结扎固定住后牙段弓丝，可以把 NiTi 弓丝的弓型先稳定好（站稳脚跟），利用后牙段稳定的弓丝形态去做前牙段唇展的动作。这么一来，不仅可以让前牙利用 NiTi 丝的弹性改善错𬌗，同时可以保持弓丝长度的稳定性，大家可以看图 7-3-8 上前牙段弓丝尚未纳入托槽前的外形，等其扎入后弓丝会因形变产生唇向扩展矫治力。图 7-3-10 注意看 NiTi 弓丝并没有纳入唇向低位 A3 的托槽槽沟，而是沿翼沟𬌗缘结扎。

三、矫治阶段（2）

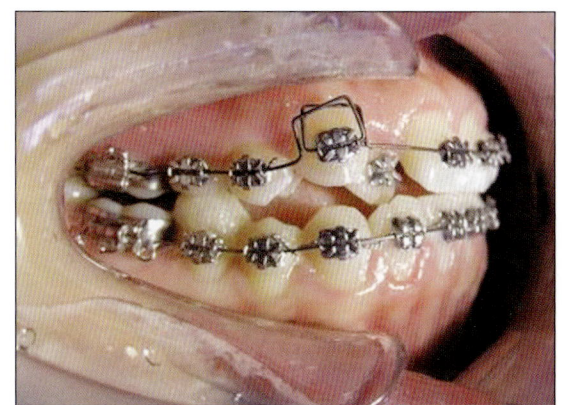

图 7-3-14

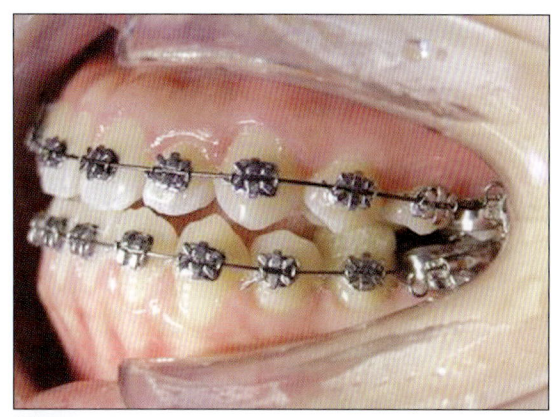

图 7-3-15

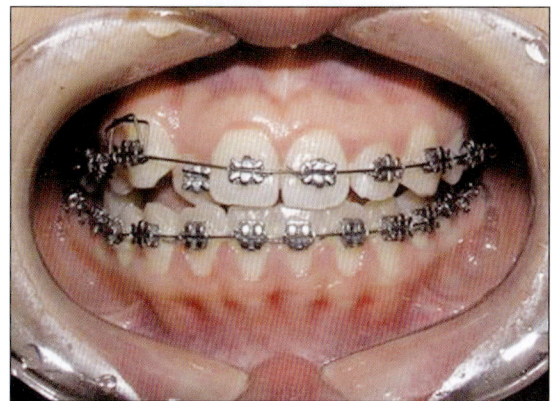

图 7-3-16

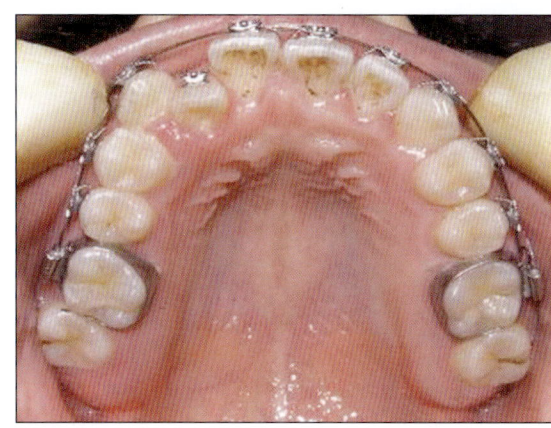

图 7-3-17

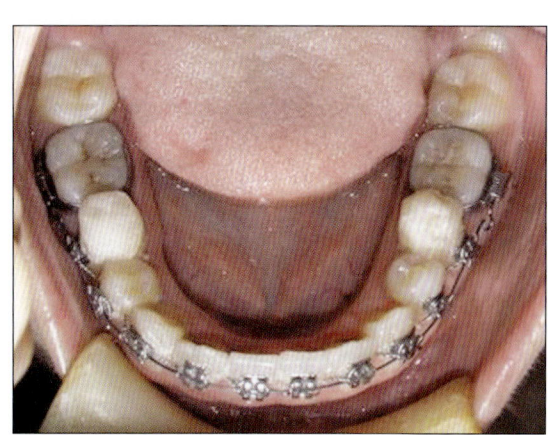

图 7-3-18

这个阶段距该患者装配矫治器约6周，我们见到除A2外，前牙反𬌗已经解除。A1、B1已建立了覆𬌗关系。A3采用了匣形曲，引导唇向低位的尖牙颌向移动，A2没有纳入托槽结扎，显然等待A3托槽直线化后扩展间隙，再来解决A2的舌向错位问题。我们可以观察到此时C5、D5上的𬌗垫经过了打磨降低了高度。这是使用暂时性𬌗垫的经典式操作。随着前牙反𬌗锁结的解除。逐渐调磨降低𬌗垫高度，直至全部拆掉。

四、矫治阶段（3）

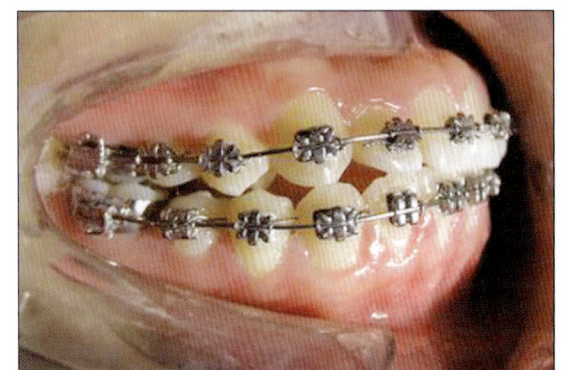

图 7-3-19

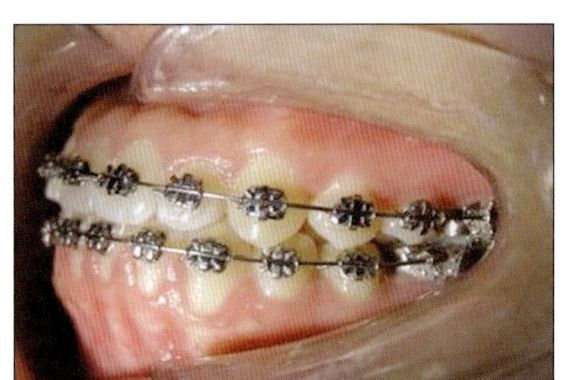

图 7-3-20

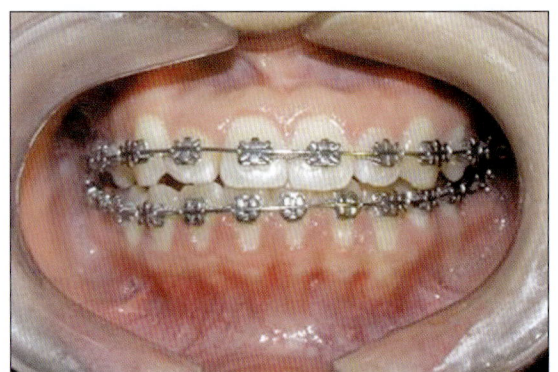

图 7-3-21

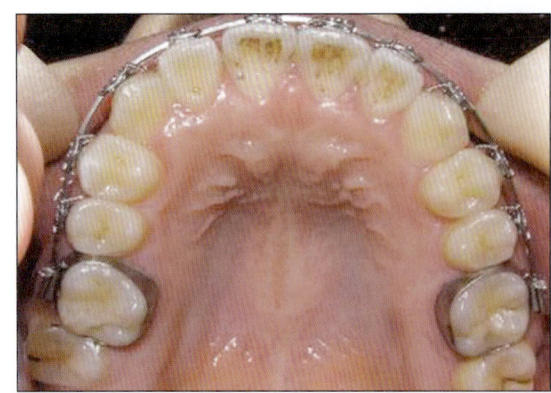

图 7-3-22

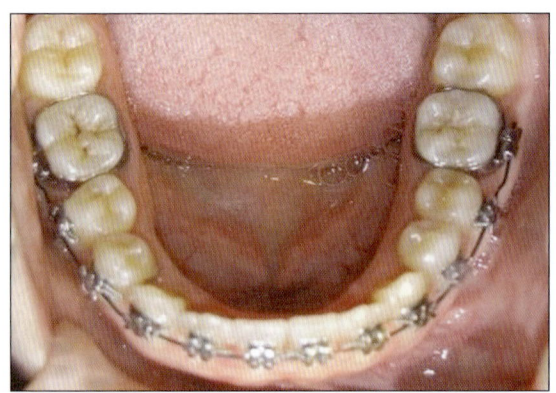

图 7-3-23

这个阶段我们见到 A2 已经纳入矫治体系，并且解除了反𬌗。B3 与 D3 建立了良好的中性𬌗关系。A3、C3 还处在一个近中尖对尖位置的接触关系。显然上下牙列中线不齐。同时我们看到 C5、D5 的𬌗垫整个拆除。作者在此时给患者应用了 0.018″×0.025″ 的镍钛方丝，旨在排齐牙列，为下一步矫治更换硬丝做准备。从图中我们可以看到 A6、A7 出现了落差，A6 位于舌侧位，与 A7 不在一个平面上。A6 的舌侧错位与对颌 C6 构成后牙反𬌗关系，这应该是下一步的矫治目标。

五、矫治阶段（4）

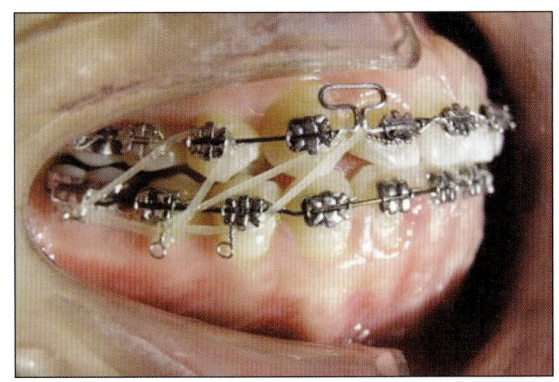

图 7-3-24

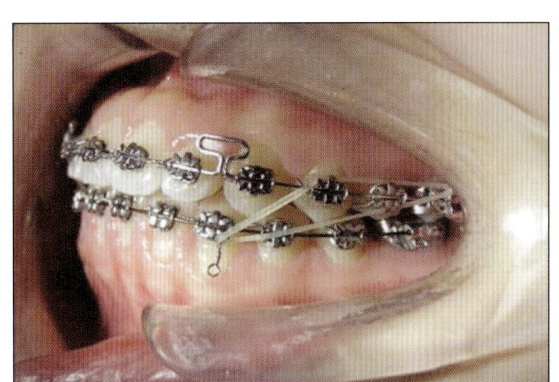

图 7-3-25

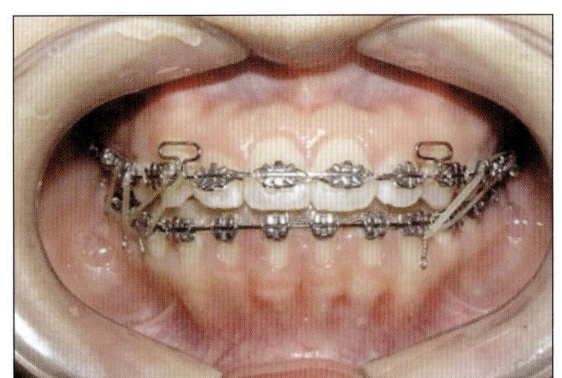

图 7-3-26

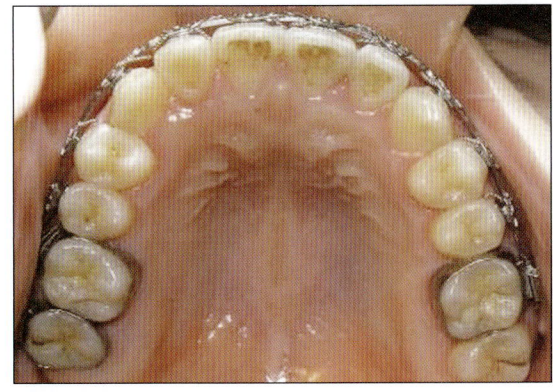

图 7-3-27

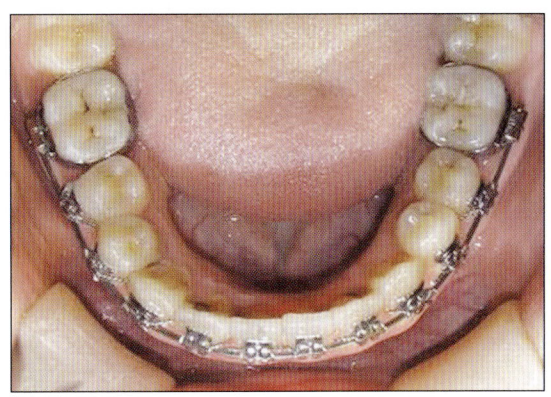

图 7-3-28

这个阶段作者在上牙弓使用了 T 型曲，采用 0.018″×0.025″的不锈钢方丝弯制，下颌使用了 0.018″的澳丝。右侧牙列做了 2 个小三角形的 2 类颌间弹力牵引，即 A4、C56，A2 远中 T 型曲与 D45 之间挂橡皮圈；左侧牙列 1 个大的三角形的 3 类颌间弹力牵引，即 B456 与 D3 之间挂橡皮圈。其目的要建立 A3、C3 的尖牙中性关系，同时调整上下牙列的中线不齐。

我们可以发现 A 区的 7 也上了带环，纳入了矫治体系，A6 的舌侧错位得到了较大程度上的纠正，此阶段 A6 与 C6 成对刃颌关系。

根据目前患者的牙列矫治变化状况，你认为正畸医生采用了哪些矫治手段达到这样的效果？

讨论 1　为什么上颌使用的是方丝而下颌用的是圆丝？

回　答　根据支抗设计要求而定，此时需要下颌牙移动多于上颌，故下牙弓用的是圆丝。

讨论 2　我看到该患者的前牙反𬌗已经矫正过来了，牙齿也基本排齐了，变化真大呀！两边的橡皮圈牵引方式为什么不一样呢？

回　答　该患者两边的橡皮圈牵引方式的确不一样，左侧是Ⅲ类三角牵引，右侧基本是 2 个三角Ⅱ类牵引，主要目的是调整磨牙与尖牙咬合关系及纠正上下牙列中线不齐。

六、矫治阶段（5）

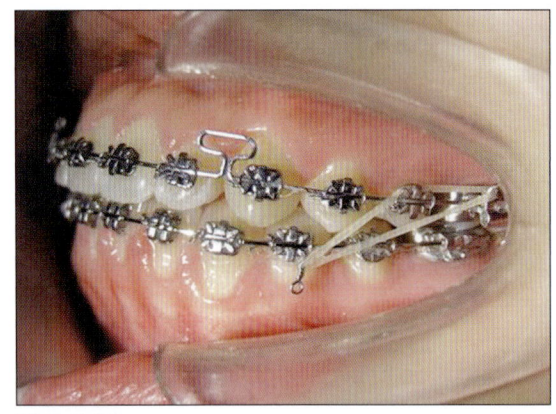

图 7-3-29

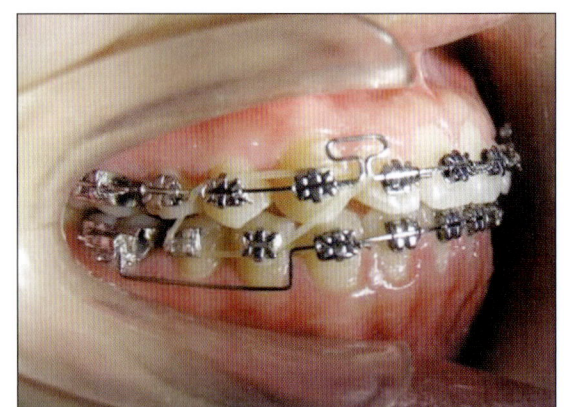

图 7-3-30

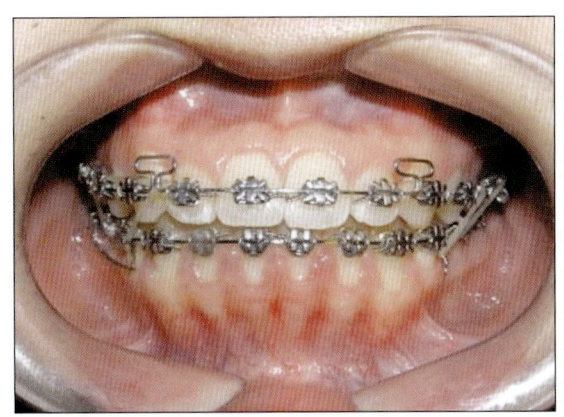

图 7-3-31

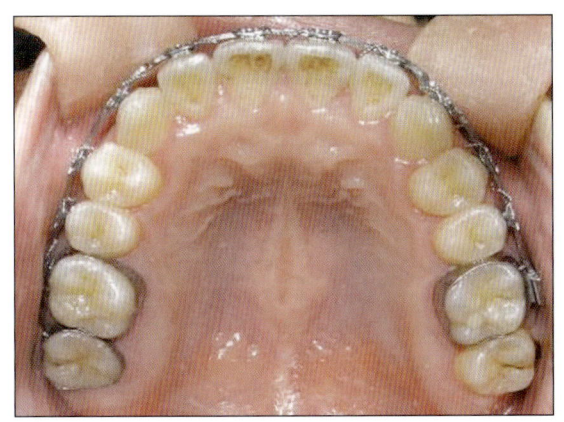

图 7-3-32

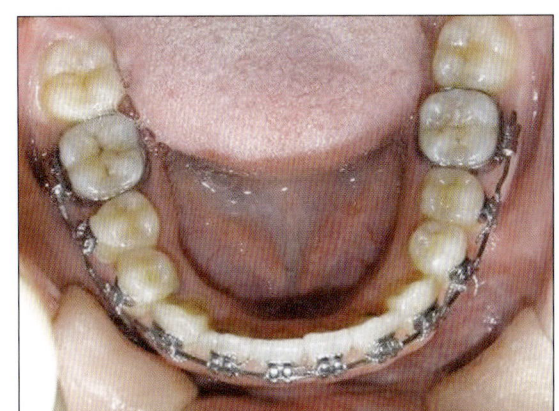

图 7-3-33

这是矫治 8 个月的照片，该患者上下牙列中线已经排齐，A3、D3 建立了中性关系，前牙建立了良好的覆𬌗、覆盖关系，原先近中错位的磨牙也达到了中性关系。A 区的 67 已经排列在一条直线上；显而易见，A6 的舌侧错位已经得到纠正，A6、C6 已经恢复了正常的覆𬌗关系。

上牙弓仍然在使用 T 型曲，下牙列改换了方丝弯制了不对称曲，即在 C 区双尖牙段使用了类似多用唇弓的桥形曲。C4、C5 托槽不纳入弓丝结扎，直接挂橡皮圈与对颌 A3、A4 及 T 型曲做不规则四边型Ⅱ类牵引，以便建立紧密的尖窝相嵌的咬合接触关系；左侧牙列 1 个三角形的Ⅲ类颌间弹力牵引，即 B56 与 D3 之间挂橡皮圈。在此阶段挂橡皮圈进行颌间不对称弹力牵引的目的在于巩固和维持已经获得的矫治效果。

七、矫治后

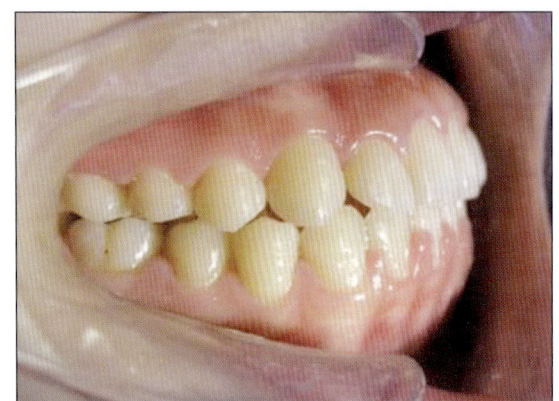

图 7-3-34

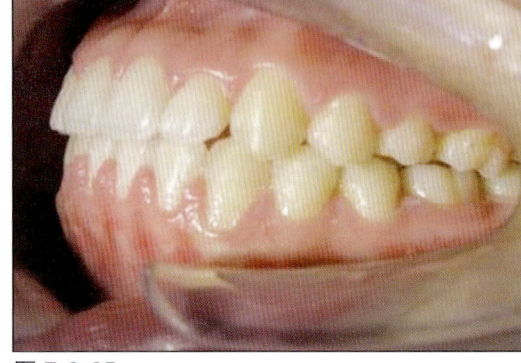

图 7-3-35

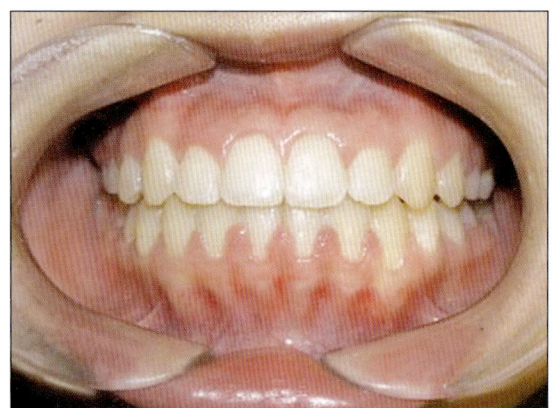

图 7-3-36

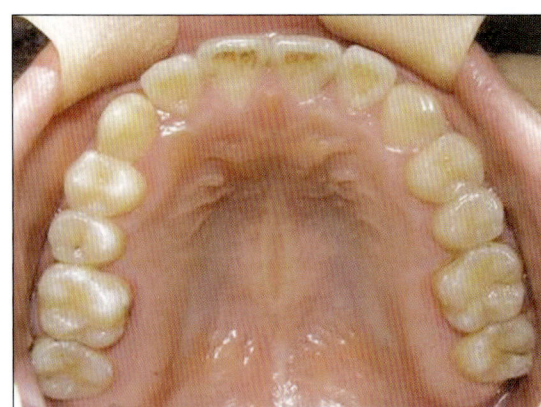

图 7-3-37

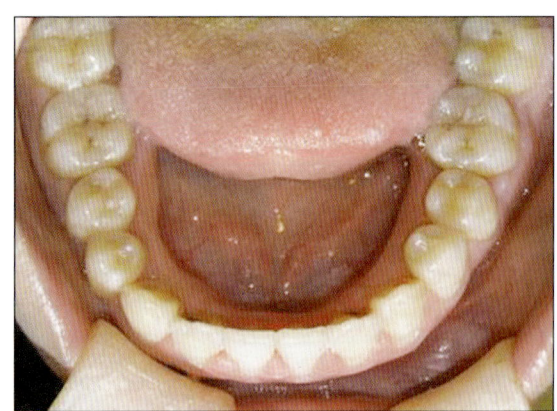

图 7-3-38

到了这一阶段,患者和家长感到非常满意,因学业紧张不愿继续治疗,我们拆除了固定矫治器。矫治结束时所拍摄的照片显示:患者的前牙覆𬌗覆盖正常,牙齿排列整齐,上下牙列中线对齐;尖牙、磨牙关系达到中性。有点遗憾的是后牙区的个别牙位咬合还不甚紧密,但可以通过日后上下颌间𬌗力磨合作用、咀嚼肌的功能性刺激进行自我调整。

这种预测可能实现吗?该患者一年后复诊,后牙咬合关系比矫治结束时更加接触紧密(对比图 7-3-39、图 7-3-40),磨牙关系、尖牙关系保持在稳定的中性关系。可见患者本身咀嚼功能的生物力系能够对𬌗位进行一定程度的自我调整,这对矫治结束后的病例是一个咬合完善过程,因此我们的正畸治疗在后期处理上应该借助于𬌗力(咀嚼功能的调整)来建立稳定的𬌗关系,这对于保持良好的矫治效果,防止错𬌗畸形复发会起到积极的作用。

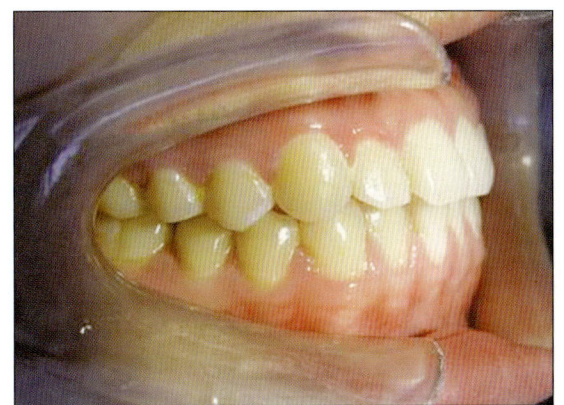

图 7-3-39

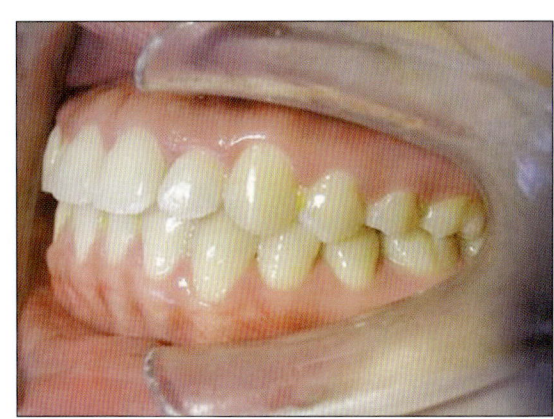

图 7-3-40

小　结

本章节介绍了临床上常见的几种类型的前牙反𬌗的矫治,对于初学者掌握矫治前牙反𬌗有临床指导与借鉴作用。骨性Ⅲ类错𬌗的早期矫治有不同观点。我们在临床上对于有骨性倾向的Ⅲ类患者,如为上颌发育不足者提倡早期采用前方牵引矫治器治疗;对于有骨性Ⅲ类家族倾向下颌发育过度的患者,不主张使用颏兜治疗。

第八章

牙间隙的矫治

一、矫治前

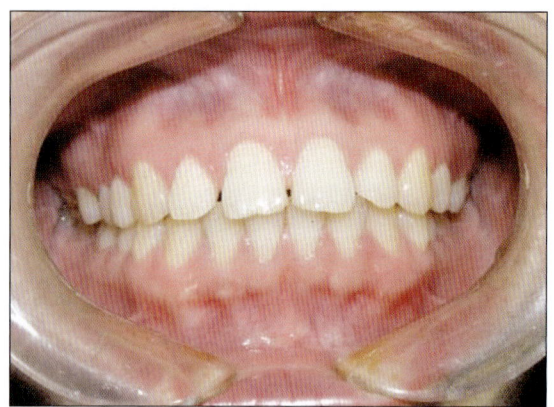

图 8-1

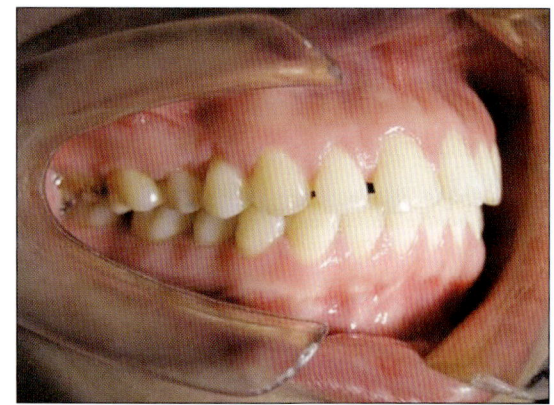

图 8-2

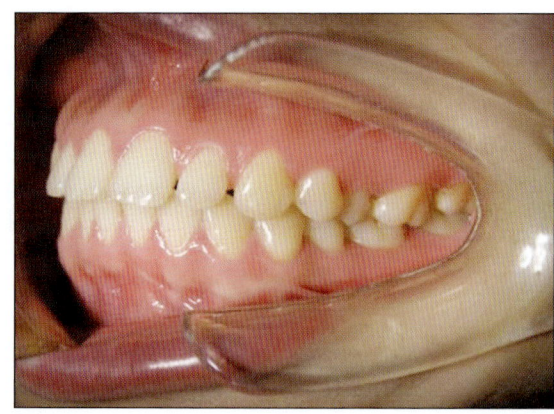

图 8-3

第八章 牙间隙的矫治

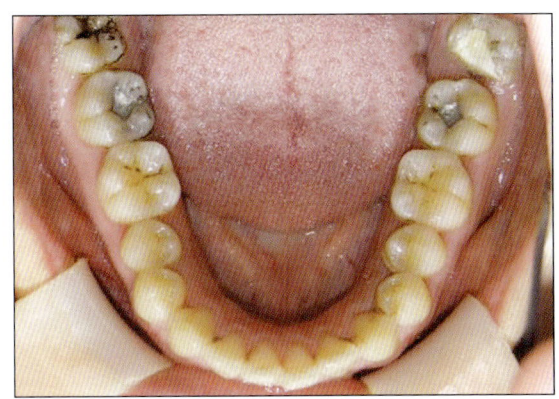

图 8-4

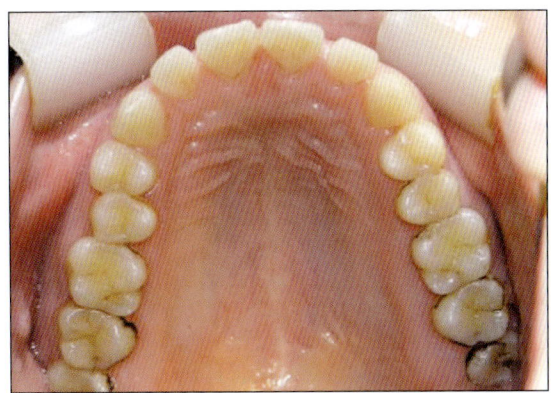

图 8-5

二、矫治阶段

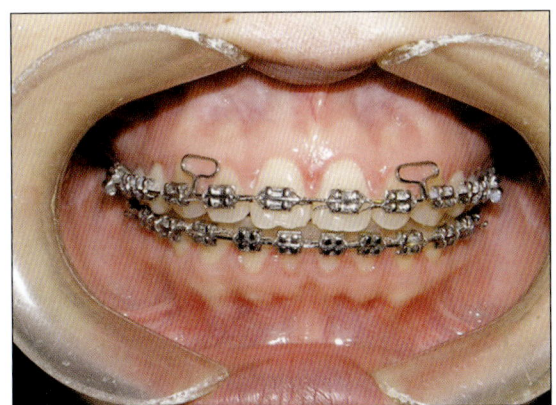

图 8-6

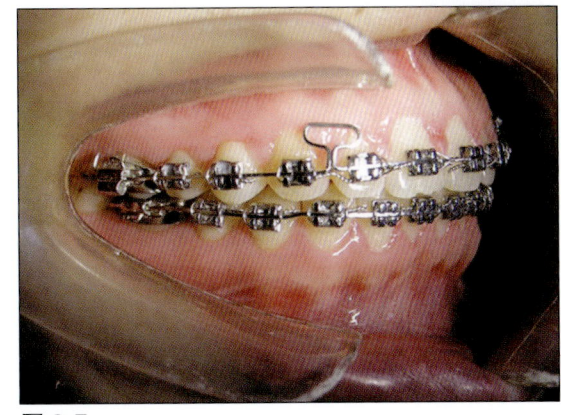

图 8-7

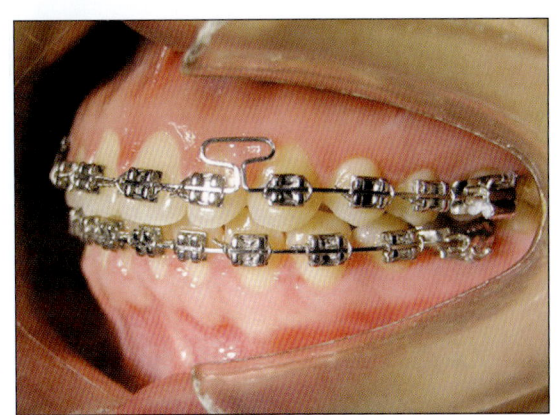

图 8-8

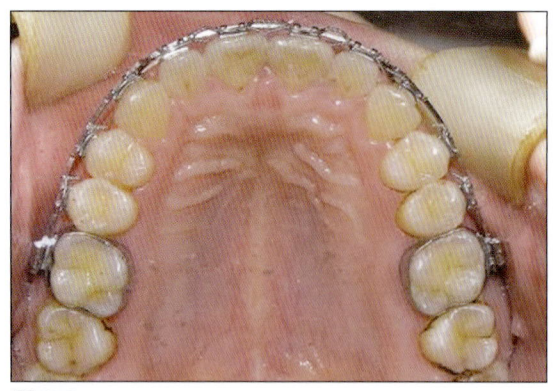
图 8-9

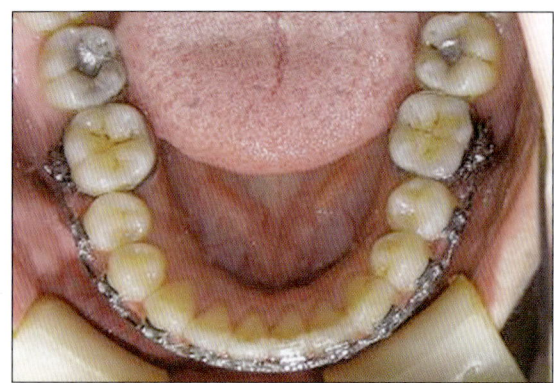
图 8-10

三、矫治后

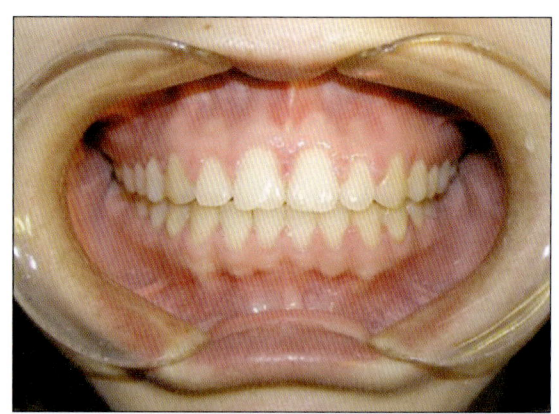
图 8-11

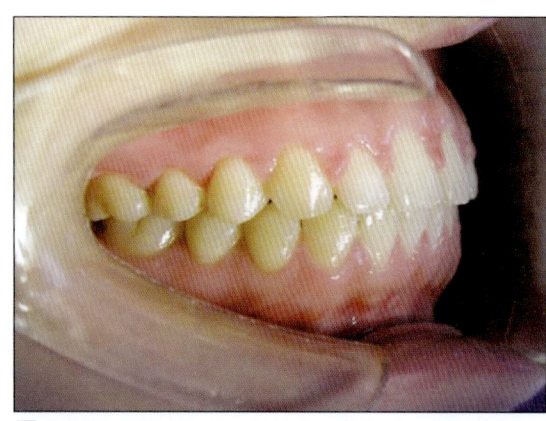
图 8-12

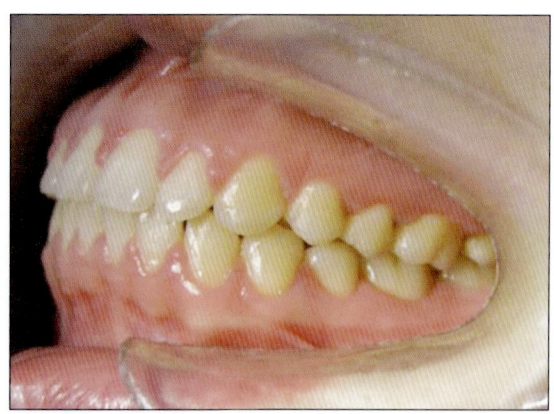
图 8-13

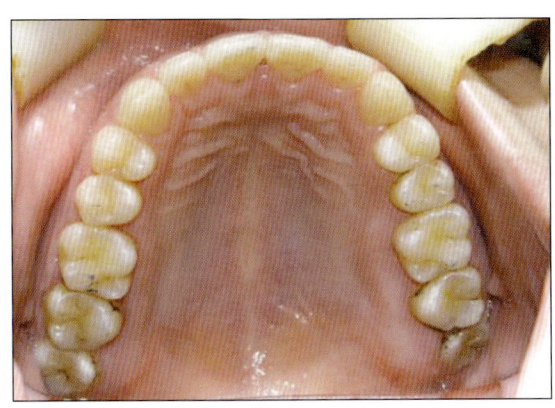

图 8-14

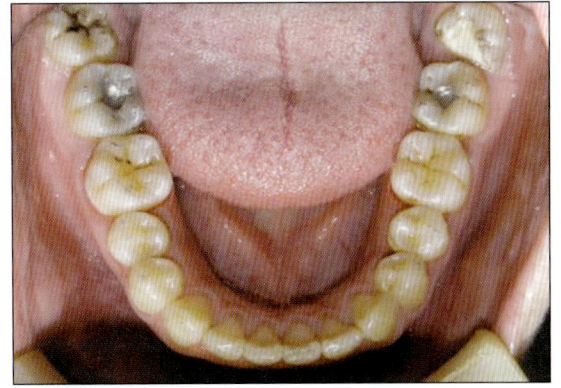

图 8-15

该患者女性，27 岁，安氏 I 类病例。主要错𬌗畸形表现：牙间隙，下中线右偏 1 毫米，A5 舌向错位，应如何矫治呢？

讨论 1 在上颌用方丝弯制 T 型曲和上颌 4 个切牙采用 8 字紧密结扎，目的是用 T 型曲关闭间隙时保持上切牙组整体的稳定性吗？

回　答 在方丝弓矫治技术中，采用 T 型曲内收前牙、关闭拔牙间隙（或散在间隙）时，通常将 4 个切牙 8 字紧密结扎在一起，以防止牙齿移动过程中切牙散开，出现牙间隙。另外两尖牙近中的 T 型曲之间的方丝，还可以根据矫治设计需要弯制冠唇向转矩或冠舌向转矩，以调整上切牙的轴倾度。

讨论 2 这是个前牙稀疏、后牙轻微拥挤的病例。该病例采用 T 型曲关闭前牙间隙，矫治后的上前牙竖直了，中线也对齐了，我的理解是否正确？

回　答 该病例牙间隙出现在前牙段，排齐牙列后，以多数后牙为支抗，采用 T 型曲关闭前牙散在间隙是一个比较好的设计方案。这样做的好处是该动的前牙移动，不该动的后牙不动。采用最小的矫治力，能获得事半功倍的矫治效果。

【注：该病例下前牙（C3 到 D3）在治疗后期采用了邻面去釉治疗手段，用以协调上下前牙的比例关系】

第九章

牙列中线不齐的矫治

一、矫治前

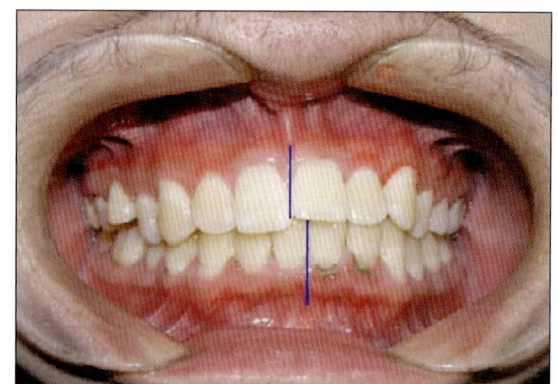

图 9-1

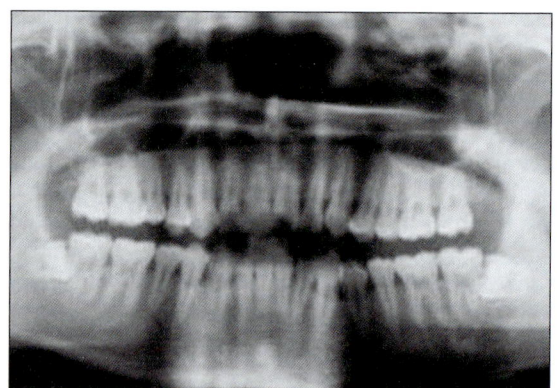

图 9-2

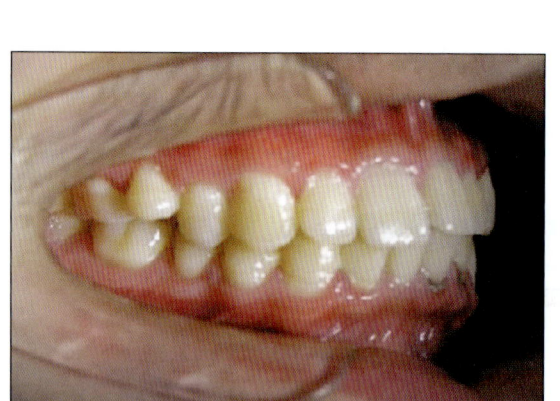

图 9-3

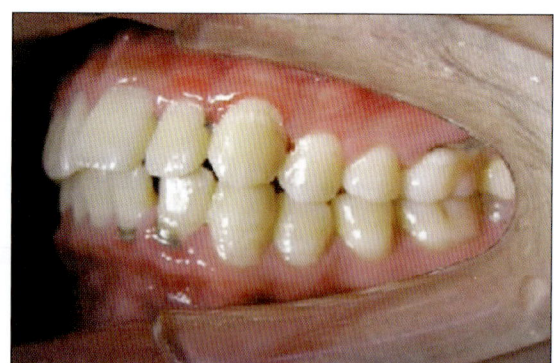

图 9-4

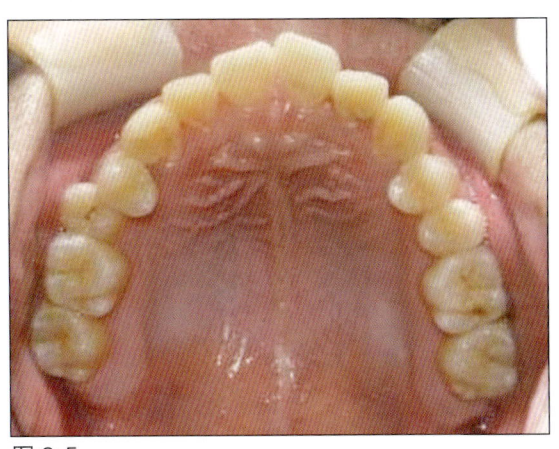

图 9-5

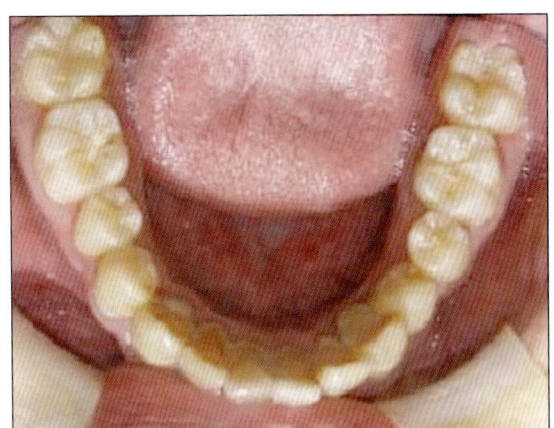

图 9-6

该患者男性，16 岁，安氏 Ⅱ 类 1 分类病例。主要错𬌗畸形表现：上下牙列中线不齐，下颌中线左偏 3 毫米，A5 颊向错位与 C56 呈正锁𬌗关系，B6、D6 远中尖对尖关系；口腔卫生状况欠佳，有龈上结石。全颌曲面断层 X 线片见 A8、B8 缺失，C8、D8 水平阻生。应如何矫治呢？

讨 论 是不是要用推进器单侧推磨牙向后呢？

回 答 关于调整中线的病例，一般情况下应先排齐牙列整平牙弓，然后采用不对称斜行牵引的方法矫治牙列不齐和尖牙、磨牙的𬌗关系。比如一边采用 Ⅱ 类颌间牵引，另一边采用 Ⅲ 类颌间牵引、上下侧切牙间斜行牵引等。

矫治设计应根据患者的牙列情况做具体分析。对于单纯上下牙列中线不齐的问题，临床上一般不采用单侧推磨牙向后治疗手段。

二、矫治阶段

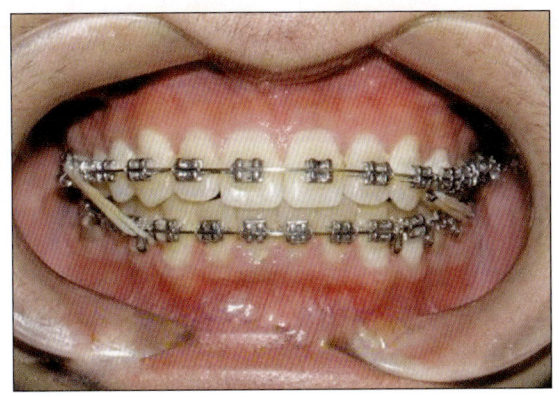

图 9-7

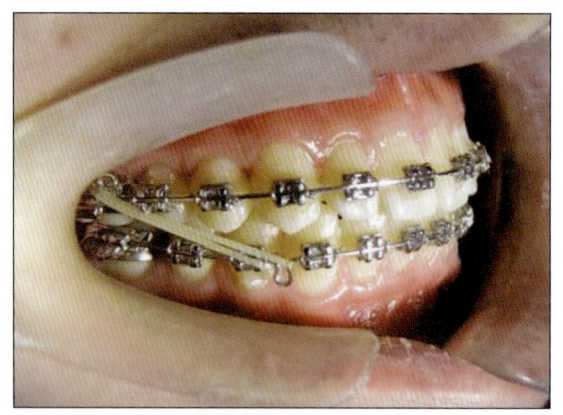

图 9-8

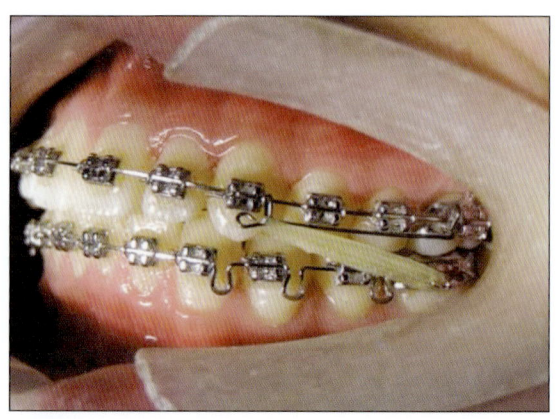

图 9-9

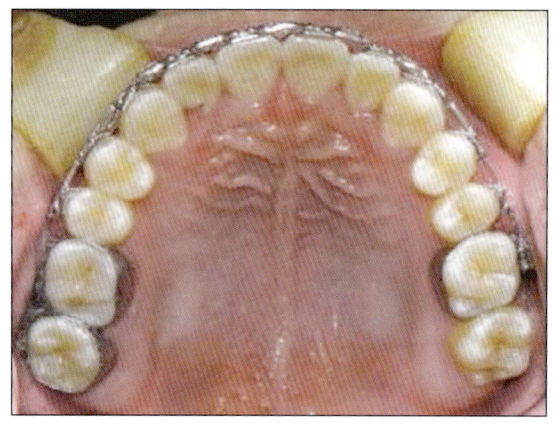

图 9-10

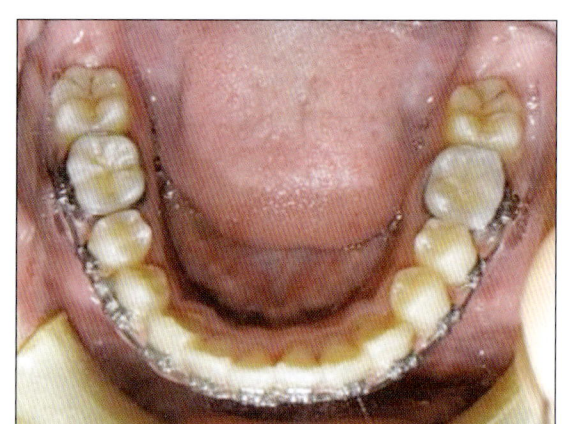

图 9-11

从这组临床矫治阶段图片，我们可以看到该患者的牙列上装配了方丝弓矫治器，下颌牙列中线不但已经正过来了，而且还右偏了一点。

该患者右侧牙𬌗进行Ⅲ类弹力颌间牵引，矫治前的偏近中的尖牙及磨牙关系已经达到了中性𬌗关系。左侧牙𬌗进行Ⅱ类弹力颌间牵引，使用了滑动杆装置，矫治前的远中尖对尖的尖牙及磨牙关系已经获得了良好的中性𬌗关系。经过洁牙治疗，口腔卫生状况已经获得改善。

讨论 1 牙列中线偏斜临床上常用的矫治手段是用橡皮圈进行颌间斜行牵引，这个病例的矫治特点之一是应用了滑动杆技术。滑动杆技术可以配合颌间牵引使磨牙、前磨牙分批后移。

回 答 此病例的中线偏移主要是下颌中线左移，上颌中线基本正常，该病例在调整中线过程中左侧上牙弓应用了滑动杆装置（图 9-9）。注意该患者两边挂的橡皮圈的力度不一样，右边用一根皮圈，左侧则用了 2 根橡皮圈牵引。这也是正畸临床上调整牙列中线不齐的常用方法之一。除了注意观察该患者上下牙列中线的变化外，还应注意该患者尖牙、磨牙关系矫治前后的变化情况。

讨论 2　这是一例 A5 颊向错位导致的中线偏斜。患者口腔卫生不佳，术前洁牙去除牙石。上颌采用了滑动杆和不对称牵引来后移 B6 和调整中线。下颌停止曲增强支抗。图 9-7 中患者下颌中线已经向右侧偏斜 1 毫米，为什么还要给下颌一个向右方力量的斜牵呢？

回　答　A5 颊向错位对上牙列中线的确有一定程度的影响，但观察图 9-1 上牙列中线与唇系带位置是一致的，其下牙列中线左侧偏斜的主要原因在于 D6 远中移位。至于下颌中线已经向右侧偏斜 1 毫米，为什么还要给下颌一个向右方力量的斜牵呢？这是采取过矫正手段，以保证矫治效果的稳定。

三、矫治后

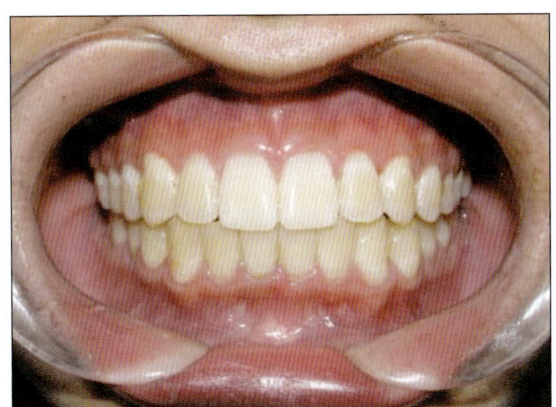

图 9-12

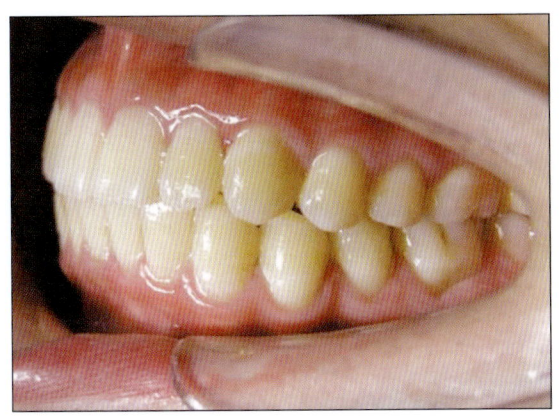

图 9-13

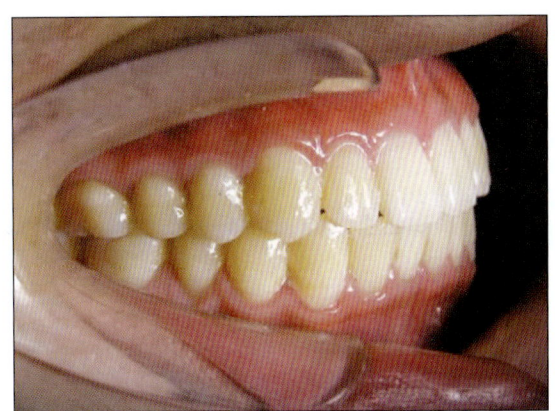

图 9-14

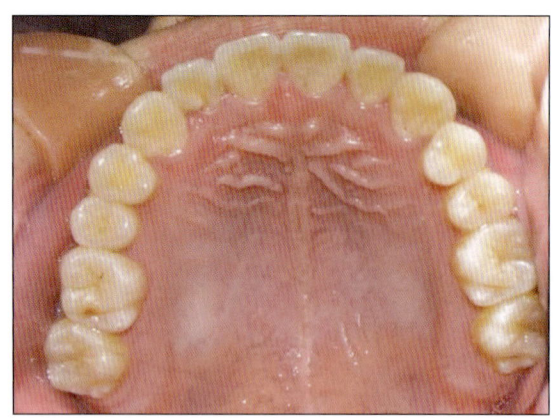

图 9-15

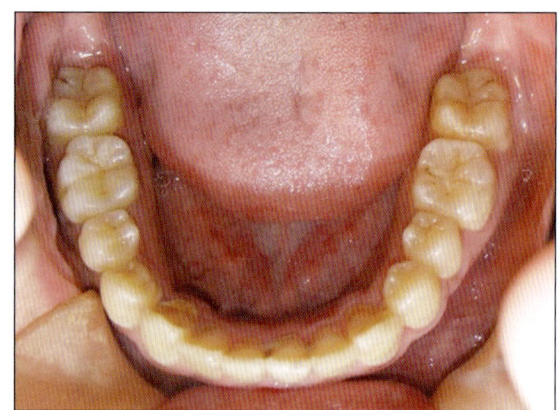

图 9-16

　　该患者采用方丝弓技术不拔牙矫治设计方案，经过 17 个月的疗程，完成治疗计划。牙齿排列整齐，上下牙列中线对齐，A5 颊向错位与 C56 呈正锁𬌗关系得到纠正；尖牙、磨牙达到中性关系，前牙覆𬌗、覆盖正常。

第十章

偏𬌗畸形的矫治

第一节　成人偏𬌗畸形矫治案例

一、矫治前

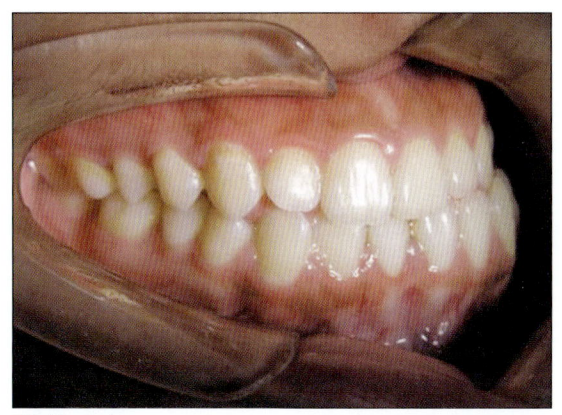

图 10-1-1

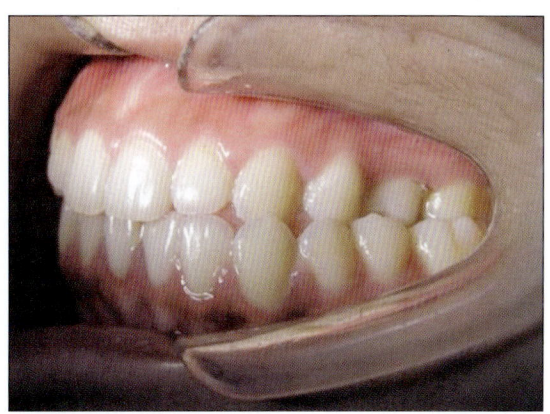

图 10-1-2

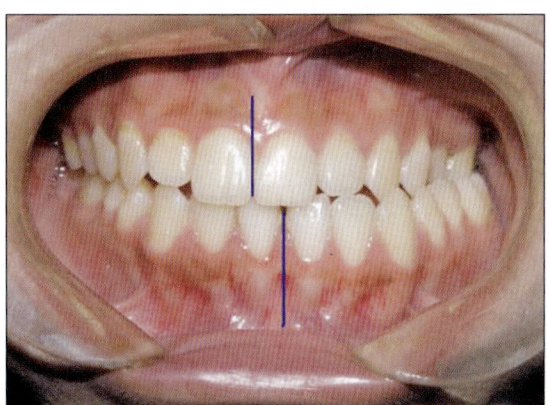

图 10-1-3

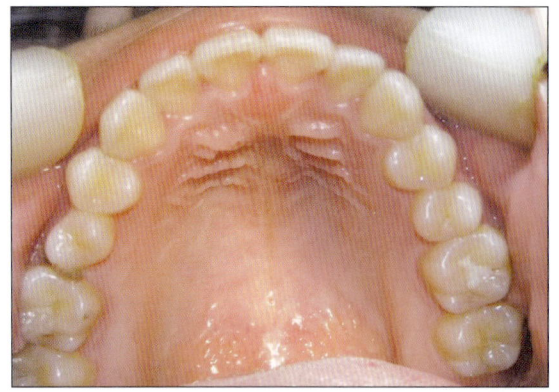
图 10-1-4

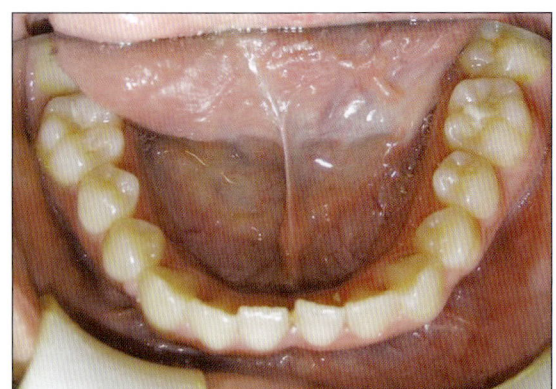
图 10-1-5

二、矫治阶段（1）

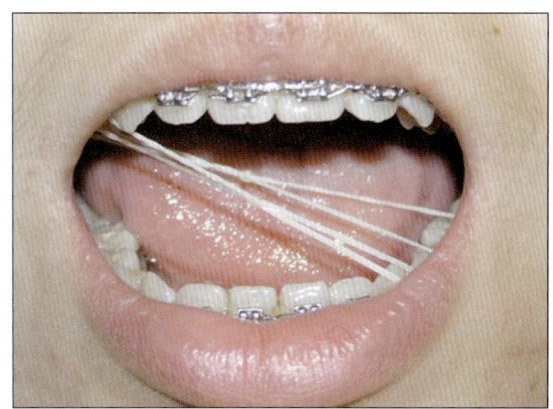
图 10-1-6

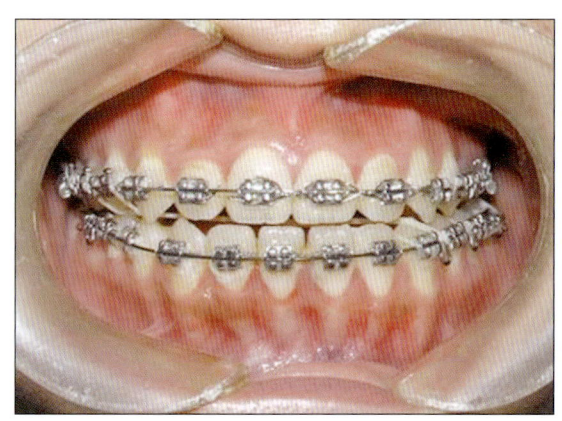
图 10-1-7

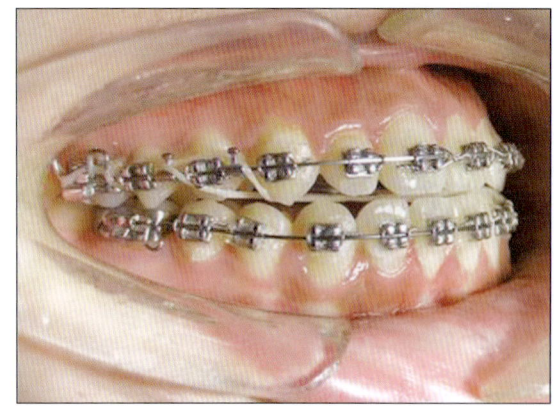
图 10-1-8

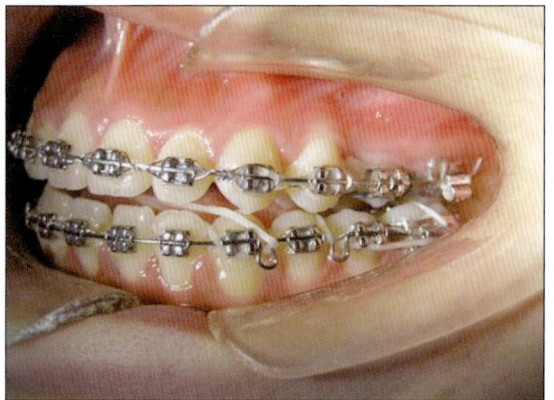
图 10-1-9

三、矫治阶段（2）

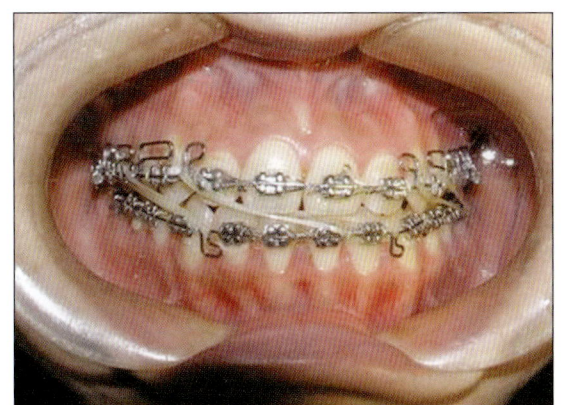

图 10-1-10

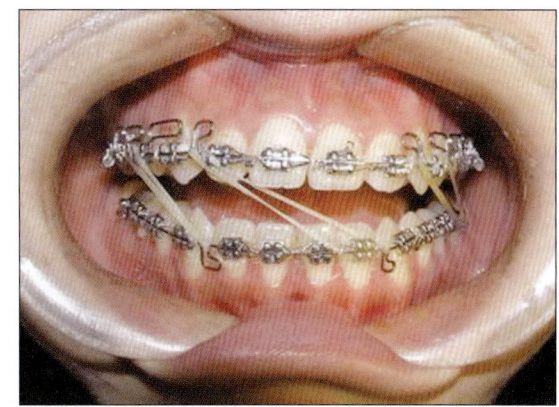

图 10-1-11

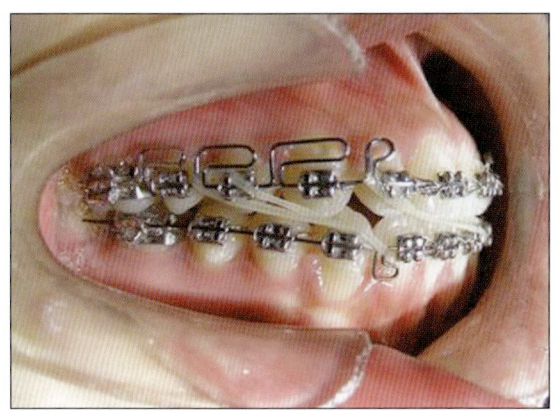

图 10-1-12

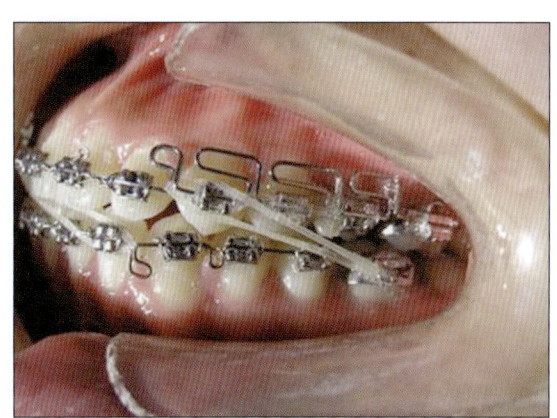

图 10-1-13

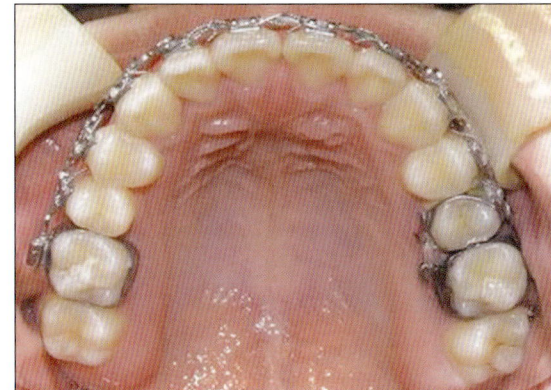

图 10-1-14

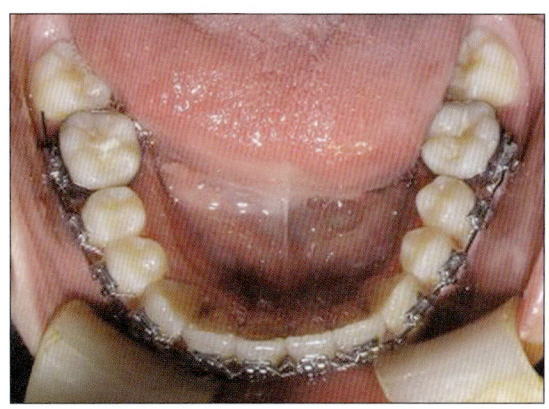

图 10-1-15

四、矫治阶段（3）

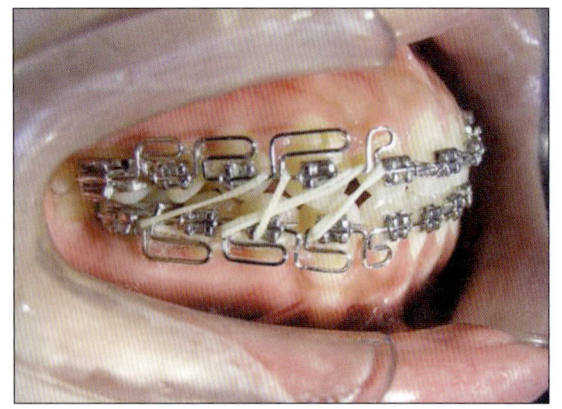

图 10-1-16

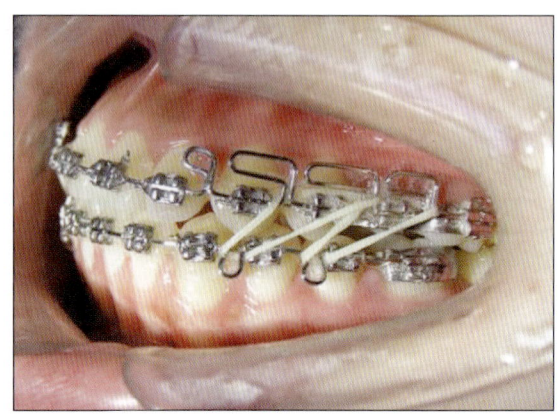

图 10-1-17

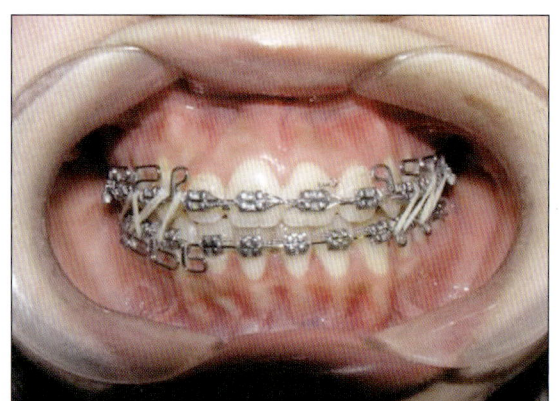

图 10-1-18

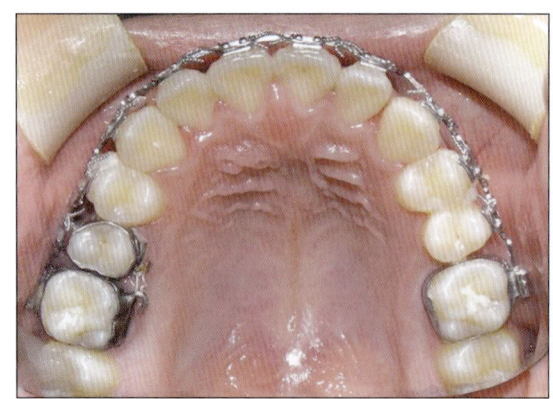

图 10-1-19

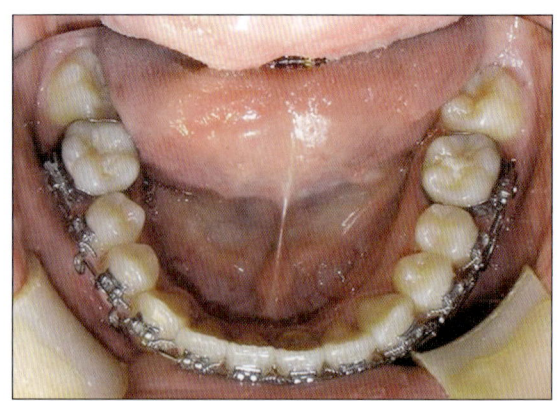

图 10-1-20

五、矫治后

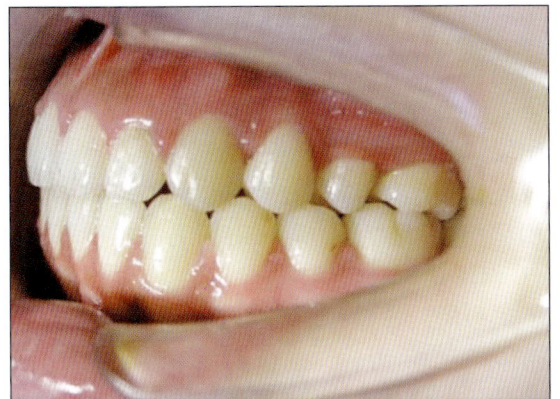

图 10-1-21

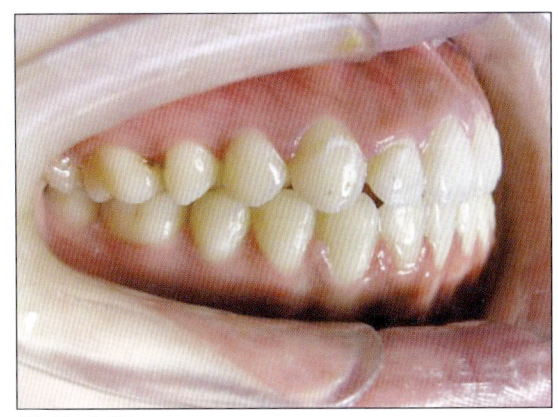

图 10-1-22

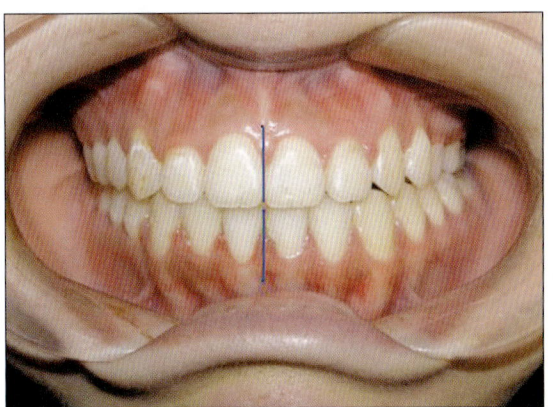

图 10-1-23

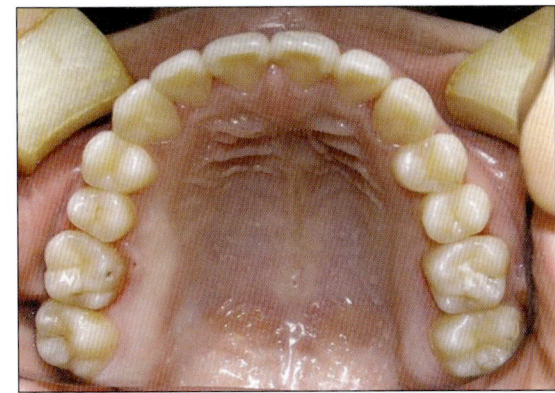

图 10-1-24

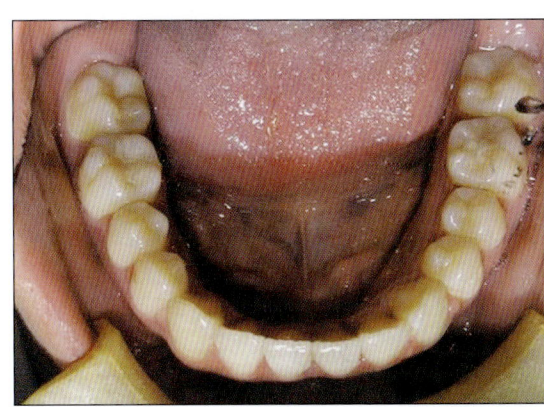

图 10-1-25

该患者女性，19 岁。颜面不对称畸形，下巴颏左侧偏斜。右侧磨牙关系中性，右侧尖牙关系中性；左侧磨牙关系近中，左侧尖牙关系近中；下牙列中线左偏 4.5 毫米；B23456、D34567 反𬌗，B5 近中唇向扭转，安氏Ⅲ类亚类错𬌗、偏𬌗。家族未发现类似错𬌗畸形病史。

治疗计划：(1) 不拔牙矫治；(2) 方丝弓矫治技术；(3) 上下牙弓交互牵引纠正偏𬌗；(4) 多曲方丝弓矫治技术调整磨牙、前磨牙咬合关系。治疗时间：16 个月。

讨论 1 两边的颌间牵引有什么作用？是不是关闭咬合间隙和调整中线的？

回　答 颌间牵引的作用是调整该患者牙列中线，建立后牙区紧密咬合关系。

讨论 2 该病例牙列中线不齐，且左侧牙弓反𬌗，在初期排齐与整平过程中左上颌有没有扩弓？还是直接用妙弓做三角牵引调整中线过程中解除的反𬌗？左下颌的妙弓为什么不是弯的靴形曲而是 Ω 曲？作用是不是一样？

回　答 是的。我们在该患者的左上颌进行了扩弓矫治，Ω 曲与靴形曲的作用不完全一样，靴形曲的作用柔和些，三维控制方面作用力强。这个病例下颌采用 Ω 曲主要作用是挂牵引橡皮圈，稳定下牙弓。

临床矫治要点分析

该患者颜面不对称，下牙列中线左偏 4.5 毫米，治疗难点在于左侧后牙反𬌗、偏𬌗。治疗计划：采用不拔牙矫治方案，方丝弓矫治技术，B5 扭转牙制作个别带环，其舌侧焊接拉钩，采用力偶技术矫正；在排齐牙列、纠正 B5 扭转（因 B5 唇面已偏向牙弓腭侧，故采取腭向扭正排齐，这样有利于矫正后的牙位稳定），上牙弓采用较粗方丝扩大牙弓，下颌采用澳丝缩小牙弓，并采用上下颌整个牙弓为支抗，交互牵引纠正偏𬌗；后期用多曲方丝弓矫治技术，颌间弹力牵引精细调整双侧磨牙、前磨牙的咬合关系。通过以上矫治手段，纠正了该患者下牙列中线偏斜，左侧后牙反𬌗、偏𬌗畸形，达到预期矫治目标。

第二节　复杂的颜面不对称畸形矫治案例

一、矫治前

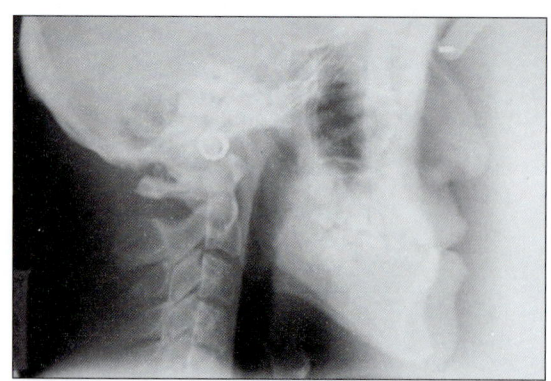

图 10-2-1

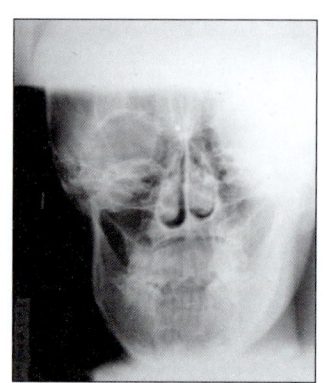

图 10-2-2

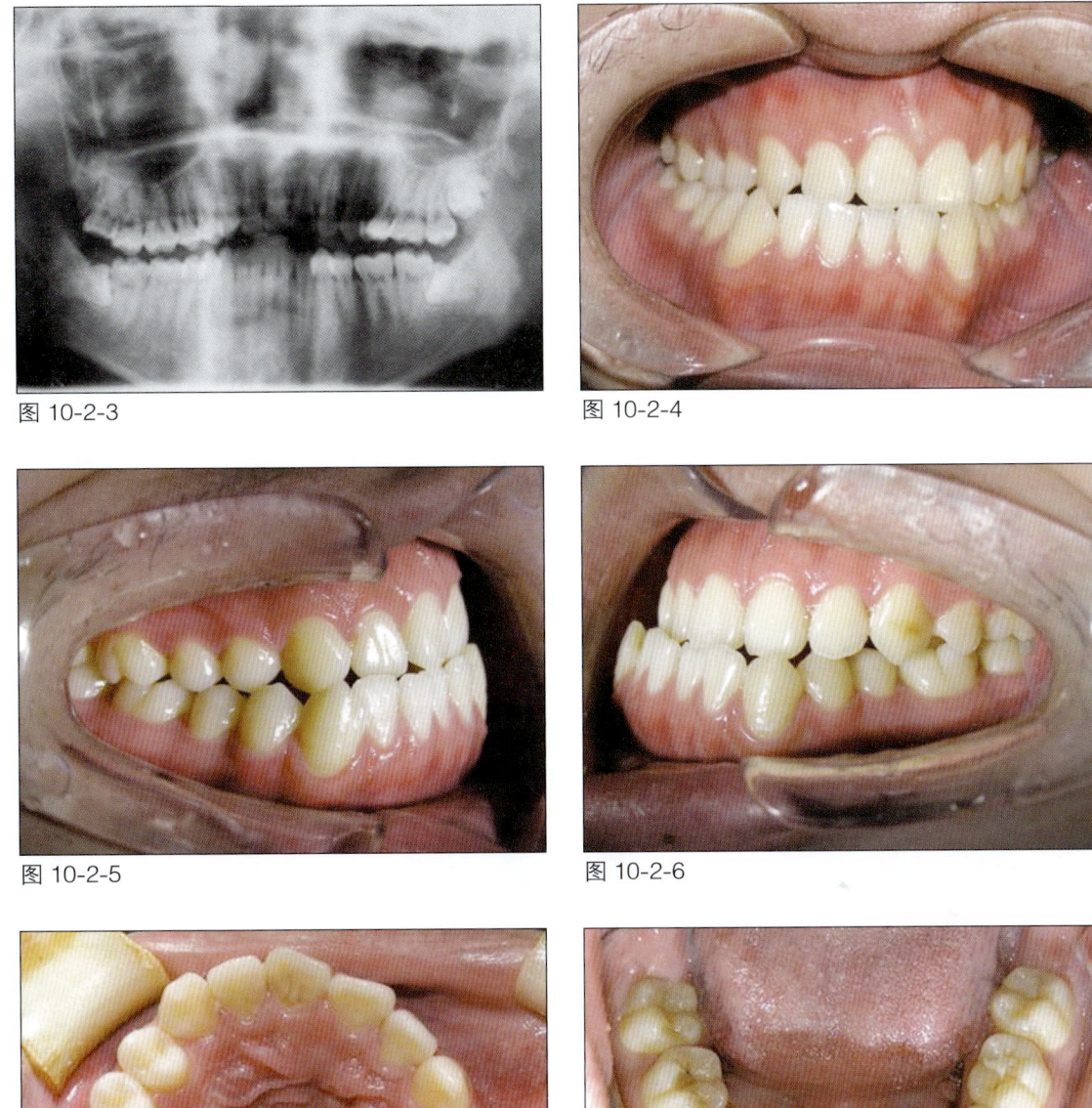

图 10-2-3　　　　　　　　　　　图 10-2-4

图 10-2-5　　　　　　　　　　　图 10-2-6

图 10-2-7　　　　　　　　　　　图 10-2-8

　　这是一位男性成人患者，错𬌗畸形表现比较复杂，有骨性偏𬌗（颜面不对称畸形）、反𬌗、牙列拥挤等。其父亲有明显的颜面不对称畸形，程度比孩子轻。单纯采用正畸技术力量能够矫治这样严重的颜面不对称畸形吗？

讨论1 （1）颜面不对称，牙齿中线明显偏斜；（2）前牙右侧反殆；（3）上颌中度拥挤，下颌轻度拥挤。

治疗计划：左侧磨牙推前牙解除反殆，同时为5推出间隙，下颌拔除两个阻生齿，上下颌Ⅲ类牵引，同时下颌加推簧推出间隙，解除下颌拥挤，最后斜牵解决中线问题。

回 答 你提出该患者左侧磨牙推前牙解除反殆，同时为5推出间隙，这个矫治思路是对的，具体实施时应加强后牙支抗。下颌拔除两个阻生齿的建议，是值得正畸医生考虑的设计方案。上下颌Ⅲ类牵引？应该指反殆侧进行Ⅲ类牵引，健侧应该采用Ⅱ类牵引。这个患者下牙列轻度拥挤，只用镍钛丝就可将其排齐。该患者系严重的骨性偏颌，单纯斜牵不能解决牙裂中线问题，要用种植钉支抗。

讨论2 单纯正畸行吗？

回 答 该患者的矫治难度太大，接受患者正畸治疗本身就是一种挑战。我认为对于那些不愿接受手术治疗的患者，正畸采用的掩饰性治疗虽然没有正颌手术效果好，但至少会给患者的容貌带来一定程度的改观。

二、矫治阶段（1）

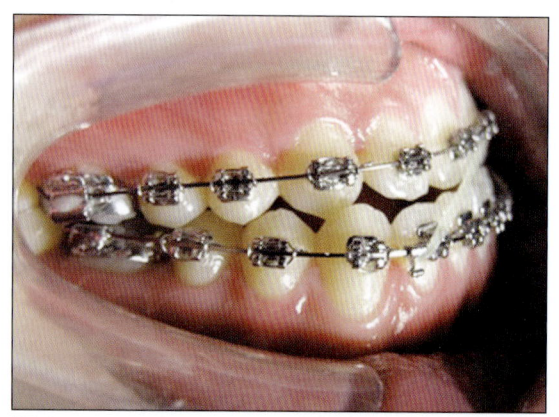

图 10-2-9

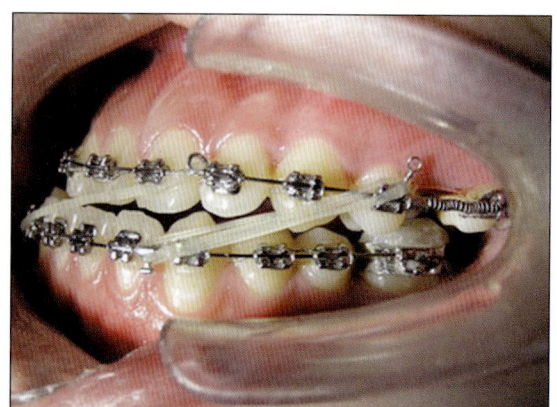

图 10-2-10

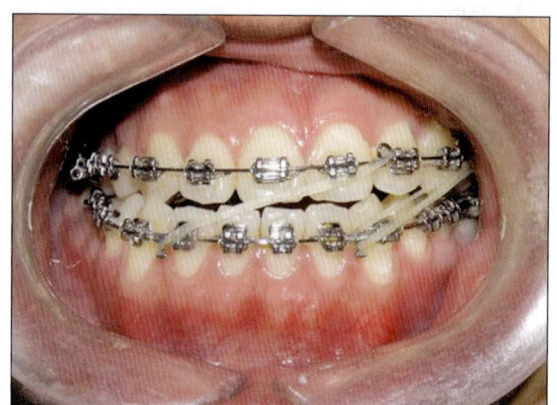

图 10-2-11

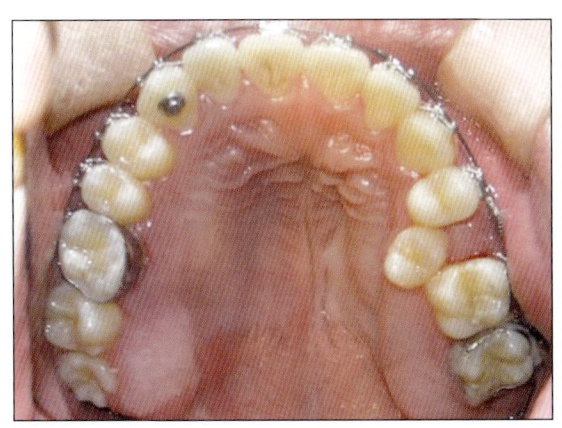

图 10-2-12

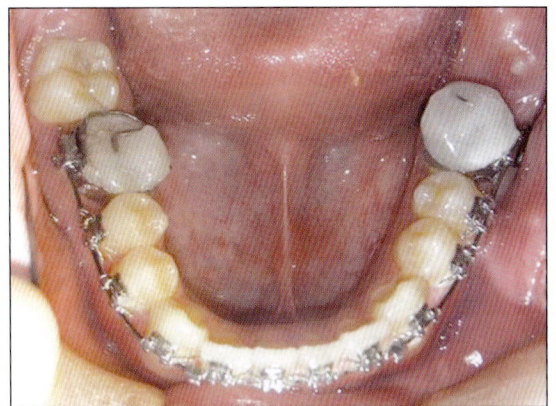

图 10-2-13

通过观察照片，你能够从专业角度发现这位复杂的骨性偏𬌗畸形（合并反𬌗畸形）的患者经过正畸治疗发生了哪些变化呢？你能够领悟到矫治构思吗？

讨论 1 如此复杂的偏𬌗畸形，上颌中线向左偏斜，下颌向右偏斜伴有前牙弓反𬌗；左上第二双尖牙完全腭向错位，Ⅲ类尖牙和磨牙关系。治疗主要是不对称斜行牵引和右侧短Ⅲ类牵引调整偏𬌗和尖牙、磨牙关系。拔除了左下颌第二磨牙，双侧下颌 6 上做固定式𬌗垫打开咬合；左上 46 之间置镍钛螺旋推簧为腭侧错位 5 开展间隙。现在看来偏𬌗已有了很大的改善。

回 答 该患者的偏𬌗已有了很大的改善。

讨论 2 该病例严重偏𬌗，且合并反𬌗畸形，上下中线都不齐，25 舌侧错位。治疗主要采用固定式𬌗垫升高咬合，解除牙尖干扰，用Ⅲ类牵引矫正反𬌗，斜向牵引矫正偏𬌗，24 与 26 上推簧，主要推前牙和 24 向前，使左上牙弓丰满，推出间隙使 25 可以排入牙列，37 拔除应该是为后移磨牙减少阻力（36 后移达到中性关系）。请问左上颌可否用磨牙推进器推前磨牙向前？

回 答 你对此病例的矫治设计思路分析得不错，左上颌可以考虑用磨牙推进器推前牙段向前的治疗手段。考虑到复诊、观察牙列变化等不方便因素，故没有采用此设计方案。

讨论 3 牙弓形态、尖牙关系中线、反𬌗均有很大改善。右下 7 是不是拔掉了，有何意义？

回 答 右下 7 拔除，为后移偏斜的磨牙提供必要的空间，便于调整磨牙关系。

三、矫治阶段（2）

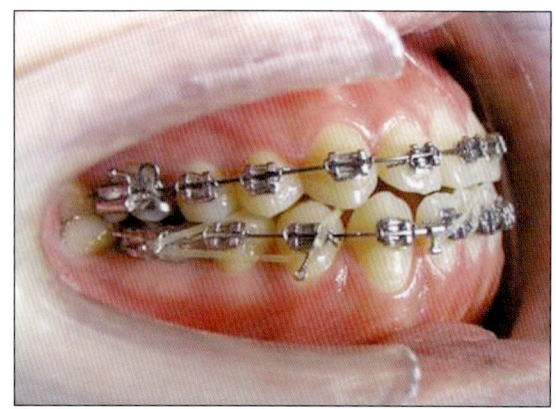
图 10-2-14

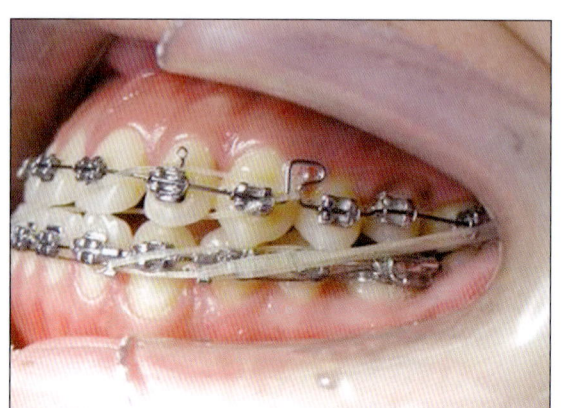
图 10-2-15

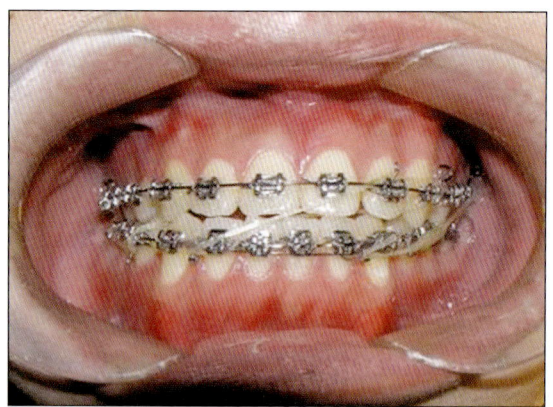
图 10-2-16

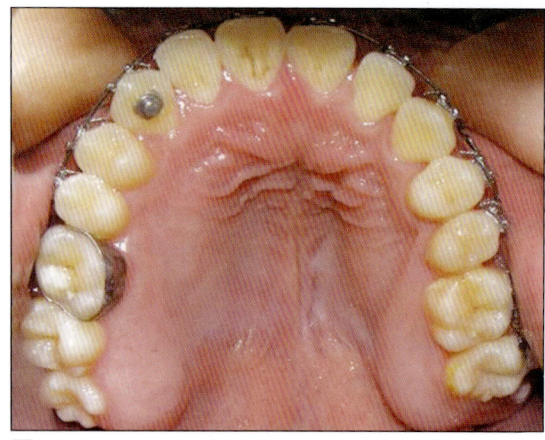
图 10-2-17

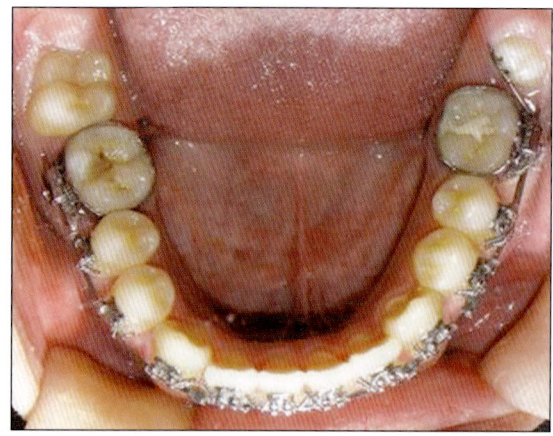
图 10-2-18

讨论 1　不知矫治到这个阶段用了多久？

回　答　矫治到目前这个阶段用了 13 个月时间。

讨论 2　这个病例是偏𬌗加Ⅲ类错𬌗，该偏𬌗是骨性的还是牙性的？从图上看该患者偏𬌗的矫正主要是扩大上牙弓，右侧后牙做了交互牵引，使右侧双尖牙区的反𬌗纠正。上前牙唇倾，B5 排入牙列，使上中线相对右移。D7 拔除，为下中线左移提供间隙。加上目前左侧做了Ⅲ类牵引和跨𬌗牵引，右侧做了Ⅱ类牵引和斜行牵引。这些独特的操作方法达到了目前的效果。请问这些牵引对 TMJ 有影响吗？矫治后会复发吗？需保持多长时间？

回　答　你对该病例的观察很仔细，对这种独特的矫治手段分析得很到位。该病例的矫治是一个比较漫长的过程，错位牙齿的移动、颌骨的改建需要时间，也需要病人主动的配合治疗。我们每次复诊都常规检查该患者的颞下颌关节，询问咀嚼功能，交代一些注意事项，至今尚未发现问题。前面的章节中有该患者的头颅正、侧位 X 线片及曲面断层 X 线片，诊断为骨性偏𬌗。该患者的父亲也是骨性偏𬌗畸形。关于复发问题，我认为该患者腭侧错位的 B5 排入牙列后对上颌牙弓形态的改观、上下颌尖牙磨牙关系的调整以及偏𬌗矫治后的稳定性提供了极为有利的条件。总地来讲，该病例矫治后保持时间应该相对长一些，应根据患者戴保持器期间随访反馈的情况决定时间长短。

第三节　复杂的颜面不对称畸形矫治分解过程

一、尖牙移动变化

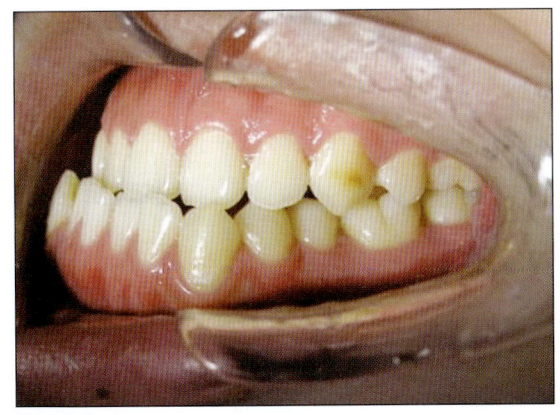

图 10-3-1

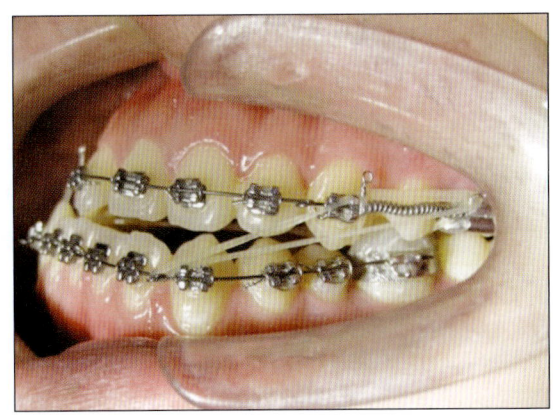

图 10-3-2

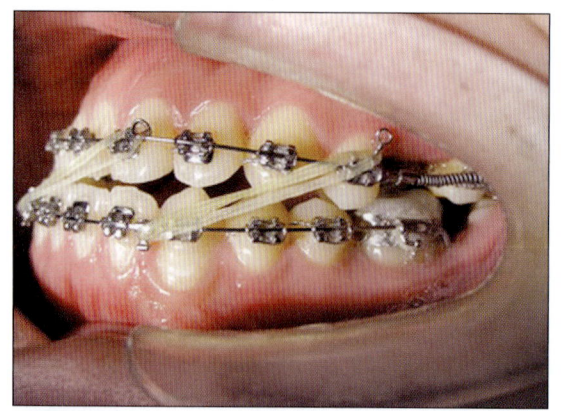

图 10-3-3

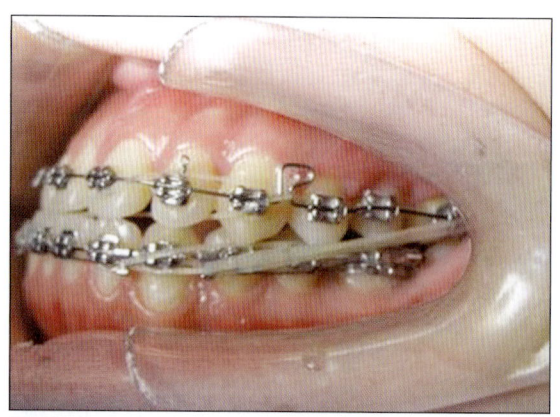

图 10-3-4

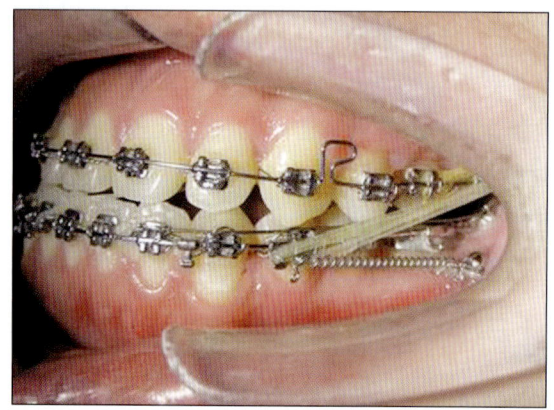

图 10-3-5

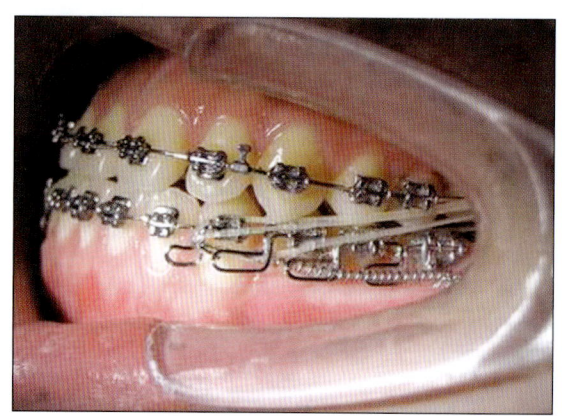

图 10-3-6

你能从骨性偏𬌗案例矫治中的尖牙移动变化组图中看到正畸医生采用了哪些矫治手段与技巧吗？

讨论 1 严重骨性偏𬌗反𬌗，两下 6 固定式𬌗垫打开咬合，排齐整平牙弓；不对称斜行牵引调整中线、尖牙和磨牙关系；左上颌采用镍钛螺旋推簧为腭侧错位 5 开展间隙。拔除了左下 7 是为矫正偏𬌗做不对称牵引提供间隙吗？另外，固定式𬌗垫是双侧还是单侧？

回　答 固定式𬌗垫常规是双侧应用。固定式𬌗垫一般用在双侧同名磨牙上，且要高度一致，达到平衡咬合。

讨论 2 这个病例没有用磨牙推进器效果也很好呀？

回　答 这是一例偏𬌗反𬌗的病例，骨性畸形，难度极大；左侧上下尖牙间距是两个牙位，近 14 毫米。照片中尖牙已有一个牙位的改善，效果明显；下颌 6 用了过渡式𬌗垫，打开咬合，使前牙在牵引过程中没有早接触或对𬌗牙牙尖干扰。

二、腭侧错位双尖牙变化

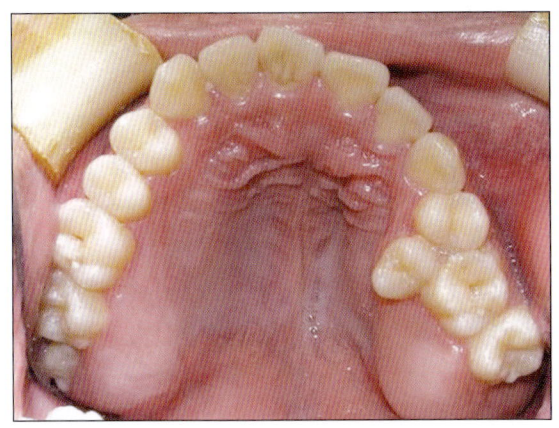
图 10-3-7

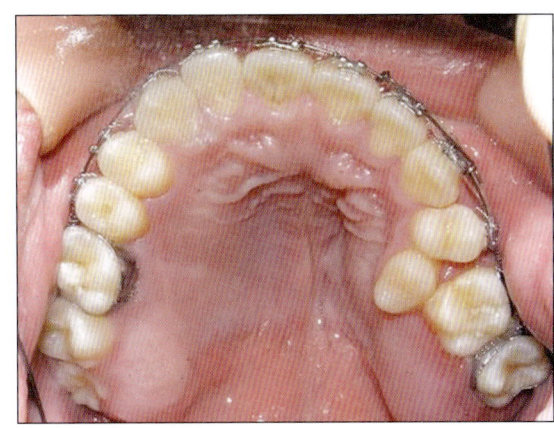
图 10-3-8

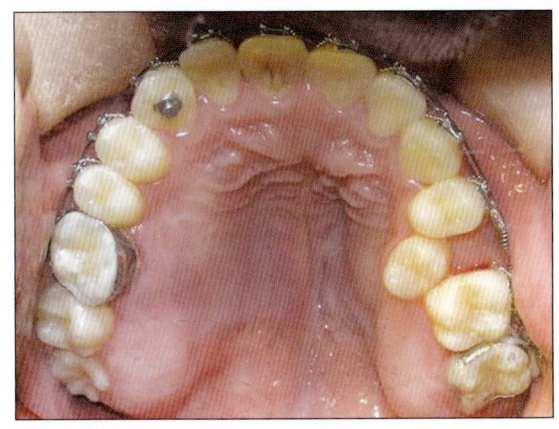
图 10-3-9

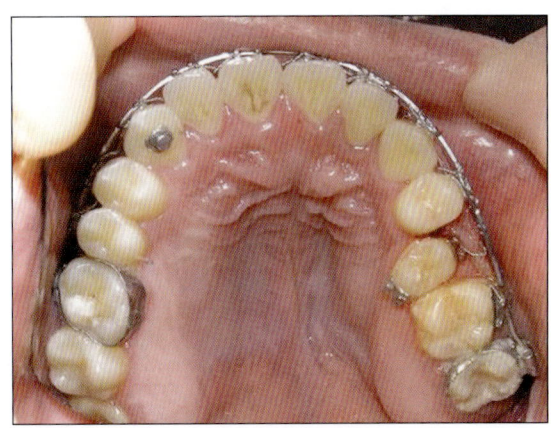
图 10-3-10

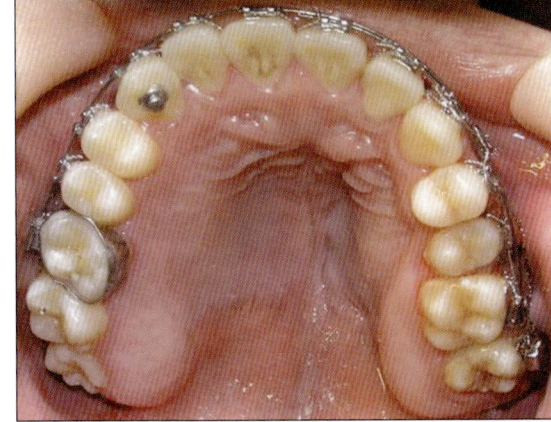
图 10-3-11

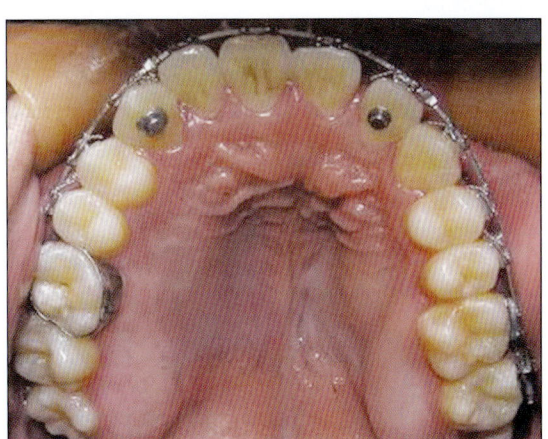
图 10-3-12

请说说正畸医生使用了哪些方法与技巧？

讨论 1 抬高咬合，镍钛螺旋推簧开辟间隙，同时 4 和 6 的扭转得到矫正，间隙扩展够后，拆除 6 带环，7 上带环，是否为 7 的调整做准备，并避免 5 和 6 间出现间隙？不知另一侧 3 舌侧纽有何用途？

回 答 该患者没有用 6 带环，6 上粘结的是方丝弓磨牙托槽，7 上的是带环；采用正畸手段镍钛螺旋推簧开辟间隙，为腭侧错位的 5 提供排入牙列空间，同时使 4 和 6 的扭转得到矫正；另一侧 3 舌侧粘结纽扣主要做跨颌斜行牵引挂橡皮圈用。

讨论 2 为什么要采取那么复杂的治疗方案呢？正畸采用的方法应该越简单越好，那个牙在弓外，我认为拔掉可能更好些，方法简单又不太影响患者的功能。

回 答 这个病例是骨性偏𬌗加反𬌗，复杂的治疗设计应该是一次正颌外科手术加术前、术后 2 次正畸治疗。正畸采用的方法应该越简单越好，这话值得思考，但我们在临床上需要采取复杂治疗手段时还是得采用。

三、上下牙列中线变化

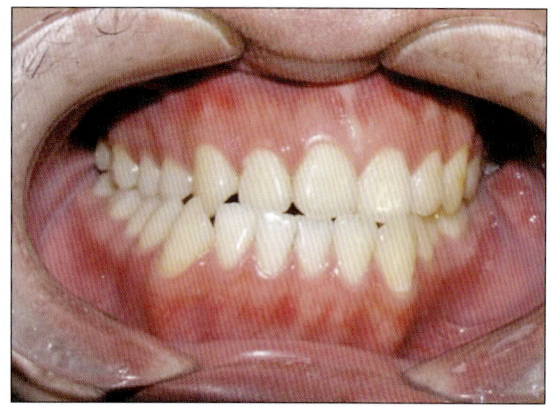

图 10-3-13

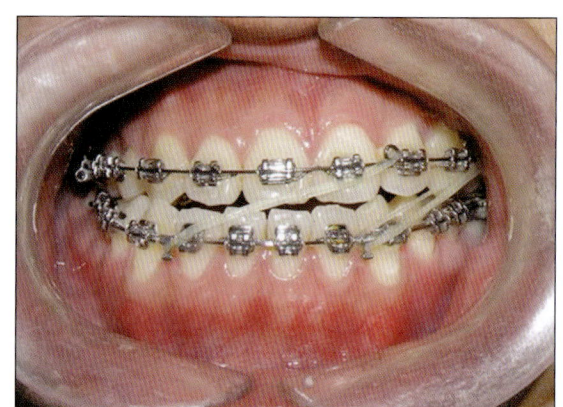

图 10-3-14

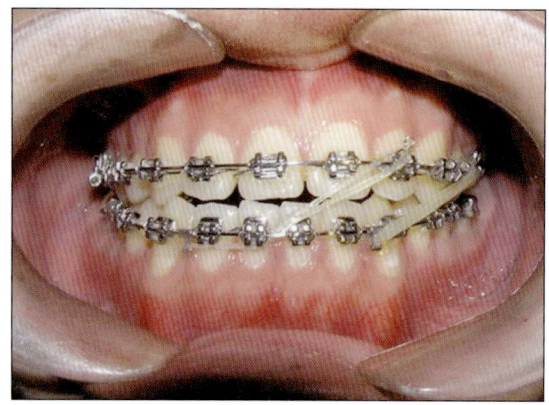

图 10-3-15

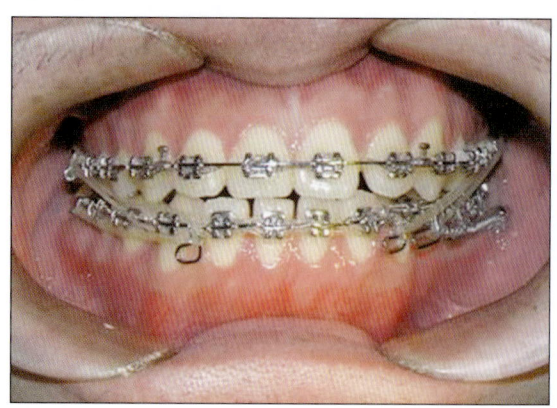

图 10-3-16

请仔细观察患者牙列有什么变化？你认为关键的矫治进展体现在哪个方面？

讨　论　这个病人多大年龄？双侧下颌骨是否对称？我有一位患者也是偏𬌗，曲面断层X线片显示两侧长度不协调，这种情况单纯正畸矫治能行吗？

回　答　这个病人19岁，双侧下颌骨不对称畸形，属于外科手术正畸病例。对这种类型的骨性偏𬌗病例来说，手术与正畸联合治疗是最佳选择，单纯正畸矫治只能达到掩饰治疗的效果。

第十一章

开𬌗畸形的矫治

第一节　MEAW 技术矫治开𬌗案例

一、矫治前

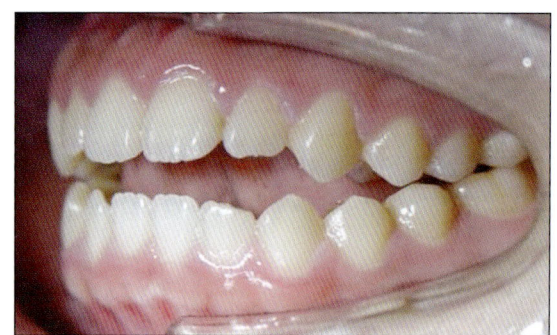

图 11-1-1

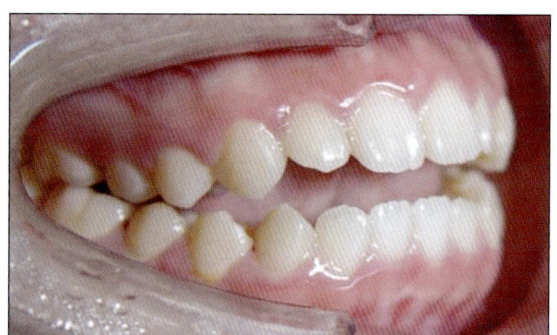

图 11-1-2

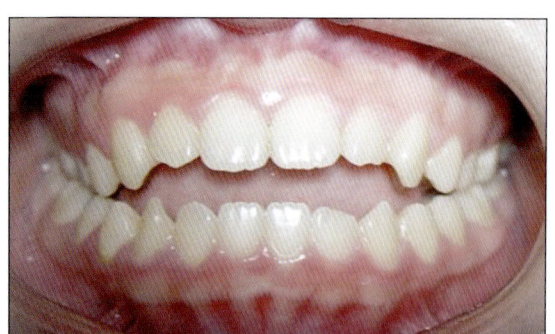

图 11-1-3

二、矫治阶段（1）

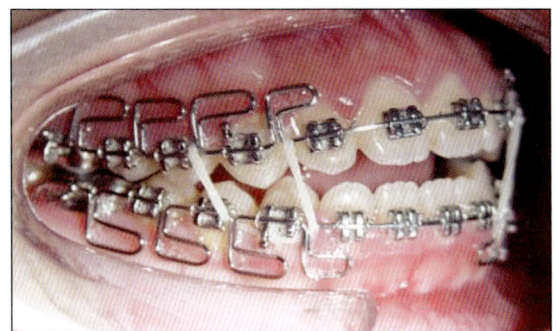

图 11-1-4

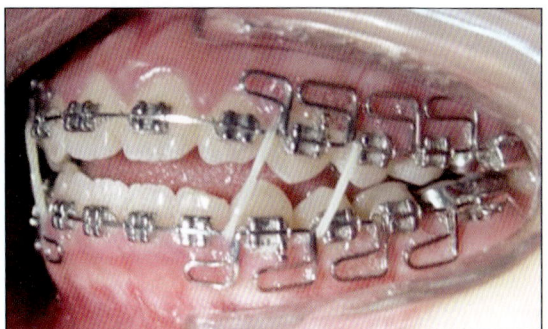

图 11-1-5

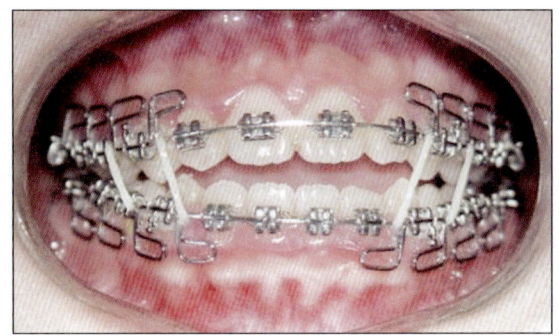

图 11-1-6

三、矫治阶段（2）

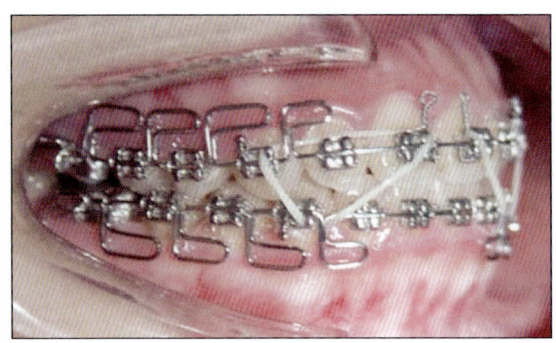

图 11-1-7

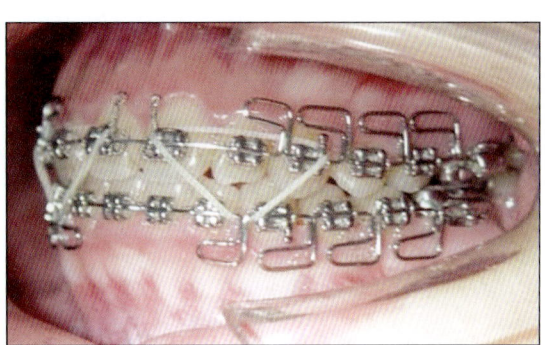

图 11-1-8

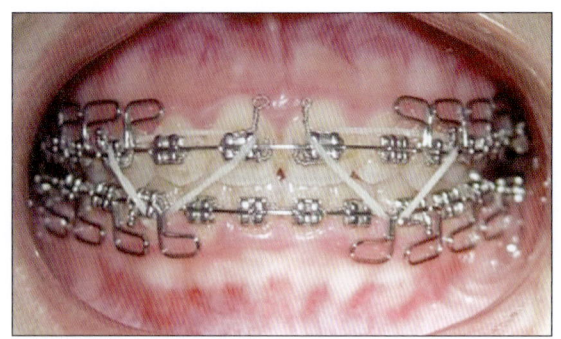

图 11-1-9

四、矫治后

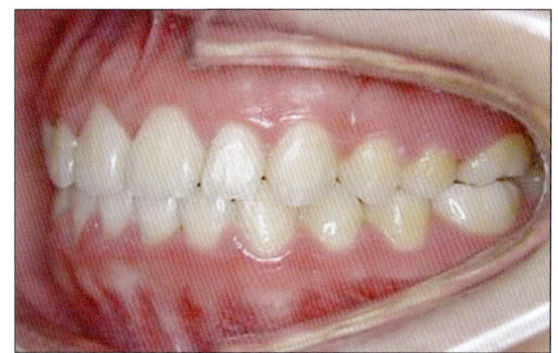

图 11-1-10

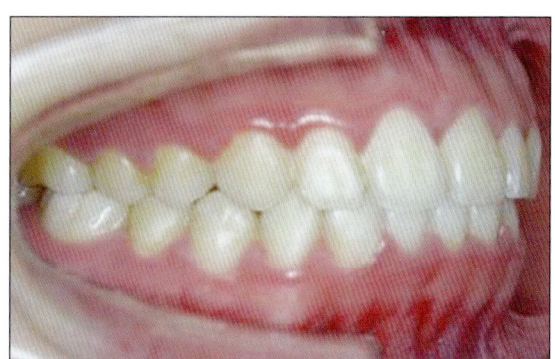

图 11-1-11

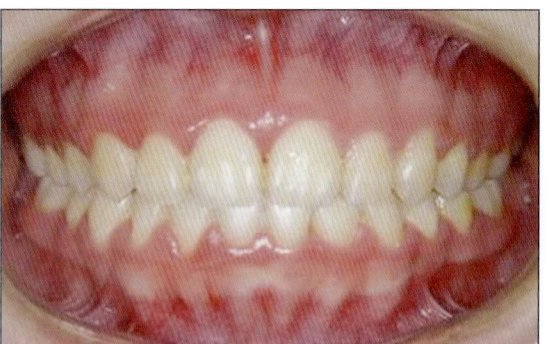

图 11-1-12

五、保持阶段

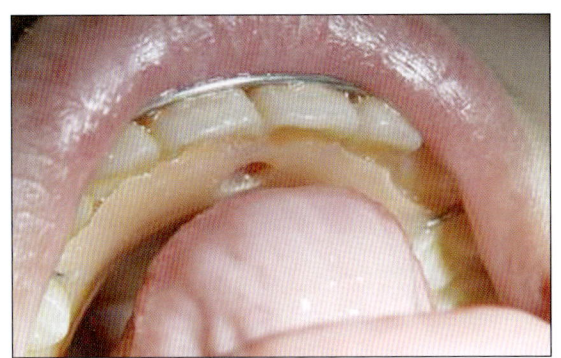

图 11-1-13

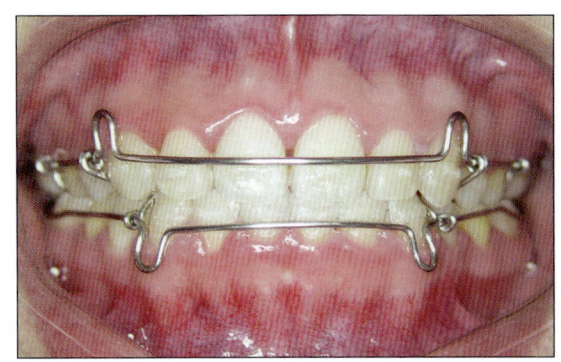

图 11-1-14

该患者女性，初诊年龄 16 岁，有不良吐舌习惯病史。广东洪宝医生运用多曲方丝弓技术矫治获得成功，整个矫治疗程 18 个月。请根据该患者不同矫治阶段典型的临床照片，谈谈你的见解。

讨论 1 该患者的整个治疗过程只用了多曲方丝弓牵引吗？前牙建立正常覆𬌗所需要的间隙哪里来呀？是不是靠 MEAW 技术竖直后牙提供？

回 答 治疗过程不可能只用多曲方丝弓牵引，MEAW 牵引是较为重要的治疗阶段。MEAW 技术竖直后牙能提供部分间隙，还有在上颌采用扩弓技术也可以获得一部分间隙。

【注：多曲方丝弓应在牙列排齐、间隙关闭后使用】

讨论 2 竖直后牙为什么不直接在平直弓丝上用后倾曲，而用这么复杂的弓丝呢？

回 答 （1）常规的矫治技术在平直弓丝上加后倾曲，直立的磨牙是近中的升高而不是远中的压低。这样的方法没有矫治开𬌗所需的"楔形效应"，对矫治开𬌗不利。

（2）MEAW 由于增加了弓丝的长度而产生了持久的后倾力，再配合前牙区的垂直牵引磨牙产生了远中压低而近中不升高的矫治力，这样开𬌗就得以矫治。

讨论 3 这根弓丝上有没有做什么特殊的处理？是不是非要加牵引？

回 答 多曲方丝弓矫治开𬌗，上下牙弓从第一双尖牙开始逐一加了后倾曲。前牙区的垂直牵引是必需的，而且需要持续牵引力。如果没有前牙区的垂直牵引则开𬌗会更加严重。如果病人不能配合，就不宜采用多曲方丝弓治疗。

第二节 改良式上下颌环绕式保持器

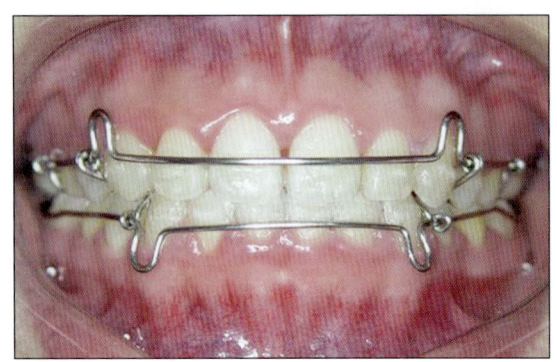

图 11-2-1

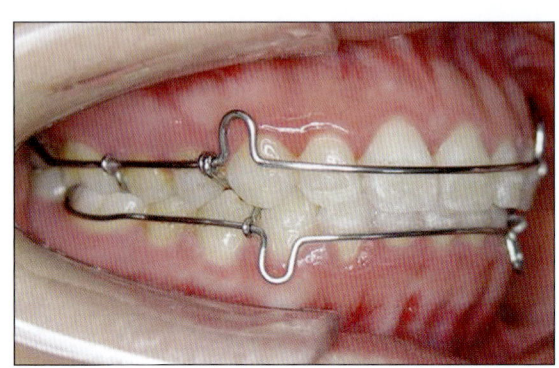

图 11-2-2

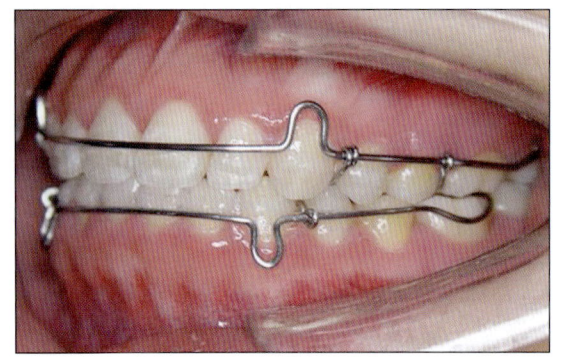

图 11-2-3

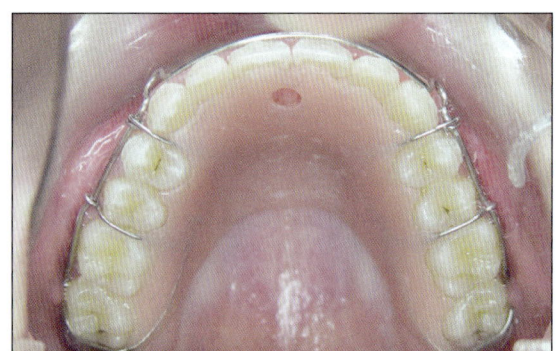

图 11-2-4

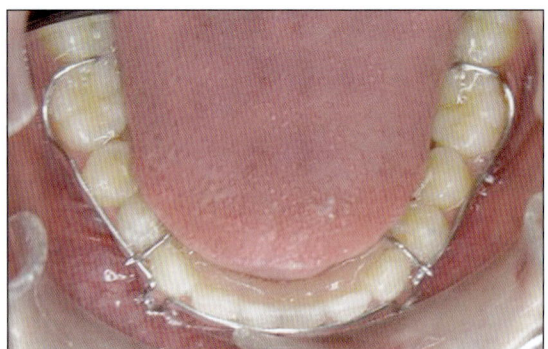

图 11-2-5

洪宝医生矫正的开𬌗病例引起了广泛的关注，大家同时对他设计的改良式上下颌环绕式保持器也产生了极浓厚的兴趣。上图展示该病例开𬌗矫治完成后，佩戴改良式上下颌环绕式保持器的状况。

讨论 1 我看到这个保持器很特别，能专门介绍一下吗？

回 答 开𬌗病例矫治结束后，如何稳固新建立起来的上下前牙的覆𬌗、覆盖关系是正畸临床上防止复发的要点。由于传统的活动保持器垂直方位的保持功能较弱。洪宝医生针对开𬌗病例特点设计了改良式上下颌环绕式保持器，即在尖牙远中和第一磨牙近中设置了越𬌗细连接丝（采用直径 0.7 毫米不锈钢丝制作），将环绕式唇弓与基板连在一起，这样改进的保持器稳固性能好，并且在上下颌 4 到 4 唇面堆砌牙釉质粘结剂形成阻挡门坎，以便双曲唇弓能够稳固地放置于牙颈 1/3 处，有效防止牙齿朝龈向回缩导致复发。另外洪宝医生在上颌保持器的切牙乳头处设计了舌位置诱导孔，嘱患者舌尖舔此孔，破除不良吐舌习惯，消除导致开𬌗复发可能存在的不利因素。以上措施均达到了良好的保持效果。

讨论 2 为什么要用改良式上下颌环绕式保持器呢？

回 答（1）环绕式保持器的弹性好，可以轻松地越过堆砌牙釉质粘结剂形成阻挡门坎，传统的保持器没有环绕式保持器弹性好。

（2）不知大家是否注意到上下颌的 U 形曲比传统的 U 形曲小，这是为了与堆砌牙釉质粘结剂形成的阻挡门坎相接触，不让前牙复发。

（3）切牙乳头处设计了舌位置诱导孔，患者舌尖舔此孔有利破除不良吐舌习惯，消除导致开𬌗复发可能存在的不利因素。

（4）越𬌗细连接丝（采用直径 0.7 毫米不锈钢丝材料制作）将环绕式唇弓与基板连在一起，但是不要焊接，焊接后会影响环绕钢丝的滑动性，不能很好地关闭拆除带环所遗留的间隙。

以下是环绕式保持器的制作步骤：

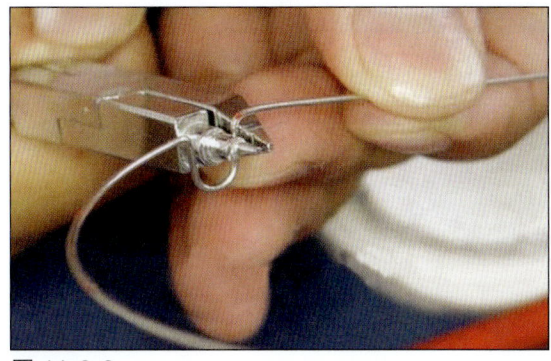

图 11-2-6

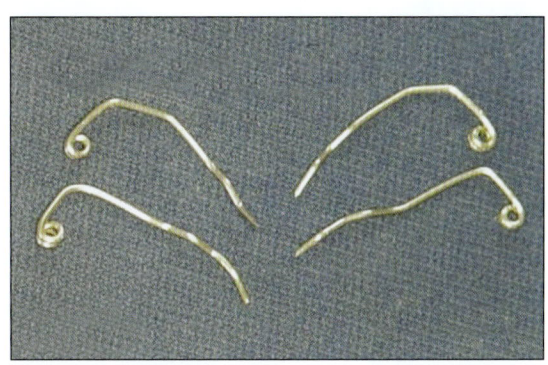

图 11-2-7

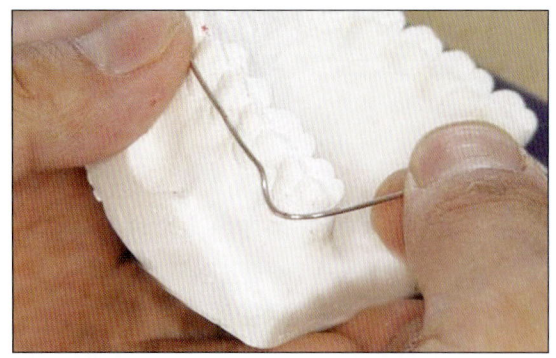

图 11-2-8

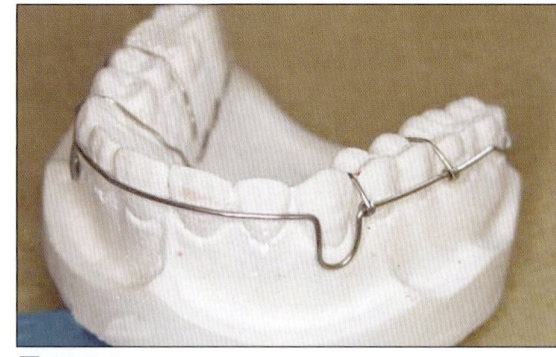

图 11-2-9

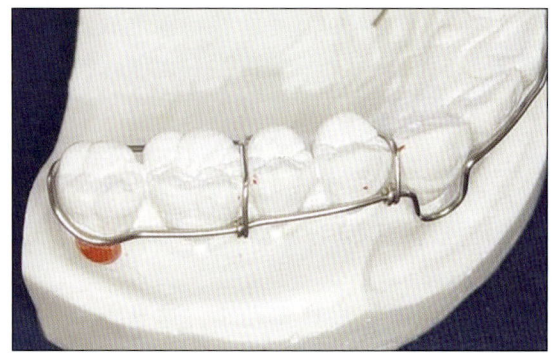

图 11-2-10

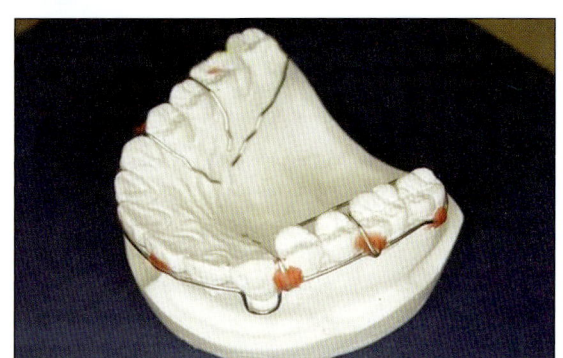

图 11-2-11

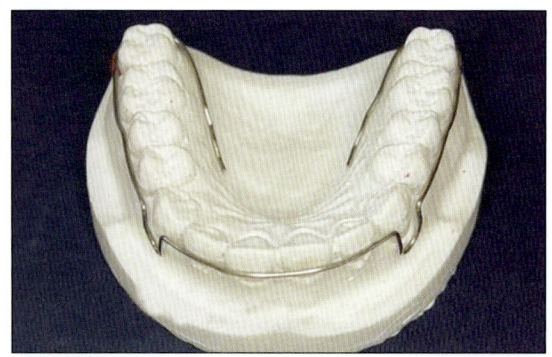

图 11-2-12

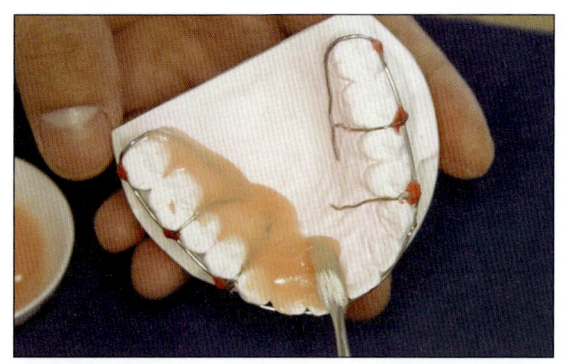

图 11-2-13

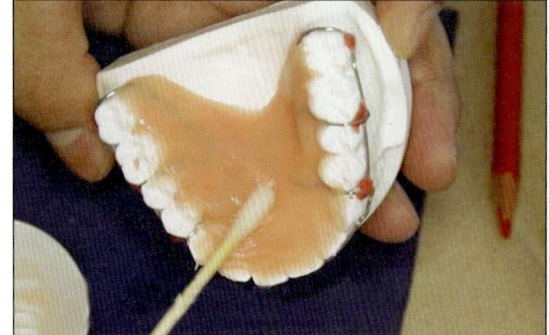

图 11-2-14

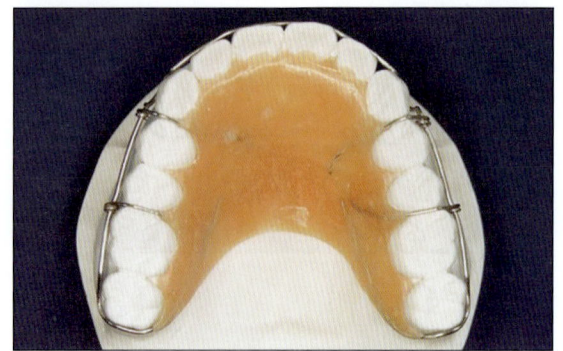

图 11-2-15

第三节 外地赴武汉矫治开𬌗畸形案例

一、该患者赴武汉初诊时正畸检查状况

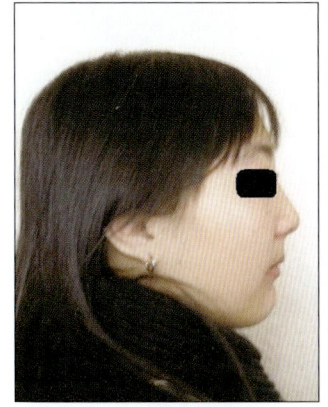

图 11-3-1

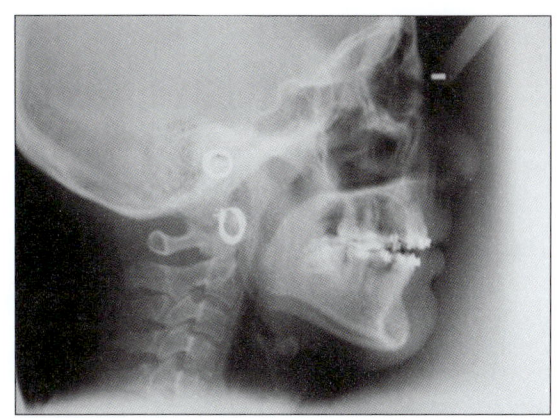

图 11-3-2

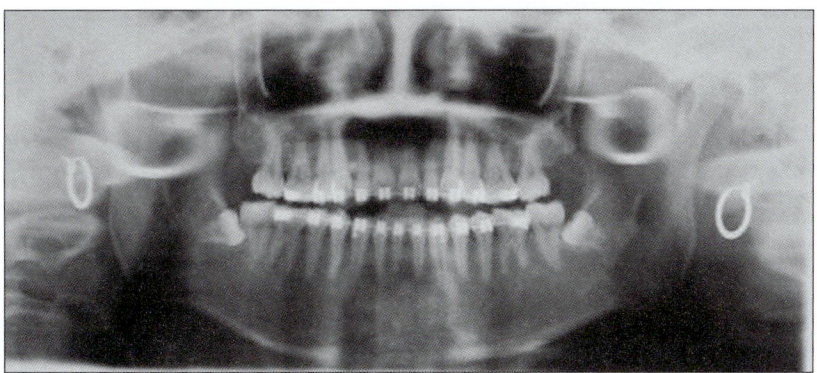

图 11-3-3

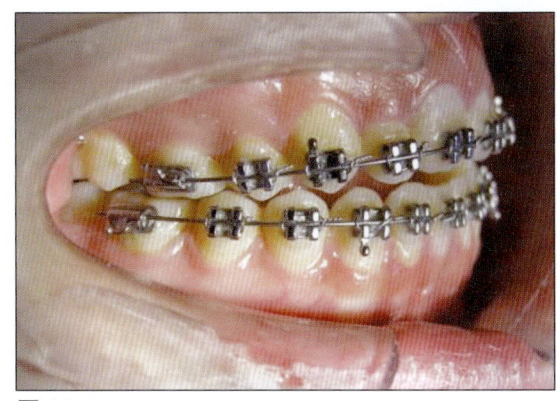

图 11-3-4

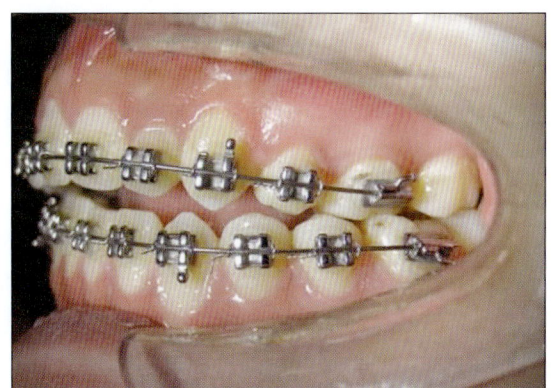

图 11-3-5

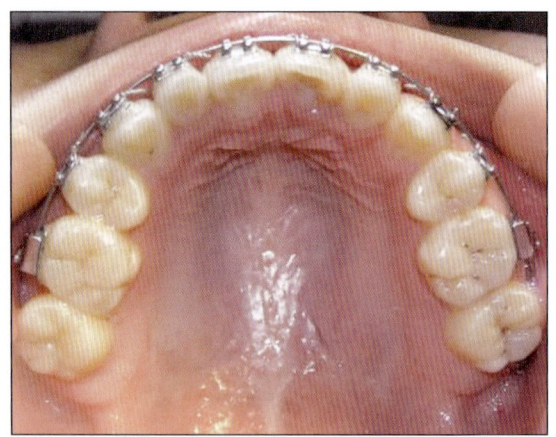
图 11-3-6

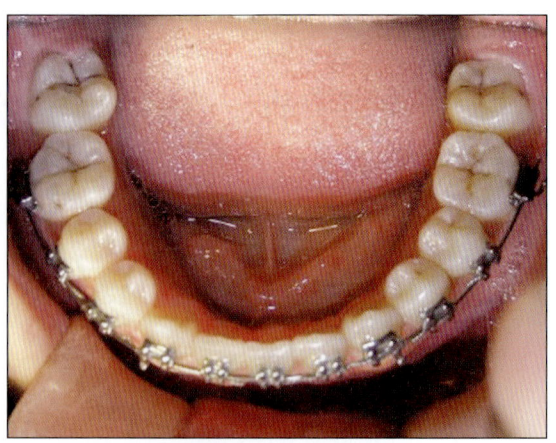
图 11-3-7

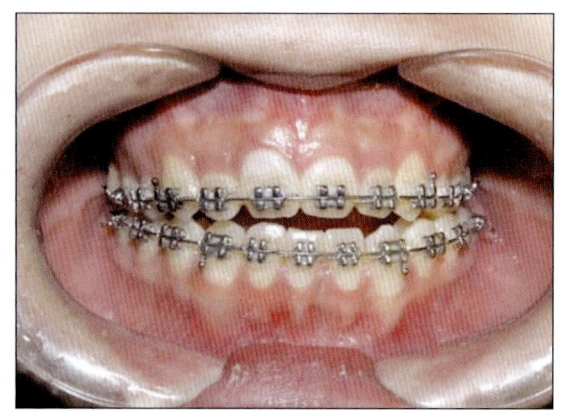
图 11-3-8

该患者女性，21岁，三年前曾在南方某城市接受固定正畸治疗，矫治后发现上下牙齿对不拢，咀嚼困难，十分苦恼。从以上图片资料看，你认为她的牙列状况目前存在什么问题？

讨论 1 该患者最初的错𬌗表征不明，初步怀疑是Ⅱ类1分类下颌后缩，伴先天缺一颗下前牙的病征。骨Ⅱ类，均角。正畸治疗了三年，上牙都闭隙结束了，如果最初没有开𬌗，在矫治中却出现了开𬌗，那可以肯定是上后牙支抗垂直向失控造成的。目前从𬌗面照片看，上下牙弓宽度不协调，尤其下牙弓整个扩开了，弧形很难看，不稳定。

讨论 2

(1) 前牙区呈梭形开𬌗，咀嚼困难。
(2) 上颌缺少两颗双尖牙，下颌缺一切牙，两下颌8阻生，两上颌8缺失。
(3) 上牙弓存在牙量不调，中线不齐。
(4) 我觉得上前牙的托槽粘贴位置太靠切端，可能是造成前牙开𬌗的一个原因。

讨论 3

(1) 从目前图片看，上下牙弓间隙已关闭。
(2) 全景片观：前牙区根直立，下颌两侧 6 向近中倾斜，两侧 7 伸长，两侧 8 阻生于 7 颈缘之下。
(3) 前任医生在做 Ⅱ 类颌间牵引时上颌后牙支抗没有控制，造成下颌后牙向近中倾斜伸长，为开𬌗奠定了基础。

矫治方案：
(1) 该患者的矫治一切得重新开始，托槽需要更换，尤其是上颌牙弓，应采用细丝排齐牙列；下牙需片釉获得更多间隙，改善弓形。第二阶段多做垂直牵引，前牙建𬌗。
(2) 我认为这次治疗要去掉该患者所有的托槽，将前牙的托槽粘贴时稍靠龈端；将上下颌 7 纳入矫正系统，加装带环，加强后牙区支抗，在 6 带环上焊托槽；初步排齐与整平后，用 MEAW 矫治前牙开𬌗；考虑拔除两侧下颌阻生智齿。

二、矫治阶段（1）

经过重新装配矫治器 2 次复诊后牙𬌗像

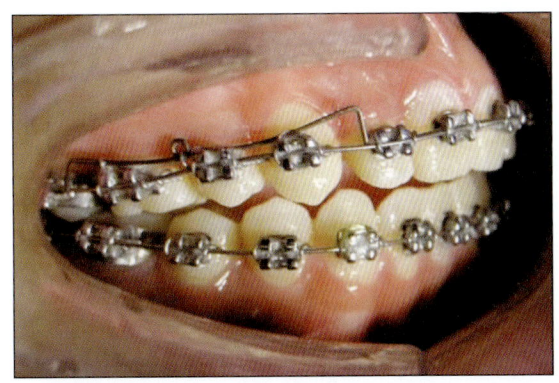

图 11-3-9

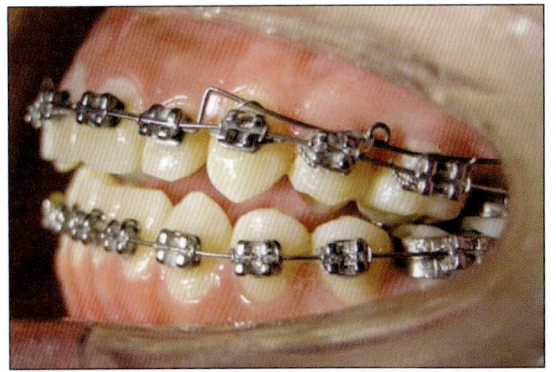

图 11-3-10

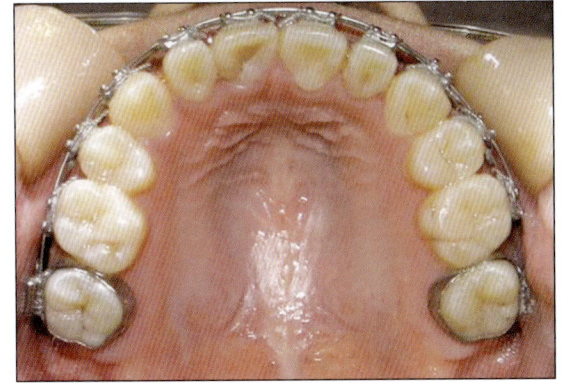

图 11-3-11

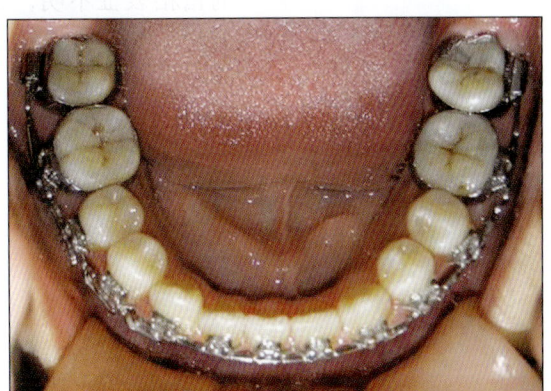

图 11-3-12

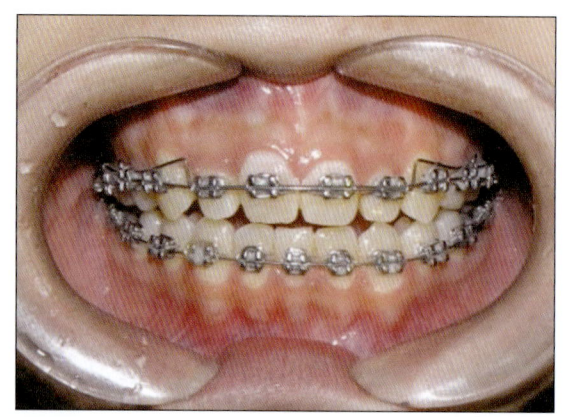

图 11-3-13

经过对比你能发现我们采取了什么矫治措施吗？

讨论 1 对比发现该患者重新粘结了上下颌固定矫治器，第二磨牙纳入了矫治系统。不知上颌的弓丝起什么作用？
回　答 上颌用的是改良多用途辅弓，起到伸长前牙、压低后牙的作用。
讨论 2 辅弓上的小圈曲有何作用？
回　答 用来结扎固定辅弓，有利于调整改良多用途辅弓加力。

三、矫治阶段（2）

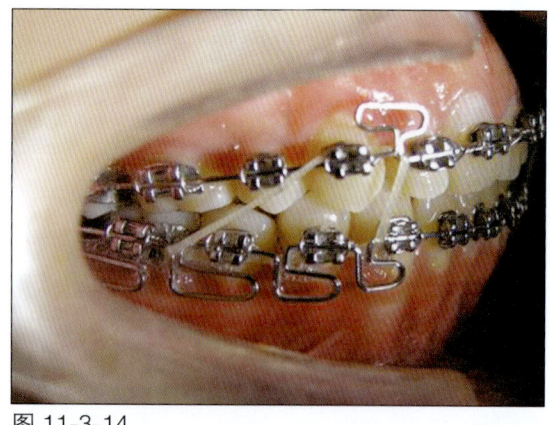

图 11-3-14

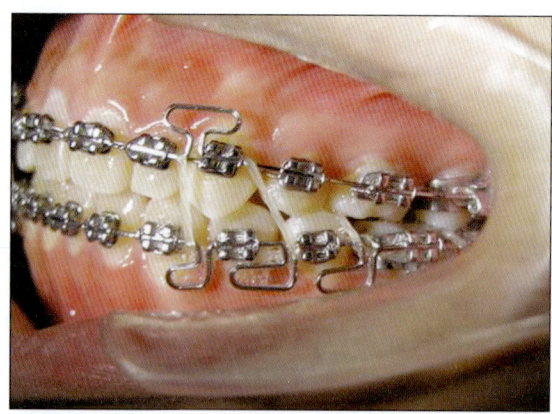

图 11-3-15

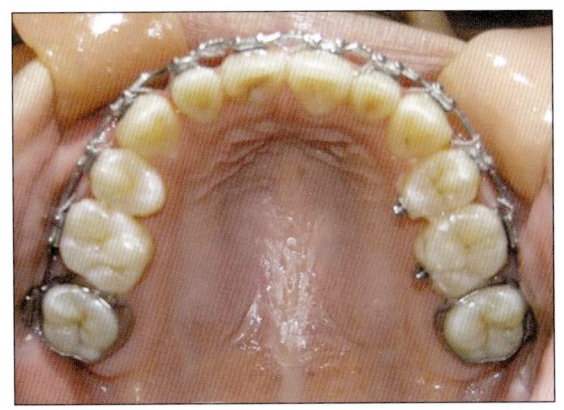

图 11-3-16

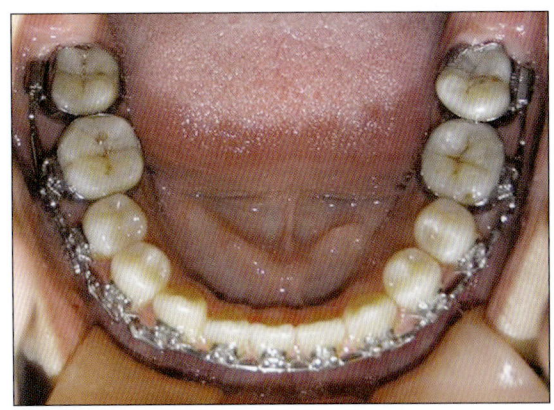

图 11-3-17

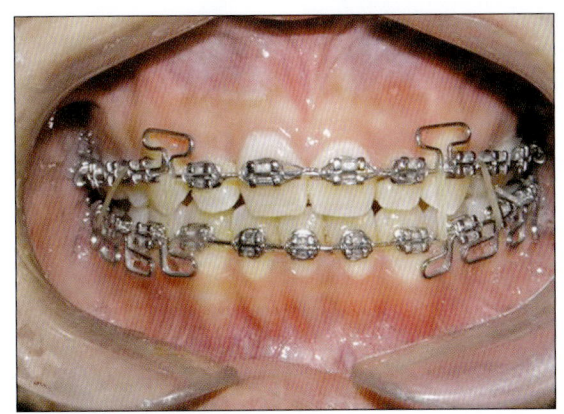

图 11-3-18

通过图片对比，你发现牙列状况发生了什么变化？医生又采用了哪些矫治手段？

讨论1 该患者咬合关系已得到明显改善，尖牙关系也已调整得非常漂亮，请问左上5、6的反殆是否正在通过颌间交互牵引解除反殆？

回　答 你分析得不错，左上5、6反殆正在通过颌间交互牵引进行矫治。

讨论2 多曲方丝弓只是为了牵引，还是在垂直牵引的同时，每个曲都向龈方加了角度呢？

回　答 我们在主弓丝的多个靴形曲上加了角度。

讨论3 该患者上下颌牙量不调，咬合怎么调得这么好呢？

回　答 下颌3切牙的确对咬合的调整带来不少困难。这个病例上侧切牙比正常窄，这给前牙的咬合调整带来了有利的条件。如果上切牙正常，可以适当邻面去釉或通过适当地改变牙轴倾度来协调Bolton值。后牙区调至完全远中关系，建立尖窝交错的咬合同样会取得稳定的矫治效果，但是要牺牲下颌的中线。

四、矫治后

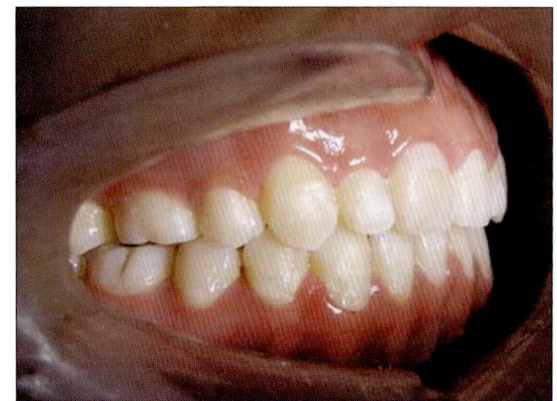

图 11-3-19

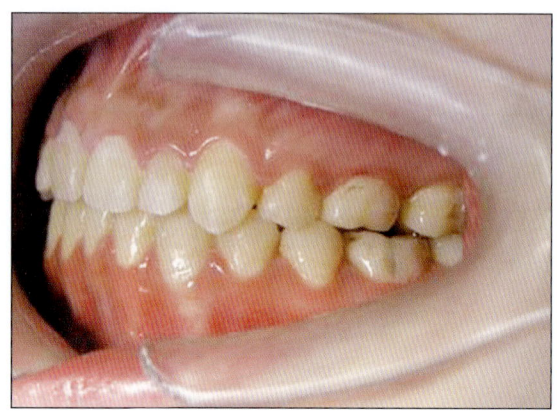

图 11-3-20

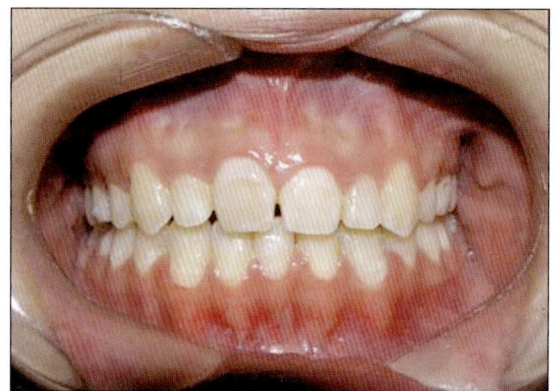

图 11-3-21

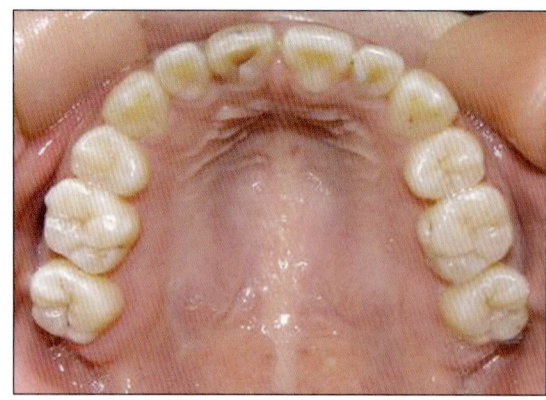

图 11-3-22

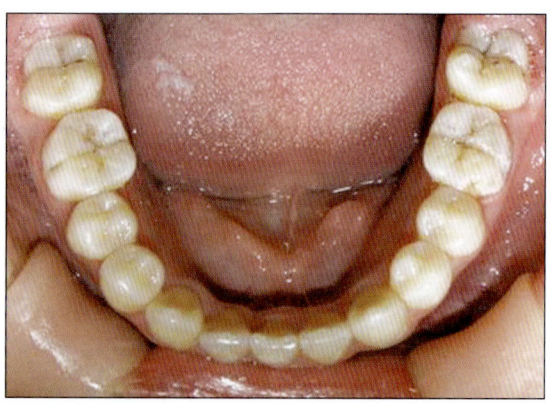

图 11-3-23

第四节 腭网矫治器的临床应用

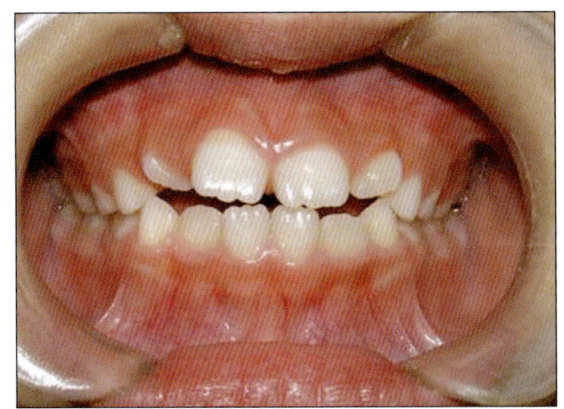

图 11-4-1

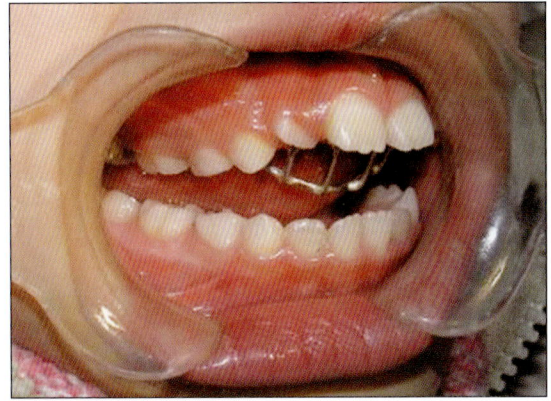

图 11-4-2

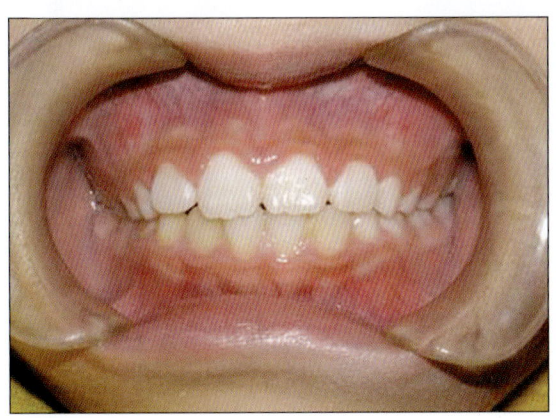

图 11-4-3

这个小姑娘的前牙开𬌗是由于吐舌习惯造成的，我们在临床上采用了一个简单的破除不良习惯矫治装置——腭网矫治器。经过半年多时间治疗，达到了良好的矫治效果。

讨论 1　下颌的舌栅也是用于治疗吐舌习惯造成开𬌗的，腭网矫治器和舌栅的矫治原理一样吗？

回　答　是的，它们的矫治设计原理都是破除不良吐舌习惯。

讨论 2　这个病例就这么简单矫正好了吗？

回　答　这类病例的矫正首先是要破除不良习惯，所以用了腭网矫治器，后期该患者用了片段弓技术排齐了上颌四个切牙。

讨论 3 阻止吐舌习惯后牙弓会自然恢复吗？需不需要特别处理？

回 答 纠正了小患者的不良吐舌习惯后，牙弓一般会自行调整到一个比较接近正常的覆𬌗、覆盖关系。个别牙齿的不齐，宜采用片段弓矫治技术排齐。

讨论 4 早期的矫治有什么要注意的呢？

回 答 （1）及时阻断口腔不良习惯。

（2）依据病史临床检查 X 线头影测量等资料综合分析，做出个性化的矫治设计。

（3）依据病因选择矫治技术，充分考虑可能出现的问题及对策。

（4）针对病因配合功能训练，防止复发。

第五节　上颌侧切牙低位致前牙局部开𬌗矫治案例

一、矫治前

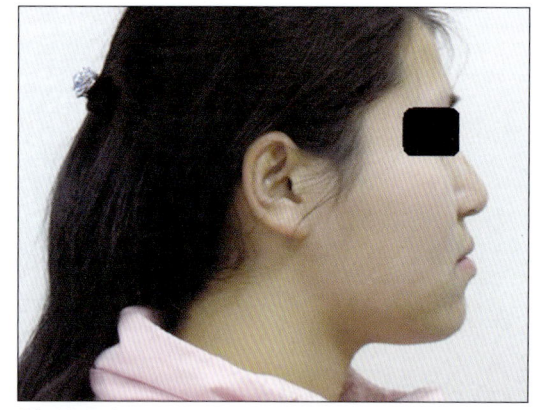

图 11-5-1

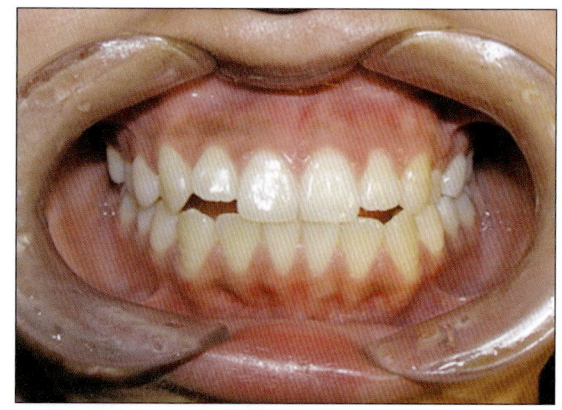

图 11-5-2

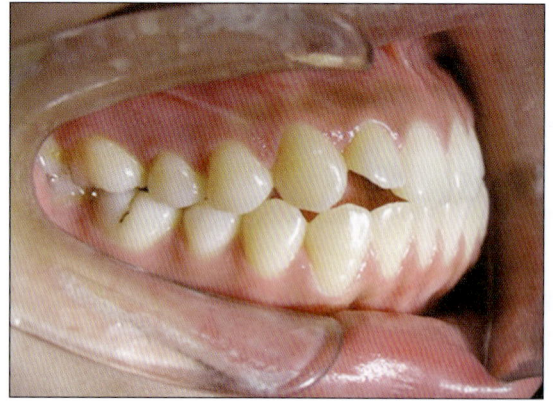

图 11-5-3

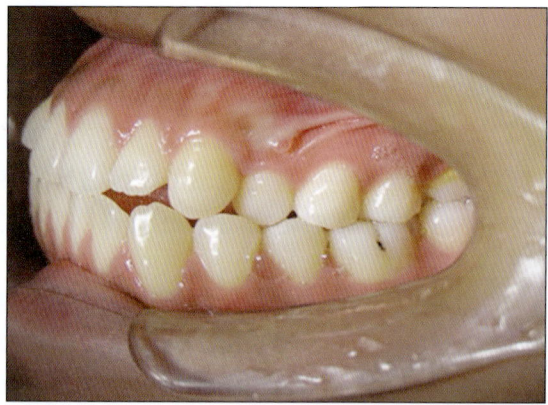

图 11-5-4

第十一章 开𬌗畸形的矫治

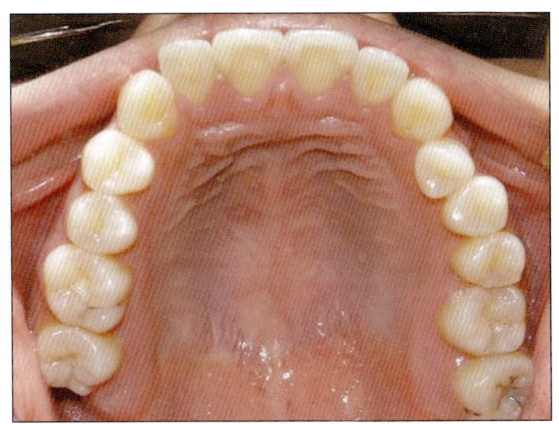

图 11-5-5

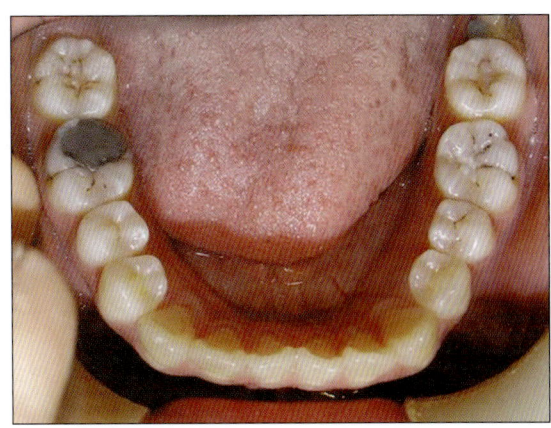

图 11-5-6

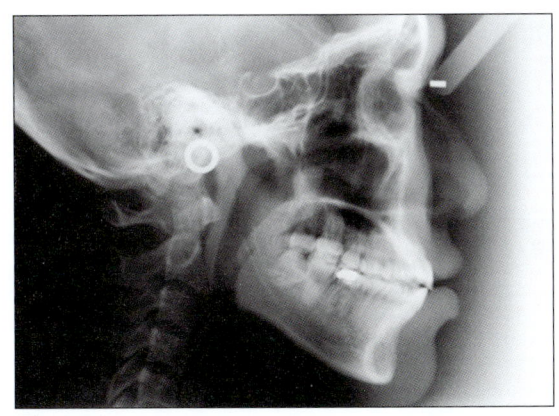

图 11-5-7

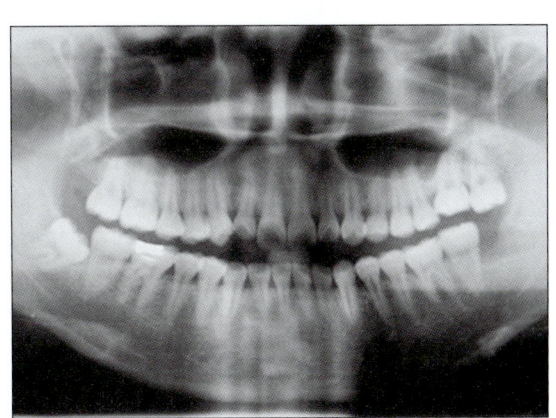

图 11-5-8

　　该患者女性，初诊年龄 21 岁，是一例上颌侧切牙低位致前牙局部开𬌗案例。请你依据该病例医学图片资料，列举其牙列错𬌗畸形的问题清单，分析其矫治难点及谈谈你的矫治思路。

讨论 1　该患者左上颌怎么有 4 个前磨牙呀？好像最前面的那个是乳牙？
回　答　你可能看走眼了，应该是 3 个前磨牙，最前面的那个不是乳牙。
讨论 2　从头颅侧位定位 X 线片看，该患者下颌平面较高，上颌发育不足，前牙覆𬌗较浅，上下牙列轻度拥挤。我的矫治设计方案：
方案 1：拔牙矫治，拔除 4 个 5。
矫治思路依据：该患者上下牙列轻度拥挤，上下前牙直立，高角型。这些特征都倾向于拔牙矫治。
方案 2：不拔牙矫治，上下牙列排齐后，采取 MEAW 技术垂直牵引，矫治开𬌗。
矫治思路依据：该患者侧貌是直面型，虽然有额外双尖牙，但全颌曲面断层 X 线片显示同侧无第三磨牙；上下牙列排齐后，可以采取 MEAW 技术矫治。

矫治难点：若设计不拔牙矫治前牙易出现开𬌗和反𬌗，但我个人还是倾向于选择不拔牙矫治。还有患者左上长了 3 个前磨牙，临床很少见。

回　答　很欣赏你的观察能力和分析能力！3 个前磨牙也看得清清楚楚，这种情况临床上确实比较少见，它给我们的矫治设计方案带来许多新的问题。

讨论 3　我认为她的矫治难点是：(1) 高角；(2) 不良伸舌习惯。我的矫治思路：拔左上 5 矫治，左上 6、7 前移建立正常咬合，两个上侧切牙垂直牵引，升高牙齿。

回　答　你提出拔除左上 5 的矫治设计是临床上可供选择的治疗方案之一。

讨论 4　该患者两侧切牙低位，前牙区个别牙开𬌗，覆𬌗覆盖浅；左上颌多一额外双尖牙，磨牙关系偏近中，可采用不拔牙矫治（额外双尖牙可予保留，全颌曲面断层 X 光片显示同侧无 8）；排齐整平可伸长两侧切牙，解除开𬌗，建立正常覆𬌗，配合Ⅲ类牵引调整磨牙关系，不知对不对？

回　答　你观察得很仔细，并且看到全颌曲面断层 X 线片显示同侧无 8，提出额外双尖牙可予保留，你对该患者的分析和处理与我的矫治思路吻合。

二、矫治阶段

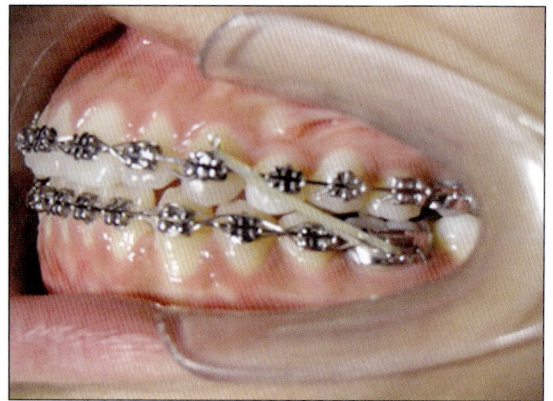

图 11-5-9

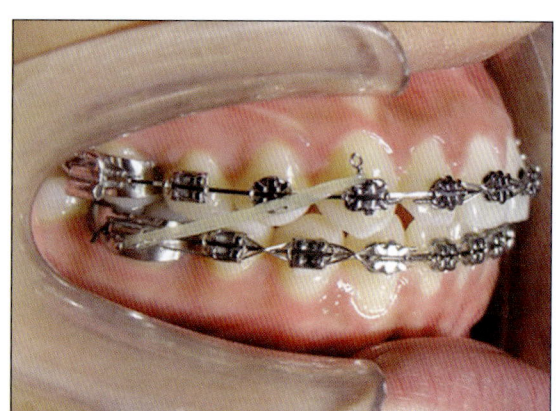

图 11-5-10

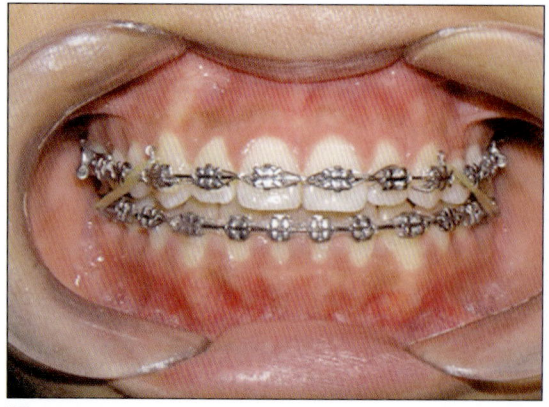

图 11-5-11

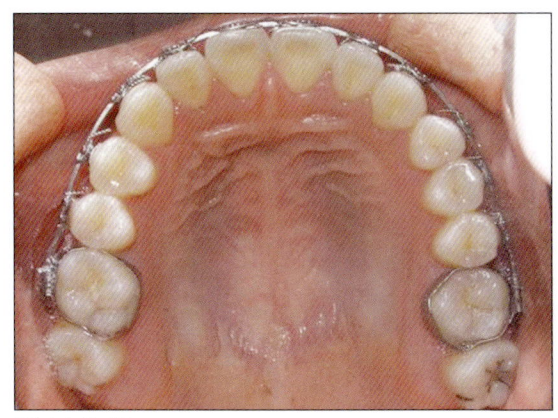

图 11-5-12

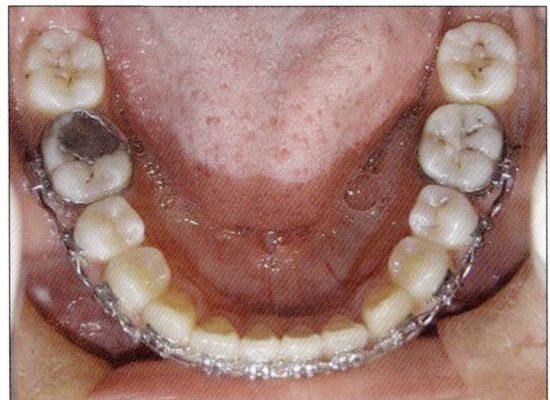

图 11-5-13

根据牙列变化，你能说说经治医生是如何矫治的吗？

讨论 1 前牙是否采取了垂直牵引？
回　答 是的，该病例前牙采用过垂直牵引的方法。
讨论 2 怎样防止在矫治开𬌗过程中邻牙的副移动？
回　答 在矫治过程中要考虑支抗的控制。
（1）可以选用粗的主弓丝配合开𬌗区的弹性辅弓。这样做的好处，一方面可以稳定弓型，防止矫治过程中邻牙的副移动；另一方面辅弓可以同步矫正错位牙。
（2）在早期使用颌间垂直牵引，利用下颌牙弓的力量增强支抗。

三、矫治后

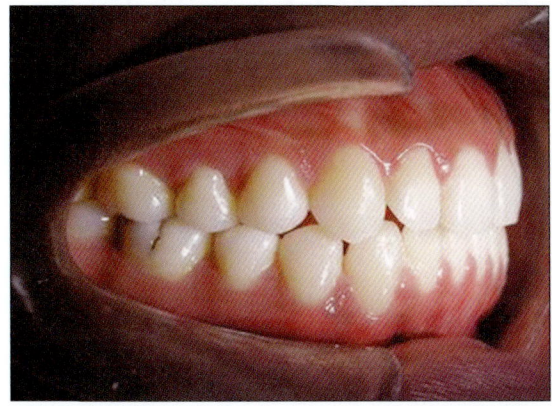

图 11-5-14

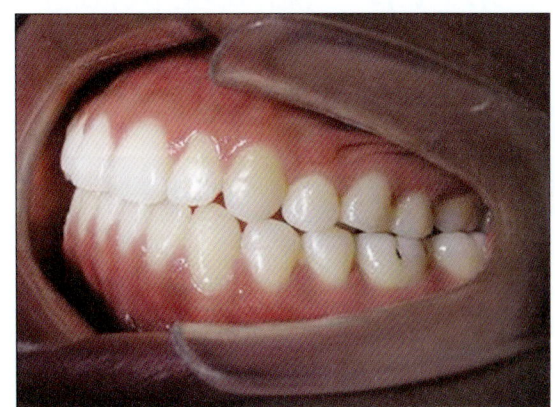

图 11-5-15

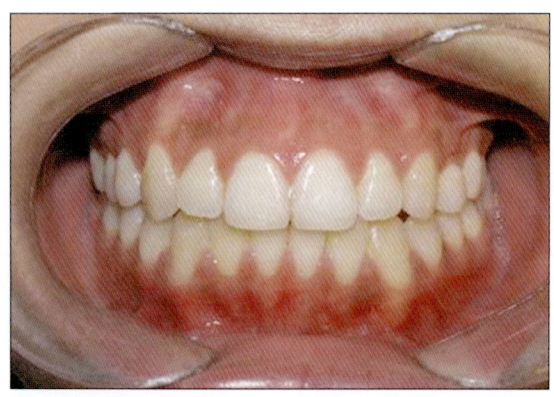

图 11-5-16

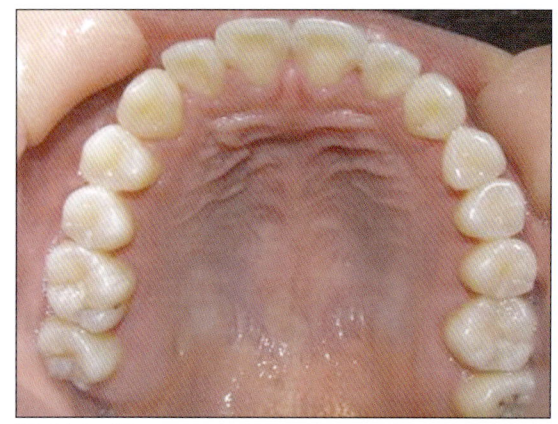

图 11-5-17

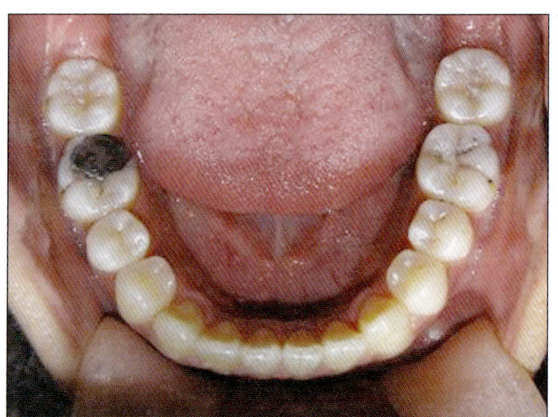

图 11-5-18

第六节　隐藏埋伏阻生前磨牙成人开殆矫治案例

一、矫治前

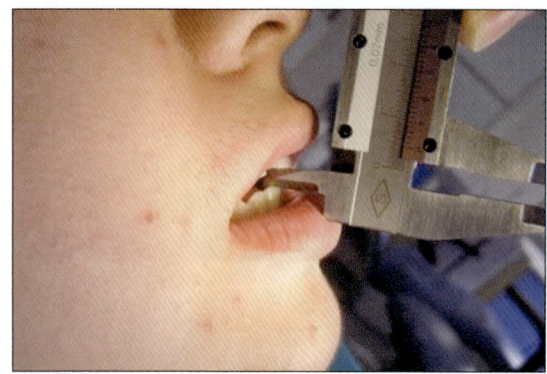

图 11-6-1

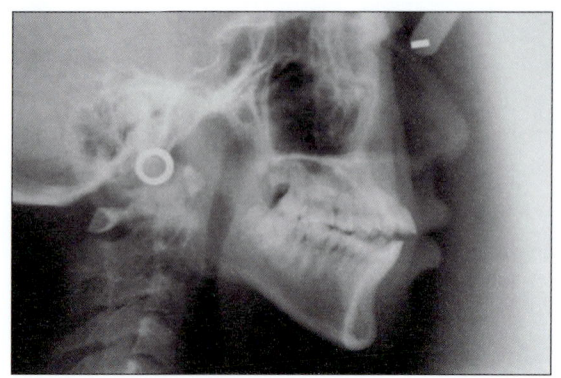

图 11-6-2

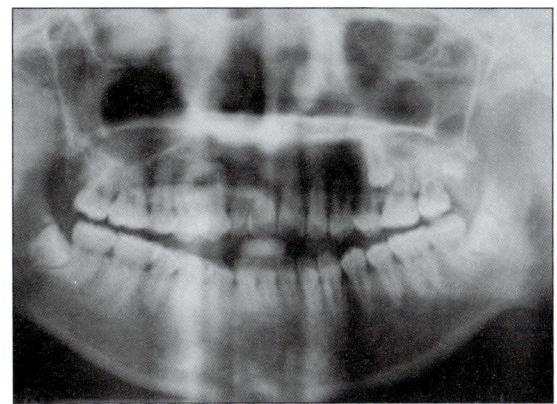

图 11-6-3

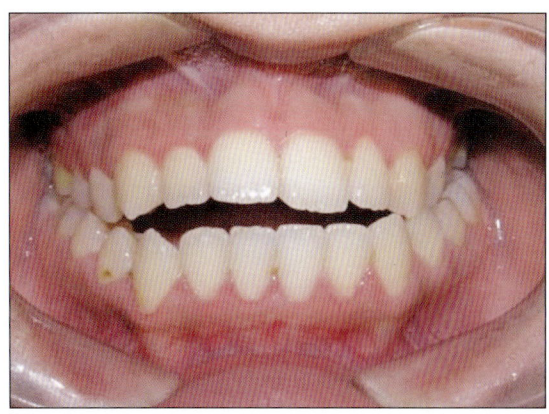

图 11-6-4

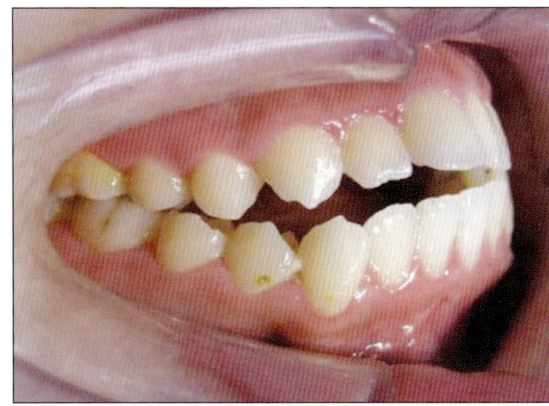

图 11-6-5

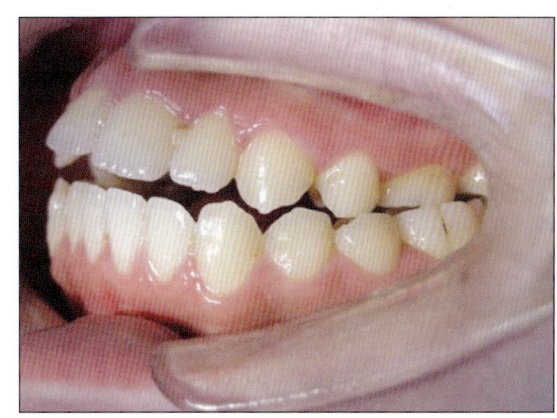

图 11-6-6

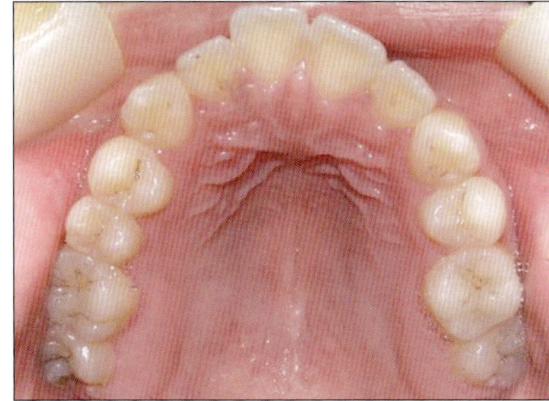

图 11-6-7

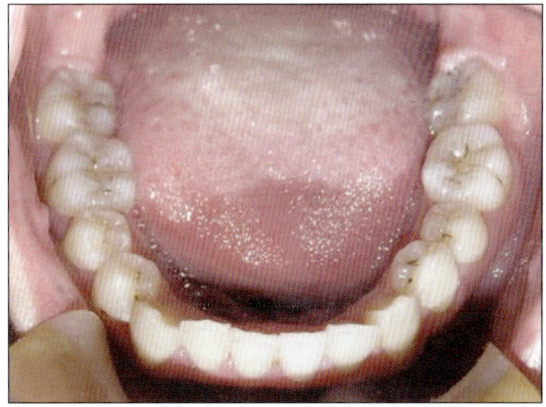

图 11-6-8

这是一例开𬌗合并后牙埋伏阻生的病例，你能列举问题清单吗？谈谈你的矫治思路。

讨论 1　这个患者的主要问题是前牙开𬌗，前磨牙阻生；上颌牙弓略小于下牙弓，单侧磨牙反𬌗。

(1) 非拔牙矫治：上颌扩弓，局部开展前磨牙间隙牵引助萌。MEAW 竖直后牙解决开𬌗，但操作难度还是很大，疗程长；主要是垂直方向的控制，如何避免开展间隙所造成的开𬌗加重。

(2) 减数治疗：拔除 4 个 5，主要是前牙支抗的保护，应使拔牙间隙尽量为后牙前移利用，减少对面型的影响。

回　答　你的分析很正确，该患者的主要问题是前牙开𬌗，前磨牙阻生；上颌牙弓略小于下牙弓，单侧磨牙反𬌗。我赞同你提出的第一个矫治方案，垂直方向的控制是该病例矫治的难点。

讨论 2　前牙开𬌗，后牙反𬌗，B5 埋伏阻生，智齿阻生，后牙前倾（后牙段拥挤）。

矫正难点：垂直向的控制，埋伏阻生 B5 空间的获得。

矫正计划：拔牙矫治

(1) 若 B8 牙胚正常，减数 B7、C8、D8，推进器后退 B6。排 B5 入牙弓，扩上牙弓，MEAW 竖直后牙，使上下牙弓的𬌗平面吻合。

(2) 减数 4 个 5（手术难度大），利用楔状效应和钟摆效应加 MEAW 关闭开𬌗。

回　答　你对该患者矫正的难点分析得不错，垂直向的控制及埋伏阻生 B5 空间的获得是临床医生应该重点考虑的问题。但提出的拔牙矫治方案的第一个方案拔除 3 个 8，推磨牙向后不可取；第二个方案减数 4 个 5，手术难度大，需要慎重实施。该患者 B5 骨内埋伏阻生的位置很深，拔牙手术本身就很困难，给患者造成的创伤也大。我们设计的方案为不拔牙矫治。

二、矫治阶段

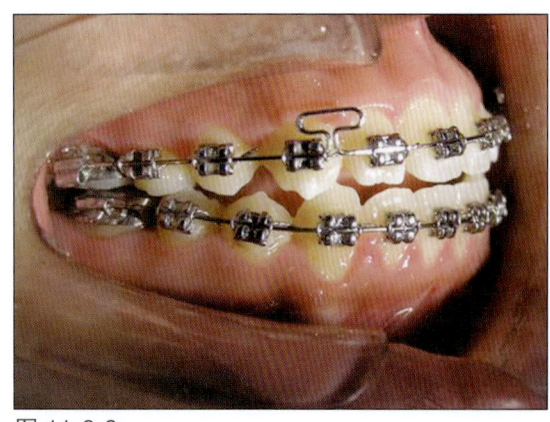

图 11-6-9

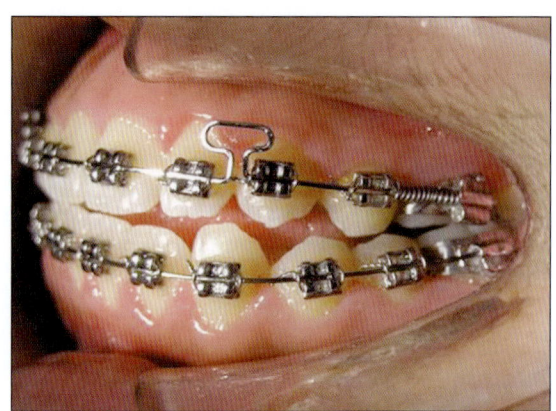

图 11-6-10

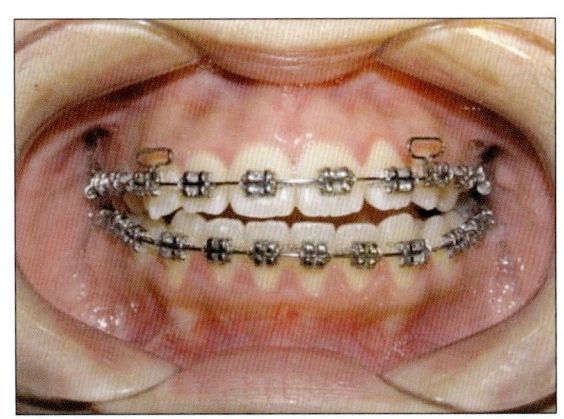

图 11-6-11

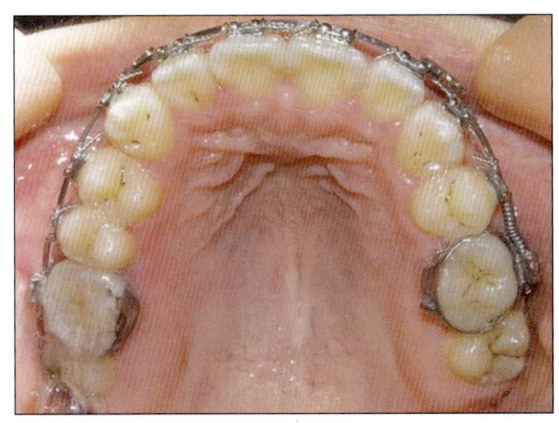

图 11-6-12

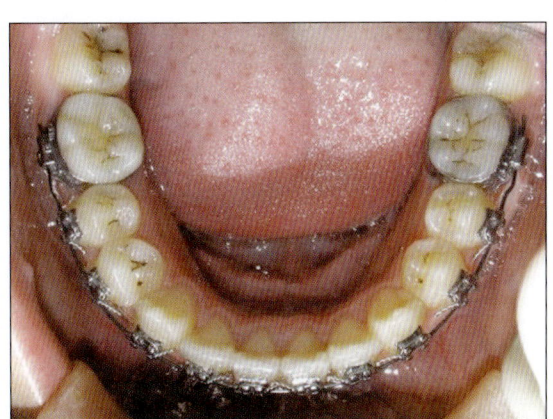

图 11-6-13

你发现该病例的开𬌗状况经过初步矫治发生了什么变化?

讨 论 前牙开𬌗减小，左侧 46 间螺旋推簧扩展间隙，左侧磨牙是反𬌗关系，在 6 带环的腭侧有舌纽扣，与下颌 6 作交互牵引。磨牙往后移会不会增加开𬌗?

回 答 客观地说左侧 46 间螺旋推簧扩展间隙，或多或少会使远移的磨牙有一定程度的伸长；但我们必须清醒地看到 46 间螺旋推簧的回张力使 B4 向近中移动的距离会更大。我认为磨牙往后移是有限度的、短暂的状况，正畸手段是可以控制的。B5 获得萌出空间后，这种推移力量就会停止。后期通过前牙的垂直牵引能有效地矫正开𬌗。

三、现阶段矫治状况

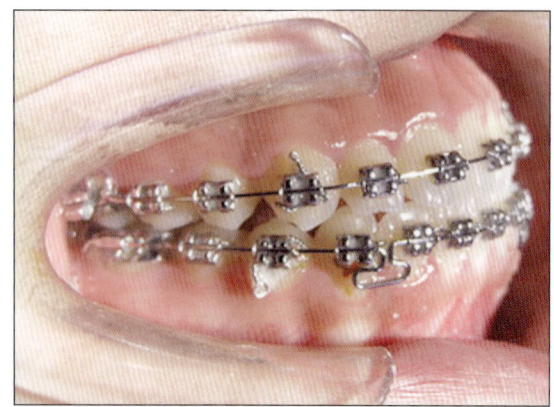

图 11-6-14

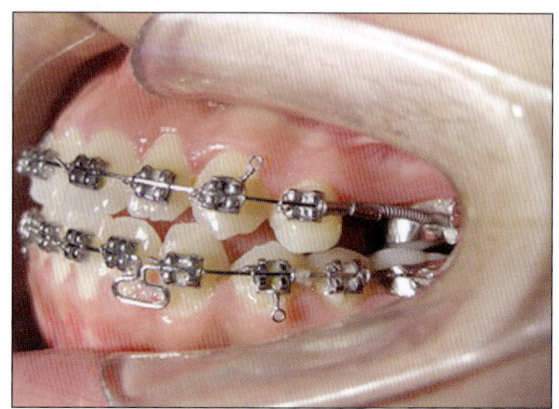

图 11-6-15

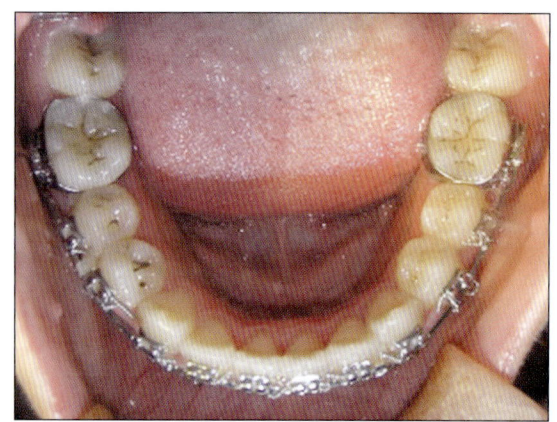

图 11-6-16

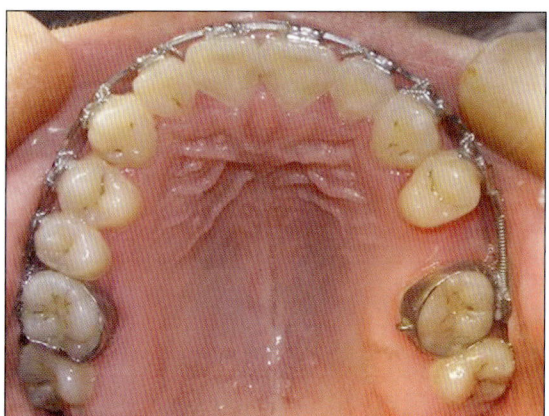

图 11-6-17

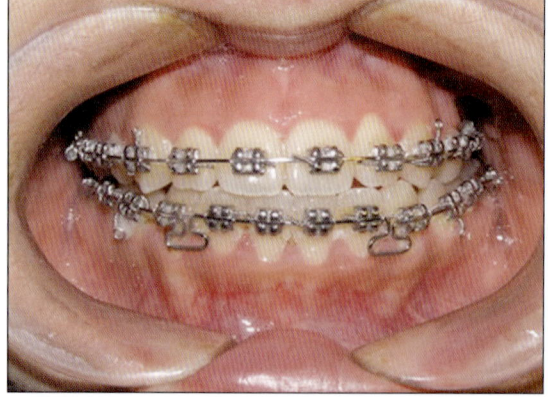

图 11-6-18

你发现该患者的开𬌗发生了什么变化？在这个病例的矫治过程中，医生采用了哪些矫治手段？

讨论 1 我看到该患者矫治前埋伏牙的间隙是由于 6 前移占据了，治疗难点就在于 6 往后移的过程中垂直向的控制，特别是前牙已经是开𬌗的状况下如何矫治？现在该病例的开𬌗已经消除，上颌应该已扩弓了，前牙段加了垂直牵引，不知 6 腭侧的钩子有何用？

回 答 该患者左侧后牙反𬌗，上 6 带环舌侧焊牵引钩，与下颌作跨颌交互牵引，以便纠正 6 的舌侧错位。

讨论 2 由于该患者牙列偏向缺牙侧，虽然现在通过矫治手段调正了，而且也开辟出 B5 的间隙，但 B4 因为推簧开展间隙的原因发生了一些扭转，不知有什么办法避免这种情况出现？

回 答 你说的这个情况在后期很容易解决，采用双轨道方法开展间隙是可以避免的。

小　结

本章从早期干预治疗、MEAW 矫治技术临床应用、各种常见开𬌗畸形包括埋伏阻生齿导致的开𬌗等方面，介绍了开𬌗的矫治技术特点，在开𬌗的保持上介绍了特殊的实用型新颖装置，这些矫治方法与技巧是作者近年来临床经验的总结，对临床工作有指导和借鉴意义，有助于开拓临床医生的正畸思路。

第十二章

推前磨牙向近中矫治Ⅲ类骨性错𬌗畸形

第一节 高角骨性Ⅲ类错𬌗非手术矫治案例

一、矫治前

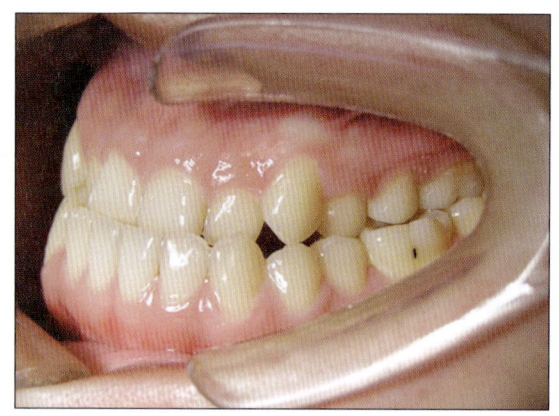

图 12-1-1

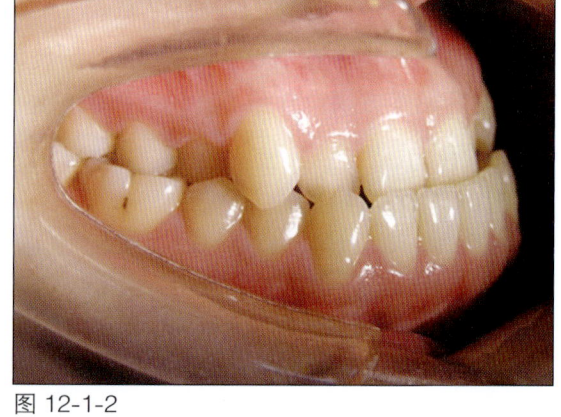

图 12-1-2

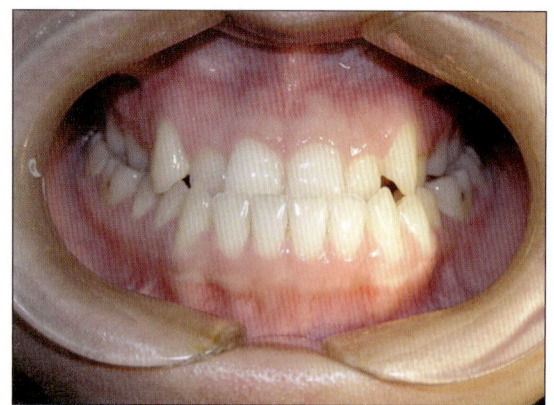

图 12-1-3

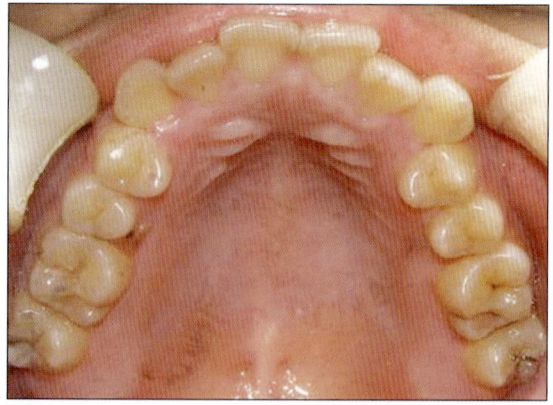

图 12-1-4

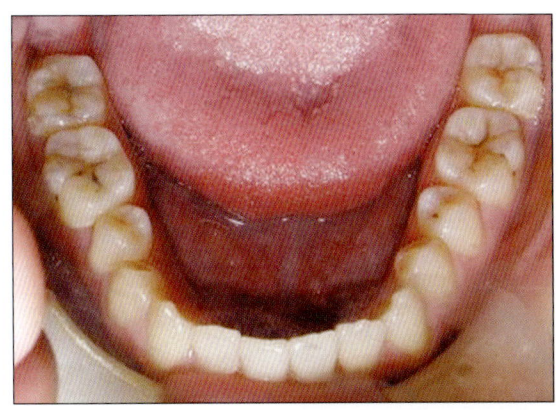

图 12-1-5

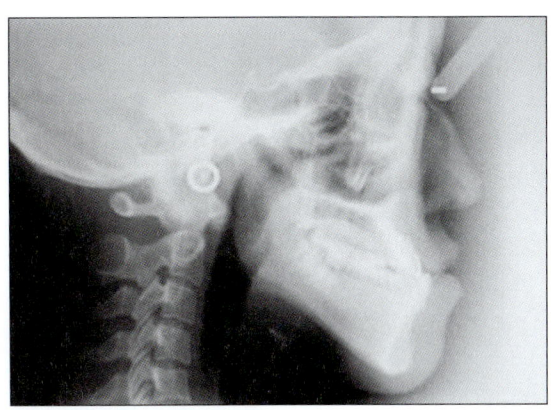

图 12-1-6

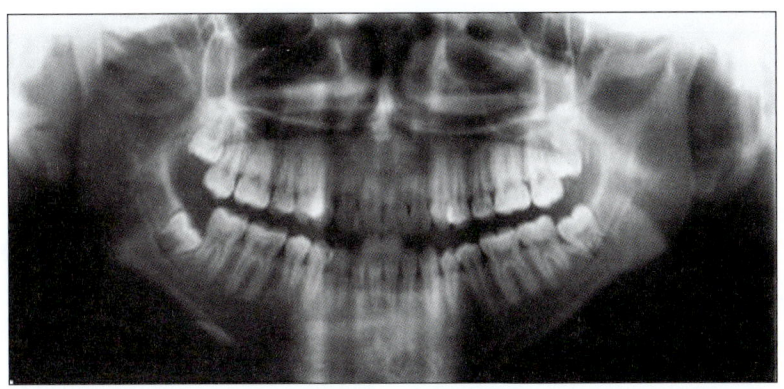

图 12-1-7

观察该病例初诊时拍摄的这组照片后,你能将患者的错𬌗畸形问题罗列举出来吗?

问题清单:

(1) 凹面型,成人骨性Ⅲ类错𬌗。
(2) 高角。
(3) 除 A3 外全牙弓反𬌗。
(4) 磨牙尖牙超近中关系。
(5) 下颌智齿阻生。

二、矫治过程(1)

为了便于大家观察和分析,我们展示了该患者装配矫治器后的照片。经过对比,你从中发现什么特殊的变化呢?

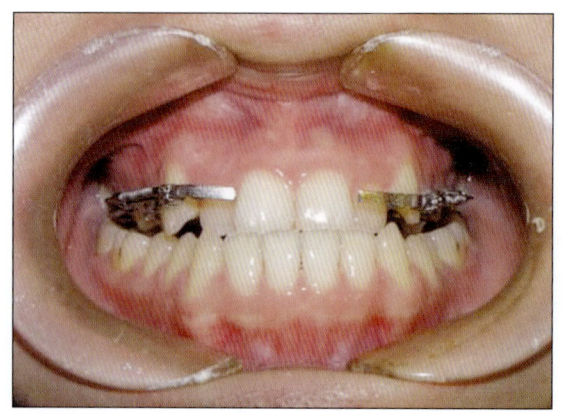

图 12-1-8

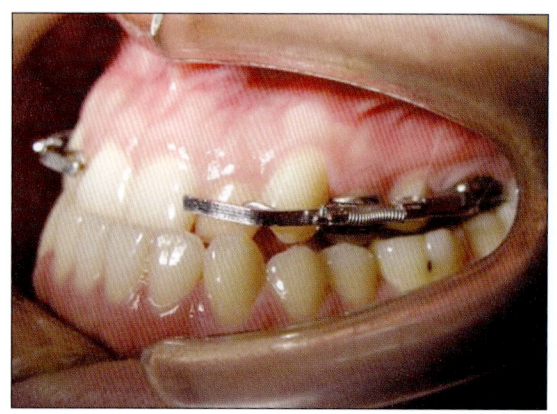

图 12-1-9

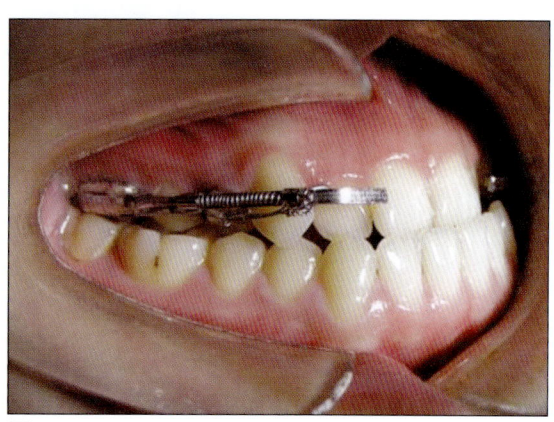

图 12-1-10

讨论 1 怎么反𬌗也用推磨牙向后？

回　答 该病例正在实施的矫治手段不是推磨牙向后，而是推前磨牙向近中移动，这是延长上牙弓的特殊矫治手段，适用于非手术方法对骨性反𬌗病例的矫治。

讨论 2 如果我对这个病例在上前牙区 A1-A2，B1-B2 间用种植钉进行前牙适当唇倾和后牙前移，上下用 MEAW 弓做短Ⅲ类牵引怎样？

回　答 这个病例的治疗计划中我们采用了 MEAW 弓做短距离Ⅲ类牵引。对于高角骨性Ⅲ类全牙弓反𬌗病例，用种植钉进行前牙适当唇倾和后牙前移的方法，我个人认为比较困难，而采用种植钉支抗弹力牵引使上颌前牙弓向后移动矫治Ⅱ类错𬌗畸形则比较方便。

三、矫治过程（2）

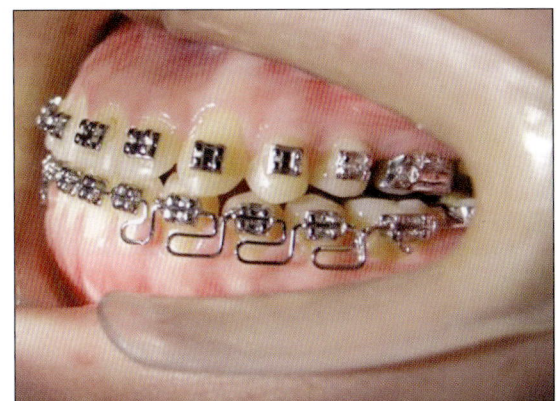

图 12-1-11

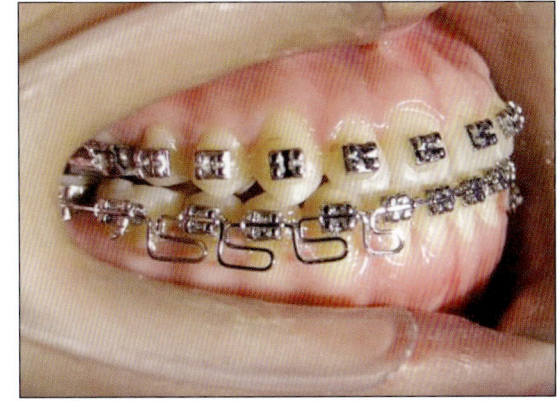

图 12-1-12

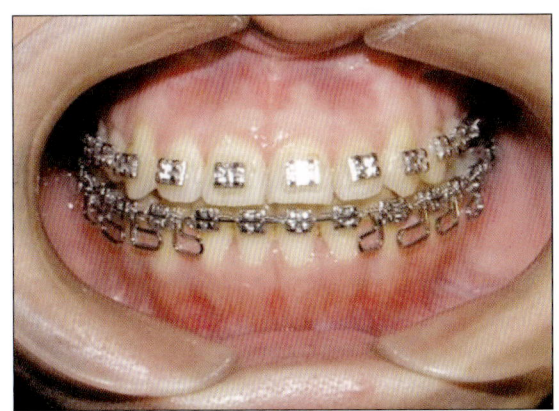

图 12-1-13

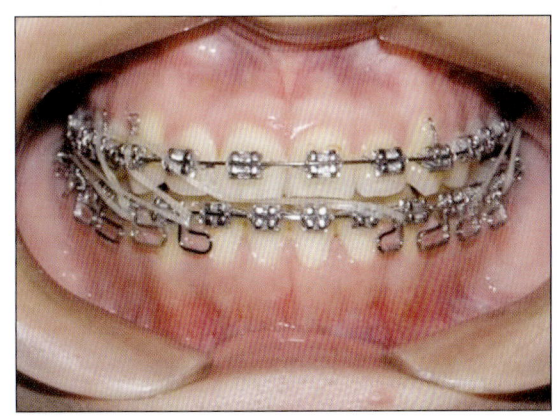

图 12-1-14

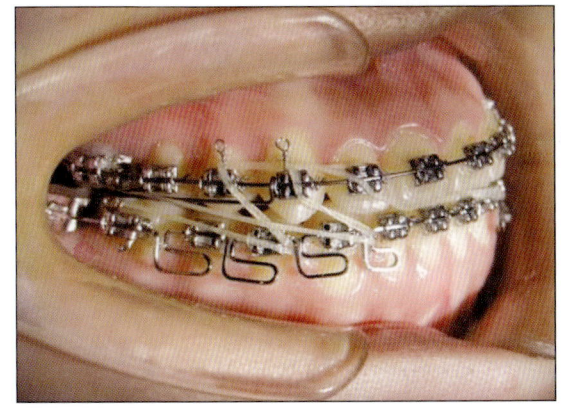

图 12-1-15

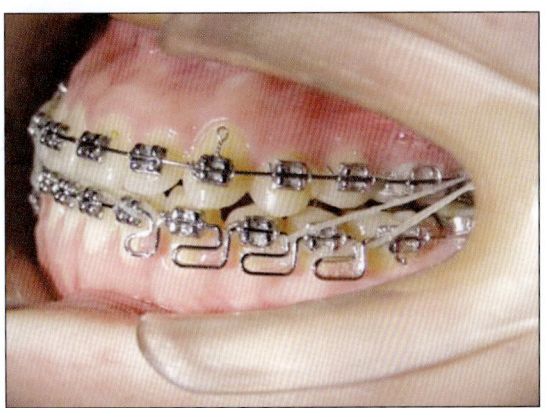

图 12-1-16

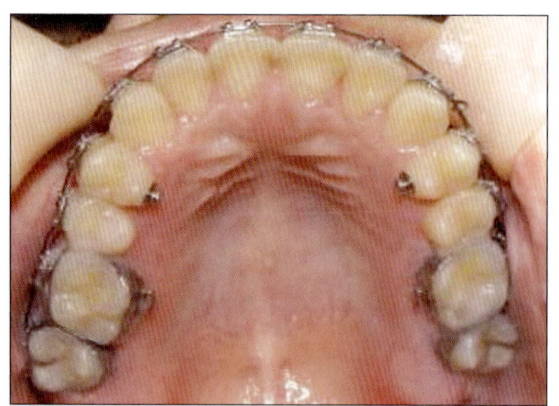

图 12-1-17

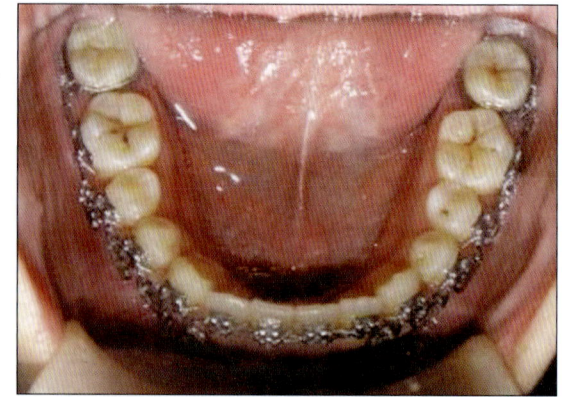

图 12-1-18

从这组图片中你能领悟到经治医生所用的方法与技巧吗?

讨 论　上颌第一前磨牙跟第一磨牙舌侧所焊接的装置有何作用？

回 答　该患者的错𬌗畸形表现基本上是一个上牙弓小于下牙弓的全牙弓反𬌗病例，作者在该患者上颌第一前磨牙舌侧粘有舌纽扣，上颌第一磨牙舌侧焊接了牵引钩，其目的为便于做上下颌后牙段的跨颌弹力牵引，以辅助矫治上下牙弓的不匹配和维持上牙弓扩展牙弓后的矫治效果。

第二节　严重骨性反𬌗非手术方法矫治案例

一、矫治前

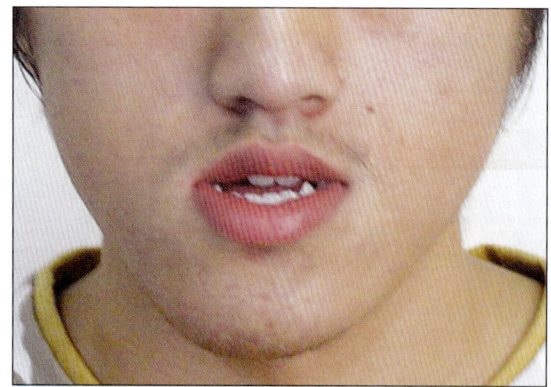

图 12-2-1

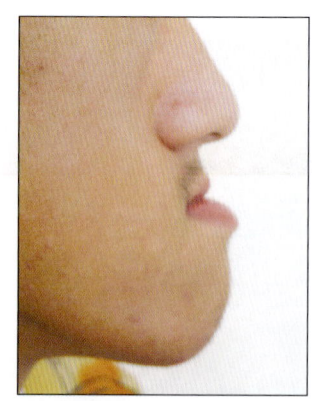

图 12-2-2

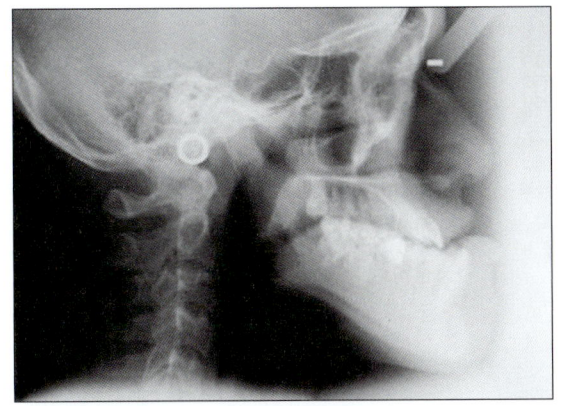

图 12-2-3

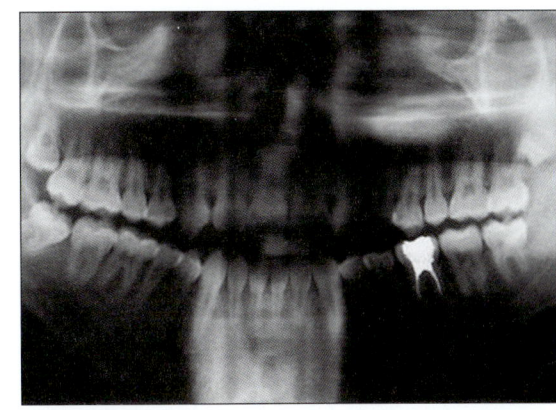

图 12-2-4

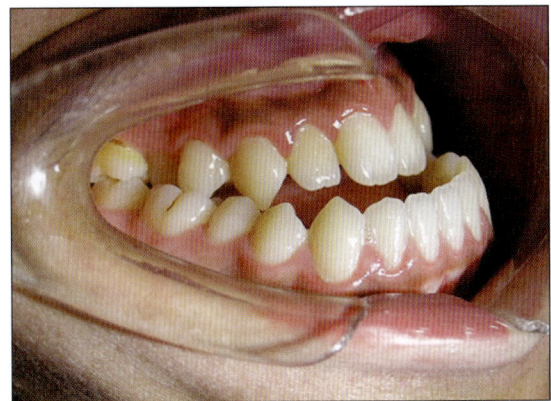

图 12-2-5

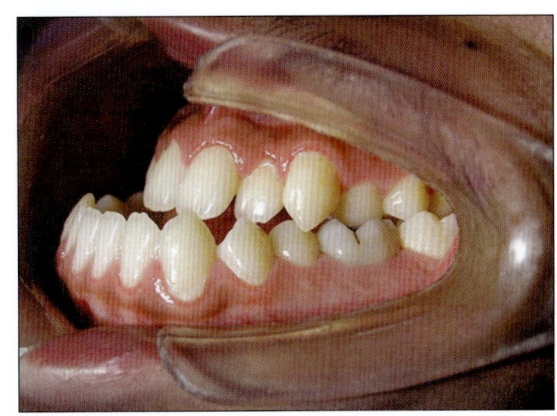

图 12-2-6

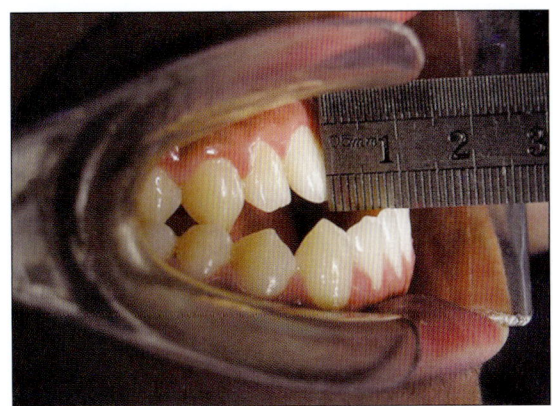

图 12-2-7

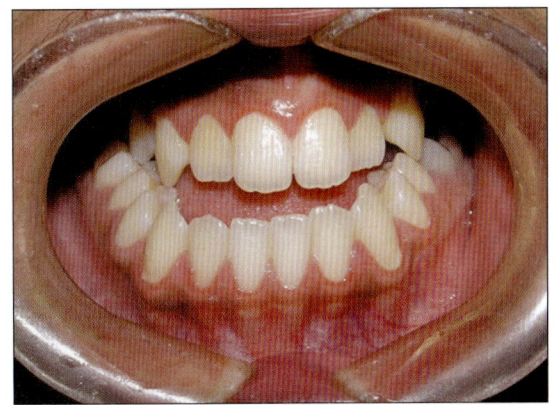

图 12-2-8

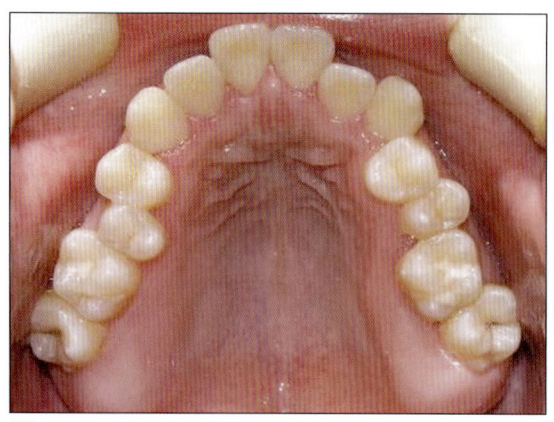

图 12-2-9

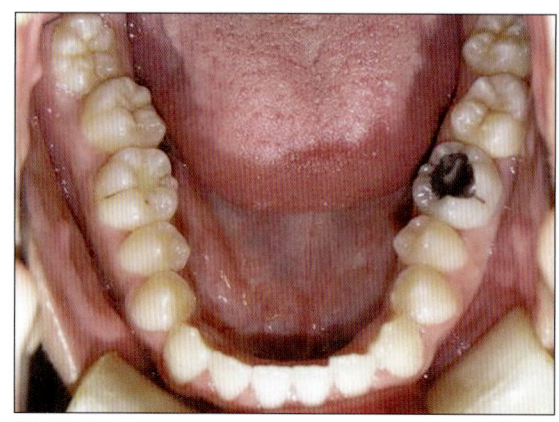

图 12-2-10

该病例男性，初诊年龄 17 岁，严重的骨性Ⅲ类错𬌗畸形，合并偏𬌗畸形，属于正颌外科与正畸联合治疗范畴，手术指征明确。但患者拒绝手术，要求正畸治疗。如此严重复杂的骨性反𬌗能够通过正畸的掩饰性治疗手段矫正成功吗？

问题清单：

（1）凹面型，严重的骨性Ⅲ类错𬌗畸形。

（2）高角。

（3）反𬌗，反覆盖达 11 毫米。

（4）偏𬌗。

（5）上前牙已有轻度的代偿唇倾，下前牙舌向代偿很厉害。

（6）尖牙磨牙超近中关系（超过 12 毫米）。

二、矫治进展（1）

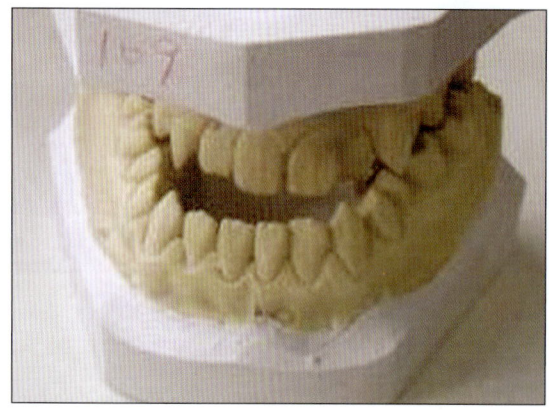

图 12-2-11

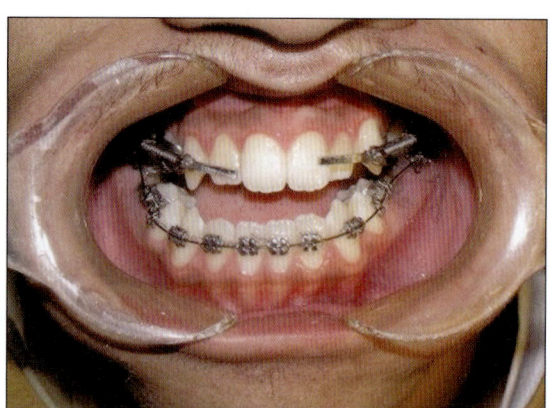

图 12-2-12

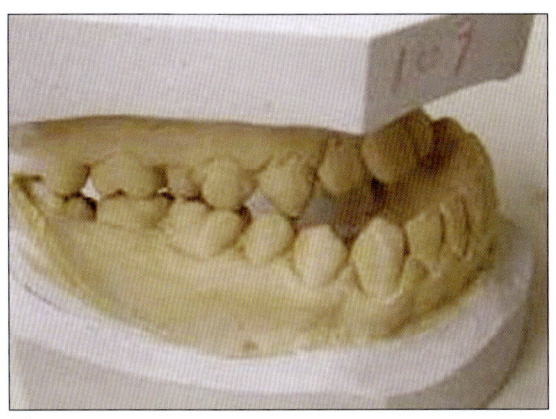

图 12-2-13

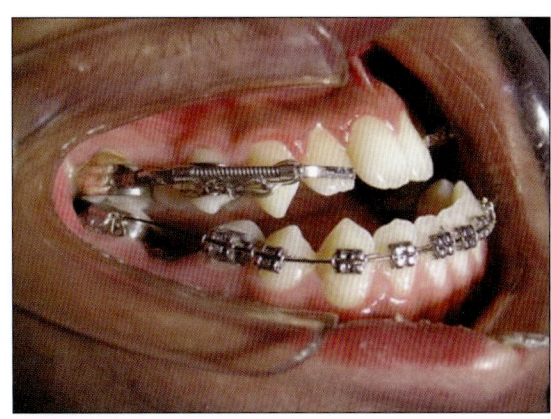

图 12-2-14

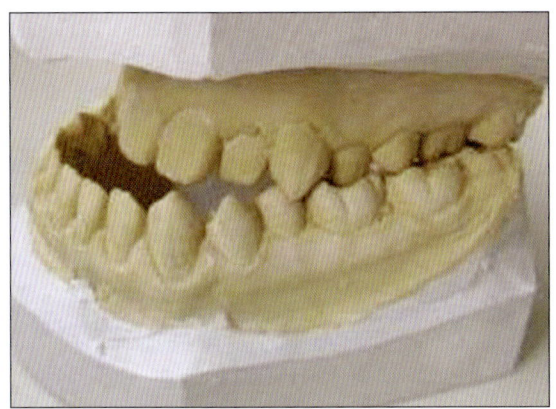

图 12-2-15

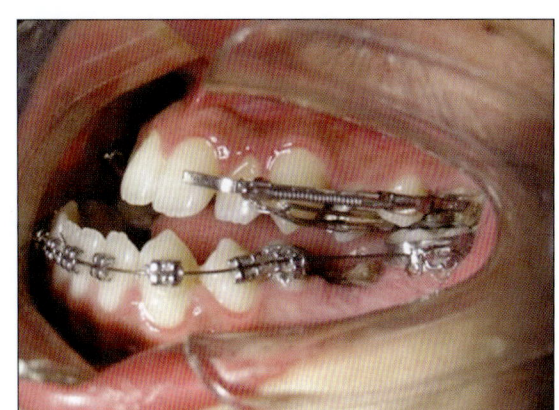

图 12-2-16

讨 论　正畸临床上，磨牙推进器是推上颌磨牙向远中移动治疗安氏Ⅱ类错𬌗畸形的重要矫治装置，为什么面对如此严重、复杂的骨性Ⅲ类反𬌗病例作者却用上了磨牙推进器？骨性Ⅲ类反𬌗病例允许上颌磨牙向远中移动吗？矫治设计还非常规拔除了下颌的2个第一磨牙？

回 答　该病例使用的磨牙推进器是一种新型的国家专利技术——推前磨牙向近中移动矫治器。不是推上颌磨牙向远中移动，而是反向推上颌前磨牙向近中移动，主要目的是延长上牙弓前份的长度。骨性Ⅲ类反𬌗病例不允许上颌磨牙向远中移动，故该矫治器的支抗装置部位与推上颌磨牙向后矫治器相反设置在后腭部。该患者前牙反覆盖达到11毫米，采取怎样的措施才能建立与上颌牙弓协调的前牙覆盖、覆𬌗关系？显然拔除只有7毫米前后径的前磨牙是难以解决这个难题的。经测量该患者下颌第一磨牙前后径达到12毫米，D6龋坏经过充填治疗。综合考虑，设计非常规拔除下颌6，加强后牙支抗控制，尽量使下前牙段整体后移，就能够比较好地解决该病例前牙覆盖、覆𬌗问题。

点评 1

图片上可见正在有条理地开始实施矫治方案：

（1）拔除下颌两个第一磨牙，下颌磨牙有 12 毫米左右近远中径，双侧加在一起是 24 毫米左右的间隙，能有效地使下颌 5-5 内收，缩短下牙弓，这是超前思维的表现。

（2）使用磨牙推进器，其利用推磨牙向远中的反作用力将支抗转移到上颌第一磨牙上，推前磨牙和前牙向近中移动，造成前牙段拥挤的同时使上前牙牙根部前方部分骨量增生，直推到前牙的对刃，扩展间隙再排齐前牙，再次促进上前牙基骨的生成，两次骨的增生为矫治骨性反𬌗提供了有利条件。对比治疗前，上前牙根部骨丰满许多。磨牙推进器的特点使上颌骨的再次生长，凹陷的上颌不在凹了，面中份软组织得到骨组织支撑，面型立即获得改观。

点评 2

这是 1 例困难度相当高的病例，若是单靠正畸的手段，接受患者治疗本身就是严峻的挑战。正畸治疗是牙齿移动，不能改变上下颌骨的长度，故不能有太高的期望值。接诊如此严重的骨性反𬌗，单纯采取正畸治疗医生有很大的风险，医生要耗费极大的精力去"排兵布阵"，精心治疗，治疗过程中会出现种种预料不到的困难，最终还是以掩饰性治疗为处理目标。

这一病例最大的难点就是上下颌的落差太大，上颌明显发育过小。刚好病人有不良的下颌磨牙，拔除磨牙可以取得前牙段后退的空间，但是牙列不管是后退或是前进都有其极限，目前在文献上找到的资料相当有限。唇倾上前牙与舌倾下前牙都是这类骨性反𬌗病人矫牙之后的咬合状态。

从图 12-2-5、图 12-2-6 上看，病人的上下尖牙差了一颗牙位以上，中线有偏斜严重的情形，这也是未来处理过程的难点之一；因为骨性Ⅲ类错𬌗的病例，其下巴都很长，且下颏处会尖尖的。最好的外型处理就是做下颏整形术，把过多的下颏骨切除，这样对外观的改变会较明显。

有些时候正颌手术还是有其必要的，就外观而言，可以取得较佳的结果，使医生的正畸操作也有更大的发挥空间。

三、矫治进展（2）

治疗前后患者颜面侧貌的变化：

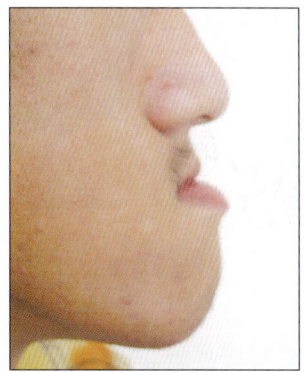
图 12-2-17

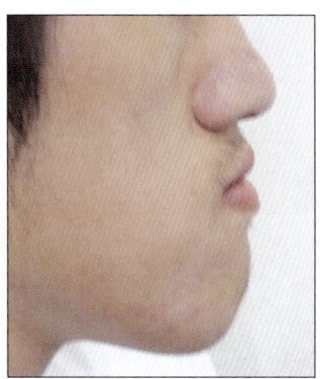
图 12-2-18

治疗 9 个月牙𬌗像的变化：

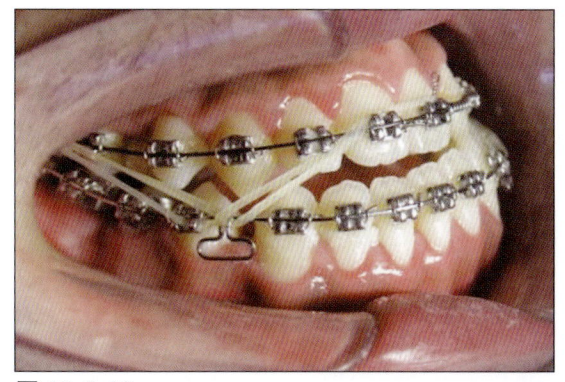
图 12-2-19

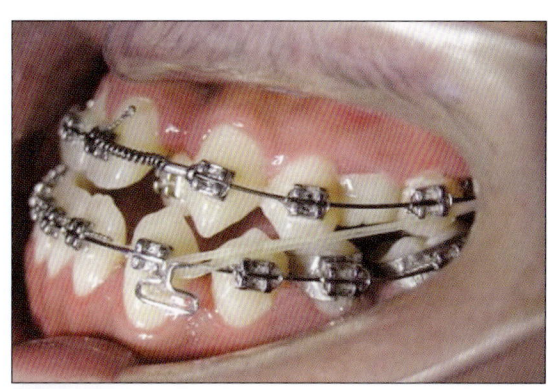
图 12-2-20

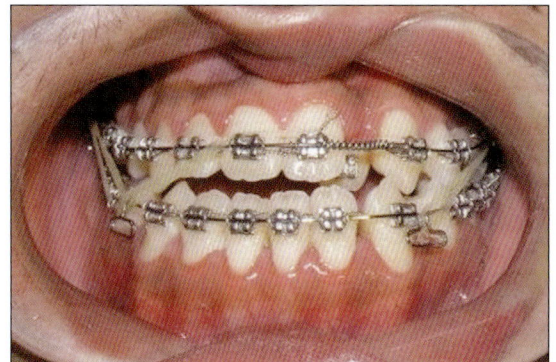
图 12-2-21

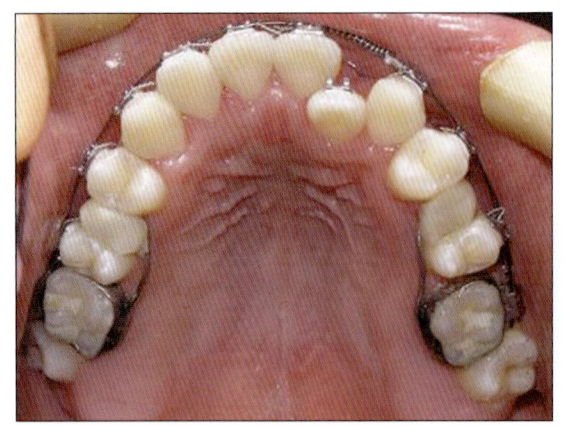

图 12-2-22

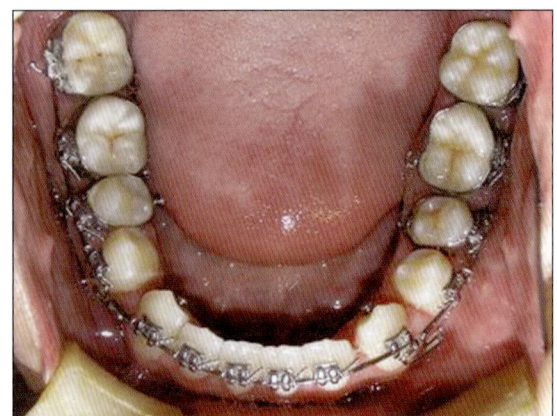

图 12-2-23

这是该病例矫治进行到 9 个月的状况，请注意观察该患者颜面侧貌和牙𬌗像、尖牙咬合关系的变化。对于这样严重的骨性反𬌗病例，用非手术正畸治疗手段能够获得如此美妙的阶段性矫治效果，已经超越了我们当时所预期的矫治目标。

讨　论　患者面型发生了巨大变化，但是使用磨牙推进器后怎么感觉前牙变拥挤了呢？

回　答　的确，使用磨牙推进器后该患者的上前牙变拥挤了，这正是我们矫治骨性反𬌗所需要的，这样能够使上颌的牙槽突有更多的骨量增长，有利于后续治疗上牙弓的唇向扩展。

四、矫治进展（3）

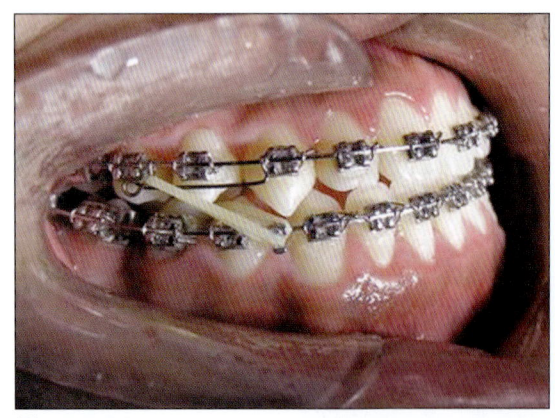

图 12-2-24

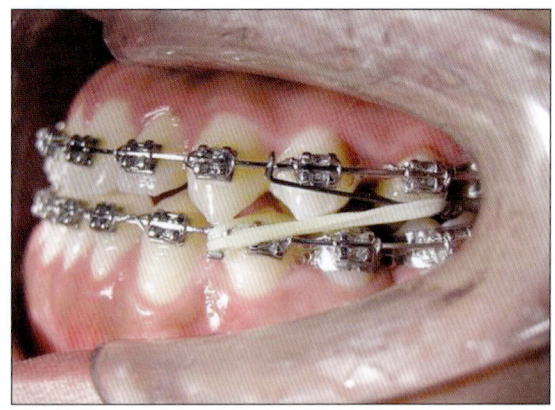

图 12-2-25

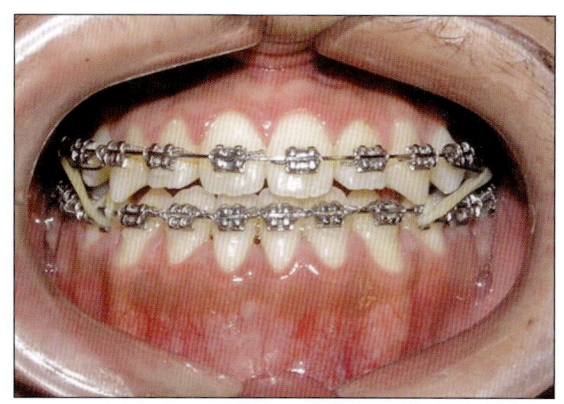

图 12-2-26

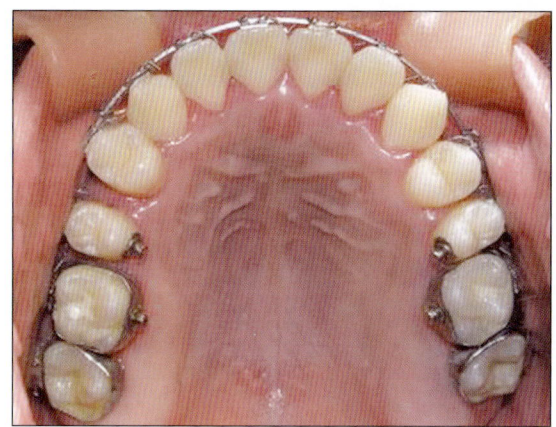

图 12-2-27

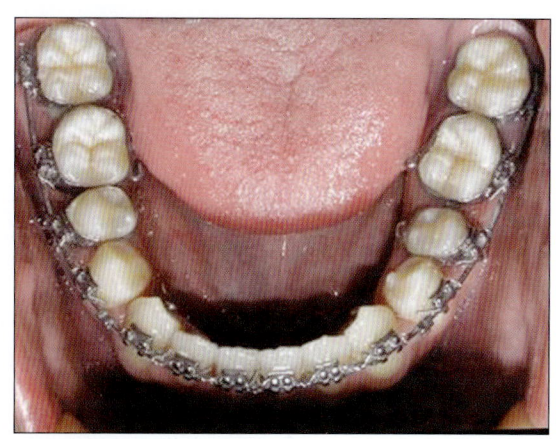

图 12-2-28

　　图中展示的是该病例矫治 1 年后的状况。尖牙关系已达到中性𬌗，前牙已经建立了覆盖、覆𬌗关系。

　　对于这样严重的骨性反𬌗病例，即使取得了这样令人满意的矫治效果，但我们仍认为对这类患者采用正颌外科与正畸联合治疗的方式进行矫治为最佳治疗方案。

讨论 1　患者的年龄因素是不是正畸治疗的重要条件呢？

回　答　患者的年龄不是选择病例的重要因素，作者收治的这些骨性反𬌗病例基本上都是成年患者。我认为有条件的患者还是应该首选正颌外科与正畸联合治疗的方案，正畸手段仍然是一种掩饰性治疗，并不能改变颌骨的大小。

讨论 2　滑动架加Ⅲ类牵引是什么作用？

回　答　该病例使用的滑动架起到一个活动牵引钩的作用，它与Ⅲ类牵引结合使用可以近中移动前磨牙，远中移动下牙弓，调整磨牙与尖牙关系。

五、矫治后期

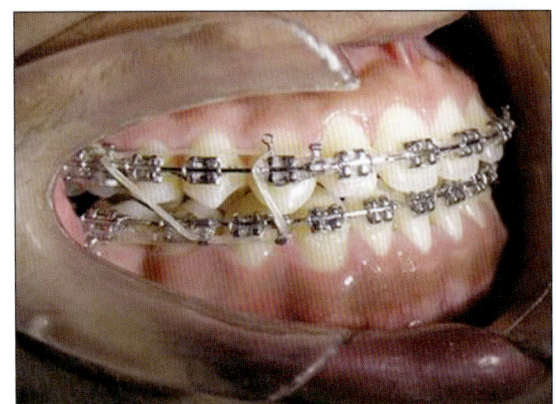

图 12-2-29

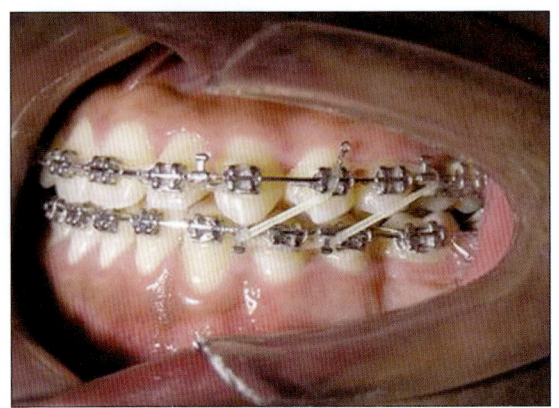

图 12-2-30

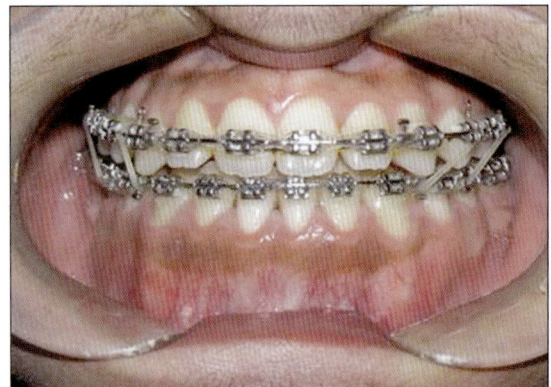

图 12-2-31

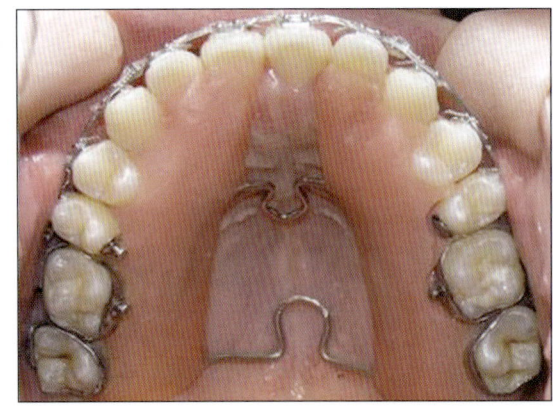

图 12-2-32

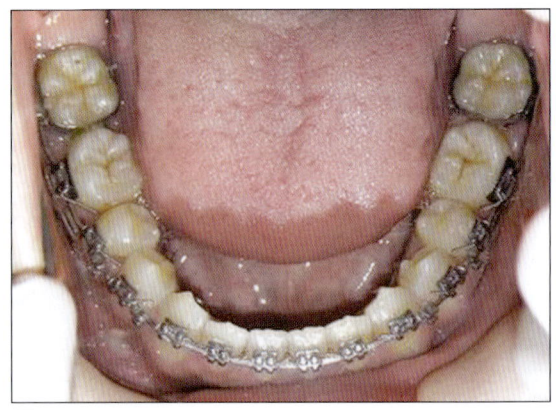

图 12-2-33

治疗到了这一阶段，可以看到该患者的前牙反𬌗已经纠正，并建立了正常的覆𬌗、覆盖关系，两侧的尖牙达到中性关系，磨牙接近中性关系。而且上前牙没有过度唇倾，上前牙区牙槽骨较饱满；下6的拔牙间隙关闭，下磨牙直立，下前牙也没有出现过度舌倾。图12-2-32中该患者上牙弓采用了新型的扩弓保持器维持牙弓宽度。

第三节 骨性Ⅲ类非手术方法矫治案例

一、矫治前

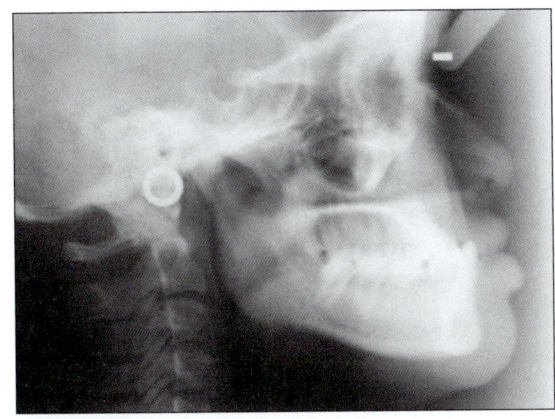

图 12-3-1

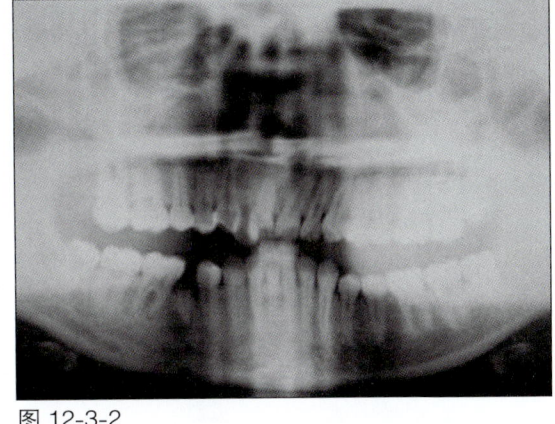

图 12-3-2

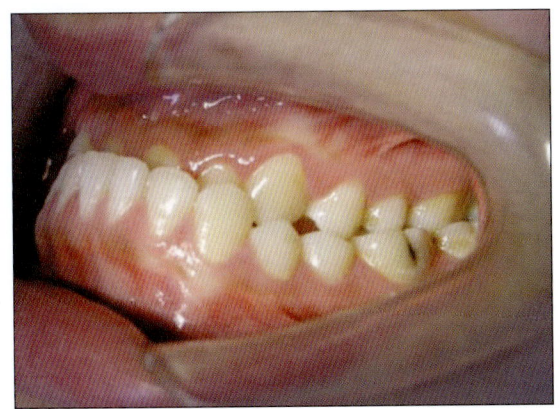

图 12-3-3

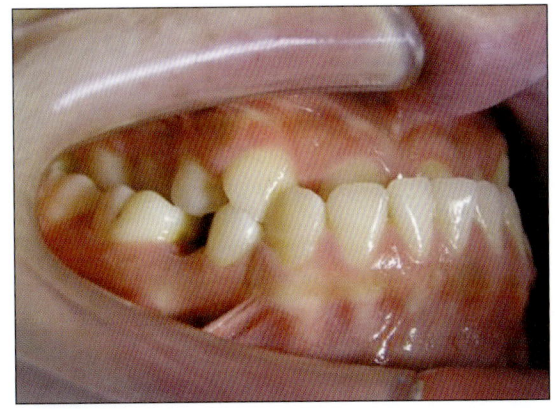

图 12-3-4

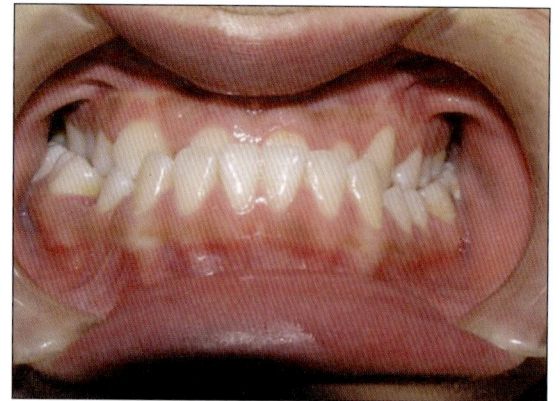

图 12-3-5

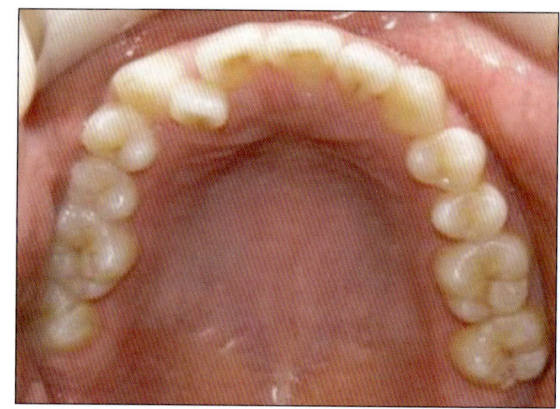

图 12-3-6

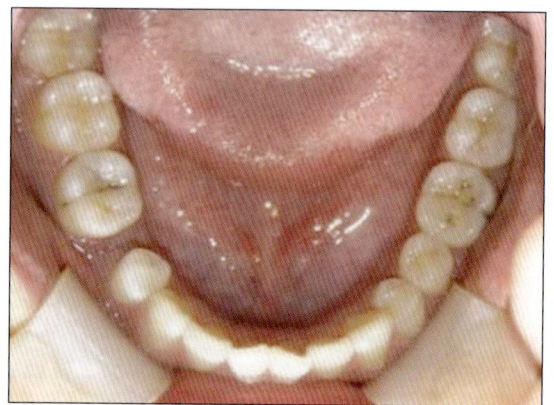

图 12-3-7

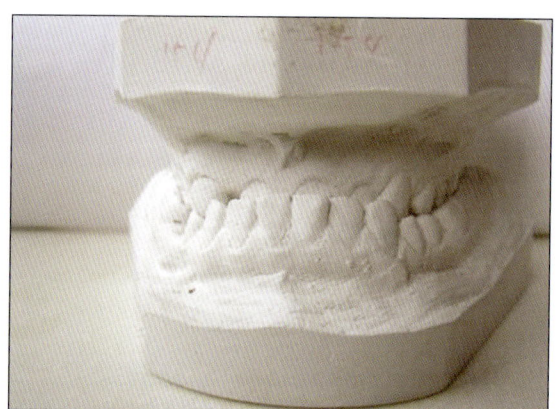

图 12-3-8

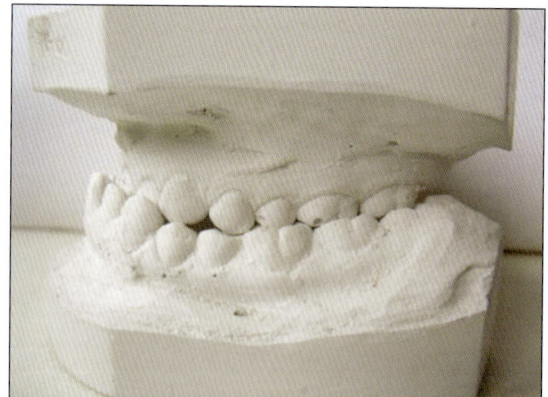

图 12-3-9

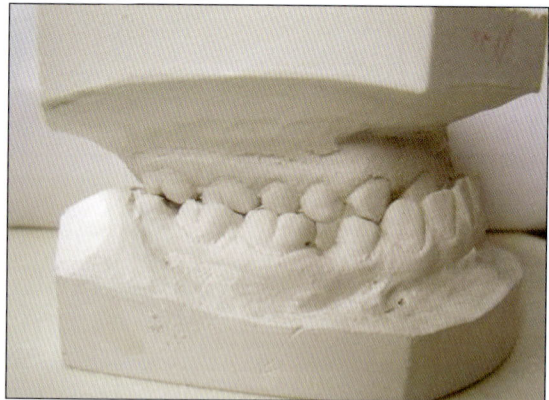

图 12-3-10

该患者女性，19岁，表现为骨性Ⅲ类错𬌗畸形。

X线头影测量主要数据：

SNA 角：78.1°

SNB 角：86.7°

ANB 角：-8.6°

APDI 值：115.4°

全颌曲面断层 X 线片显示 B8 无牙胚。

问题清单：

(1) 凹面型、成人骨性Ⅲ类患者。

(2) 全牙弓反𬌗。

(3) 右下第二前磨牙残根。

二、矫治阶段

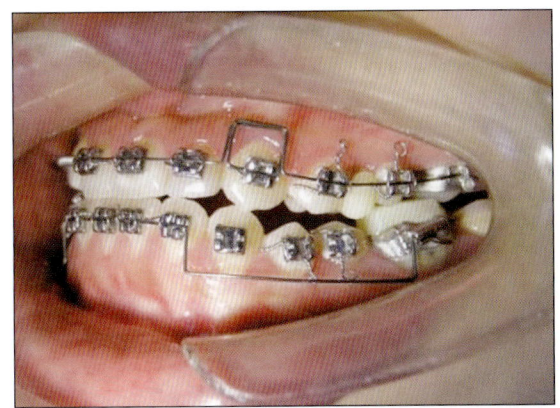

图 12-3-11

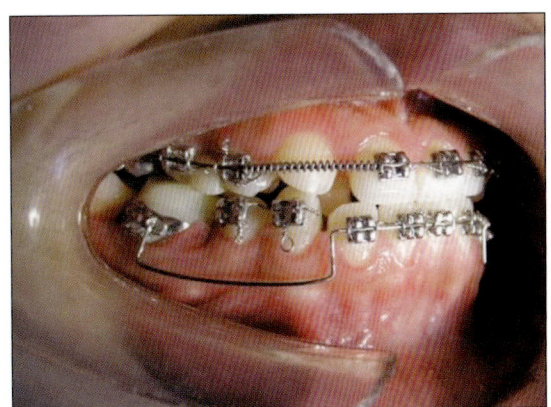

图 12-3-12

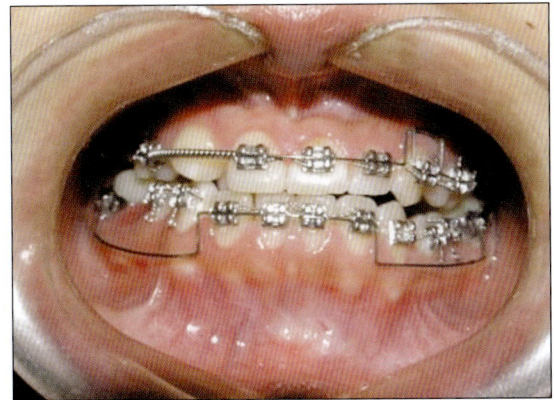

图 12-3-13

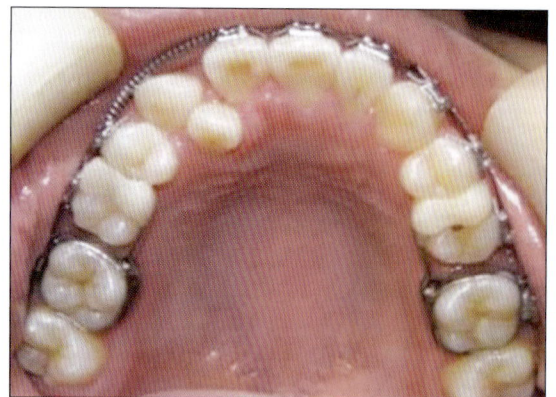
图 12-3-14

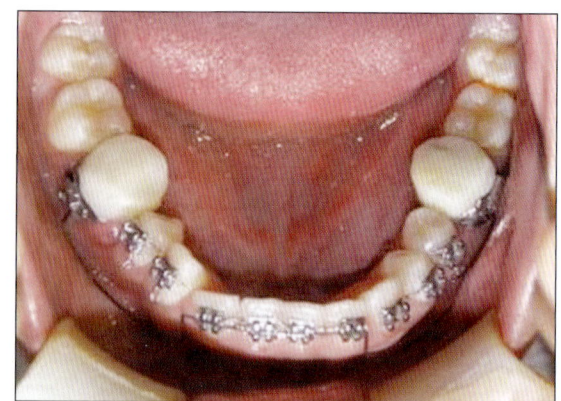
图 12-3-15

三、矫治后期

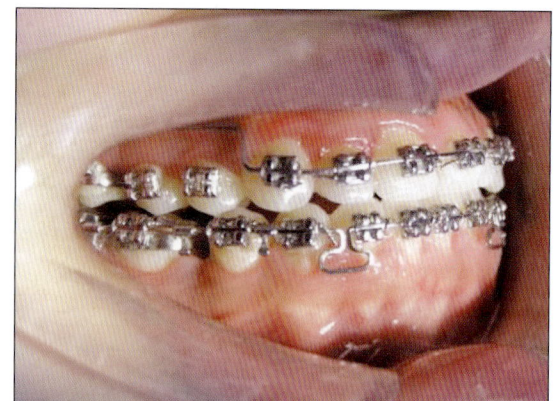
图 12-3-16

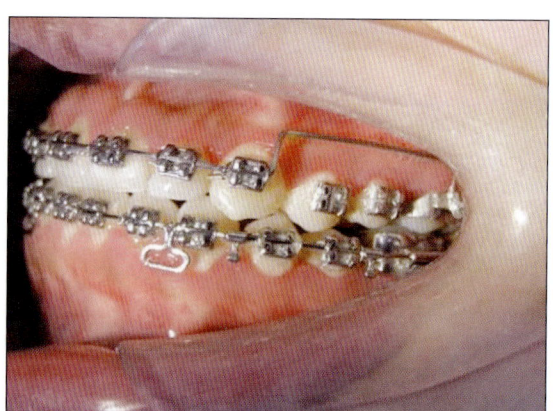
图 12-3-17

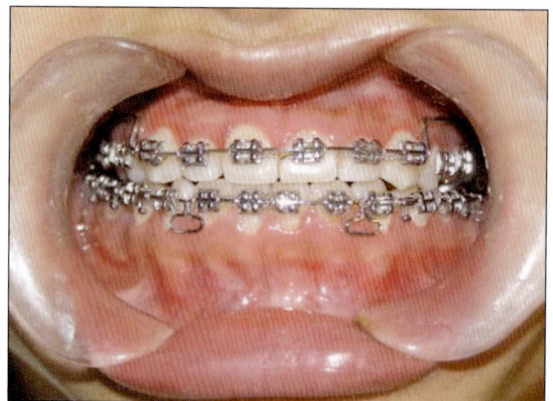
图 12-3-18

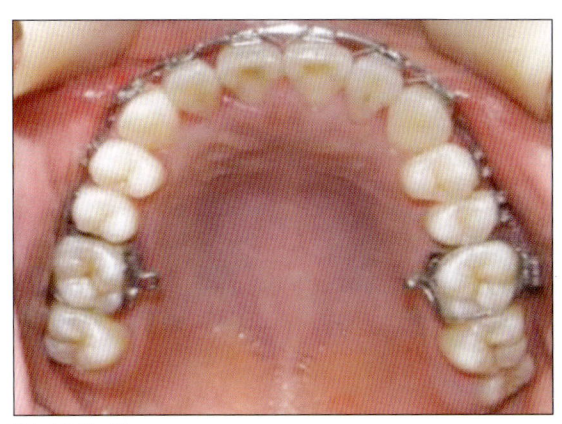

图 12-3-19

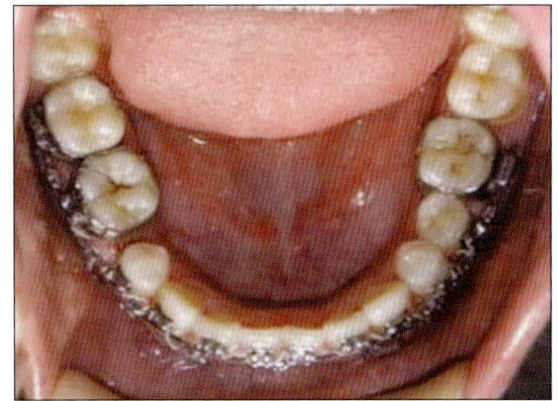

图 12-3-20

讨 论 为什么两个阶段使用的上下颌弓丝在前磨牙区避开了托槽？

回 答 不同时期有不同的矫治目标，上下颌弓丝在前磨牙区避开托槽主要是为了进行后牙段咬合关系的调整，并维持前牙段的稳定。

第四节 推前磨牙向近中移动矫治反𬌗病例

一、矫治前

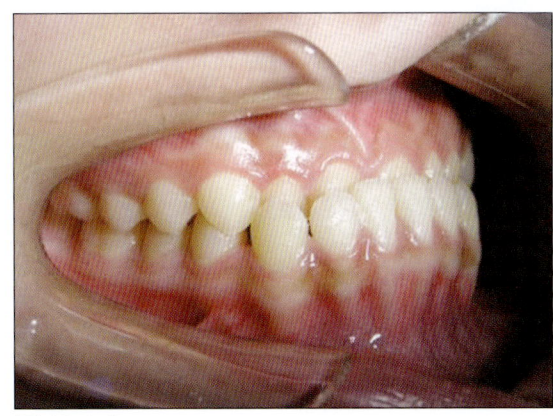

图 12-4-1

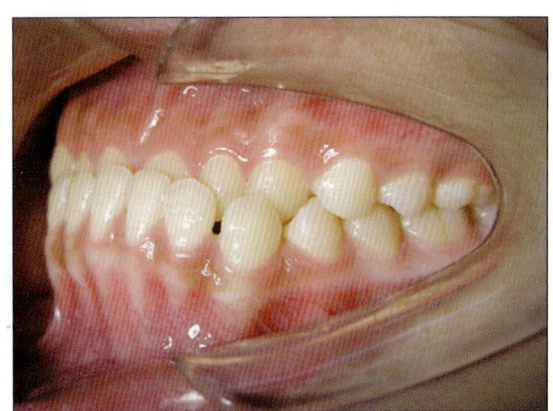

图 12-4-2

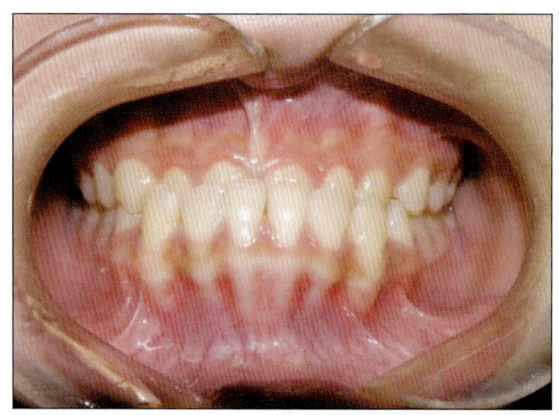

图 12-4-3

二、矫治阶段（1）

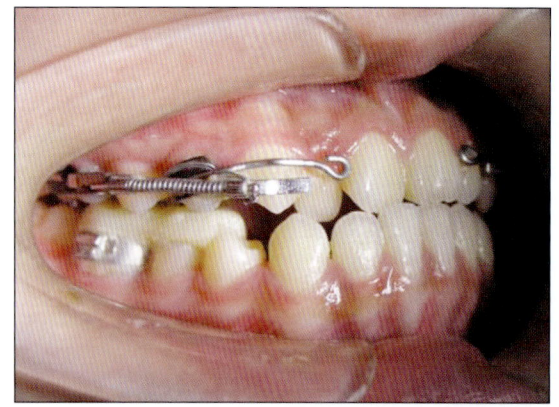

图 12-4-4

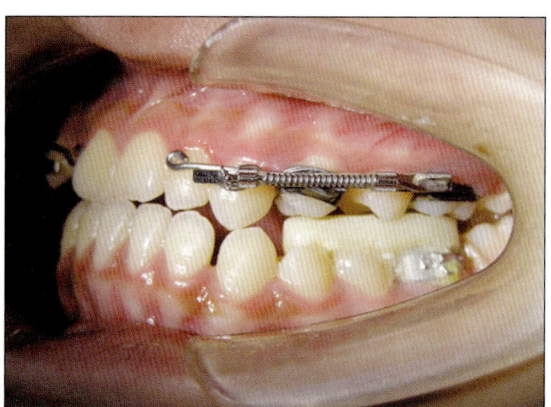

图 12-4-5

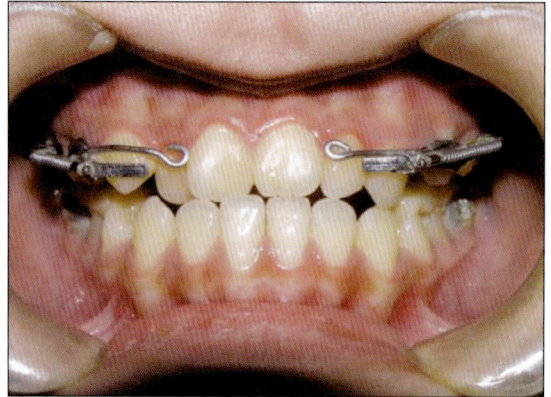

图 12-4-6

三、矫治阶段（2）

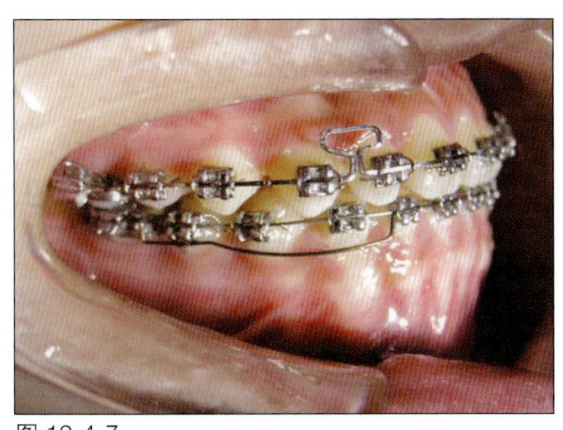

图 12-4-7

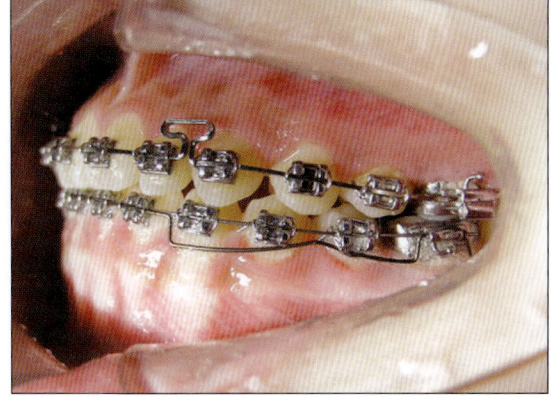

图 12-4-8

讨论 1 图 12-4-4 中该患者下颌用的是殆垫吗？
回　答 是的，该患者下颌用的是固定式殆垫，旨在打开前牙反殆锁结，消除上前牙近中移动道路上的殆干扰。

讨论 2 磨牙推进器推前磨牙向近中移动，一般推到什么时候停止？
回　答 推到上下前牙切对切即可停止，这段时间大概 2~3 个月。

讨论 3 这是用推进器推前磨牙向近中矫治反殆，下颌后牙区用了固定式殆垫；这好像是前方牵引器？前牙处焊有牵引钩，是用作面弓牵引吗？
回　答 这是用推进器推前磨牙向近中移动矫治反殆，但前牙处焊接的装置不是牵引钩，而是用来防止 4 受力扭转或前倾的焊接在前磨牙带环上的控制杆。

讨论 4 该病例应用磨牙推进器矫治反殆有何特点？
回　答 该病例使用了推前磨牙向前矫治技术，上颌骨前份增加了骨量，整体向前推移了，延长了上牙弓的长度；固定式殆垫是为了打开咬合，消除上颌牙弓前段整体前移时的殆干扰；后期使用了方丝弓进行二期矫正，下颌加了变异多用途弓进一步打开咬合。

四、矫治后

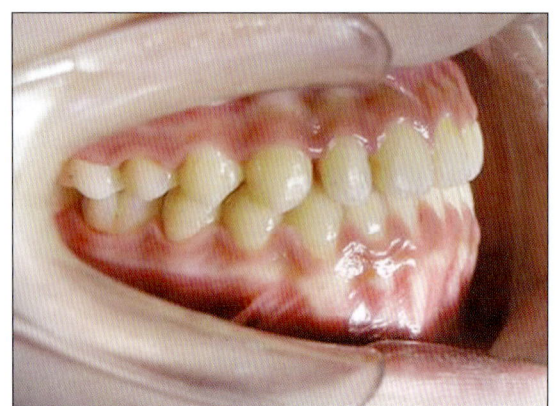

图 12-4-9

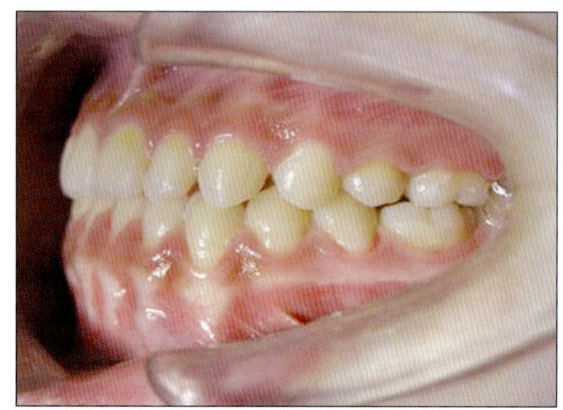

图 12-4-10

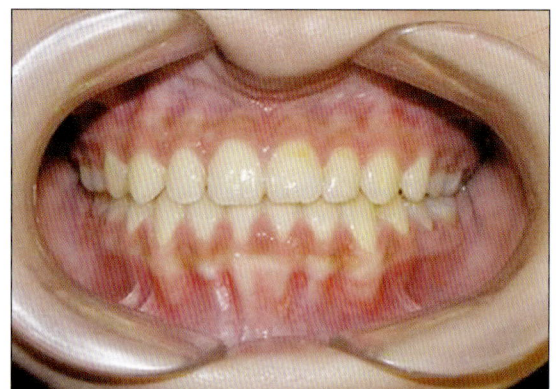

图 12-4-11

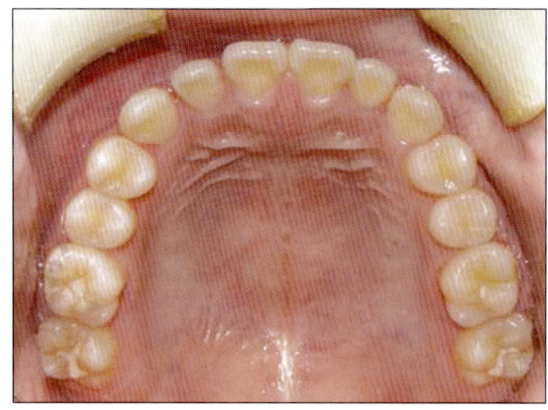

图 12-4-12

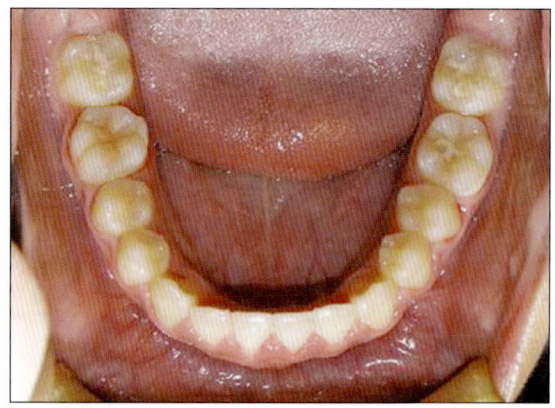

图 12-4-13

矫治结束阶段，可以看到该患者上下牙齿排列整齐，前牙反殆得到纠正，并建立了正常的覆殆、覆盖关系，两侧的尖牙、磨牙达到良好的中性殆关系。

第五节　运用磨牙推进器矫治全牙弓反殆案例（一）

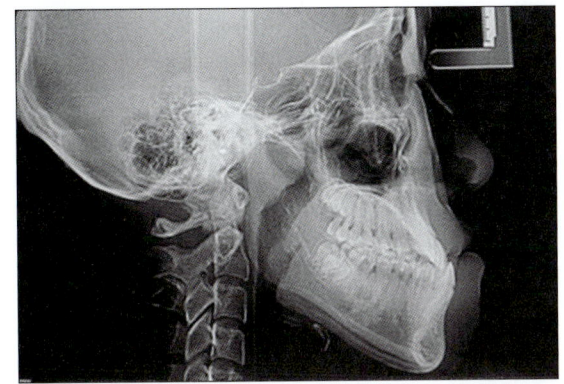

图 12-5-1

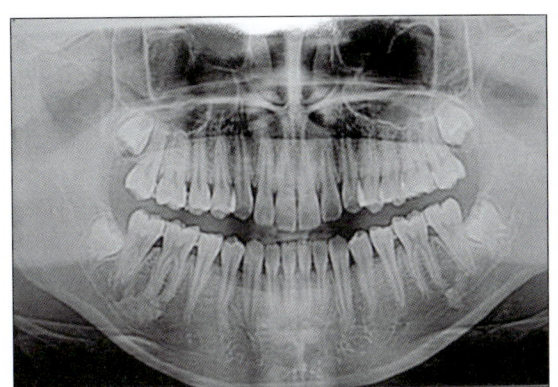

图 12-5-2

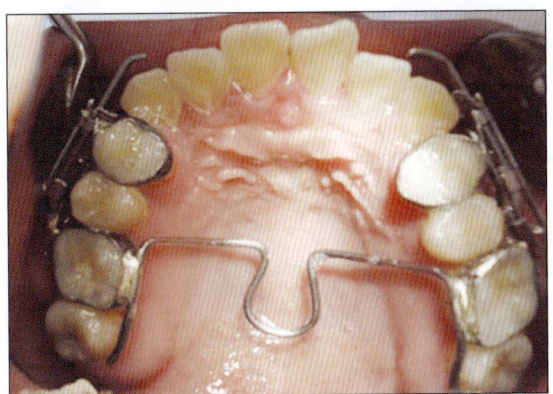

图 12-5-3

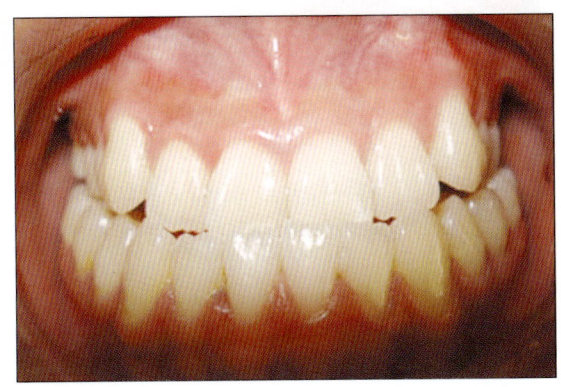

图 12-5-4

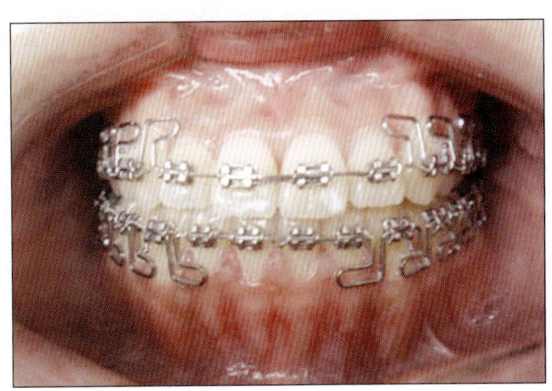

图 12-5-5

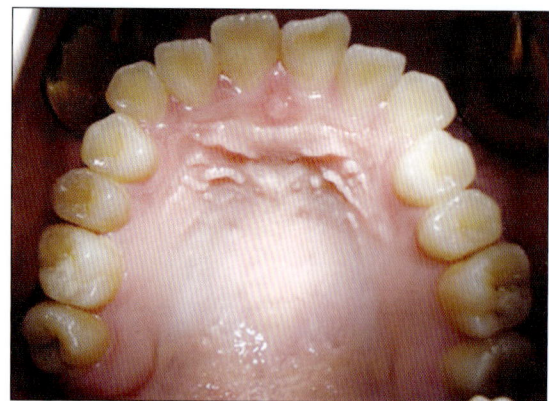

图 12-5-6

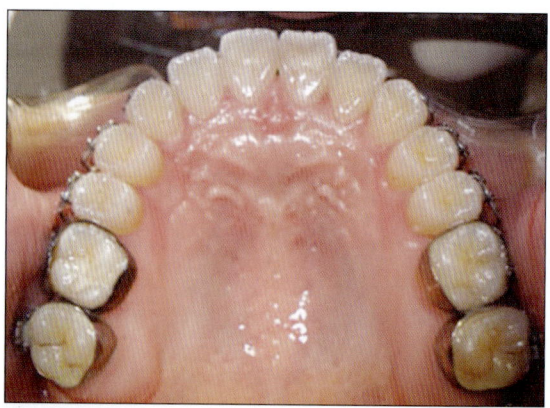

图 12-5-7

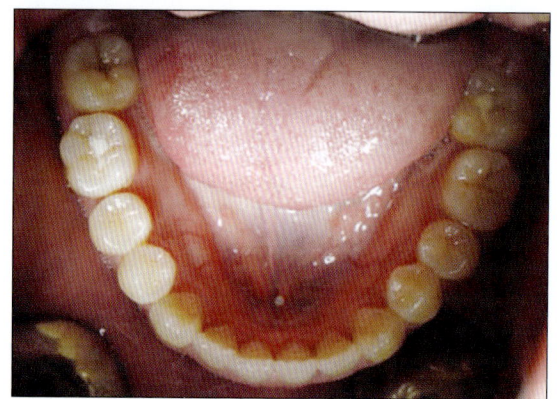

图 12-5-8

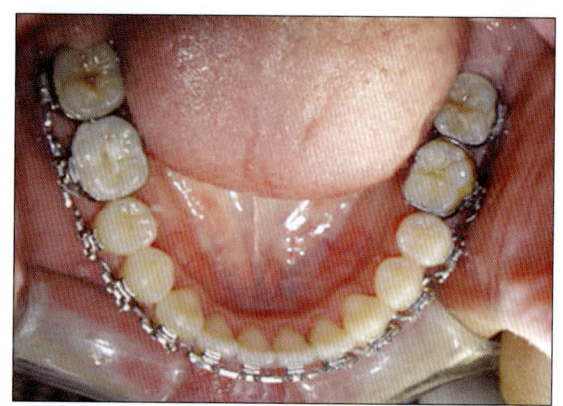

图 12-5-9

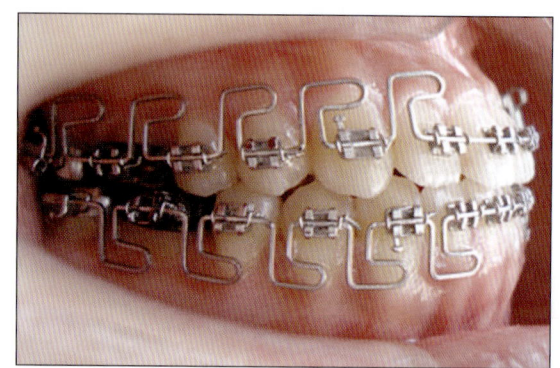

图 12-5-10

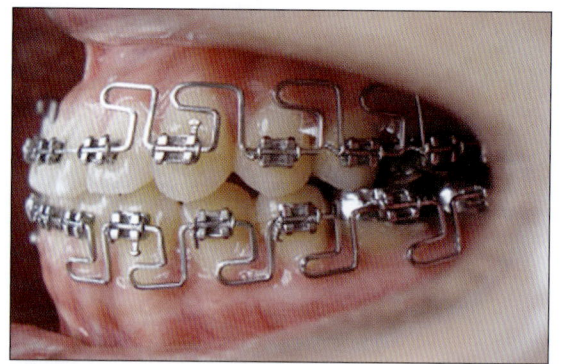

图 12-5-11

（本病例由武汉周权医生提供）

讨论 1 下颌智齿需要处理吗？
回　答 在这个病例中智齿拔除了。
讨论 2 全牙弓的反𬌗使用推进器推前磨牙向近中需要先扩弓解决宽度不调吗？
回　答 一般是先推前磨牙向近中，后处理牙弓后端的宽度不调。

第六节 运用磨牙推进器矫治骨性反𬌗偏𬌗案例(二)

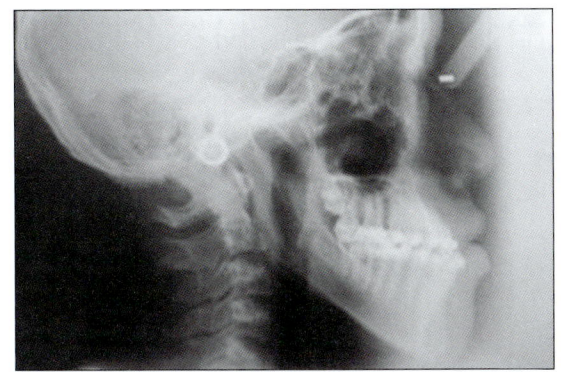

图 12-6-1

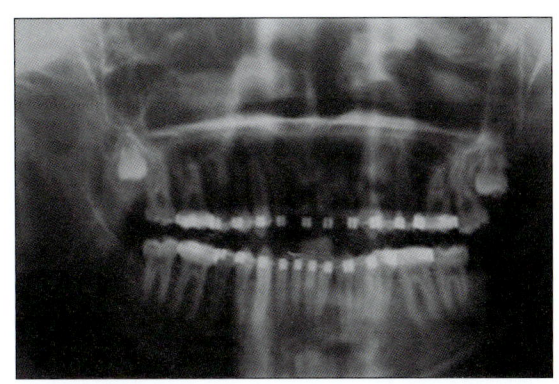

图 12-6-2

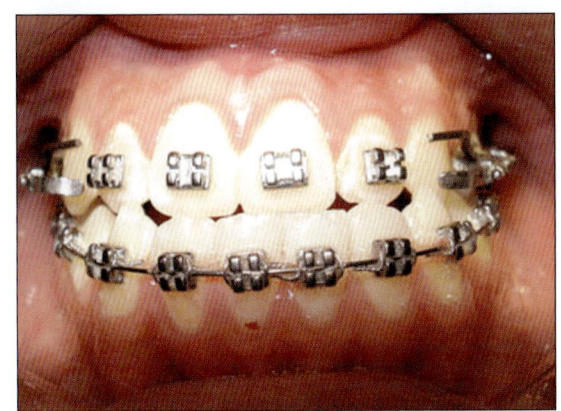

图 12-6-3

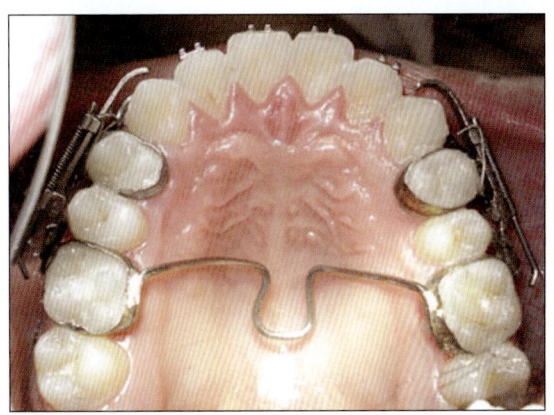

图 12-6-4

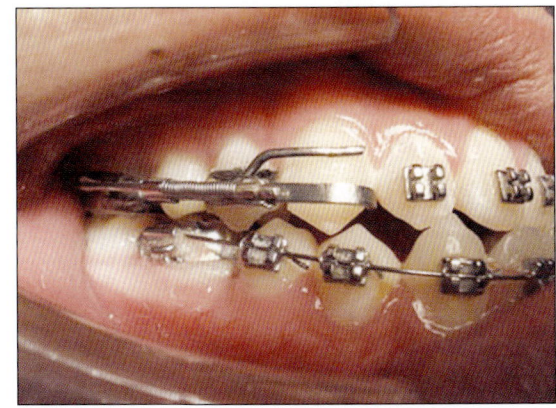

图 12-6-5

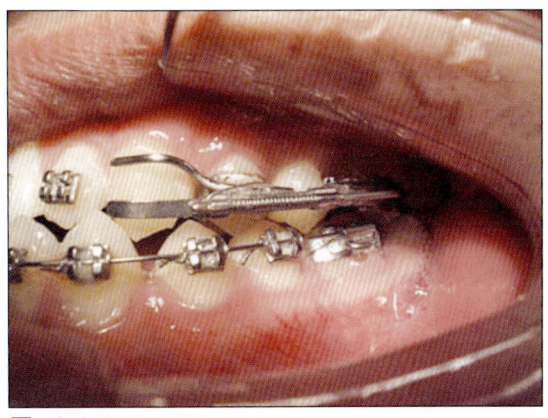

图 12-6-6

(本病例由武汉周权医生提供)

讨　论　两边推进器的力量是一样的吗？

回　答　对于偏𬌗病例两边磨牙推进器的力量是不一样的，该病例左侧的磨牙推进器主要起对抗作用。

第七节　运用磨牙推进器矫治骨性反𬌗偏𬌗案例（三）

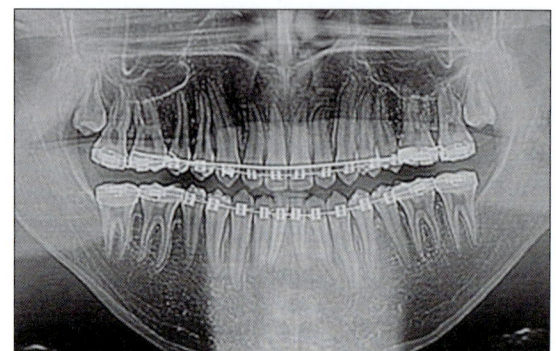

图 12-7-1

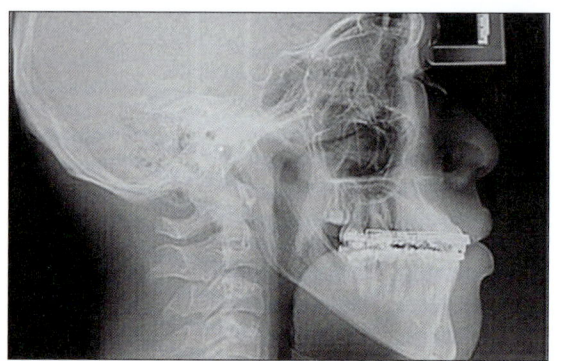

图 12-7-2

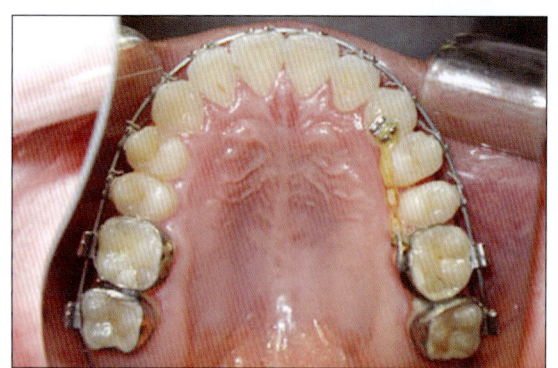

图 12-7-3

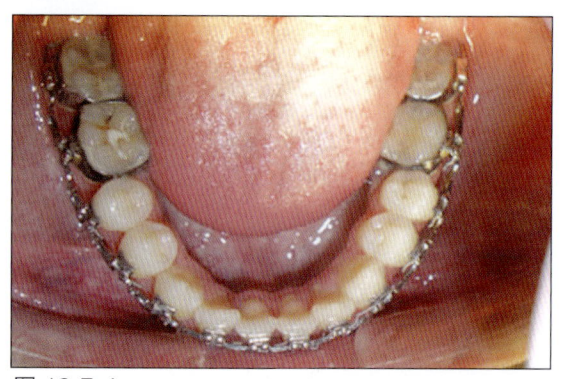

图 12-7-4

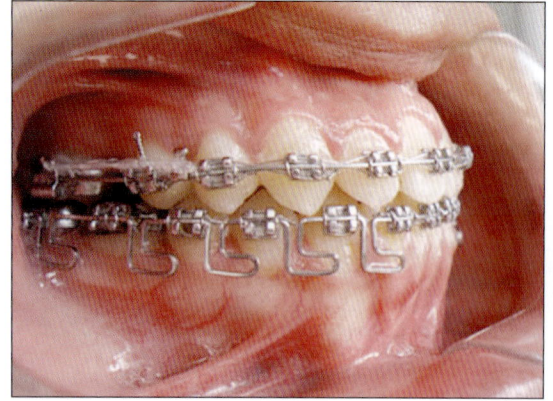

图 12-7-5

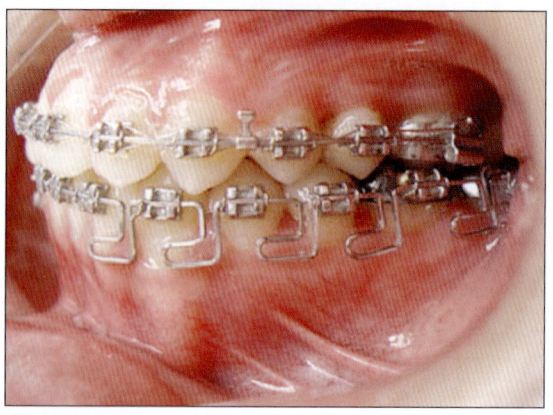

图 12-7-6

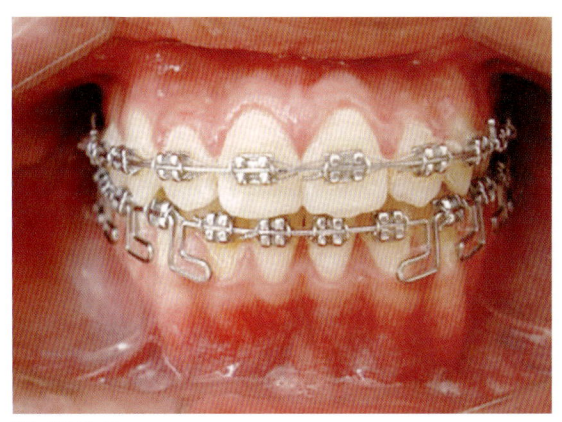

图 12-7-7

（本病例由武汉周权医生提供）

讨论 1 从图片中观察到右上颌第二磨牙完全孤立，没有与对殆咬合，在矫治过程中应怎样处理？
回　答 第一磨牙在近中移动时第二磨牙有一定的跟进作用，一般不需要特殊的处理。
讨论 2 曲面断层片中好像看到上颌有根辅弓，起何作用？
回　答 扩弓辅弓处理牙弓后段的反殆问题。

小　结

推前磨牙向近中移动矫治技术为骨性Ⅲ类患者非手术治疗开辟了一条新的矫治途径。推前磨牙向近中能刺激上颌牙弓前段的骨量增长，这是一般的掩饰性治疗所难以达到的。但是在临床上严重的骨性错殆仍然应以正颌正畸联合治疗为首要选择。在选用非手术方法矫治骨性反殆病例时，要求正畸医生有相当丰富的临床经验，熟练掌握磨牙推进器技术，严格选择适应证（坚决拒绝接受手术治疗者），充分跟患者沟通，签订正畸协议书后方能实施。临床检查应该十分详细，充分考虑到患者的身体状况、配合程度、牙殆代偿状况、牙移动的潜力和下颌牙槽骨的丰满程度等，初学者不要轻易处理这类复杂的骨性错殆畸形病例。

第十三章

推磨牙向远中矫治Ⅱ类错殆畸形

第一节 磨牙推进器

磨牙推进器原名推磨牙向后矫治器（2001年获国家专利【专利号 ZL99256789.0】），是作者设计的一种矫治装置，广泛应用于口腔正畸临床，最初用于治疗安氏Ⅱ类错殆畸形不拔牙矫治病例，是一种非依赖性矫治器。

采用该矫治器可使上颌磨牙平稳地向远中移动，利用其开拓出来的间隙，调整磨牙关系，解除牙列拥挤，内收前突的牙弓等，达到不拔牙矫治错殆畸形的目的，使患者获得和谐的容貌、稳定的咬合关系以及排列整齐的牙齿。推磨牙向后矫治器既可用于推双侧磨牙向远中移动，又可推单侧磨牙向远中移动；既可用于恒牙初期的儿童患者，也可用于成人患者；既可推2个磨牙向后，也可推4个磨牙向后（指双侧），是一种高效能、新型的实用型推磨牙向后移动装置。该项成果通过鉴定并获2001年度武汉市科技进步奖三等奖。近年来作者对其功能进行了重大改进,通过改变其支抗设计将置于前腭部的Nance托变更为磨牙区的后腭弓，使支抗装置安放的位置前后颠倒过来，支抗作用力点前后方位发生了巨大改变，磨牙推进器的固位仍然依附于磨牙带环上（但其颊面管的位置向近中扩展了一个前磨牙牙位，即磨牙带环近中的颊侧面上附加了延伸固位臂），牵引结扎丝仍然按原来推磨牙向远中治疗者的操作方式压缩推进器上的推簧，通过压缩弹簧的回张力释放的矫治力系统移动牙齿，把原来推磨牙向后的负移动改造为推前磨牙向近中矫治所需要的主要移动。用其推前磨牙段向近中移动延长前段牙弓，矫治安氏骨性Ⅲ类错殆畸形（2006年11月新的矫治装置设计"推前牙向近中移动矫治器"已获国家专利【专利号：200520098491.4】，磨牙推进器是其中主要功能部件之一）。这样一来，磨牙推进器应用范围扩大，就像火车头在铁轨上行驶，既可顺着轨道朝前方开也可沿着轨道倒着向后方退。磨牙推进器不但可向后推磨牙远移拓展后牙弓，还可向前推前磨牙段向近中移动拓展前牙弓，因其依附磨牙带环上的推进器颊面管就位，故更改现在的名称为磨牙推进器。

磨牙推进器组图

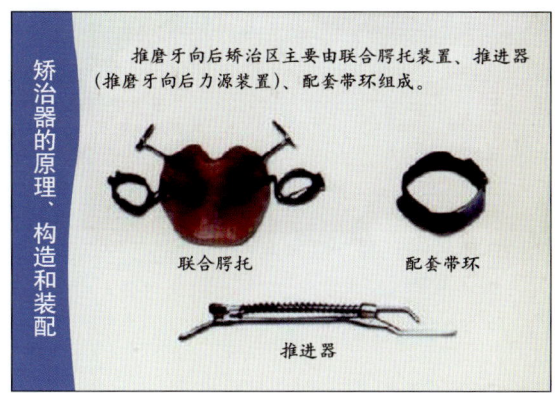

图 13-1-1

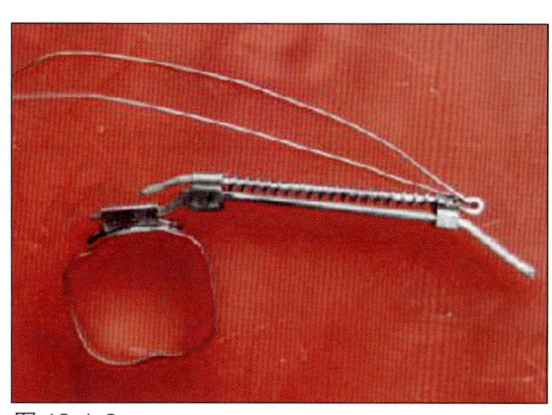

图 13-1-2

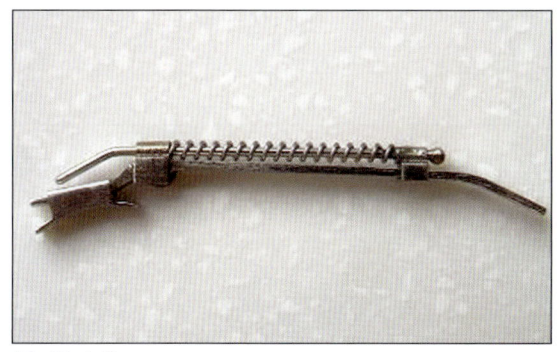

图 13-1-3

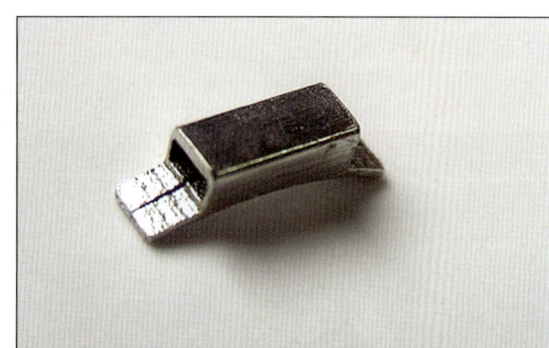

图 13-1-4

第二节　装配推磨牙向后矫治器临床操作步骤

一、分　牙

　　装配推磨牙向后矫治器同应用固定矫治器治疗一样，首先需要解决矫治器固位问题，分牙创造带环就位间隙是第一步。分牙步骤可依据医生习惯采用铜丝分牙、橡皮圈分牙或弹簧分牙（分牙簧）。分牙范围包括第二前磨牙、第一磨牙的近远中邻面。

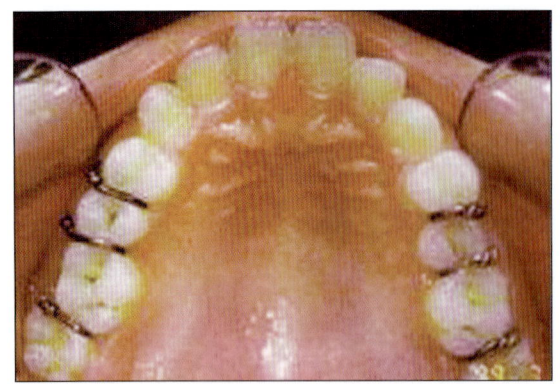

图 13-2-1

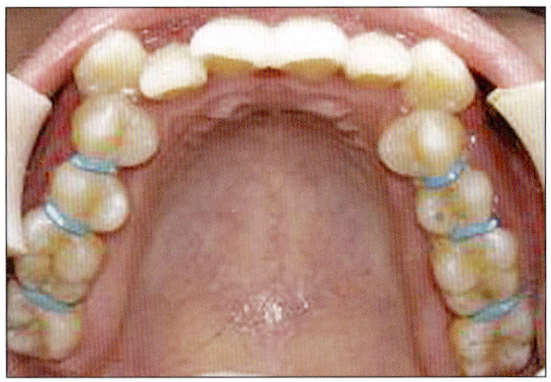

图 13-2-2

二、粘固联合腭托及磨牙带环

一般 3～5 天后拆除分牙装置,接着试戴支抗装置及磨牙固位带环,合适后粘固联合腭托及第一磨牙带环。

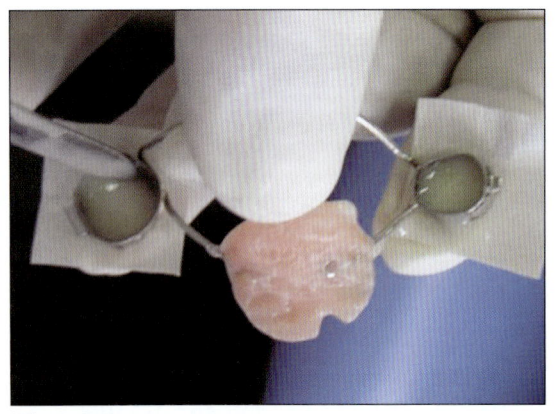

图 13-2-3

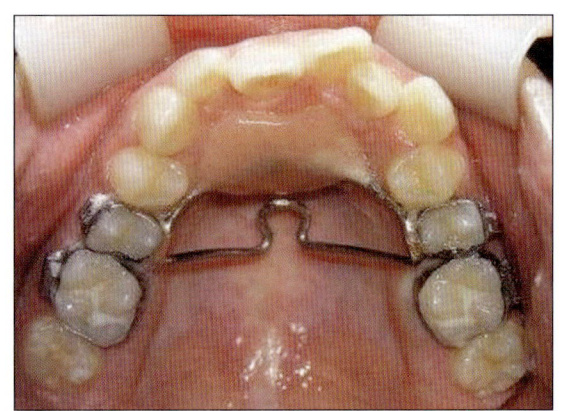

图 13-2-4

三、装配磨牙推进器

(1) 先试插磨牙推进器,注意推进器长轴应与𬌗平面保持平行,一般情况下其长轴紧贴磨牙、前磨牙、尖牙诸牙列颈缘。

(2) 推进器试插磨牙带环颊面管,调整其长短,合适后先取下来,在前磨牙带环颊面管中穿过 2 根 0.25 毫米结扎丝并在其远中分别打结固位。

(3) 再次插入磨牙推进器,将 2 根结扎丝分别通过推进器前端牵引球下方回拉压缩弹簧打结固位,剪断过长结扎丝,将其末端保留塞入滑板下。其中一根结扎丝为主要结扎丝,先向磨牙远中方向回拉压缩弹簧打结固位,其压缩弹簧的距离长短(即为磨牙推进器施力的大小力度），另一根结扎丝为保险牵引丝，以防止因咀嚼力不当等意外因素折断或松脱主要结扎丝，影响磨牙推进器的功效。

笔者最初均采用一根结扎丝，复诊时发现有的小患者喜欢用手在口中玩弄磨牙推进器，导致结扎丝折断；也有的患者吃东西不注意，比如啃骨头等致结扎丝折断或滑脱，影响推磨牙向后的矫治效果，后采用2根结扎丝的措施以后，就没有发现上述情况了。

（4）装配完磨牙推进器后，即用正畸专用测力计测量磨牙推进器的力值，并在病历上做好记录，以便下次复诊时根据患者反馈的信息，如个人对矫治力大小的耐受程度、磨牙受力后远中移动的距离大小等对磨牙推进器需要施力的力度做出适当的调整。

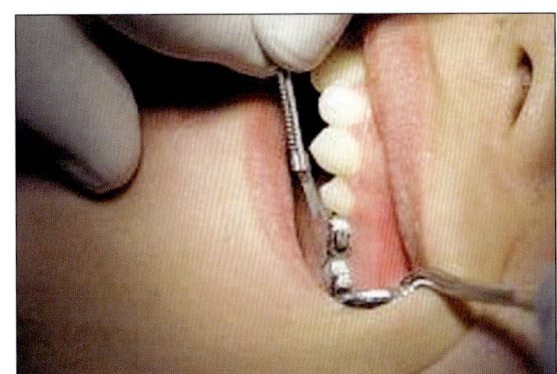

图 13-2-5

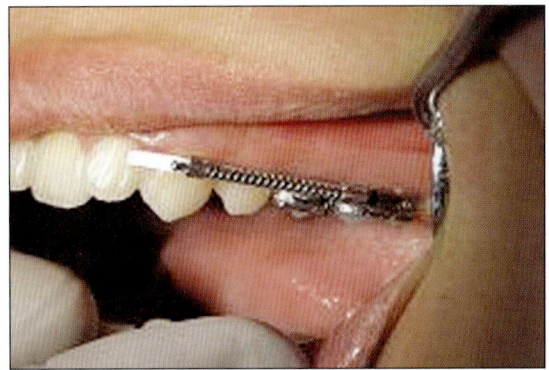

图 13-2-6

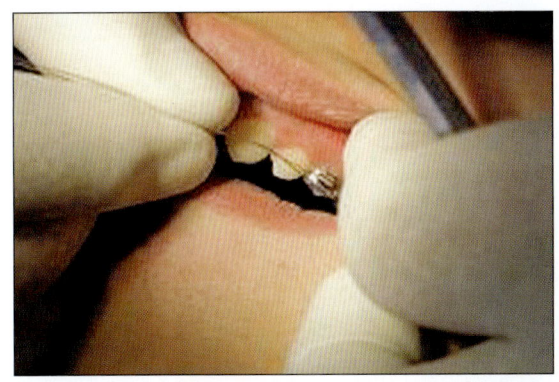

图 13-2-7

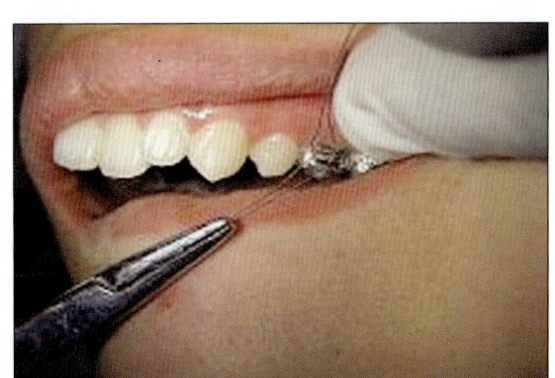

图 13-2-8

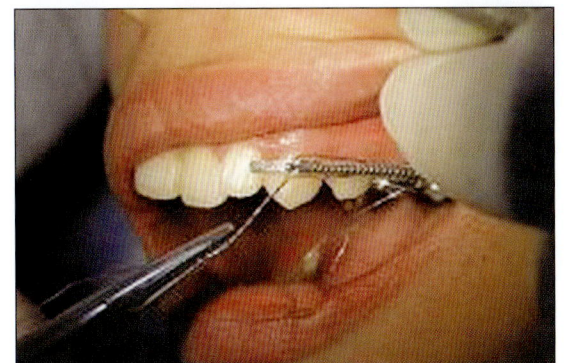

图 13-2-9

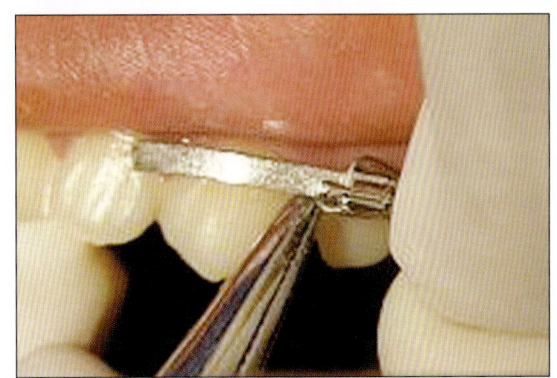

图 13-2-10

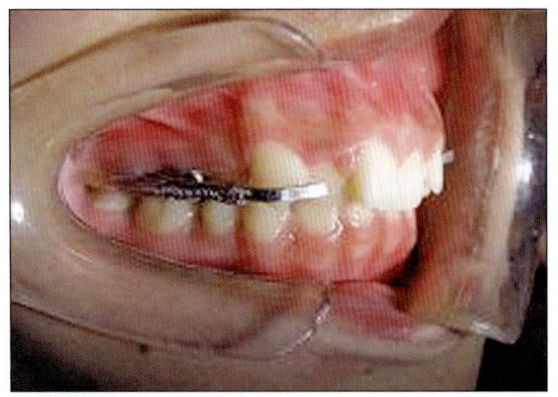
图 13-2-11

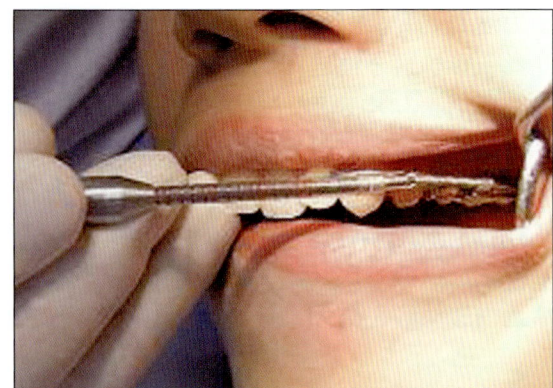
图 13-2-12

讨　论　推磨牙向后的力量一般用多大？

回　答　临床上一般压缩推进器弹簧全长的 1/2 ～ 2/3，大约 180 ～ 240 克力。注意要根据病人复诊反馈的牙齿移动信息和耐受情况进行适当的调整。

第三节　单侧推磨牙向后矫治案例

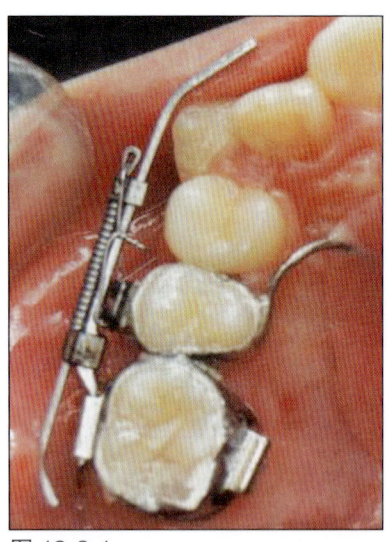
图 13-3-1

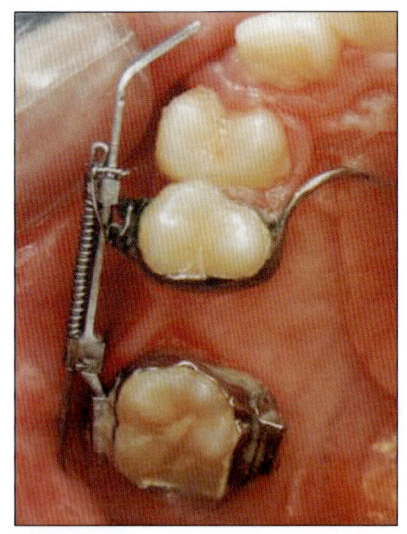
图 13-3-2

这是我们在临床上采用第一代推磨牙向后矫治器，设计单侧推磨牙向后矫治病例。有什么矫治特点？

讨　论　这种装置好是好，但是有一个问题，就是虽然磨牙向后移动了，但是4、5好像也向前走了大概2毫米吧？

回　答　任何作用力都伴随一个等值的反作用力，孤立的正畸作用力是不存在的。这句话本身并不复杂，但它却是复杂正畸治疗的核心。推磨牙向后移动的正畸作用力也同样遵循力学运动的规律。采用颌内支抗实施推磨牙向远中移动的病例，在获得磨牙远中移动拓展后牙弓间隙的同时，前牙会或多或少地朝近中移动，对于这点应该毫不奇怪。

第四节　恒牙初期推磨牙向后矫治案例

案例一

一、矫治前

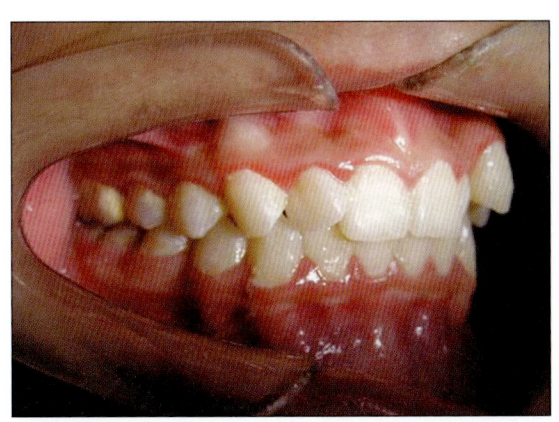

图 13-4-1

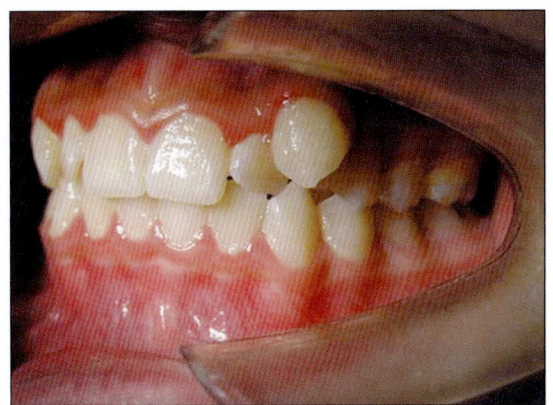

图 13-4-2

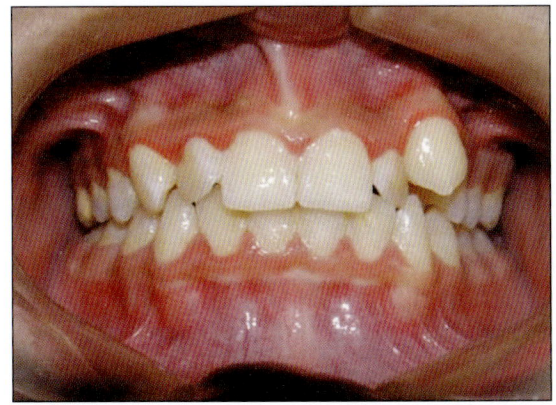

图 13-4-3

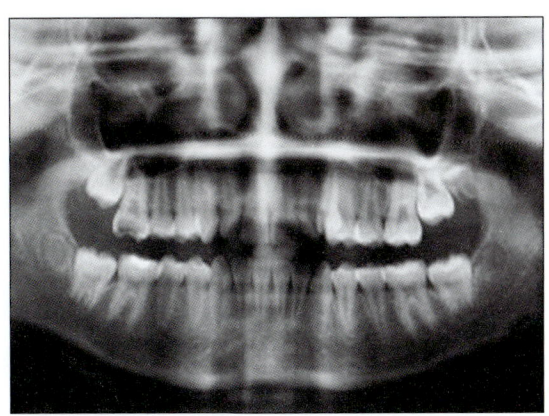

图 13-4-4

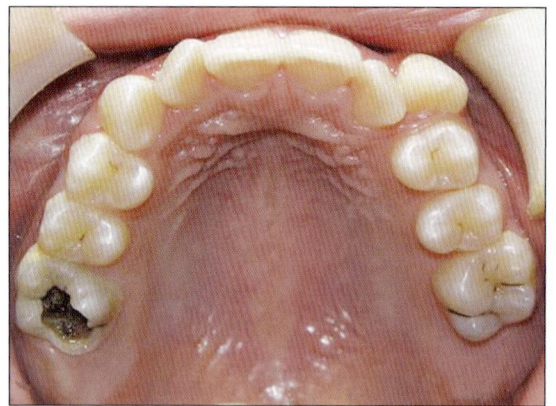
图 13-4-5

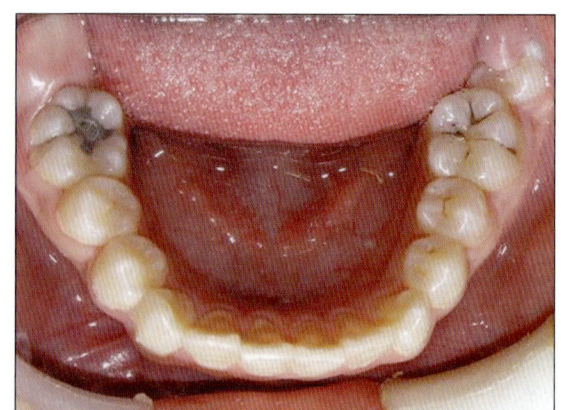
图 13-4-6

二、矫治阶段（1）

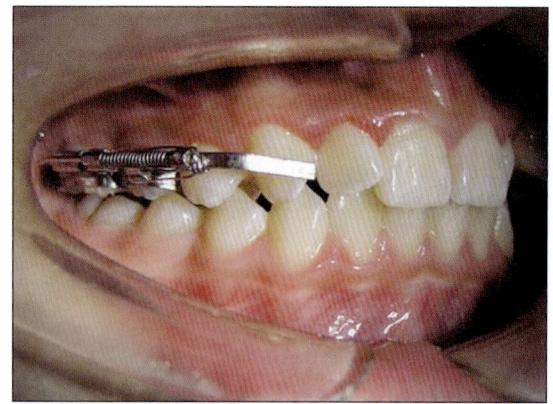
图 13-4-7

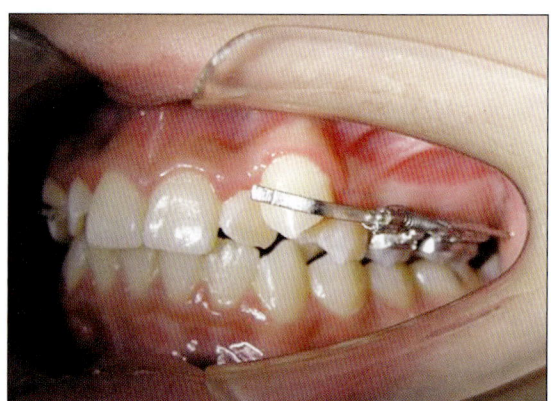
图 13-4-8

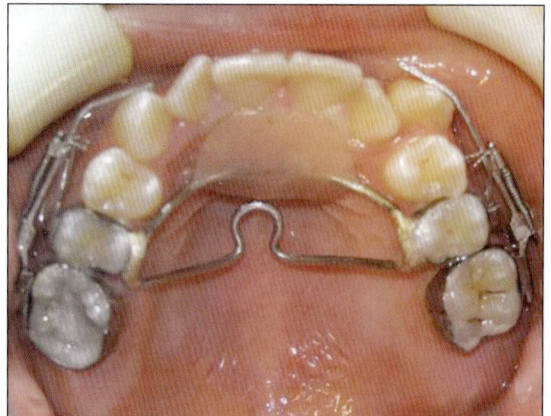
图 13-4-9

三、矫治阶段（2）

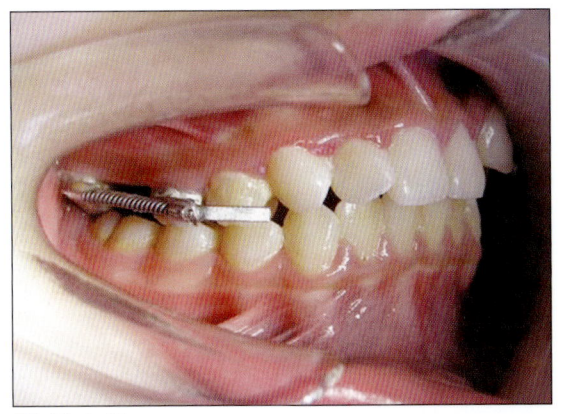

图 13-4-10

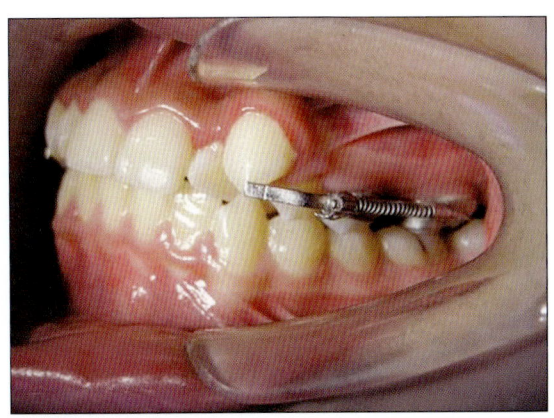

图 13-4-11

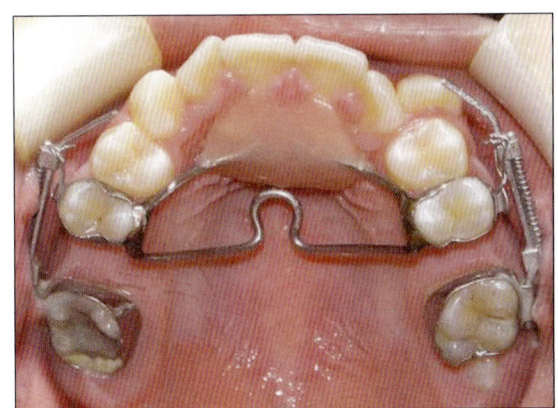

图 13-4-12

仔细观察这 2 组照片，说说该患者采用推磨牙向后矫治器阶段治疗的临床应用特点？

讨　论　用这样的矫治手段向远中推的磨牙是倾斜移动吧？

回　答　确切地说接近整体移动。（参阅本章第七节图 13-7-7、图 13-7-8 推磨牙远移前、后全颌曲面断层 X 线摄片）

四、矫治阶段（3）

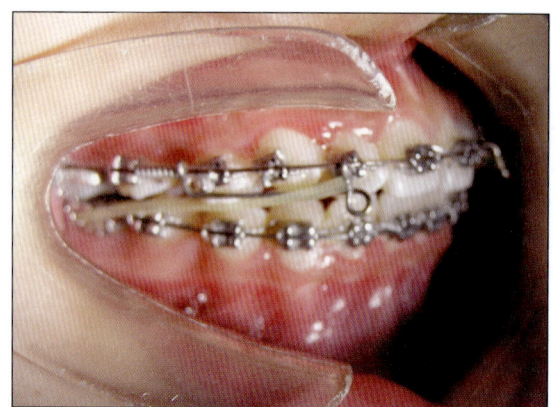

图 13-4-13

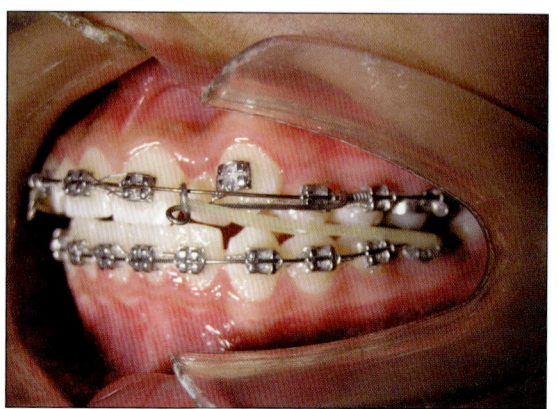

图 13-4-14

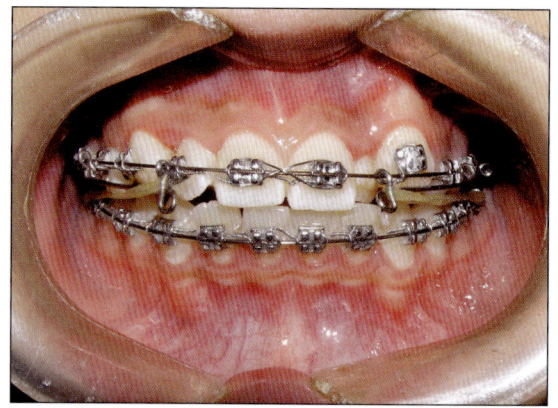

图 13-4-15

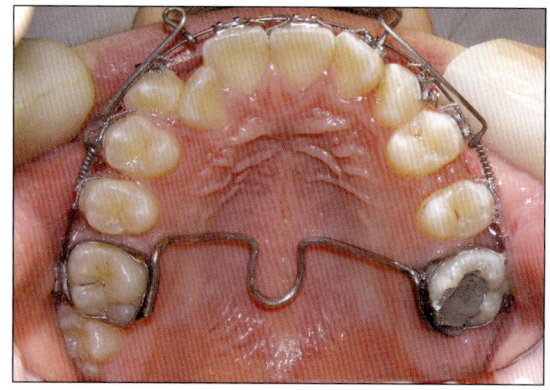

图 13-4-16

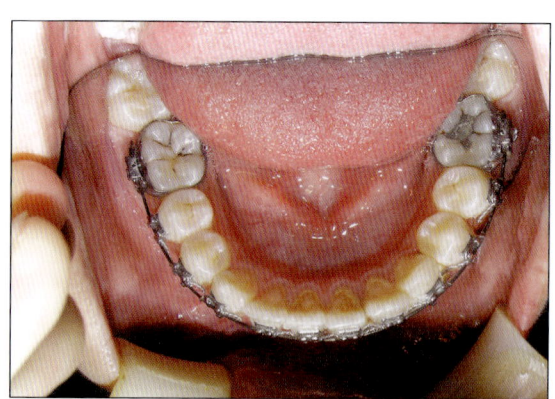

图 13-4-17

讨论 1 请问该患者Ⅱ类牵引挂橡皮圈用的是什么装置?
回 答 自制的滑动牵引架。
讨论 2 滑动牵引架如何制作?
回 答 制作方法参见本书第十九章第十七节技工制作内容。

五、矫治后期

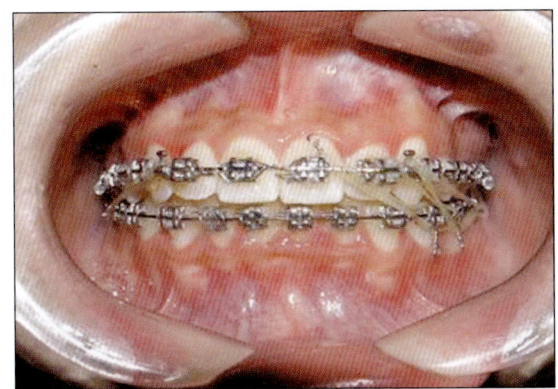
图 13-4-18

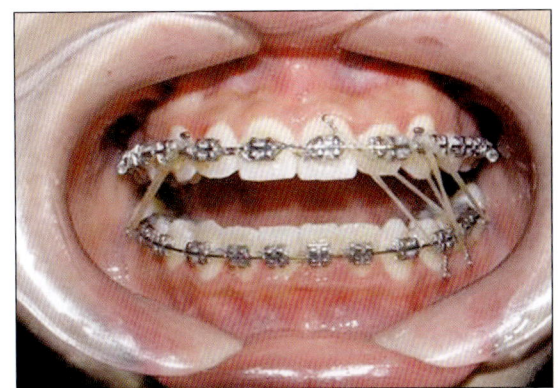
图 13-4-19

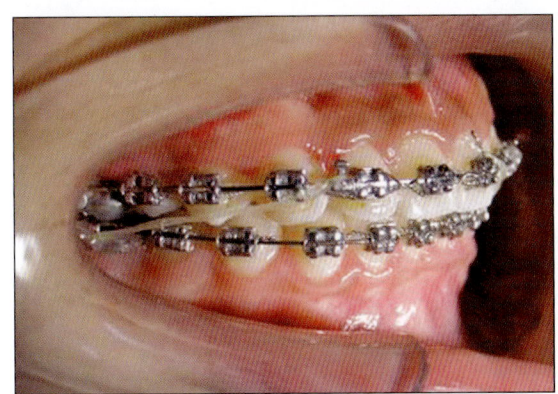
图 13-4-20

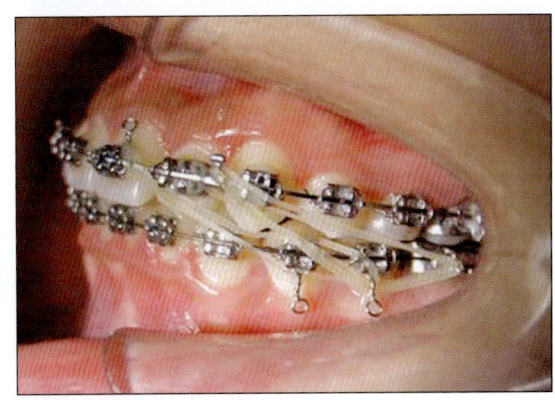
图 13-4-21

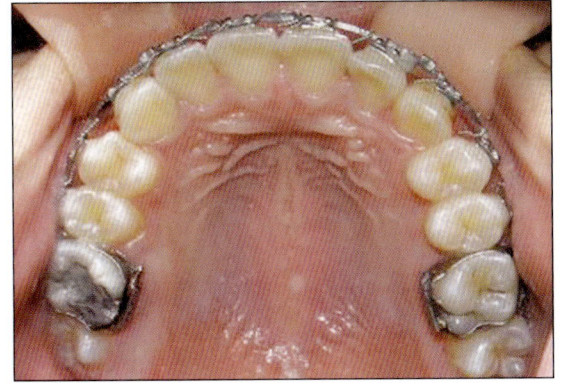
图 13-4-22

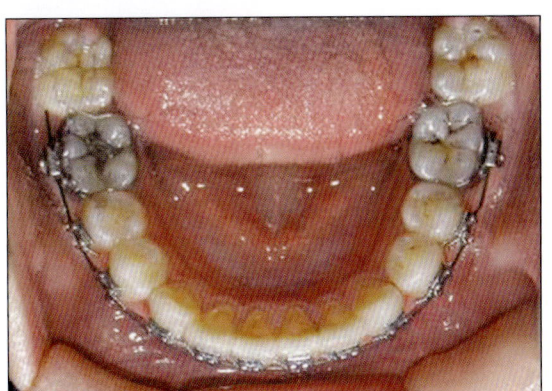
图 13-4-23

讨 论 矫治到这个阶段，拥挤错位的牙齿已经排入正常牙列，上下牙弓的弧度非常漂亮。请问该患者Ⅱ类颌间牵引两边挂的橡皮圈方式为什么不同？

回 答 利用推磨牙远移拓展的后牙弓间隙，逐渐远移第二、第一前磨牙，并将原来唇向低位的上尖牙排入正常的牙列，右侧的磨牙已经达到中性𬌗关系，左侧的磨牙已经接近中性𬌗关系；目前上下牙列中线尚齐，右边颌间牵引挂的橡皮圈加大力度，用了2根橡皮圈，左边只用了1根，旨在调整中线及磨牙关系。

案例二

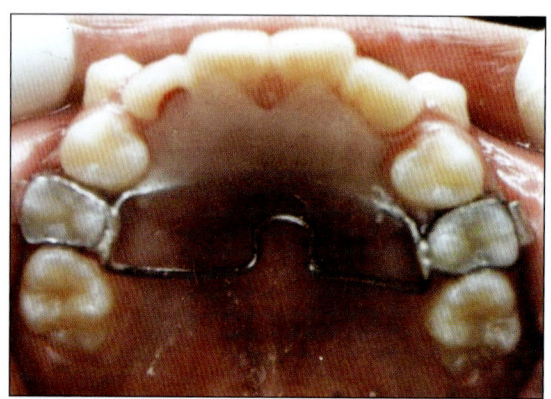

图 13-4-24

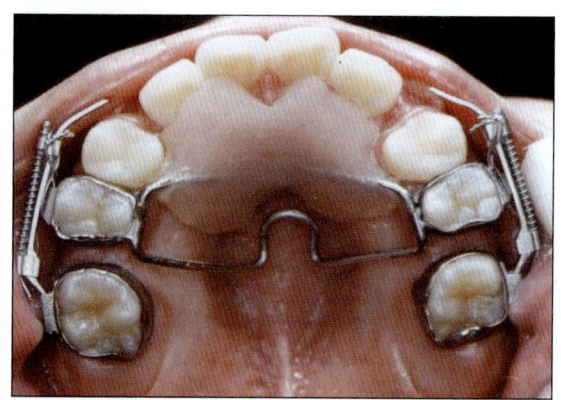

图 13-4-25

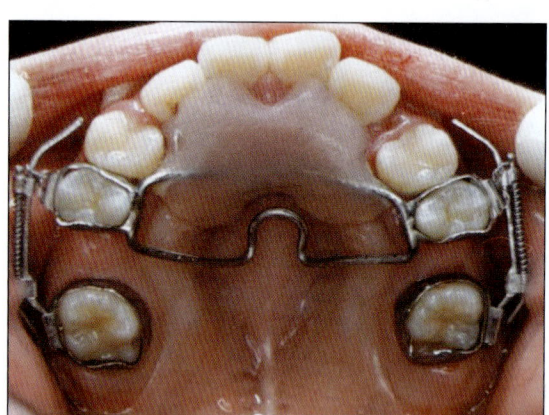

图 13-4-26

该患者女性，11岁，恒牙𬌗初期，第二恒磨牙未萌出，3|3唇向低位，磨牙远中关系。采用联合腭托为支抗，磨牙推进器推双侧磨牙向后，3个月达到预期开拓间隙设计目标。

讨 论 联合腭托是用点焊还是锡焊？

回 答 我们制作联合腭托的步骤是先用点焊将支架与带环定位，然后用银焊焊接牢固，这样的处理能够保证其装置焊接的强度。

第五节　运用磨牙推进器矫治Ⅱ类错𬌗案例

一、矫治前

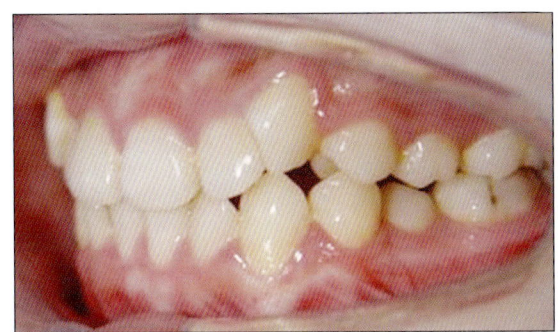

图 13-5-1

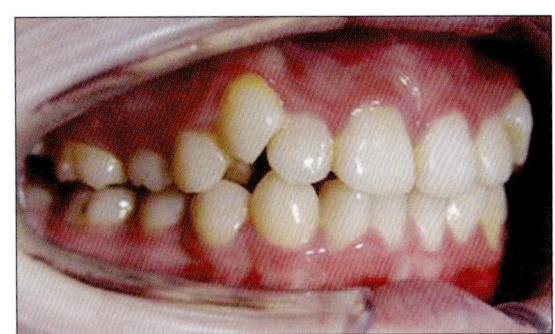

图 13-5-2

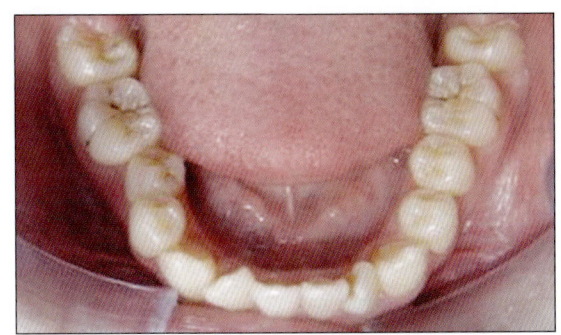

图 13-5-3

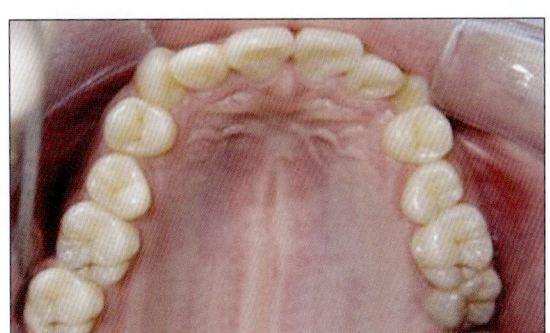

图 13-5-4

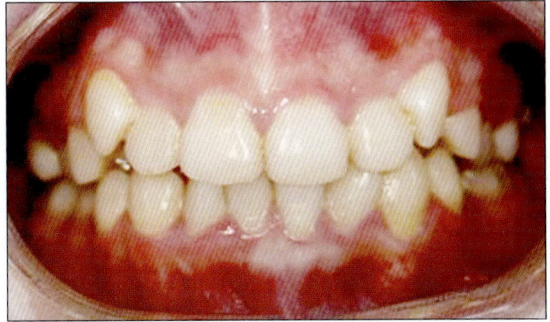

图 13-5-5

二、矫治阶段

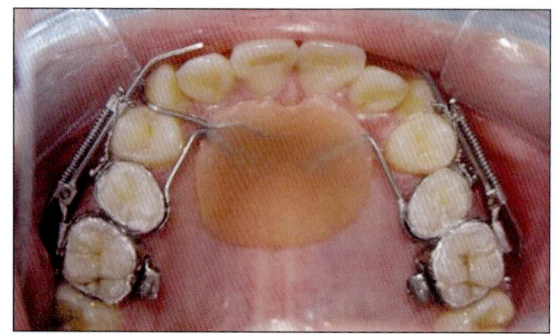

图 13-5-6

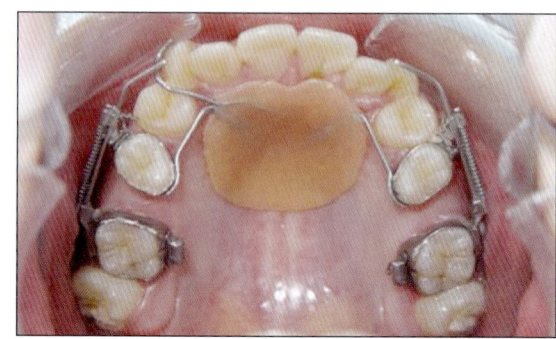

图 13-5-7

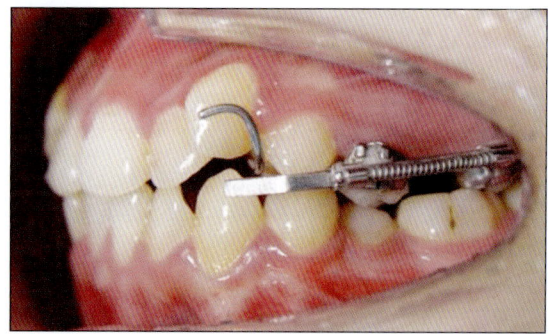

图 13-5-8

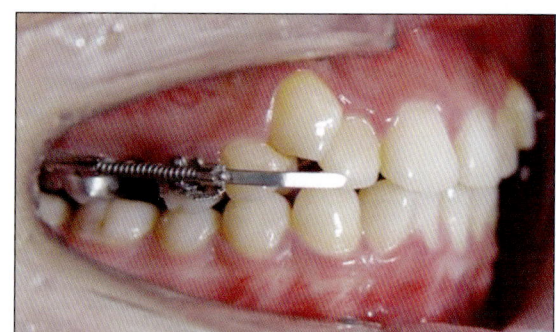

图 13-5-9

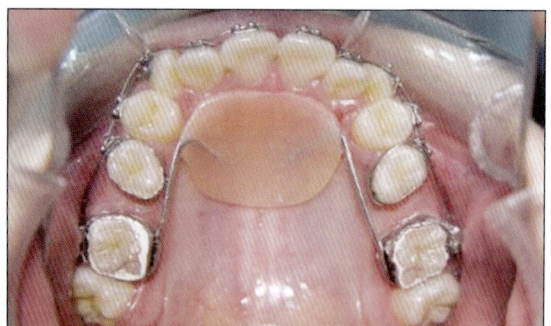

图 13-5-10

三、矫治后

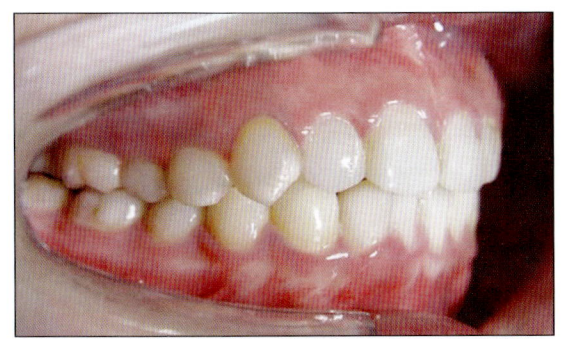

图 13-5-11

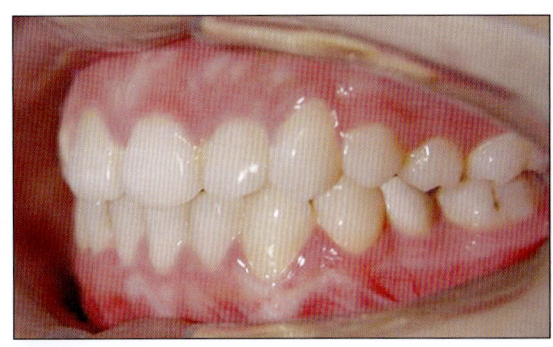

图 13-5-12

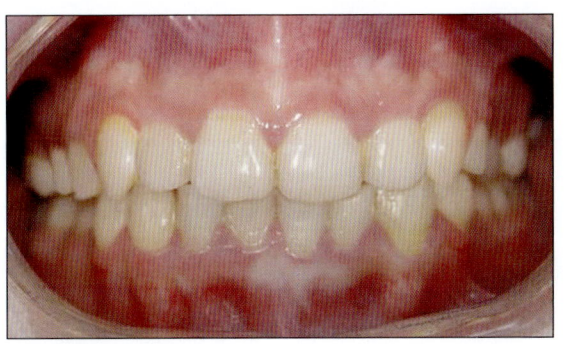

图 13-5-13

（本案例由广东潮州洪宝医生提供）

讨论 1 这个装置对颊黏膜会不会产生摩擦损伤？

回 答 这个装置对颊黏膜产生摩擦损伤的可能性，在第二代推磨牙向后矫治器中一般比较小。因为我们装配的磨牙推进器前后两端是顺着牙弓弧度弯曲的，在装配推进器前已经将滑动杆远中端平固位架截断，压缩弹簧后滑动杆向后伸出的距离非常短，并且操作步骤中采取了回弯。

在最初研制的第一代推磨牙向后矫治器中，确实有少数患者出现过推进器远中端过长的滑动杆摩擦损伤颊黏膜的现象，因为这些患者复诊反馈，促使我们找出解决问题的办法，经过针对性地改进，不断完善后，这种状况现在很少发生。

讨论 2 我这里有一位前牙轻度开𬌗的病人，上颌两个智齿已经长出，下颌还没长，能不能将两侧的上磨牙拔除后，推两侧磨牙向后来做出间隙？

回 答 前牙轻度开𬌗病例我认为一般不采取拔牙方法，也不用推磨牙向后，MEAW 矫治就可以。

讨论 3 怎么尖牙上有个卡环？

回 答 该患者用的是第一代磨牙推进器技术，支抗装置在尖牙上设置了卡环。

第六节 运用磨牙推进器矫治前牙拥挤案例

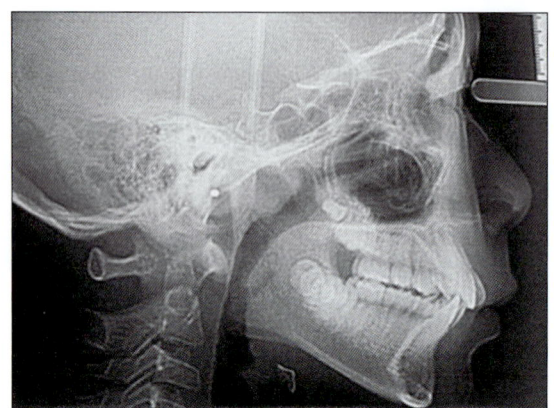

图 13-6-1

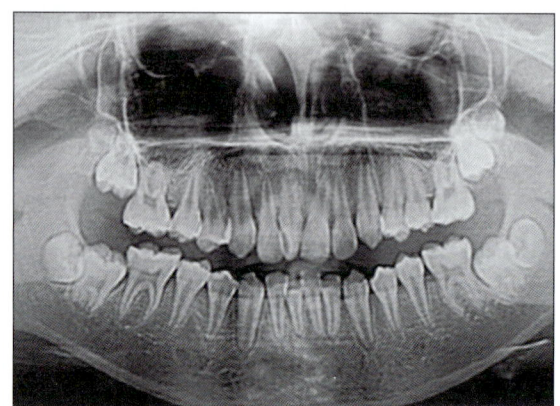

图 13-6-2

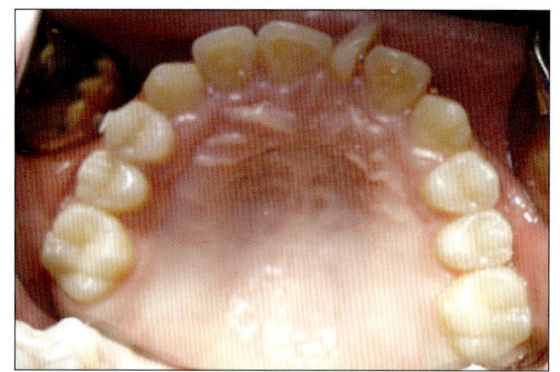

图 13-6-3

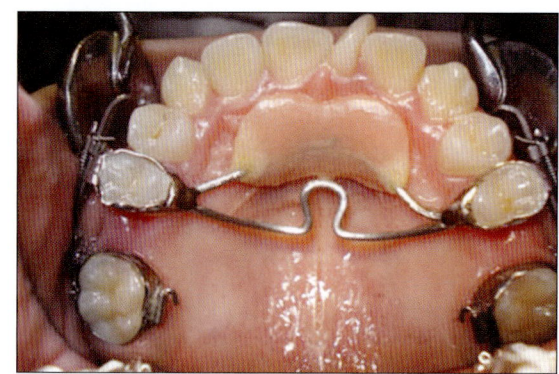

图 13-6-4

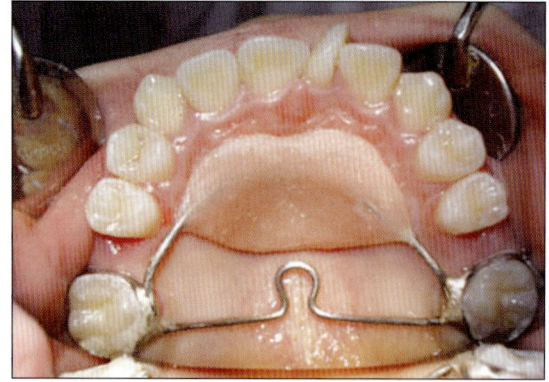

图 13-6-5

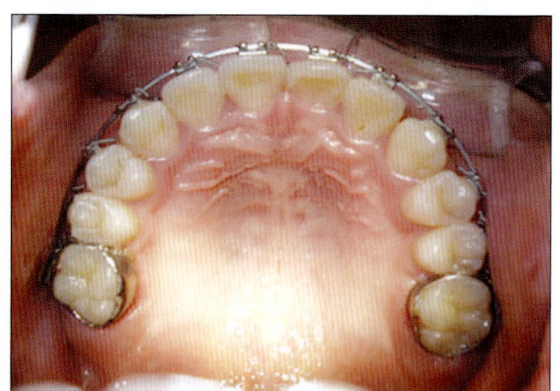

图 13-6-6

（本案例由武汉周权医生提供）

这是周权医生运用磨牙推进器技术，推上磨牙远移矫治前牙拥挤、上中切牙扭转病例阶段治疗组图。

讨论 1 为什么推进器去除了还用联合腭托？

回　答 目前该患者用的联合腭托是推进器推磨牙向后的一个保持装置。如果推磨牙向后扩展的间隙不及时保持会导致复发。该患者现阶段联合腭托的带环固位基牙已经变化了，现在是第一恒磨牙了。

讨论 2 腭托应该做多大？

回　答 保持阶段的腭托可以做得稍微小一点，同1元硬币大小即可。

第七节　减数推磨牙向后矫治案例

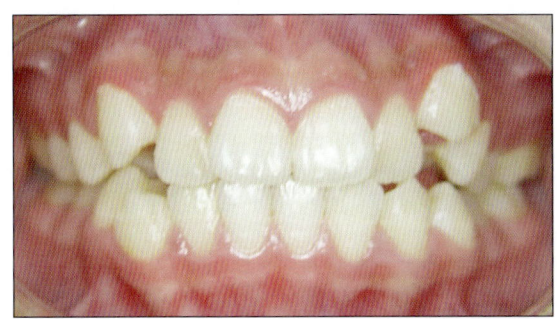

图 13-7-1

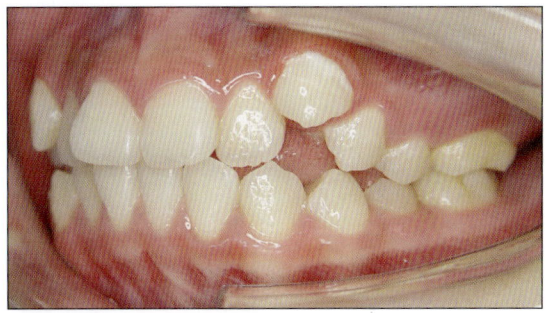

图 13-7-2

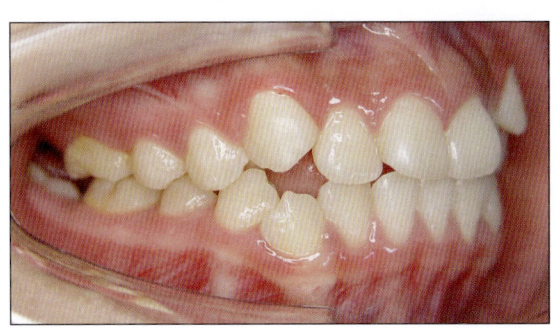

图 13-7-3

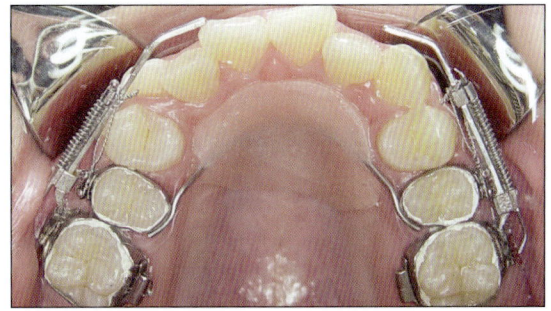

图 13-7-4

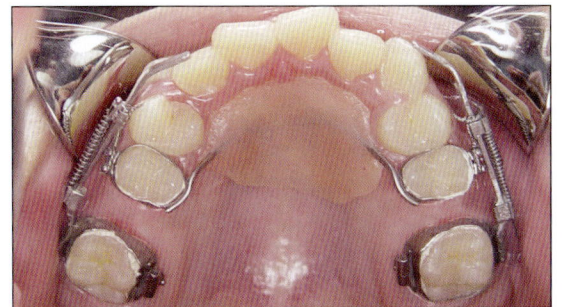

图 13-7-5

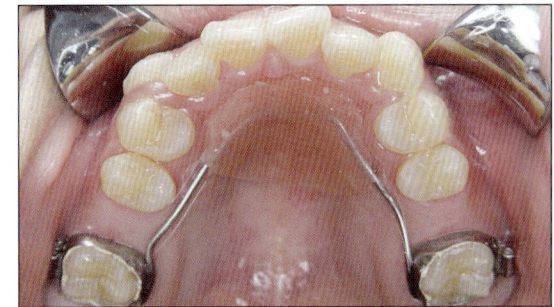

图 13-7-6

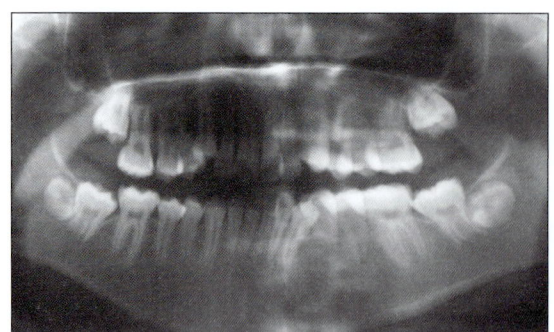

图 13-7-7

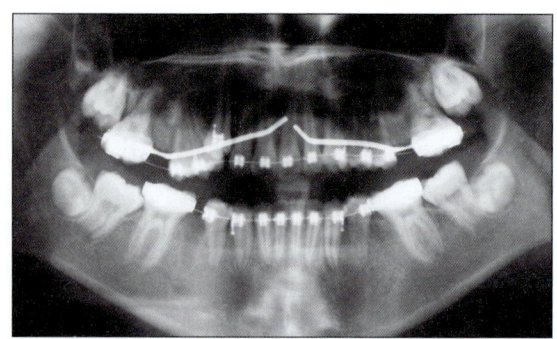

图 13-7-8

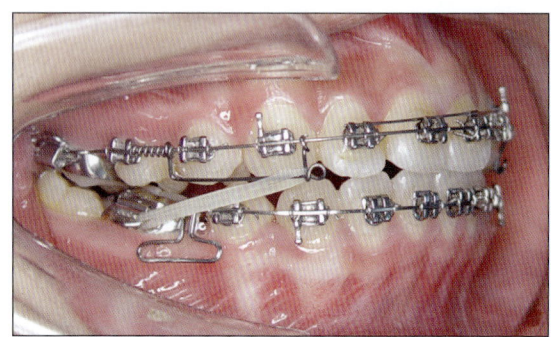

图 13-7-9

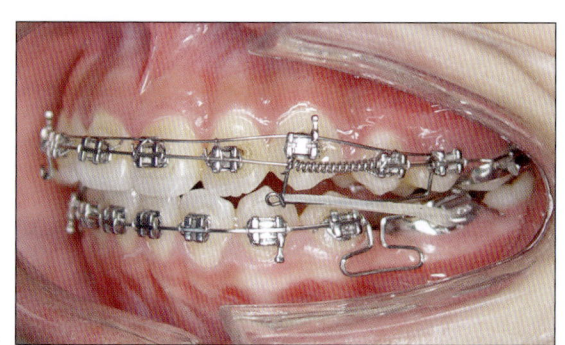

图 13-7-10

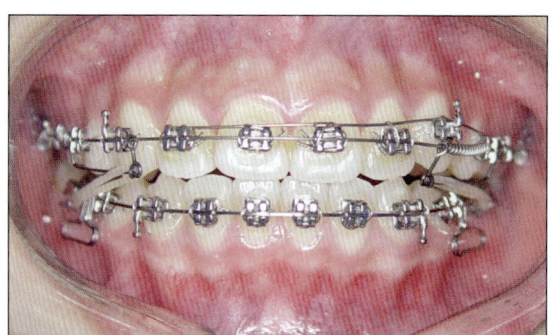

图 13-7-11

（本案例由洪光医生提供）

讨　论　图 13-7-9、图 13-7-10、图 13-7-11 上怎么有几根弓丝？

回　答　上颌前牙龈方的那根弓丝是镍钛丝，是辅弓，矫治 B3 的低位牙。主弓丝上的滑动杆加镍钛丝牵引上颌 4、5 向远中移动，B3 就有间隙排入牙列。

第八节　从 X 线片中领悟医生的矫治设计思路

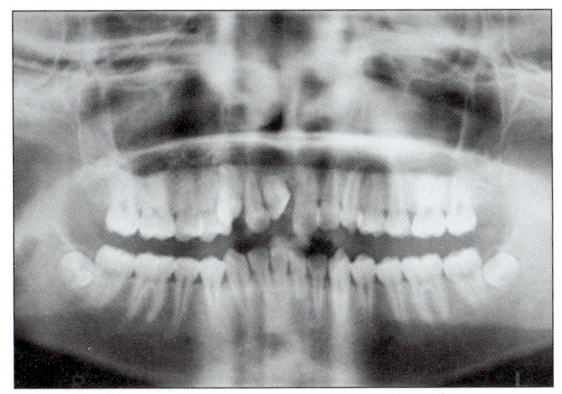

图 13-8-1

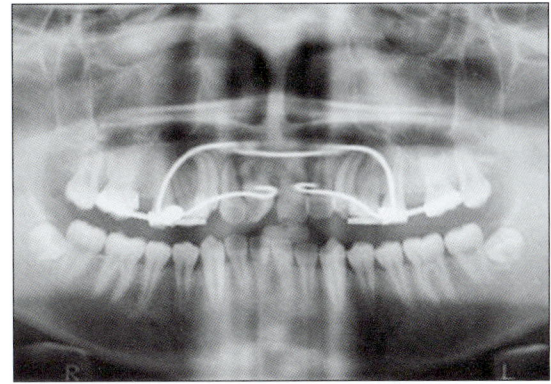

图 13-8-2

通过 2 张全颌曲面断层 X 线片，你能领悟到医生的设计思维吗？

讨　论　是采用了磨牙推进器技术推四个磨牙向远中吗？
回　答　是的。从全颌曲面断层 X 光片上，我们可以看到磨牙是接近整体向远中移动的。

第九节　可伸缩滑动架逐牙远移前磨牙矫治案例

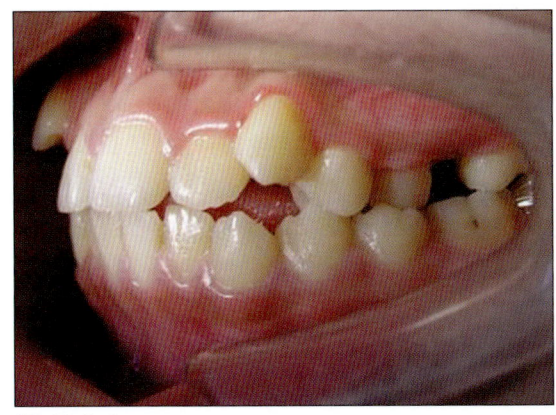

图 13-9-1

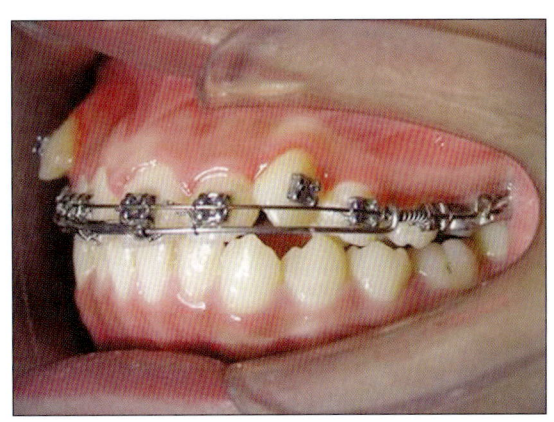

图 13-9-2

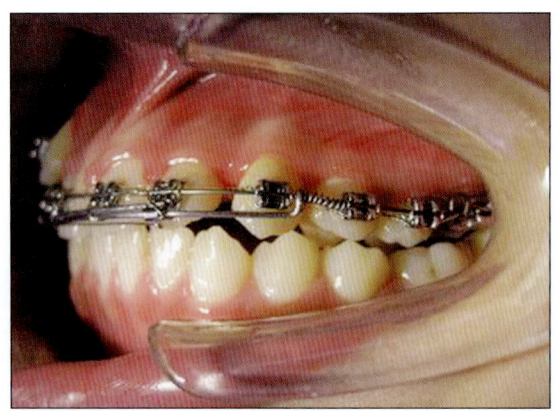

图 13-9-3

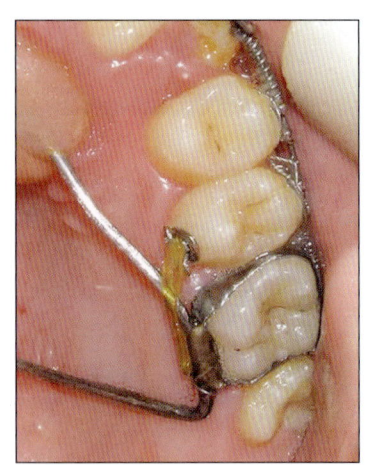

图 13-9-4

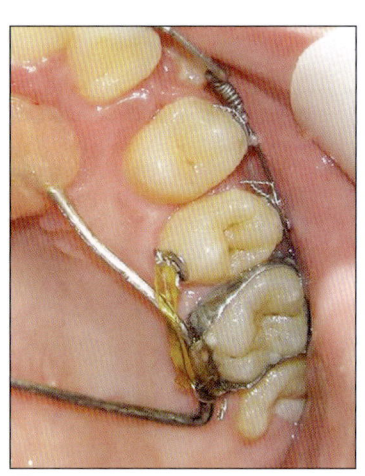

图 13-9-5

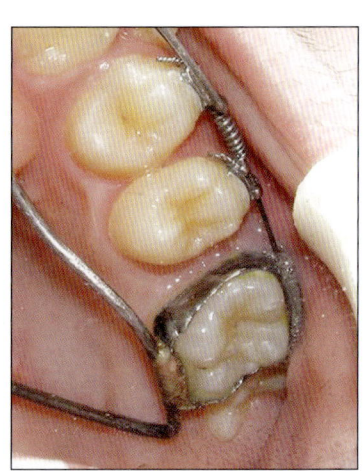

图 13-9-6

推磨牙向后的二期治疗，如何逐牙远移前磨牙？这组可伸缩滑动架逐牙远移前磨牙矫治案例组图，你从中能领悟到什么？

讨论 1 该装置怎样加力？它的支抗是怎样设计的？

回 答 可伸缩滑动架的结构是相互交叉在圆管中的，可利用其伸缩能力调整长度，使用时用结扎丝将其固定在前牙段主弓丝托槽翼沟内。该装置靠滑动架的固位臂挤压其近中端的镍钛螺旋推簧加力。该弹簧释放的反张力推移前磨牙朝远中移动。除了可以利用整个前牙段作为支抗外，可伸缩滑动架的两端固位臂在抵挡弹簧的反作用力时互为支抗。

讨论 2 第二前磨牙舌侧的装置有何用？

回 答 第二前磨牙舌侧的装置是粘结式牵引固位钩（舌纽扣的一种类型），利用它和磨牙上的联合腭托钢丝做支点，挂链圈弹力牵引远移前磨牙。

第十节　磨牙远移固定间隙保持器的应用

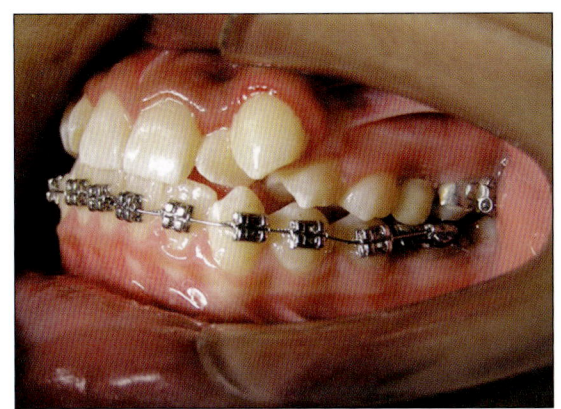

图 13-10-1

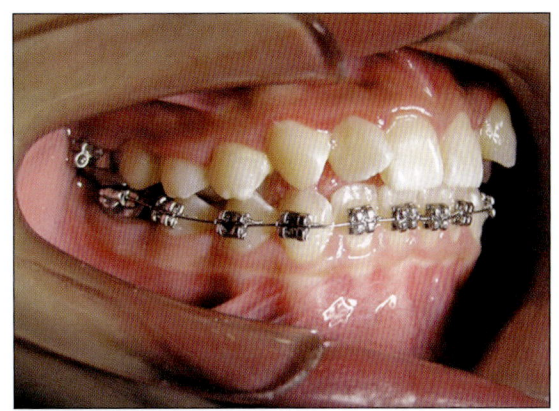

图 13-10-2

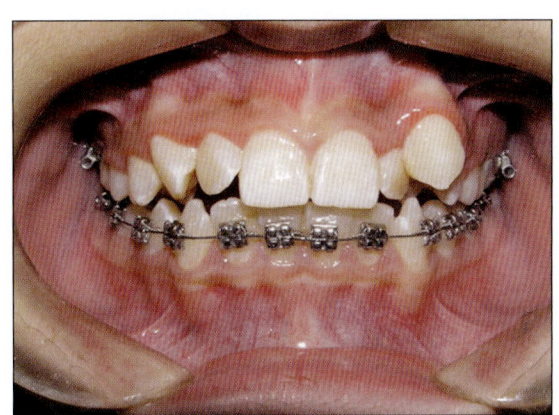

图 13-10-3

该病例上颌拥挤错位明显的牙列没粘贴托槽进行矫治，下颌比较整齐的牙列却被正畸医生装配上矫治器，扎上了矫治弓丝。对这种独特的矫治方法说说你的分析和见解？

讨论 1　好像有三个前磨牙对吗？
回　答　那是推磨牙向后的义齿保持装置。
讨论 2　为什么先粘了下颌矫治器？
回　答　上颌用了推磨牙向后的固定义齿保持装置，维持扩展间隙进行休整，有利于骨组织改建。下颌则利用此休整时机粘上矫治器排齐牙列。

第十一节 磨牙推进器矫治中切牙扭转案例

一、矫治前

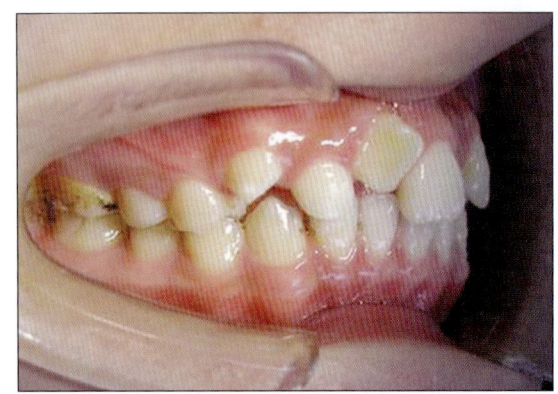

图 13-11-1

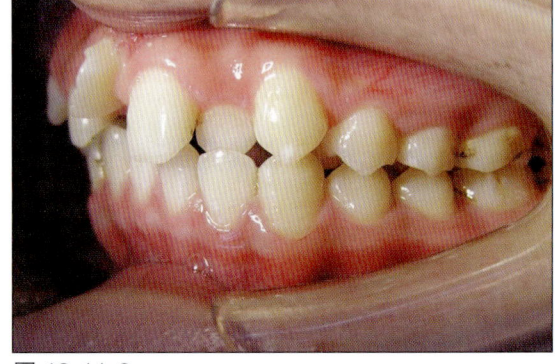

图 13-11-2

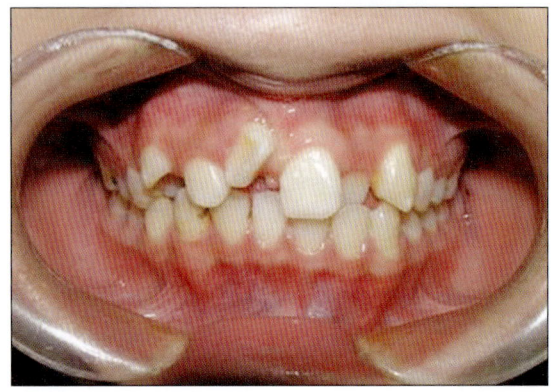

图 13-11-3

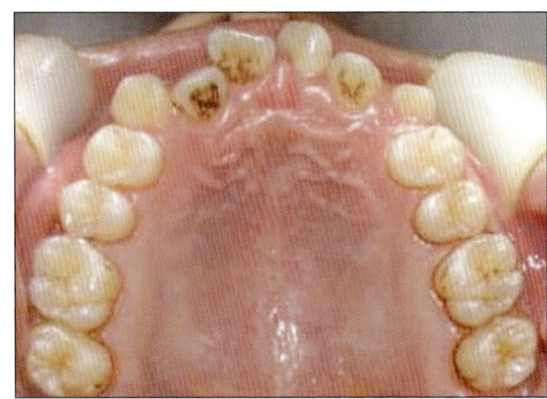

图 13-11-4

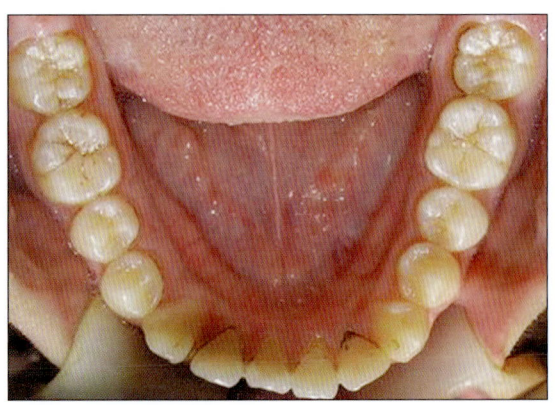

图 13-11-5

二、矫治阶段（1）

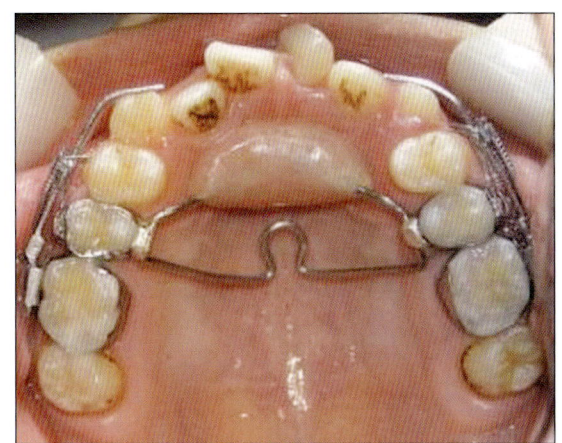

图 13-11-6

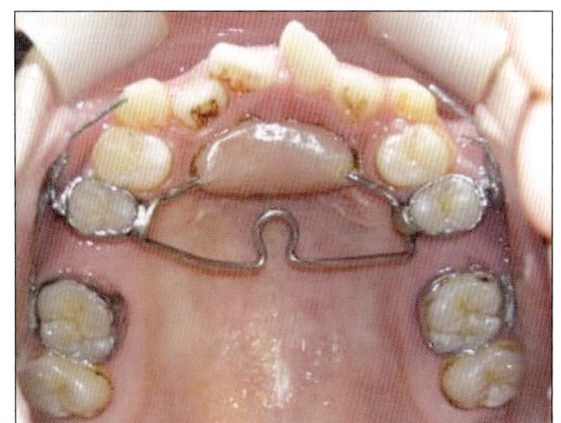

图 13-11-7

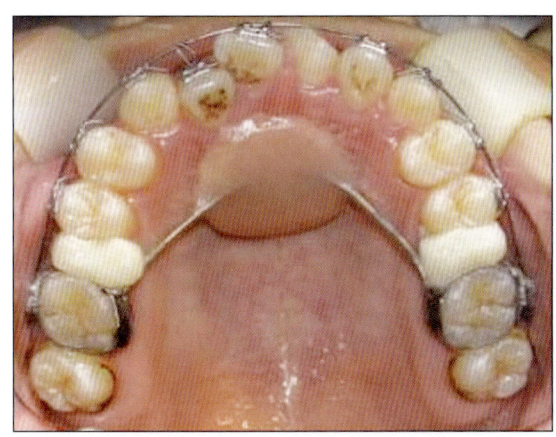

图 13-11-8

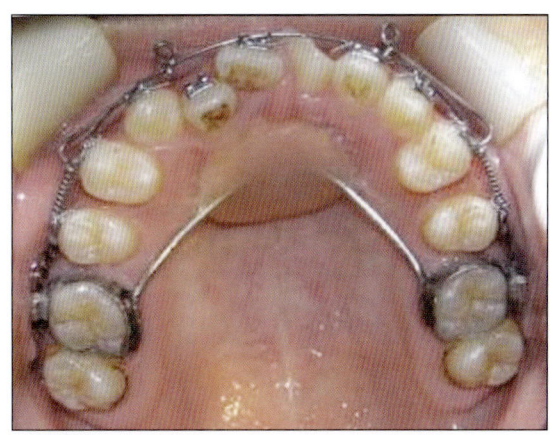

图 13-11-9

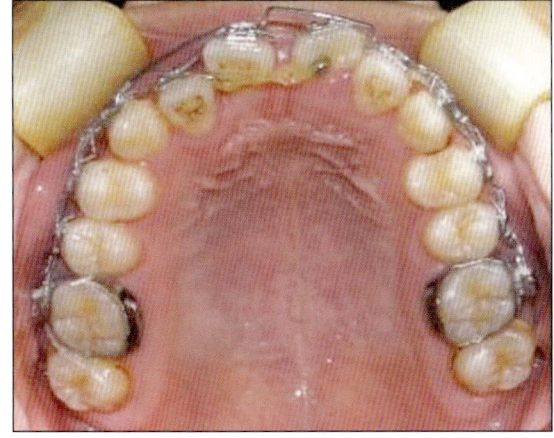

图 13-11-10

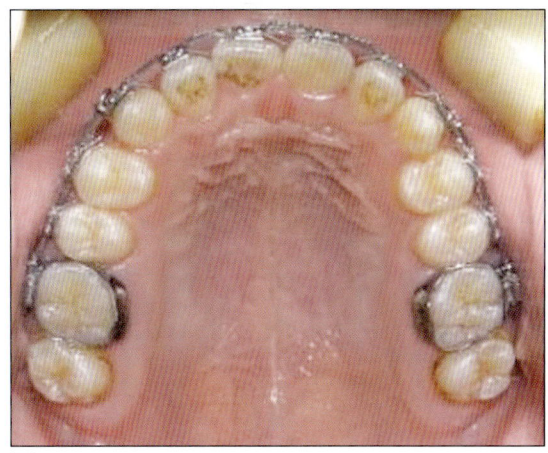

图 13-11-11

通过观察这组临床矫治图片，你看出该患者矫治前与矫治后上牙弓前牙列段发生了哪些变化？经治医生采用了哪些矫治手段？

讨论 1 图 13-11-8 上是滑动杆吗？有何作用？
回 答 利用滑动架加推簧再配合Ⅱ类牵引远移第二前磨牙。
讨论 2 应用了推磨牙向后技术，第一磨牙间隙推开后，利用 Nance 托保持双侧推磨牙向后开拓间隙。然后运用滑动架和镍钛螺旋推簧的组合，口外力与Ⅱ类弹力牵引昼夜交替施力推第二、第一前磨牙远中移动。在扭转的前牙舌侧粘舌纽扣，用力偶的原理矫正扭转的中切牙。对吗？
回 答 你观察得很仔细，该病例使用了推磨牙向后矫治器拓展后牙弓，后期利用其扩展的间隙排齐拥挤的前牙列段。作者运用了滑动架和镍钛螺旋推簧的组合，使用口外力与Ⅱ类弹力牵引昼夜交替施力推第二、第一前磨牙向远中移动。扭转的前牙矫治用了力偶的原理。

三、矫治阶段（2）

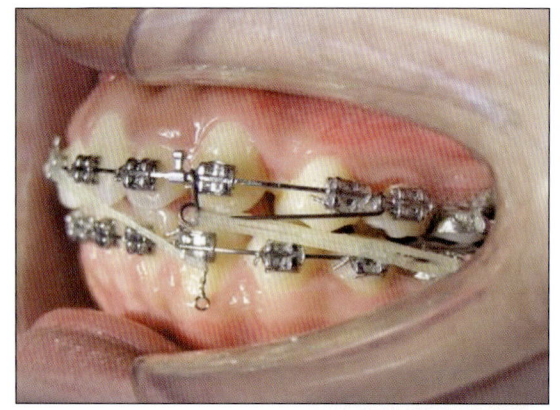

图 13-11-12

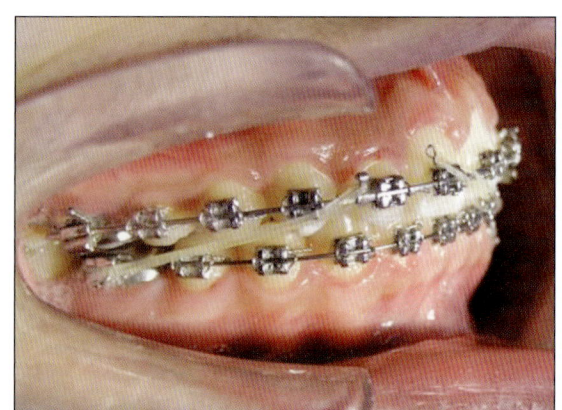

图 13-11-13

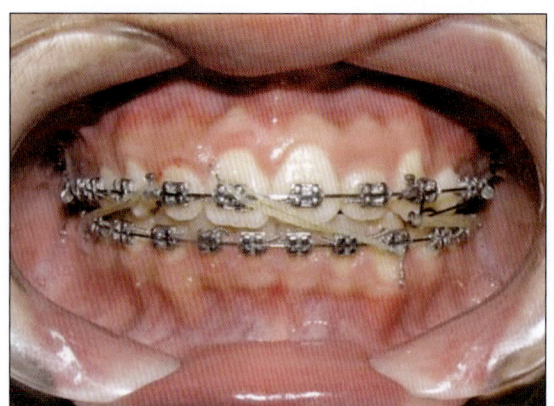

图 13-11-14

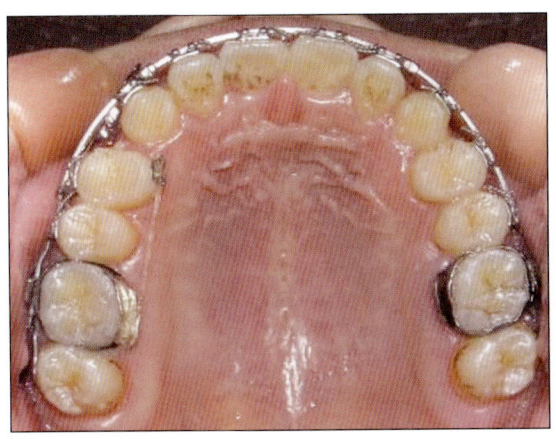

图 13-11-15

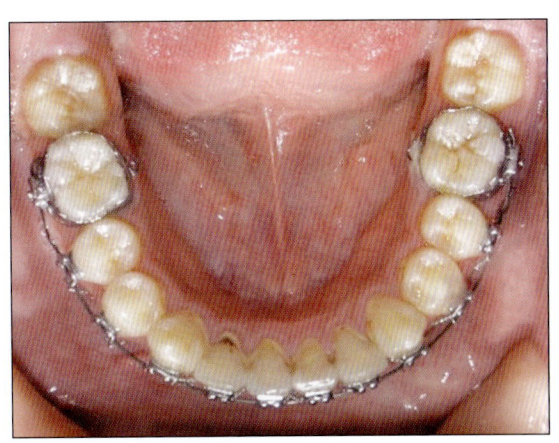

图 13-11-16

能够说说该患者的牙列哪些方面发生了改变,推测一下采用了哪些矫治手段来获得这样的效果?下一步会怎样做?

讨 论 现阶段患者在上颌主弓丝左侧上附加了滑动杆做牵引,是为了让3远中移动关闭间隙。6带环舌侧焊接了牵引钩,4舌侧粘舌纽用链圈与6牵引矫正其近中扭转。前牙区的牵引是为了调整中线关系吧?

回 答 对,作者的基本矫治思路是这样的。前牙区的斜行牵引是为了调整上下牙列中线关系的。

四、矫治后

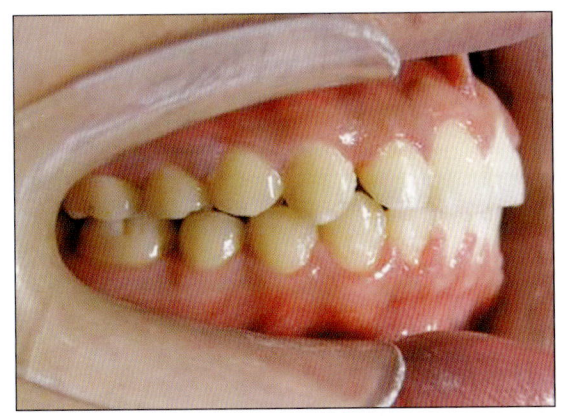

图 13-11-17

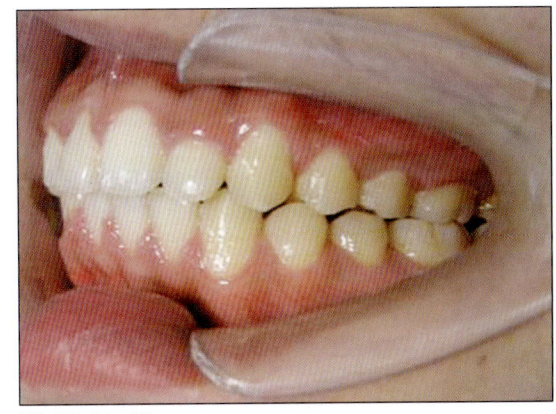

图 13-11-18

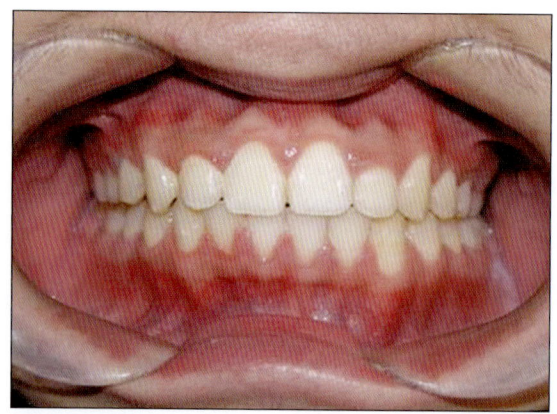

图 13-11-19

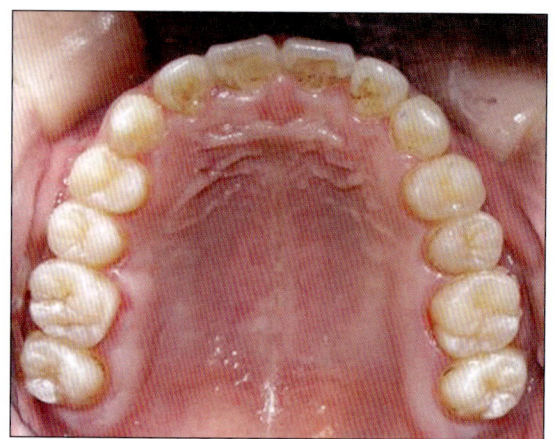

图 13-11-20

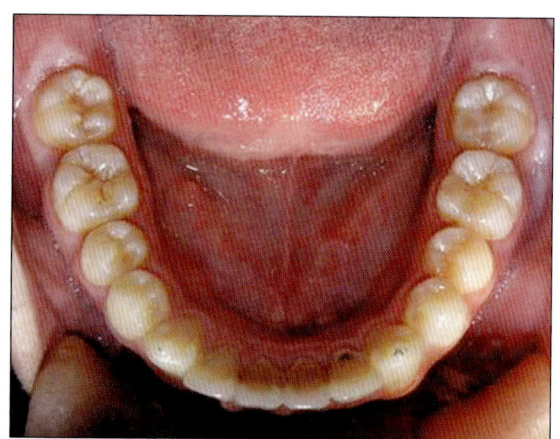

图 13-11-21

第十二节　组合装置双轨道推磨牙远移技术

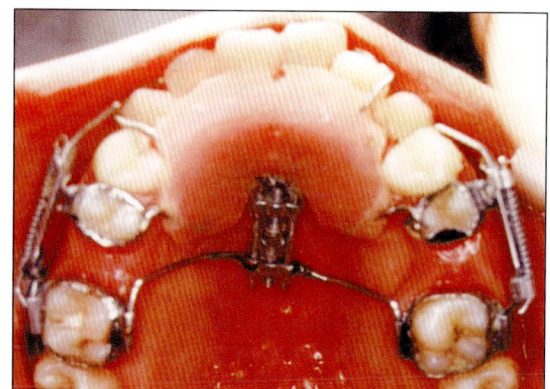

图 13-12-1

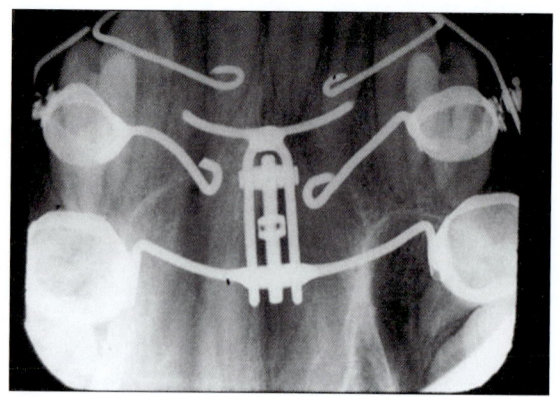

图 13-12-2

这是笔者 2000 年前研制并在正畸临床上应用的一套推磨牙向后矫治装置：螺旋推移磨牙矫治器与磨牙推进器组合构成的复合矫治器，即颊、舌侧双轨同时推磨牙远移（2 项均获得国家专利）。使用时，仅在装配联合腭托前，将第二双尖牙带环颊侧焊接方丝弓托槽或用改良颊面管，以便固定结扎丝牵引激活推进器上的镍钛螺旋推簧，磨牙带环颊侧焊接与推进器插栓配套的粗矩形颊管。这样装配好的组合装置推移磨牙矫治器，磨牙颊侧有推进器镍钛螺旋推簧施力，磨牙腭侧有螺旋器施力，合力矩为零，矫治力向量方向一致，磨牙平稳地保持朝远中方向移动，达到良好的矫治效果。

讨 论 这样的装置对于推磨牙向后有用，但会不会把前牙推向前呢？

回 答 根据牛顿力学作用力与反作用力的关系，采用颌内支抗体系推磨牙向后移动或多或少地会造成前牙的近中移动。推磨牙向后矫治器性能优良，支抗控制得好，这种近中移动是少量的。其他的因素诸如：是单侧推 1 个磨牙，还是推 2 个磨牙；患者是恒牙初期还是成年人；错位磨牙是轻度远中关系还是完全远中关系；是否具备推磨牙向后矫治的适应证；医生的矫治水平等都会影响矫治效果。

第十三节　推磨牙向后平移引导杆应用案例

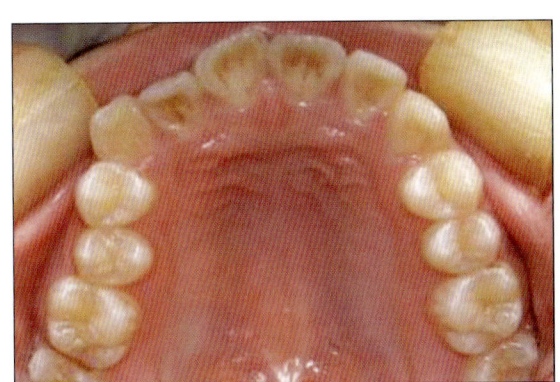

图 13-13-1

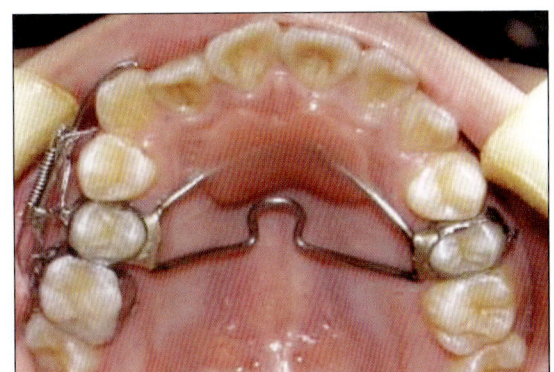

图 13-13-2

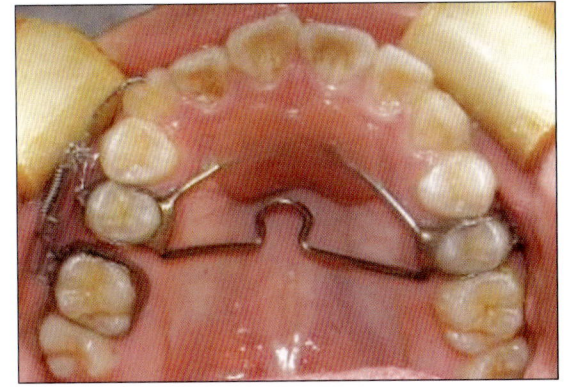

图 13-13-3

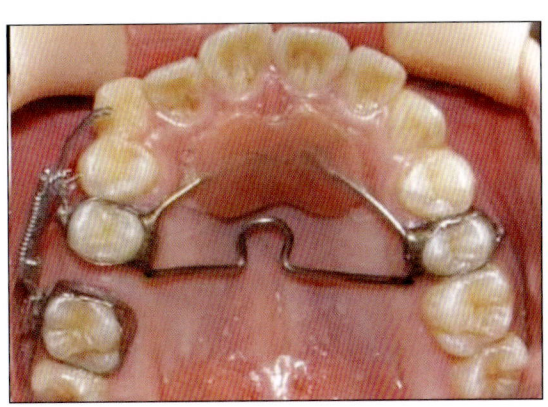

图 13-13-4

这例采用推进器单侧同时推 2 个磨牙向后矫治病例，你发现推上 6 远移把 7 挤到牙弓颊侧了吗？根据这 4 张连续治疗过程照片说说个人的见解？

讨　论　颊侧好像有一个钢丝，控制 7 的颊侧移动？

回　答　对，该病例使用推磨牙向后平移引导杆，即在 6 的带环颊侧方管的龈端，用不锈钢丝焊接了引导杆，延伸到 7 颊侧的远中，控制 7 的颊向移动，同时防止 6 受反作用力影响而扭转。

小　结

推磨牙向后是一项非常成熟的矫治技术。磨牙推进器推磨牙矫治技术为非依赖高效技术，在临床矫治过程中不但可以用于初诊患者，在矢状向支抗失控的时候同样可以使用。为二次矫正开辟了捷径，只要掌握好适应证就可以取得满意的效果。

第十四章

尖牙移动技术

第一节 颊舌侧双轨道远移尖牙技巧

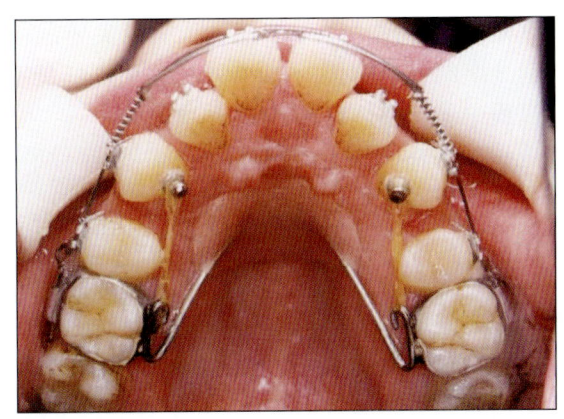

图 14-1-1

这张临床矫治实例照片展示了医生矫治设计思维的巧妙,采用了颊、舌侧双轨道的方法远移尖牙。

注意:上 4 个切牙不仅没有采用 8 字连续结扎,甚至连排齐这一步都没有去做,侧切牙的弓丝也不入槽。但是尖牙的远中移动却为拥挤的前牙创造了排齐牙列所必须获得的间隙;在这种状况下,排齐前牙不会造成前牙的唇漂,有利于最大限度地内收前牙,改善牙弓突度,改善患者的面容侧貌。

讨论 1 双轨道移动不会造成牙齿的近远中向扭转,倾斜移动可能会有一些,不知是不是这样?

回 答 你的理解是正确的,采用颊、舌侧双轨道的方法远移尖牙,两侧同时施力,移动的牙齿不易发生旋转。

讨论 2 这的确是个好方法,但有两点异议:(1)会导致前牙散开;(2)最好在粗丝上远移尖牙。

回 答 该病例的矫治设计允许前牙散开,这样做的好处可以解除拥挤,有利于排齐前牙,内收前突的牙弓;该患者用的是 0.018″ 澳丝(稳定弓丝),是一种比较粗的矫正弓丝。

讨论 3　如果 6 到 6 每颗牙上加上橡皮链，进行关闭间隙效果如何？

回　答　该病例目前牙列没有排齐，主弓丝尚不能纳入每一个托槽槽沟，即托槽槽沟还没有达到直线化。此阶段采用 6 到 6 每颗牙上加上橡皮链的方法关闭间隙不合适。

讨论 4　颊舌侧双轨道远移尖牙技巧的特点是什么？该病例后期是否应做正轴处理？

回　答　双轨道远移尖牙技巧主要特点：(1) 节省支抗；(2) 避免切牙的往返移动；(3) 尖牙远移效果明显；(4) 为拥挤的切牙迅速排齐提供了良好空间；(5) 后期内收前突的牙弓变得简单易行。

　　至于该病例后期是否应做正轴处理，一般情况下，尖牙远移后，在内收前突的牙弓阶段就在一定程度上解决了牙齿的轴向问题。如果有一点斜轴，可用正轴方法稍加排齐即可。

讨论 5　上前牙 3 到 3 是用可伸缩滑动架加镍钛推簧推尖牙远移吧？如果改为 3 的近中镍钛推簧向后 8 字结扎，腭侧的 Nance 托改为腭杆是不是也可以？双轨道可以使尖牙远移过程中保持整体移动。

回　答　我们的设计应该根据临床矫治支抗强弱需要决定，你说的方法支抗相对弱一点，对于那些前牙内收程度比较小的病例可以采用。

讨论 6　采用颊、舌侧双轨道的方法远移尖牙，避免了牙齿单侧受力而导致移动过程中牙齿扭转。从图片上看 3 双轨道远移后有点向远中倾斜，如果在主弓丝的位置上做个前倾弯使 3 朝远中平移，这方法是否可行？请问 6 的远中是否要回弯？

回　答　你的分析有一定道理。从图片上看 3 双轨道远移后有点向远中倾斜，提出在主弓丝上弯一个适当的前倾弯是切实可行的，6 的远中末端应常规回弯。

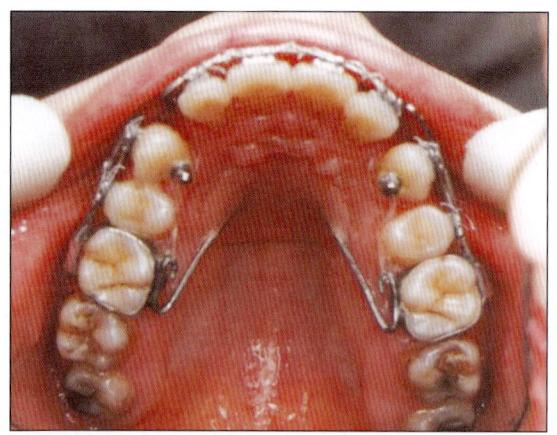

图 14-1-2

图 14-1-2 为对颊舌侧双轨道远移尖牙技巧病例后续治疗的照片，临床矫治效果一目了然。

讨论 1 果然是内收前牙，不过现在产生的间隙怎么办？中性关系是否正常？

回 答 该患者剩余的前牙间隙正好用来内收前牙，减少牙弓突度，这正是正畸治疗目标的需要。应该说尖牙的远中移动就是为了达到中性关系，这一点需要看侧位牙𬌗像。

讨论 2 这样做肯定比仅用一侧要快，现在已经拆掉了唇侧的滑动架和镍钛螺簧，是不是要将 4 个切牙 8 字结扎，然后用关闭曲同时将切牙内收关闭拔牙间隙？

回 答 你说得对，此阶段 4 个切牙应该常规 8 字结扎，防止内收前牙过程中将已经排齐的切牙列散开，减少不必要的往返移动。如果此时需要后牙前移关闭间隙，则可将腭侧的 Nance 托拆除（在口内直接用金刚砂车针磨断带环连接钢丝支架处，即可将 Nance 托拆卸下来）。

第二节　利用前牙粗丝辅弓支抗远移尖牙技巧

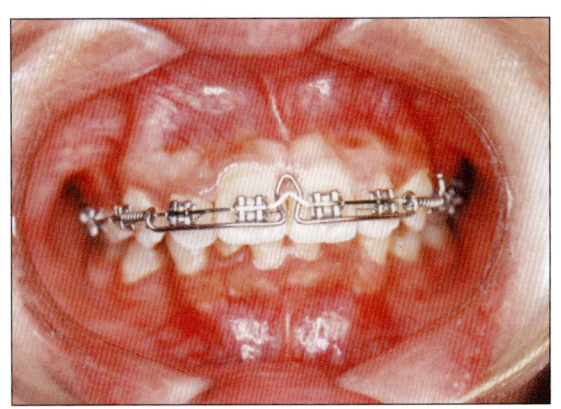

图 14-2

请仔细观察这张照片，说说对该病例采用前牙支抗远移尖牙的技术特点？

讨论 1 此病例采用辅弓很好地避开了前牙托槽的干扰，又很好地利用了其力的传导，来配合推簧远移 3，好办法。

回 答 对，这样的设计就是用稳定的辅弓增强前牙支抗来配合推簧远移 3。

讨论 2 这个辅弓是自己弯的还是买的成品？

回 答 这个辅弓是自己弯制的，采用直径 0.8 毫米的不锈钢丝弯制。

讨论 3 （1）上颌 4 个前牙没有结扎固定在一起，要推双侧尖牙后移，可能支抗不足；
（2）螺旋弹簧有无必要放置，直接用垂直扩大曲怎样？

回 答 该病例初期矫治阶段上前牙拥挤需要尖牙远移提供间隙，故上 4 个切牙没有结扎固定在一起，后期牙齿排齐了 4 个切牙应该扎在一起。螺旋弹簧是该技术移动牙齿的重要组成部分，不能缺少。直接用垂直扩大曲远移尖牙，对该病例不太适宜，其反作用力会使前牙的突度更突，而且几乎看不到尖牙远移的效果。

讨论 4 这样的矫治设计构思很独特，利用不锈钢丝做力的传导，将左侧推簧的作用力与右侧推簧的作用力抵消；中切牙之间的曲应该是制锁固位作用。

回 答 对，辅弓上中切牙之间弯制的曲是棱形曲，除了具有制锁固位作用外，还可以用来调整粗丝辅弓力臂的长度，通过增加压缩镍钛螺旋推簧的力度来推尖牙向远中移动。

第三节　利用前牙粗丝辅弓支抗远移尖牙案例

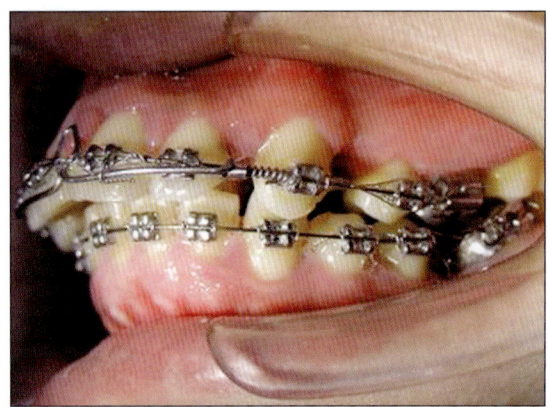

图 14-3-1

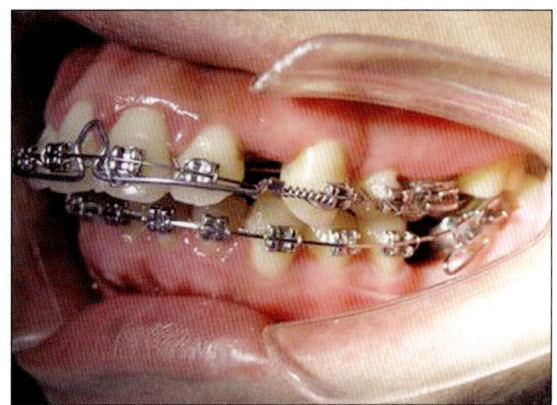

图 14-3-2

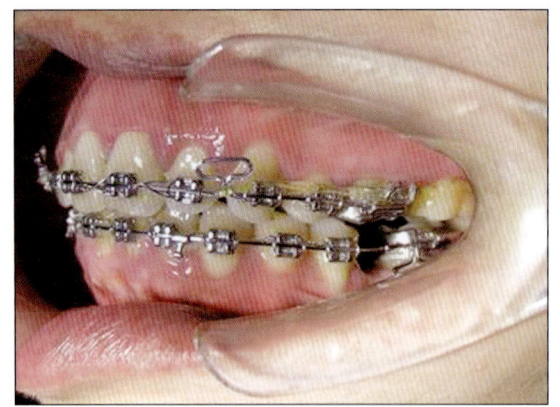

图 14-3-3

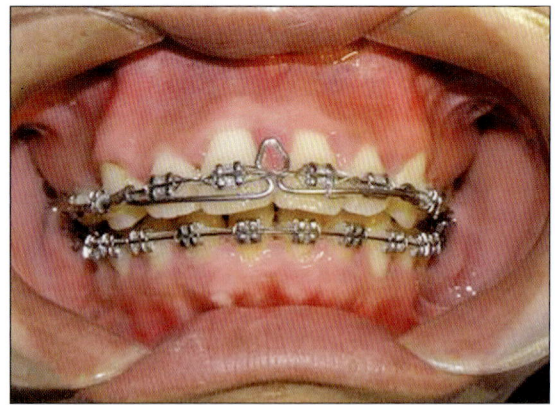

图 14-3-4

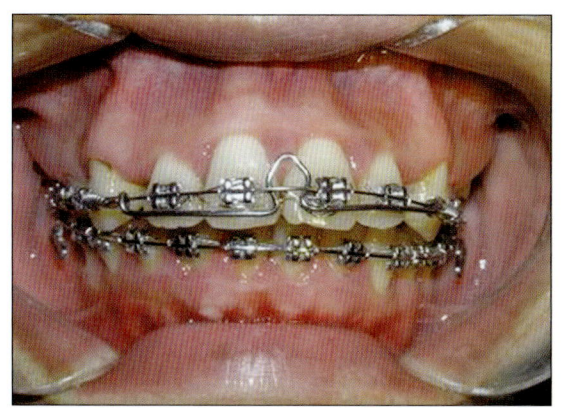

图 14-3-5   图 14-3-6

这是个成年女性患者深覆盖深覆𬌗错𬌗畸形，利用前牙粗丝辅弓支抗远移尖牙矫治。图片展示了该患者尖牙远移治疗过程的侧位牙𬌗像以及正位牙𬌗像。你能根据以上图片说说该技术的矫治特点吗？

讨论 1　该病例的矫治特点有以下几点：

(1) 成人深覆盖深覆𬌗，远中移动尖牙，用菱形粗丝辅弓加 NiTi 推簧，共同协助尖牙远移；使用了平导或者斜导打开咬合，当然也可以用多用途弓；同时，该病例尖牙的前方用了 NiTi 推簧，其后方用了橡皮链向远中牵引，这 2 种矫治力有协同尖牙远移效应。

(2) 随着尖牙的远移，菱形辅弓可以适当调整打开伸长两端支撑臂给推簧加力。后期尖牙推到位后，4 个切牙用 T 曲内收来关闭间隙，并采用连续 8 字结扎防止散开间隙。

(3) 下颌 7 近中倾斜，用 T 曲扶正，舌侧焊牵引钩，进行Ⅱ类牵引，近中移动磨牙关闭间隙。

(4) 图 14-3-3、图 14-3-6 深覆盖深覆𬌗已经纠正，中线对齐，磨牙尖牙中性关系，大暴牙已解决，相信患者一定很满意！

回　答　你的分析是正确的。正畸治疗在某种程度上是一种思维的较量，拼的是内功，用多种组合矫治手段解决一个难题，使作用力的副效应变为有利力量，就会使矫治目标更快实现。

讨论 2　此患者为成年患者，前牙深覆𬌗深覆盖，双牙弓前突，治疗的难点是打开咬合，远中移动前牙，尽快解决患者侧貌前突的问题，上前牙利用前牙区的菱形辅弓形成整体交互支抗利用镍钛推簧远中移动尖牙，同时加链状橡皮圈Ⅰ类牵引远移尖牙，前推后拉增强支抗的固位作用，下颌用稳定方丝弓在第二磨牙近中弯制 T 形曲扶正第二磨牙。

回　答　治疗的重点是针对该病例深覆𬌗，首先要采取打开咬合的措施；接着就是矫治深覆盖，采取减数矫治方案，远中移动尖牙，内收前牙，缩小牙弓长度，解决患者侧貌前突的问题。对于前倾的下颌 7，用方丝弯制 T 形曲扶正。该病例推簧加力远移尖牙使用了小圆管技术。

讨论 3 （1）成人患者错𬌗畸形的治疗（牙的移动）相对儿童而言会较难一些，成人有其特点，骨质结构决定牙的移动有一定的限制，故成人正畸患者的治疗有其特殊性。

（2）此患者为成人患者，前牙深覆𬌗深覆盖，双牙弓前突，治疗的难点是打开咬合，远中移动前牙，尽快解决患者侧貌前突（大暴牙）的问题。

（3）此病例的设计是减数 4 个第一前磨牙（右下颌因第一磨牙缺失而不再减数），上前牙利用切牙区的菱形辅弓形成整体交互支抗，利用镍钛推簧远中移动尖牙，同时加链状橡皮圈Ⅰ类牵引远移尖牙（此时弓丝末端应该回弯防止上前牙的唇倾）。

（4）上颌采用上前牙固定平导压低下前牙打开咬合，同时也方便下前牙粘接托槽尽快进入矫治阶段。

（5）待咬合打开，上下牙整平，尖牙远移到位后，将上前牙和后牙区（尖牙和前磨牙加磨牙）整体结扎，上颌用方丝弓弯 T 形曲末端加力回弯关闭间隙，同时采用Ⅱ类牵引继续打开咬合，后移上前牙，调整磨牙关系，上前牙段最好加冠唇向转矩防止上前牙的"钟摆效应"而发生舌倾。

（6）因为右下第二磨牙的近中倾斜，下颌用稳定方丝弓在第二磨牙近中弯制 T 形曲扶正第二磨牙，然后采用颊舌双侧挂Ⅱ类牵引（正好与上颌同步）近中移动第二磨牙（磨牙平移）。

（7）此病例治疗到今天已经发现：上尖牙已经远移到位，上下尖牙关系已经中性，前牙区的深覆𬌗覆盖已经明显改善，接近正常覆𬌗覆盖关系，上下牙中线对齐，上颌牙的拔牙间隙已经关闭，右下第二磨牙近中移动明显，间隙已经接近关闭，磨牙咬合关系良好。

回答 你的观察很仔细，分析很全面。基本上是按这样的思路进行矫治设计的。但不同的一点是，该患者右下第二磨牙的近中倾斜，采用的是正轴竖直目标，以便配合后期的修复治疗。该患者的牙齿条件不适宜采用磨牙近中平移技术关闭拔牙间隙。

讨论 4 在临床正畸治疗中，善于利用已经掌握的方法组合运用，尽快解决患者的主要问题，缩短疗程是很重要的，尤其是成人，更应如此！我认为该患者前倾的 B7 竖直后，B6 可能保持间隙，以后采用修复方法解决。我有一个问题，在临床上有许多例前牙轻度拥挤，或者尖牙唇侧生长（小虎牙），一期矫正后牙列整齐了，但出现了深覆盖，上下颌前凸明显了，患者仍不愿拔牙矫正。遇到此种情况该怎样处理呢？能用邻面去釉方法处理吗？

回答 如果是轻度牙列拥挤，一般排齐牙列后不会出现深覆盖。如果出现了这类情况可以用头帽 J 钩口外力纠正，或者采用种植钉支抗，拉牙列远中移动。邻面去釉手段主要用于临界病例、成人患者。

第四节　上尖牙远中移动技巧

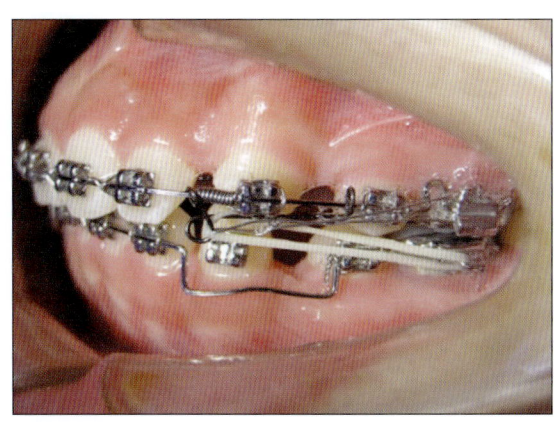

图 14-4

讨论 1　下面是 2×4 技术，上面就不知道了，方丝可以打阻止曲吗？

回　答　下面不是 2×4 技术，你没见 3、5 也上了托槽？方丝在临床上是可以弯制阻止曲的。

讨论 2　说说该病例上尖牙远中移动用了哪些技巧？该病例还用了哪些矫治手段，为什么要这么做？

回　答　从图片中可以清楚地看到该患者是个减数矫治（拔 4 个 4）病例，上牙弓使用了滑动架技术，正在施力使上尖牙向远中移动，以便建立良好的尖牙中性关系，关闭拔牙间隙。该患者下颌用改良多用途唇弓压低下切牙，与 Ⅱ 类牵引联合协同矫治深覆𬌗。

这里采用的滑动杆技术压缩镍钛螺旋推簧的做法有点特别，镍钛推簧放置于尖牙托槽的近中，即滑动杆前端固位圈与尖牙托槽之间，向后施力移动尖牙，这样的矫治手段有 2 个地方在加力。其一，滑动架压缩螺旋推簧的同时其近中端牵引钩与下颌 6 作 Ⅱ 类牵引，使尖牙远中移动；其二，上颌磨牙颊面管牵引钩与滑动杆下方牵引小圈结扎压缩镍钛螺旋推簧远移尖牙，这样起到双保险作用，防止橡皮圈没戴或断了使尖牙复位，影响矫治效果与进程。上牙弓 2-2 采用 8 字紧密结扎，防止尖牙远移过程中切牙散开出现间隙；上磨牙颊面管前方丝弯制停止曲维持弓形及牙弓长度，加强支抗，防止磨牙近中移动；下颌使用改良多用途弓压低下前牙，暂不动下尖牙（为尖牙中性关系做准备），打开咬合，利用滑动杆和下 6 间做 Ⅱ 类颌间弹力牵引，将上尖牙远中移动，使目前的远中尖牙关系逐渐调整成 Ⅰ 类尖牙关系，Ⅱ 类颌间牵引力还可下颌磨牙朝近中移动，调整上下磨牙为中性关系。这些矫治手段还可防止矫正过程中上尖牙升长。

需要提示年轻医生的是上尖牙托槽与主弓丝的结扎技巧问题。如果尖牙托槽扎得太紧，尖牙即使受力也无法朝远中移动。正确的方法应该是持钳将结扎丝扎住尖牙托槽翼扭紧打完结后，殆向提起结扎丝来能够在套住翼沟的情况下左右轻轻移动。

第十五章

磨牙近远中向平移技术

第一节 下颌磨牙近中移动技术

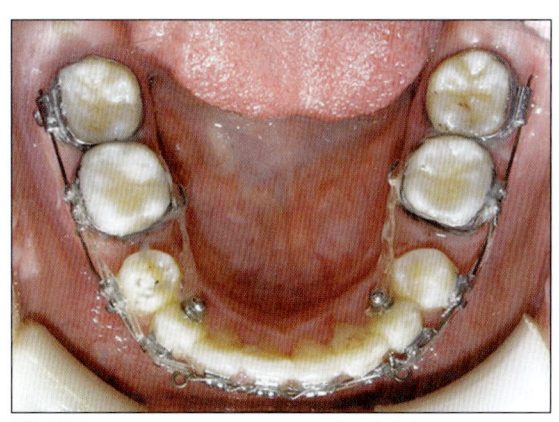

图 15-1

请说说该病例矫治图片中下颌磨牙近中移动技术有什么特点？还有些什么矫治特点因受视野限制没有展示出来？

讨论 1 请问下颌用的是 0.016″×0.022″ 的不锈钢方丝还是 0.016″ 的硬丝，因为我看到 23 之间有个小圈曲。如果是方丝为什么不在末端做后倾曲及末端舌向弯曲，这样使弓丝插入颊面管后有对磨牙产生后倾和使其远中舌向、近中颊向转动的力量，以对抗磨牙位置的改变，防止后牙近中倾斜和近中舌侧扭转，也就是磨牙的近中倾斜移动，而不是整体移动。

回 答 该病例下颌用的是 0.018″澳丝，23 之间弯制小圈曲。澳丝作为磨牙近中移动的引导丝，若采用方丝摩擦力太大，不利于牙齿的移动。

讨论 2 我认为前牙 3-3 结扎是为了增加支抗，磨牙施力同时行颊舌侧向近中移动；两侧牵引移动速度加快，这样可以避免牙齿在移动过程中发生旋转。

回 答 前牙 3-3 结扎是为了增加支抗是对的，采用磨牙颊舌侧同时施力向近中移动这一方法，除了加快牙齿移动速度外，还有助于防止牙齿在移动过程中发生旋转。

讨论 3　3-3 是连扎了，颊侧橡皮链每侧都是从小眼圈曲上经过 4 再挂在 6 的颊侧，橡皮链舌侧为 3 的舌侧扣挂到 6 的舌侧带环拉钩上，弓丝应该是 0.018″ 的不锈钢圆丝。如果害怕前牙支抗的丧失，还可以在 7 的近中弯阻挡曲。为什么没把舌侧扣粘在 4 上而粘在 3 上呢？另外为什么是 3-3 连扎，而不选择 4-4 连扎？

回　答　该病例采用 3-3 8 字结扎在小圆圈上连扎起来增加支抗作用。6 与小圆圈牵引充分利用 4-4 作支抗，再加上 3 与 6 舌侧牵引和 7 粘带环有助于 6 平行轨道移动。6 的颊侧点焊了托槽，如果支抗不够还可以在 7 的近中弯制停止曲，再次增加支抗强度。如果 6 用的是颊面管，停止曲就无法穿过了。

讨论 4　这种支抗设计是弱支抗，即间隙的分配 70% 给前牙利用，后牙只占 30%；采取颊舌侧一起来平行轨道移动牙齿的技巧；隔山打牛的策略，不直接用 4/4 对拉 6/6，不让 4/4 产生旋转。后牙没有做弓丝末端回弯，旨在让前牙唇倾改善轻微的拥挤，拔牙空间尽量让前牙利用，且弓丝容易滑动；澳丝弯制小圈曲便于配挂链状橡皮圈，注意澳丝有过火，旨在让弓丝展现更轻柔的矫治力；舌扣不放在 4/4 而放在 3/3，旨在防止放在 4/4 产生旋转；7/7 有点近中倾的现象，让 6/6 往前移动可以使其直立，所以其舌侧并未焊东西，也就是它不想要再往前移动；链状橡皮圈唇侧挂在小圈曲上正符合施力在在线的临床需求，舌侧的舌扣粘着位置较靠尖牙远中舌下侧，乃是在拮抗唇侧远中后退时可能产生的旋转力；注意看链状橡皮圈是直接挂在磨牙与小圈曲的位置，而不是挂在 4/4～3/3 再挂到小圈曲上。因为尖牙的牙根是口腔内最长的，它是牙周膜面积最广的牙齿，所以可以配合 4/4 来让 6/6 顺利做近的拉动。

回　答　点评非常专业。注意该患者的舌侧链状橡皮圈的拉伸程度小于唇侧。

讨论 5　这样的近中移动磨牙的方法很新颖，不过我觉得 4-4 连扎支抗更好控制，舌侧进行 Ⅰ 类牵引 + 颊侧 Ⅰ 类牵引更加消耗支抗。

回　答　舌侧扣没有粘在 4 上而粘在 3 上，其一因为 3 的舌侧与 6 的舌侧基于一水平面上且距离要大，故用力水平弹性大；其二因为尖牙的牙根是口腔内最长的，它是牙周膜面积最广的牙齿，支抗作用特别强，能充分作用于 6 使之水平前移。

　　为什么是 3-3 连扎而不选择 4-4 连扎？我认为是双侧 4、6、7 颊面在一水平面可以更好地支抗 3-3 舌侧移位，利于 6 近中水平移位。

讨论 6　该病例把 7 纳入矫正器内会防止 6 前移过程的前倾，双侧牵引能防止扭转。我感觉 3 的舌侧扣粘在偏远中，应该是为了防止 3 的扭转。

回　答　你对该病例的矫治设计理解是正确的。3 的舌侧扣粘在偏远中的位置有防止 3 扭转的作用。

第二节　磨牙近中移动的跟进现象

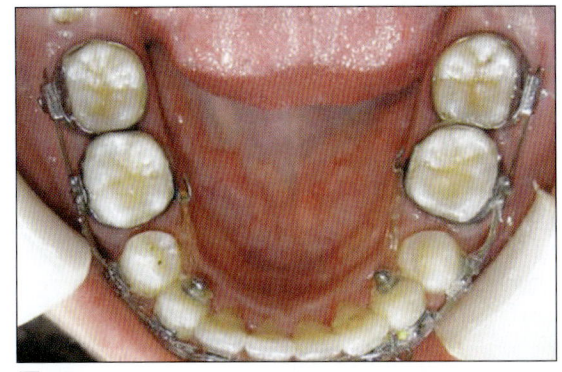

图 15-2-1

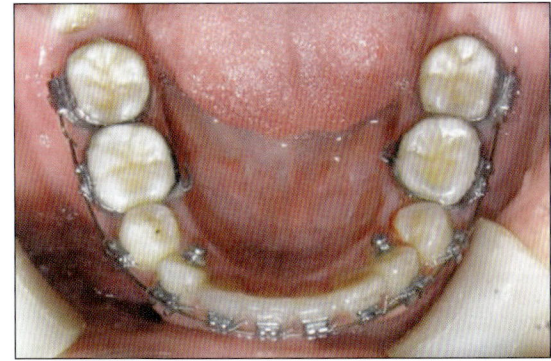

图 15-2-2

该病例下颌第一磨牙采用弹力牵引向近中移动，后面的第二磨牙发生了什么变化？

讨　论　从图中看出，患者右下 8 未完全萌出，下颌第一磨牙采用弹力牵引向近中移动后，第二磨牙也向近中移动了，使之建立了紧密的牙列邻接关系。是不是后面的第二磨牙随之也跟进自我调整了？

回　答　这个现象我觉得可以这样解释：(1) 牙列本身具有向近中移动的倾向；(2) 牙列之间有越隔纤维的存在；(3) 施加一定的外力作用。这样后牙向近中移动的量要比前牙向近中移动得多。

第三节　改变磨牙远中关系的力量

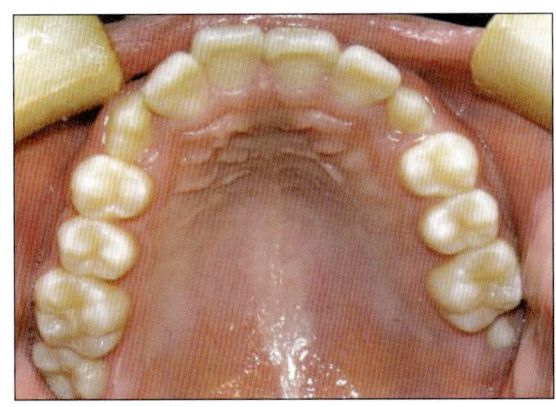

图 15-3-1

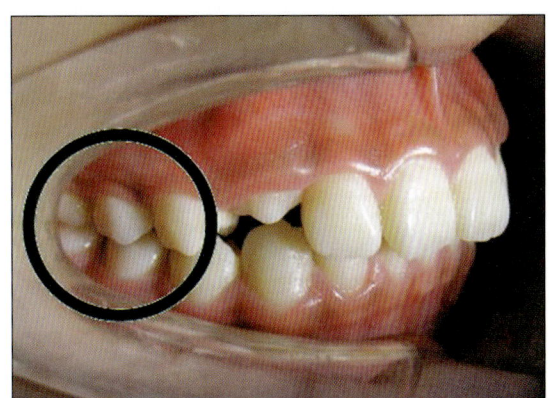

图 15-3-2

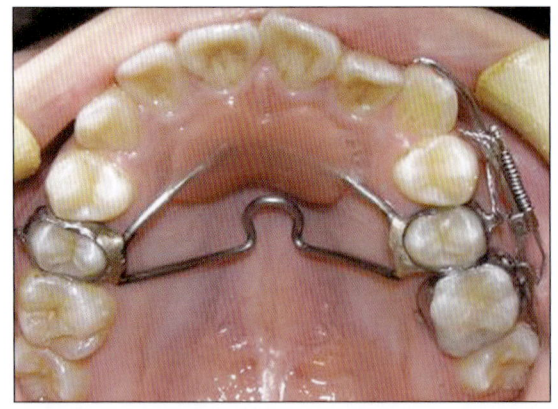

图 15-3-3

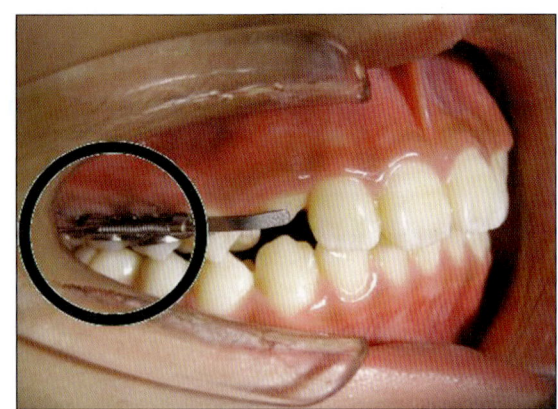

图 15-3-4

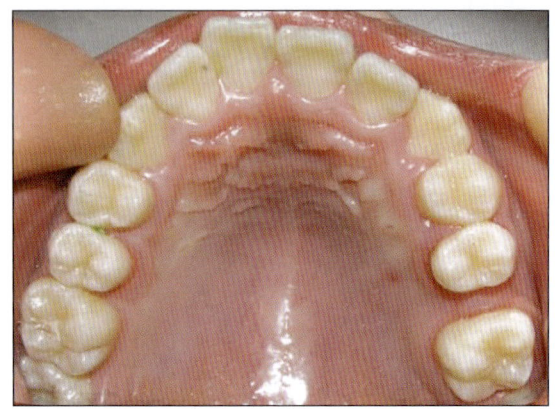

图 15-3-5

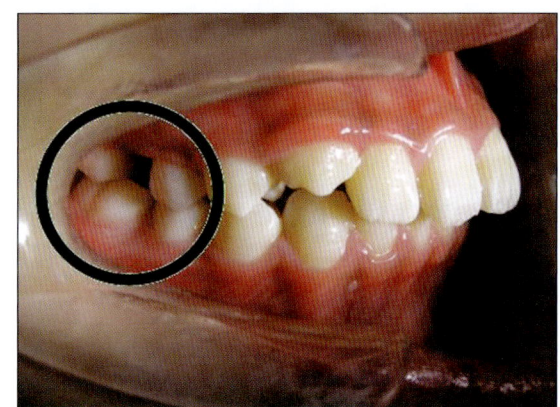

图 15-3-6

请仔细观察这组临床矫治病例图片，注意该病例磨牙远中关系发生了什么变化？尖牙的萌出状况如何？

讨论 1 这是一个单侧推磨牙向后的病例，右上 7 刚开始萌出，很好的适应证。右侧磨牙由远中关系到中性关系，尖牙只萌出了冠部的 1/3，然后将 4、5 一个一个往后移，最后尖牙达到中性关系，设计严谨、有序。

回 答 推磨牙向后技术现在已是一项很成熟的技术，有一定临床基础的正畸医师通过学习能较快地学会。

讨论 2 看过这几张图片就可以想像出该病例的矫治过程。

回 答 该患者原来的磨牙尖对尖远中关系通过磨牙推进器技术治疗，变成了中性偏近中关系，随着后续前磨牙的远中移动，腾出的空间可以使尖牙更好地萌出，有利于排齐牙列，从而达到理想的矫治效果。

第十六章

定位管镍钛圆丝矫治技术

第一节 镍钛圆丝定位管的制作

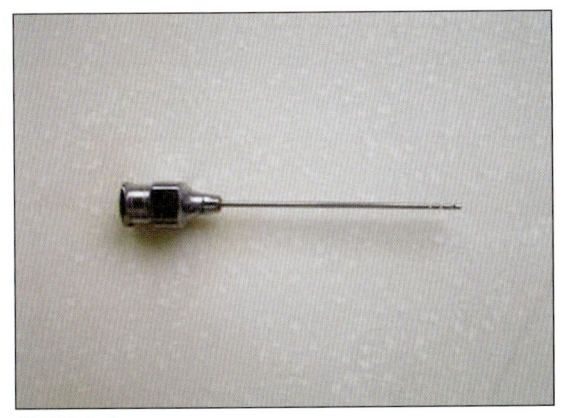

图 16-1-1

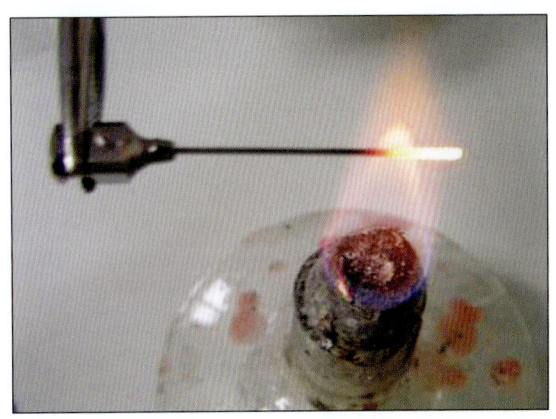

图 16-1-2

这是利用普通注射针头制作与镍钛圆丝配套使用的定位管。有关定位管的临床应用知识你知道多少？

讨论 1 定位管是用什么方式焊接的啊？点焊还是锡焊啊？
回 答 此定位管既不用点焊也不用锡焊固定，定位管套住镍钛圆丝移动到所需部位，用细丝钳或转矩钳夹紧固位，手指检查定位管不能左右移动，弓丝不变形即可。

讨论 2 我见过在 Daimen 自锁托槽矫治系统中有定位管是成品的，使用时一般放在中切牙之间，市场上没有见到该成品卖。请问自制定位管的针头采用什么型号的？
回 答 制作定位管的针管一般采用 8 号针头制作。

第二节 3个定位管镍钛圆丝临床应用案例

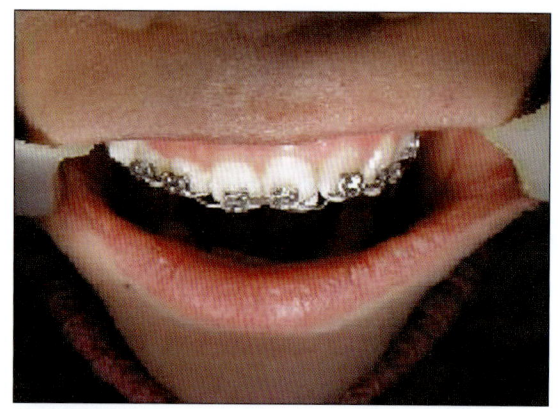

图 16-2-1

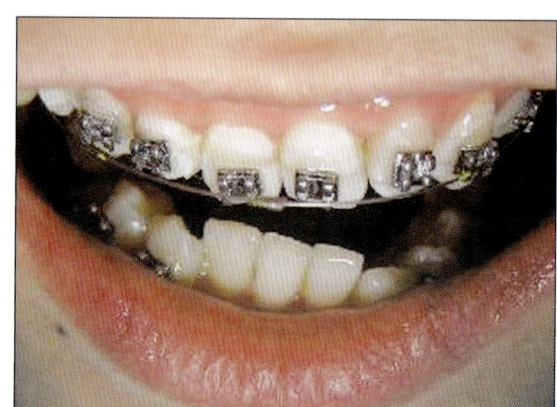

图 16-2-2

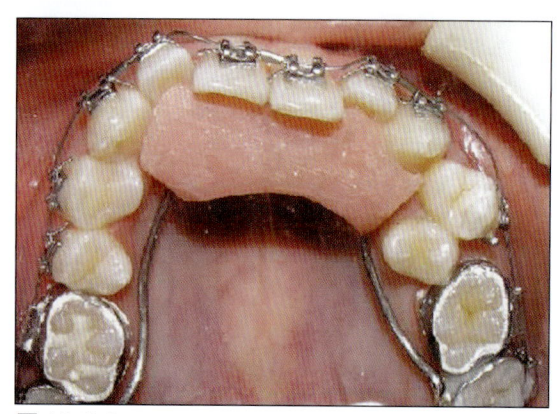

图 16-2-3

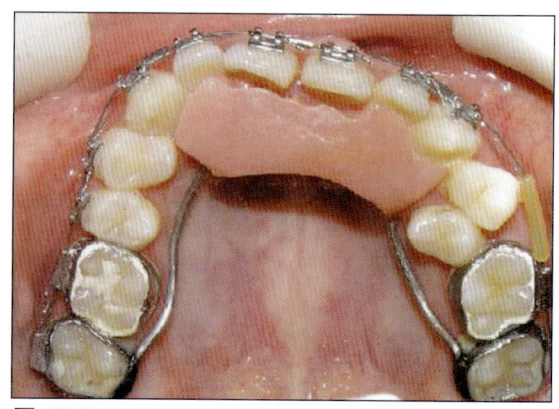

图 16-2-4

请分析该病例使用3个定位管镍钛圆丝临床应用的矫治特点？

讨论1 此病例为深覆𬌗深覆盖病例，上颌使用固定式平面导板压低下前牙，这样的设计既可减小深覆𬌗深覆盖，又可增加后牙的支抗；后牙7上带环，把腭托支架焊接在7的带环上，我感觉这样做支抗作用更强，该病例下颌前牙暂不粘托槽，待调整好前牙覆𬌗覆盖关系后再粘托槽。一个定位管使用在A1、B1之间，另外两个在左右侧3的近中。主要是把前牙A21、B12整平，舌倾的前牙适当唇向移动。

回答 该患者为闭锁型深覆𬌗而非深覆盖病例。采用固定式平导打开咬合后，下颌前牙即刻打开锁结暴露牙面，为粘贴托槽提供必要的条件。3个定位管镍钛圆丝主要为局部扩展牙弓（唇向开展）创造空间，排齐拥挤的前牙。

讨论 2 从照片上看，平导起着支抗、推动、扩弓作用，最后压低下前牙，便于托槽粘接和把左上 5 的位置扩出来。

回　答 该病例使用的平导压低下前牙，起到支抗作用这点没错，但其推动、扩弓作用是没有的。推动上前牙唇向移动，扩展牙弓是靠 3 个定位管镍钛圆丝技术完成的。

讨论 3 为什么不用垂直开大曲打开咬合？

回　答 垂直开大曲的主要功能是开大间隙，常用于局部牙段拥挤的排齐；对深覆𬌗的病例用来打开咬合不适宜。

第三节　镍钛圆丝定位管技术

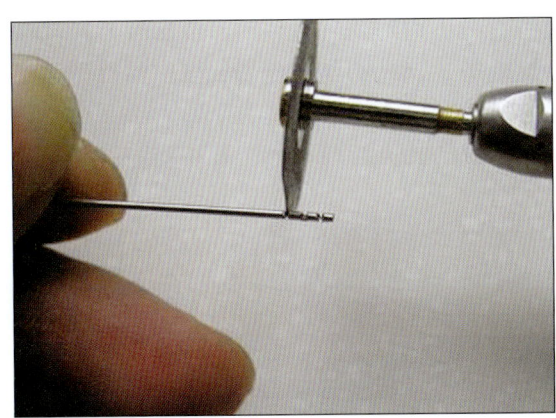

图 16-3-1

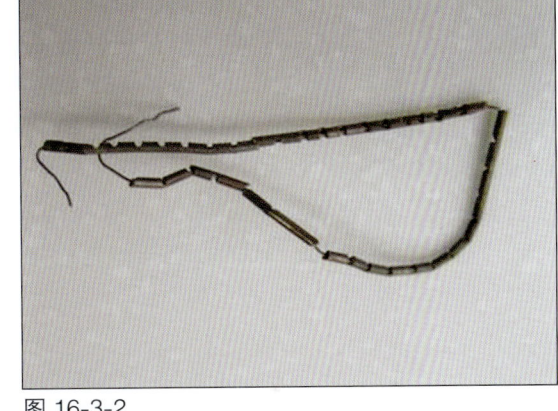

图 16-3-2

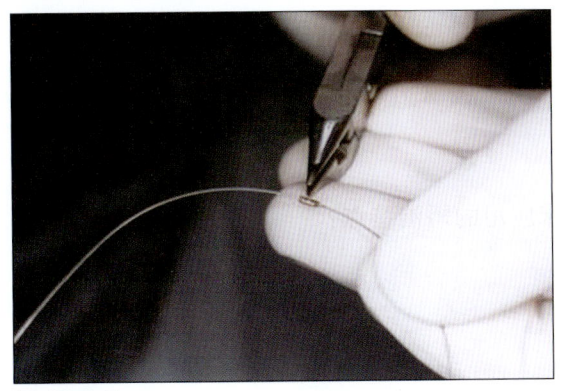

图 16-3-3

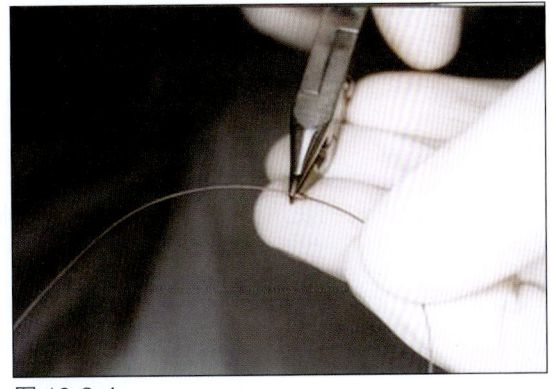

图 16-3-4

镍钛圆丝定位管技术所采用配套弓丝为国产镍钛圆丝 0.014″、0.016″、0.018″规格。定位套管使用比上述镍钛丝直径略粗一点的套管，其长度约 2 毫米，可用 8 号、9 号注射针头制作，用金刚砂片轮将针杆截断成所需尺寸。使用前，套管需用酒精灯淬火处理。使用时将镍钛弓丝穿入套管，然后将套管移动至矫治设计需要定位的部位，用细丝钳夹紧套管，使其固定在镍钛弓丝上，用手指检查定位套管，钳夹后应不能移动，定点位置准确且弓丝没有变形即可。若弓丝变形则用手或钳子将其调整恢复至矫治所需弓型，注意左右侧弓型对称协调，吊线检查左右侧弓丝应重叠在一条线上。

讨　论　此方法我在临床上用了将近10年，定位管制作简单，操作便利。最初的定位管置放在上下中切牙之间的镍钛圆丝上，下颌使用效果很好，其切牙间的间距小，定位管固定弓丝作用牢靠。上颌中切牙托槽间的间距较大，用了定位管弓丝还是有少许滑动空间，后来做了一点小小的改进，将定位管嵌放在一个中切牙托槽近远中翼的中间，结扎后就不滑动了。前期排牙时镍钛丝会滑出颊面管吗？不会，即使有也只有个别拔5或拔6的患者出现，不多见，现在可以用保护性结扎方法避免。镍钛丝定位管技术实用性强，千变万化，正畸医生可灵活使用。

（1）能够有效地防止镍钛弓丝因咀嚼受力不均匀朝一端移动，滑出磨牙带环颊面管，刺伤软组织。由于定位管维护了镍钛圆丝在牙列托槽中的弓型稳定性，可以充分发挥该矫治弓丝的特性，迅速排齐拥挤的牙列。

（2）多定位管镍钛圆丝技术采用多点定位结扎可起到扩弓、开拓间隙、整平牙弓、调整牙列中线等作用。

回　答　你理解得很正确，对镍钛圆丝定位管技术掌握得不错，你改进的将定位管嵌放在一个中切牙托槽近远中翼中间，的确是个好办法，我们在临床上也常使用。

第四节　镍钛弓丝定位管矫治技术临床应用特点

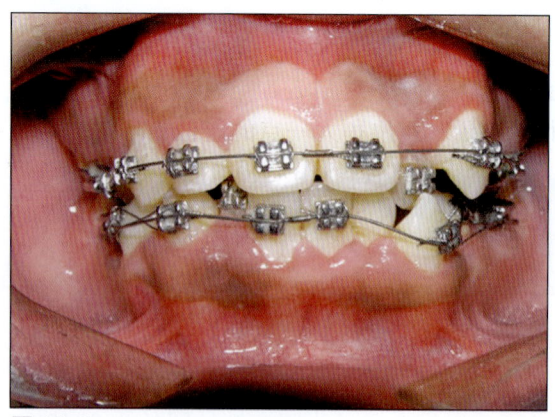

图 16-4

镍钛弓丝（指的是镍钛圆丝）经与定位管巧妙结合后，更加充分地发挥了其弓丝的高弹力性能，可随医生意愿，按矫治设计要求定向定量地调节镍钛圆丝在方丝弓托槽槽沟中的着力位点、贮存弹力的大小、释放机械力、移动牙齿的精确距离，利用定位管压缩弯曲的镍钛弓丝产生有效地扩弓、开拓间隙、整平牙弓、调整牙列中线等功效。镍钛弓丝定位管矫治技术关键环节是，定位套管采用细丝钳或转矩钳钳夹固定与松解，随意性强，易于操作和调整，且定位精确。例如完成开展间隙后，弓丝不必拆卸，仅将原镍钛弓丝直接纳入错位牙托槽槽沟结扎排牙，较大地节省了医生的椅旁操作时间。对于首选镍钛弓丝排牙，在切牙托槽间置定位管可有效地防止排齐牙列期间，因咀嚼运动、受力不均匀等因素导致弓丝单侧移动，滑出颊面管刺伤颊部软组织的情况发生。复诊时也容易观察，由于采取了限定弓丝移动措施，镍钛弓型稳定，故矫治牙移动效果明显，保证了矫治质量对于深覆𬌗、下颌 Spee 曲线过陡的牙列，可将镍钛丝弯制成摇椅弓，采用镍钛弓丝定位矫治技术打开咬合，整平牙弓。拔牙矫治病例，定位套管放在第二双尖牙托槽的远中，将磨牙颊面管拉钩与第二双尖牙托槽行 8 字结扎。在排齐牙列的过程中，由于弓丝的限定作用，尖牙自动朝远中方向移动，能够有效地防止、减少前牙的唇向漂移，有利于磨牙支抗的维护。

镍钛弓丝定位管矫治技术在方丝弓矫治器中主要在第一、第二阶段使用，也可用在节段弓矫治技术矫治成人轻微错𬌗畸形以及错𬌗畸形矫治后复发病例的Ⅱ期矫治。矫治过程中使用镍钛弓丝应遵循从细到粗，细丝轻力的原则。这里要特别指出的是，定位管不适宜在硬圆丝和方丝中使用。

讨论 1 在切牙托槽间放置定位管可防止弓丝左右移动。这种弓丝滑出的现象既影响矫治效果，同时又给病人带来痛苦。请问如果不用定位管，还有其他的好方法吗？

回　答 如果不用定位管，临床上可以在镍钛圆丝两末端用酒精灯烧红淬火、结扎入槽后，在颊面管远中末端回弯。这样的处理只能防止弓丝末端滑出颊面管，定位管压缩弯曲的镍钛弓丝产生有效地扩弓、开拓局部间隙、整平牙弓、调整牙列中线等功效则无法体现。

讨论 2 如果在切牙托槽间置定位管可防止弓丝左右移动的话，那么定位管是不是两端应该顶住其相邻托槽的近远中呢？

回　答 托槽间距小的切牙，定位管可放置在两托槽中间的位置，如下中切牙；托槽间距较大的上中切牙，使用稍大一点的定位管可放置在两托槽中间的位置，如果使用小一点的定位管还可将其放置在一个中切牙的托槽上，即嵌入中切牙托槽的近远中结扎翼之间，这样更加稳定，效果更好。注意钳夹后结扎的镍钛弓丝不能变形，另外定位管设计放置在一侧中切牙托槽两翼之间的病例，要注意镍钛圆丝的中点与牙列中线吻合。

第十七章

邻面去釉技术

第一节 邻面去釉临床操作技巧

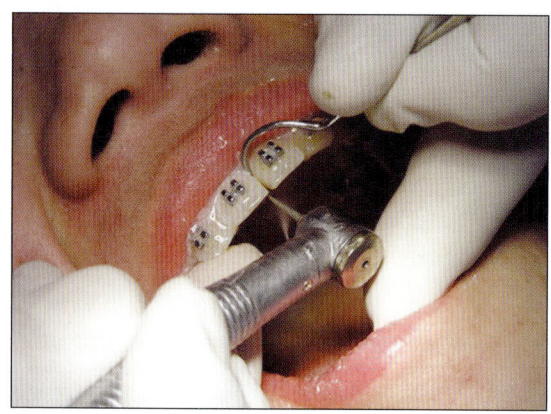

图 17-1-1

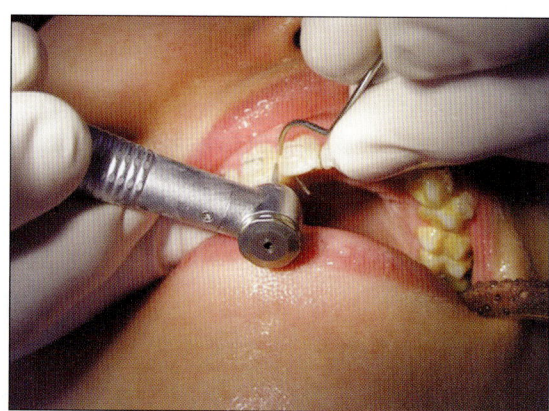

图 17-1-2

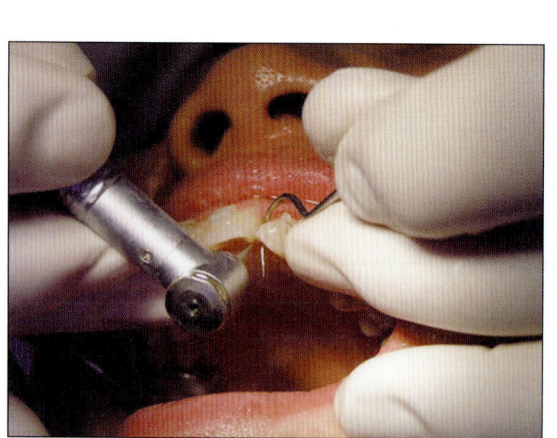

图 17-1-3

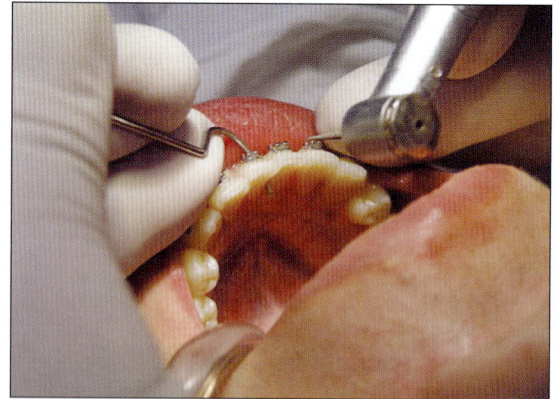

图 17-1-4

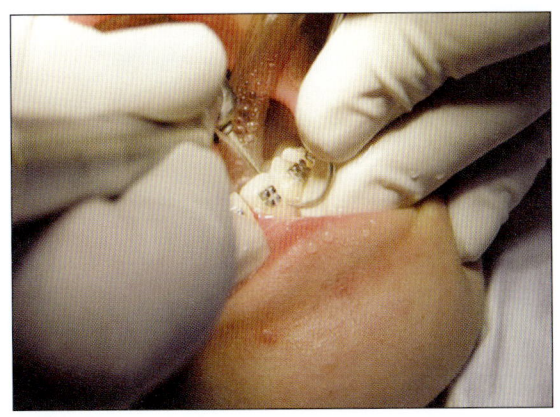

图 17-1-5

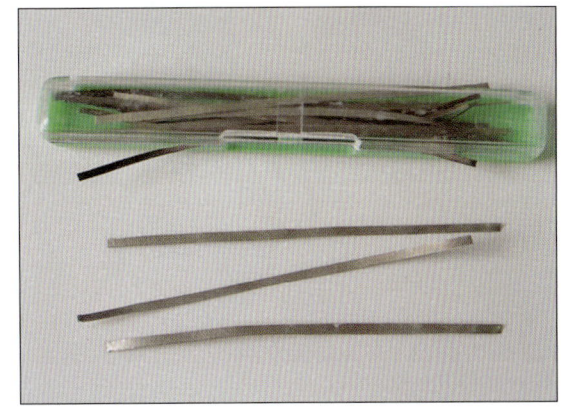

图 17-1-6

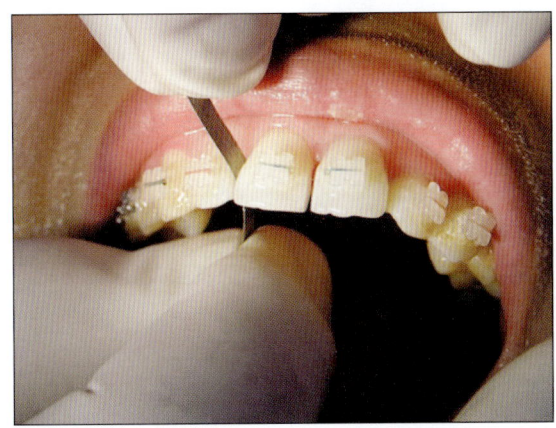

图 17-1-7

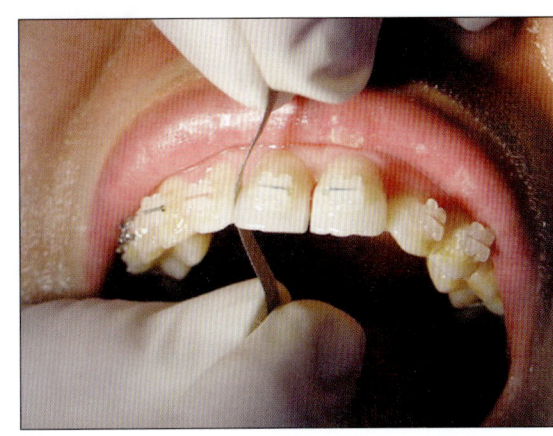

图 17-1-8

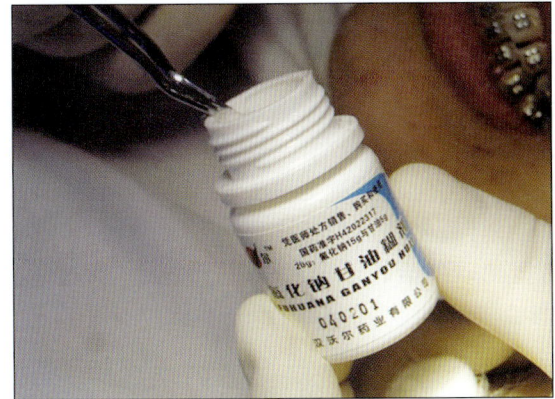

图 17-1-9

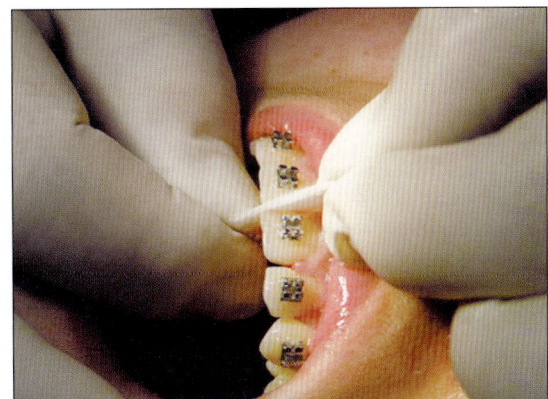

图 17-1-10

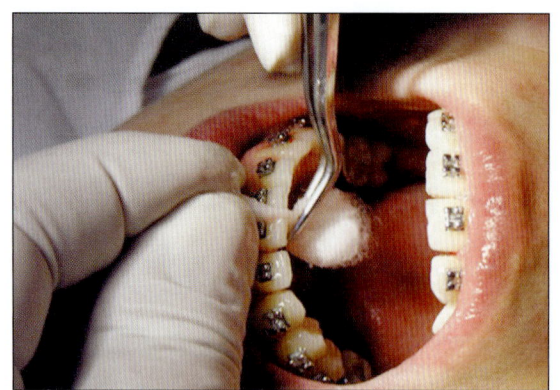
图 17-1-11

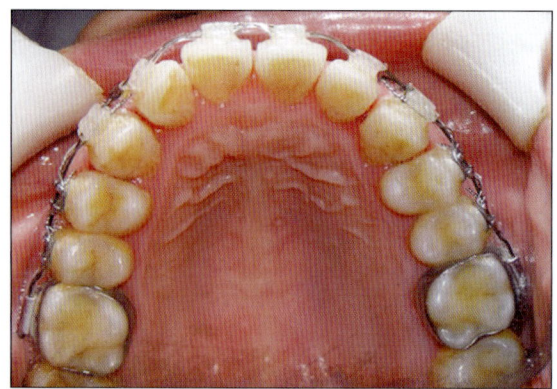
图 17-1-12

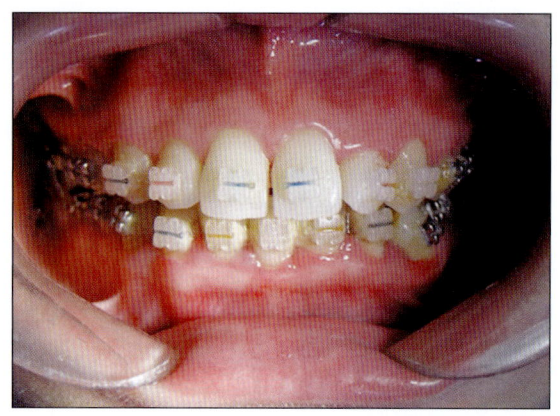
图 17-1-13

临床操作要点

（1）在操作时要注意保护牙龈组织，邻牙间隙龈乳头上方插入牙科探针，在高速涡轮机金刚砂细锥形车针的精细切割下，可以很安全地给牙齿按矫治设计要求进行去釉操作（图 17-1-1～图 17-1-5）。注意握持手机的手要有稳定的支点。

（2）一般每个牙邻面仅磨去 0.25～0.3 毫米的牙釉质，注意上下去釉厚度要均匀，应恢复牙冠应有的解剖外形；为了便于去釉操作，应在牙列排齐后进行。

（3）在邻面去釉、恢复牙冠外形后，应使用金刚砂条给邻牙切割面进行精细打磨抛光；使之邻面光滑，避免食物残渣及菌斑的附着，减少龋病的发生（图 17-1-6～图 17-1-8）。

（4）金刚砂条给邻牙切割面进行精细打磨后，应常规给去釉牙面涂擦氟化钠甘油糊剂；采用棉片或纱布粘氟化钠甘油糊剂，拉锯式涂擦方式效果较好（图 17-1-9～图 17-1-11）。图 17-1-12、图 17-1-13 显示去釉后的牙列状况。

提　示

这里列举的邻面去釉步骤是选用几个病例不同去釉阶段的照片组合而成。其中有装配金属托槽矫治器的，也有陶瓷托槽的，主要介绍临床操作步骤要点。图中展示的是一个阶段性治疗状况，不是最终治疗结果。图 17-1-12、图 17-1-13 病例是 5 年前我们最初去釉治疗的状况，牙冠外形和邻接点的问题，当时我们是关闭间隙后采取二期修形处理的。

讨 论 邻面去釉用探针作辅助工具，实用方便。邻面去釉的操作对医生的手法，去釉的角度要求较高，需要有较熟练的临床操作功底，还要结合患者的实际情况选择点接触或面接触。面接触会更稳定些，选点在邻面颈部中 1/2 偏舌或腭侧为宜，尽量作小平面，在美观上更佳。转角处要圆缓，处理后切割面要进行精细打磨，常规给去釉牙面涂擦氟化钠甘油糊剂；采用棉片或纱布粘氟化钠甘油糊剂，拉锯式涂擦方式效果较好。

回 答 你的理解不错。邻面去釉是个精细的操作，对医生的手法、去釉的角度、恢复牙冠的外形等要求较高，需要有较熟练的临床操作功底。另外，邻面去釉治疗的病例要嘱咐患者注意口腔卫生，采用氟化钠牙膏刷牙。

第二节 邻面去釉矫治案例

一、矫治前

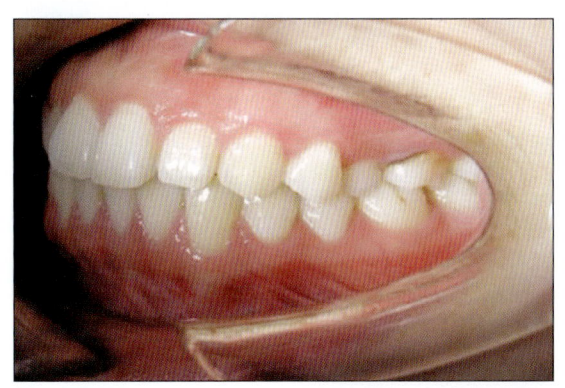

图 17-2-1

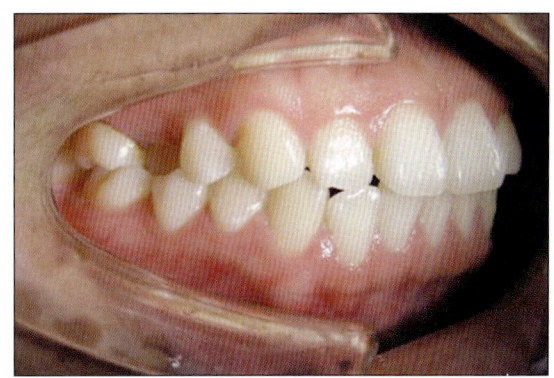

图 17-2-2

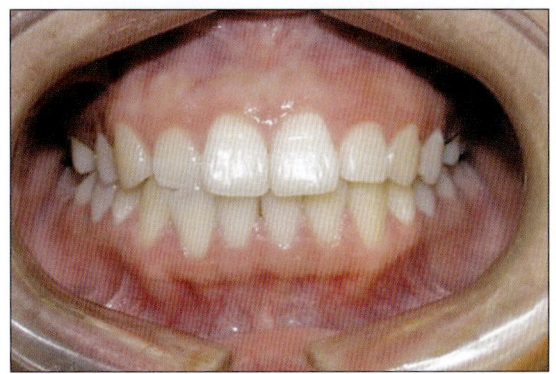

图 17-2-3

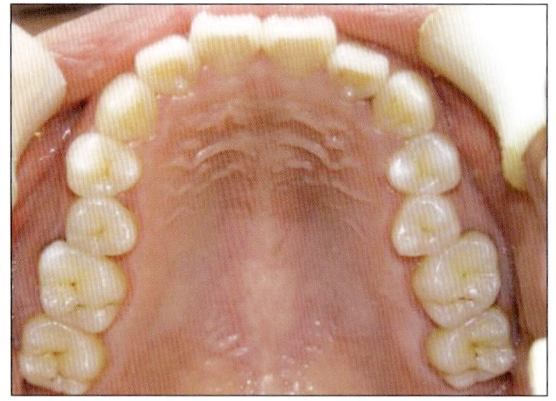
图 17-2-4

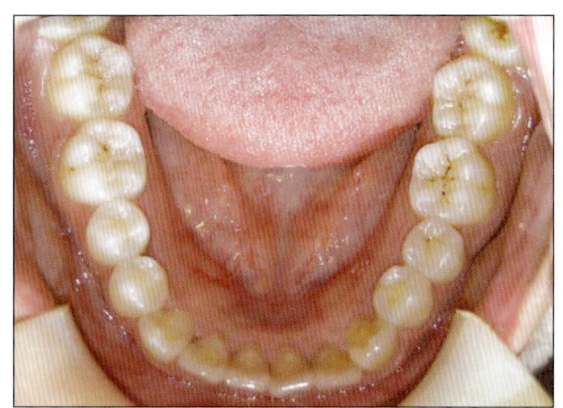
图 17-2-5

二、矫治后

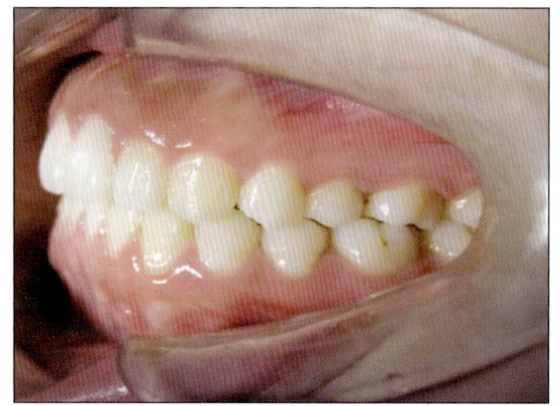
图 17-2-6

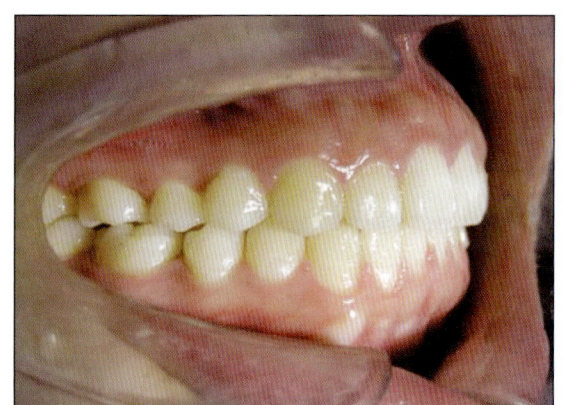
图 17-2-7

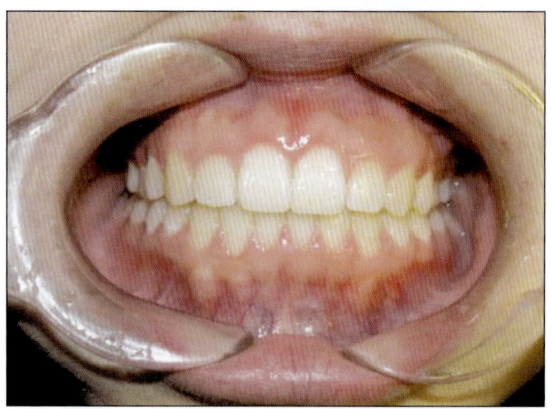
图 17-2-8

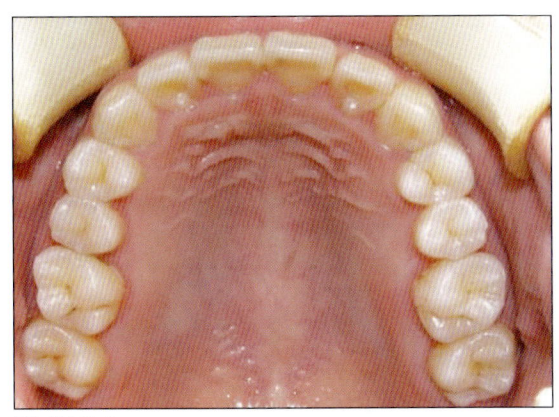

图 17-2-9

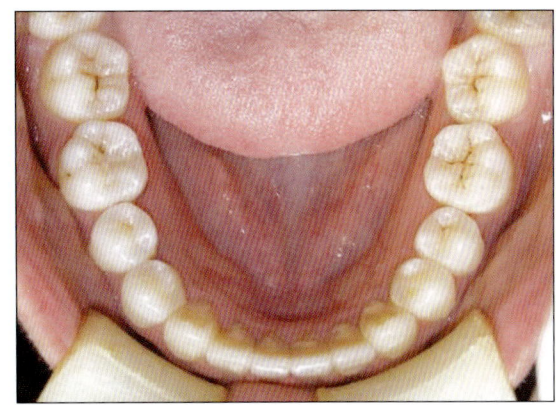

图 17-2-10

讨 论 邻面去釉一般去多少为宜？邻面去釉的适应证怎样掌握？

回 答 一般每个牙邻面仅磨去 0.25～0.3 毫米牙釉质，注意上下去釉厚度要均匀一致，应恢复牙冠应有的解剖外形。邻面去釉须严格掌握适应证，它主要适用于：边缘病例，牙列拥挤，排牙间隙缺 2.5～5 毫米者；牙齿较大或上下牙弓牙齿大小比例失调（Bolton 指数异常）者；口腔健康，卫生情况良好，牙少有龋坏，牙齿磨耗量低者；成年患者。

第十八章

临床小经验

第一节 保护性结扎丝

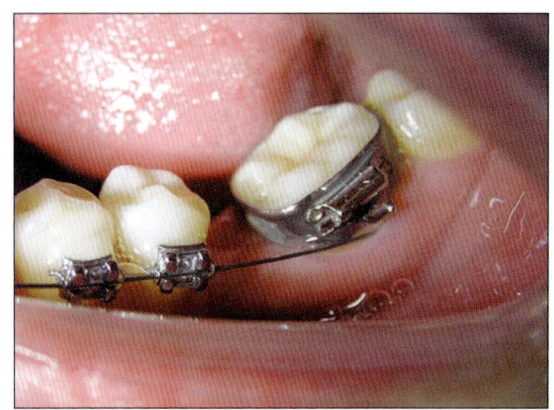

图 18-1-1

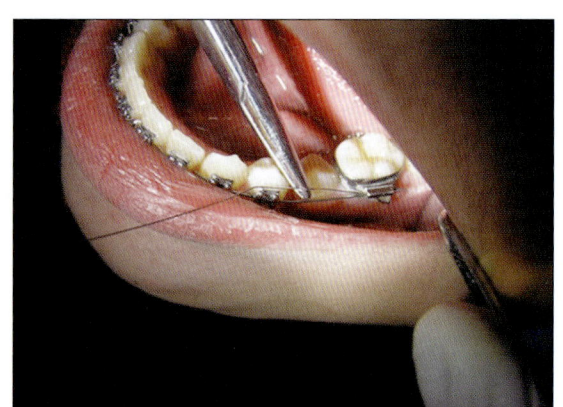

图 18-1-2

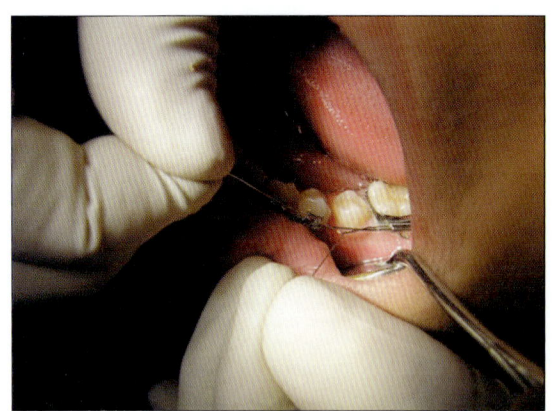

图 18-1-3

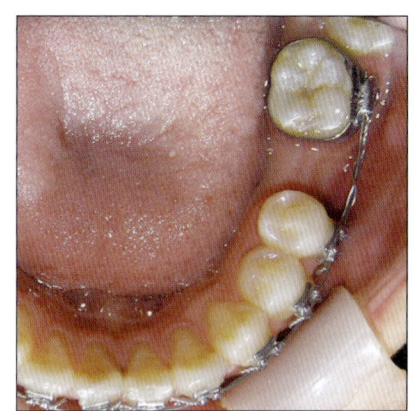

图 18-1-4

　　保护性结扎丝主要适用于镍钛丝排牙阶段的某些病例，如第一磨牙拔除或第二双尖牙萌出高度不够粘托槽，致使第一磨牙前弓丝空段距离较大，在咀嚼压力下，常使镍钛丝末端滑出颊面管，刺伤软组织（图18-1-1)，影响矫治效果。保护性结扎丝能有效防止矫治弓丝滑脱，维持弓型的稳定,利于拥挤的牙列排齐。操作时应采用 0.25 毫米的结扎丝,穿过磨牙颊面管,先用手交叉打几个结,其长度相当于磨牙颊面管近中缘与最后一个牙齿托槽间距 1/3,然后将结扎丝一端穿过镍钛丝打几个结,使结扎丝与镍钛丝缠绕编织在一起,其末端与相邻 2~3 个牙齿托槽连续 8 字结扎(图 18-1-2 ~ 图 18-1-4)。

讨论 1 如何在临床上运用这个小技巧呢?

回　答 我们在临床上多次遇到这样的问题,主要出现在托槽与颊面管间距过大的情况下,即间隔一个磨牙牙位托槽的病例,由于咀嚼压力使镍钛丝弯曲变形,镍钛丝末端从近中滑出颊面管。经临床反复应用,凡采用保护性结扎丝的患者均没有发生镍钛丝末端从近中滑出颊面管的现象。

讨论 2 我个人曾经尝试过用扎丝穿过颊面管在镍钛主丝上缠绕编织在一起的方法,由于其末端没与相邻 2~3 个牙齿托槽连续 8 字结扎在一起,效果不佳。

回　答 你说的对,保护性结扎丝近中游离端应该常规与相邻 2~3 个牙齿托槽连续 8 字结扎在一起,这样做有许多好处。其一,因为矫治弓丝后段进行了保护性结扎,镍钛丝在排齐牙列的过程中,前牙近中移动受到限制,不会出现唇倾。其二,由于保护性结扎丝是采取与相邻 2~3 个牙齿托槽连续 8 字结扎在一起,万一出现意外,患者口里脱落一个托槽,还有其他的托槽与结扎丝缠绕编织在一起,并不影响保护性结扎丝的作用。

第二节　不能忽视末端切断钳钳口处的弓丝碎屑

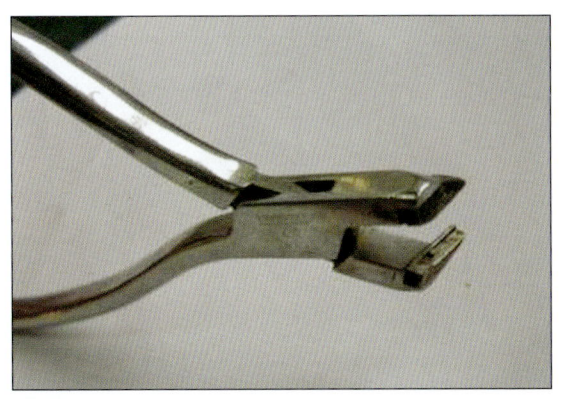

图 18-2-1

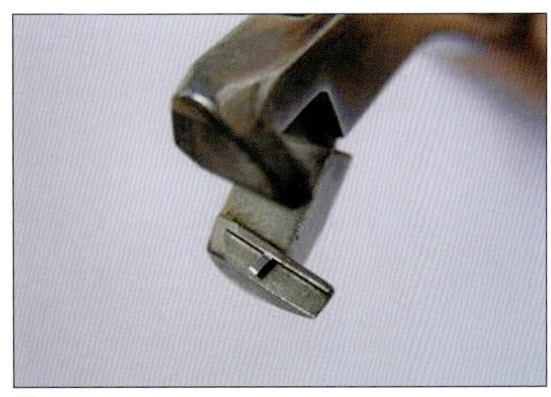

图 18-2-2

末端切断钳是正畸科医生最常用的钳子之一,临床上主要用于切断磨牙带环颊面管远中过长的弓丝,避免刺激、损伤颊黏膜。但在临床上时常会发生初学者用末端切断钳剪不断弓丝的情况,这可能与使用钳子的操作程序不当有关。如图 18-2-1、图 18-2-2 所示,末端切断钳钳口处遗留上次截断的一小截弓丝末端没有及时清除掉,遗留的小不点弓丝碎屑妨碍了钳子的切割功能；在这种情况下，应抹掉遗留钳口处的弓丝碎屑后再进行剪断弓丝的操作就可以了。

讨　论　这的确是一个不太引人注目的非常小的操作细节，我也遇到过钳子的情况。后经老师指点，果然发现钳口有弓丝小碎片，干扰剪切功能。

回　答　我们在使用末端切断钳时，一定要习惯将钳子切口处清除干净，这样操作起来就会顺手。

第三节　分牙簧的弯制步骤

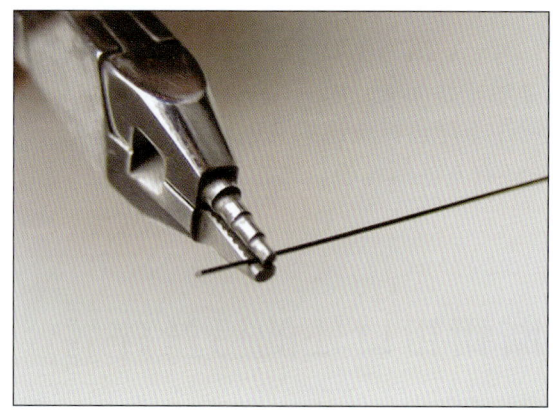

图 18-3-1

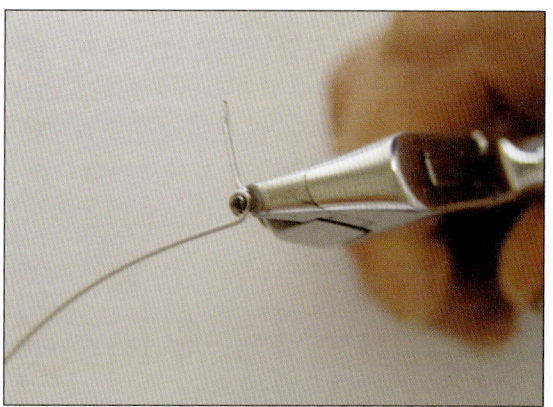

图 18-3-2

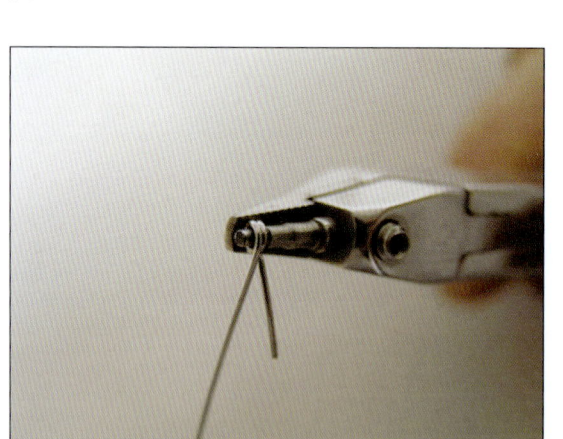

图 18-3-3

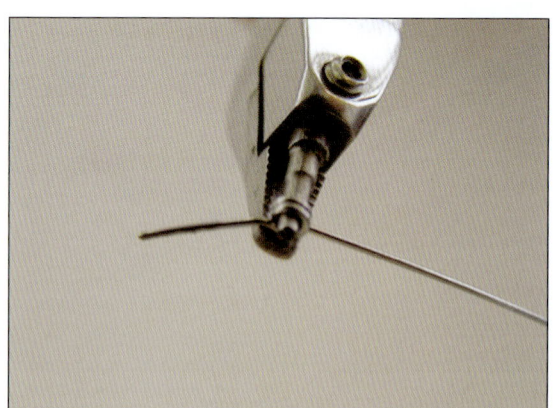

图 18-3-4

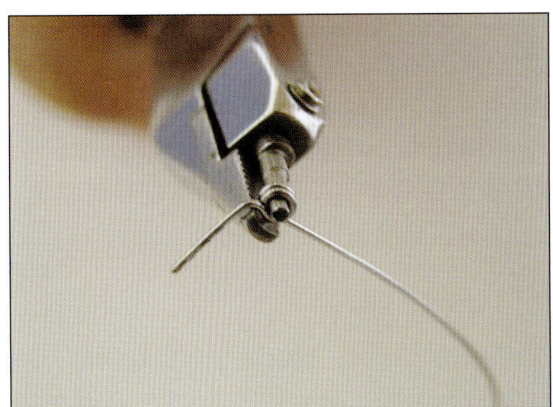

图 18-3-5

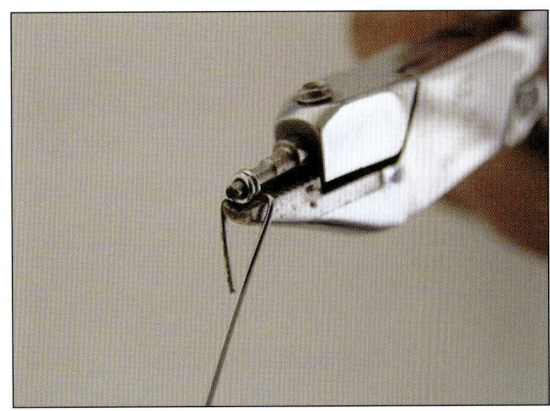

图 18-3-6

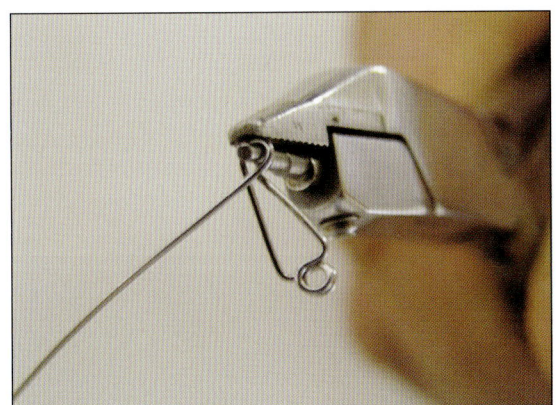

图 18-3-7

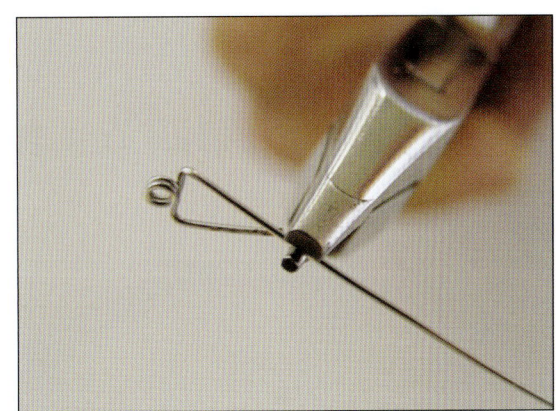

图 18-3-8

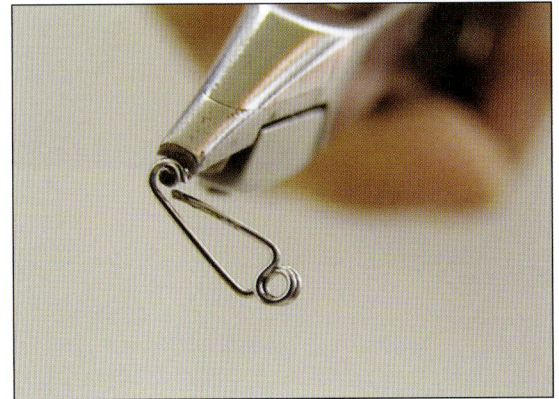

图 18-3-9

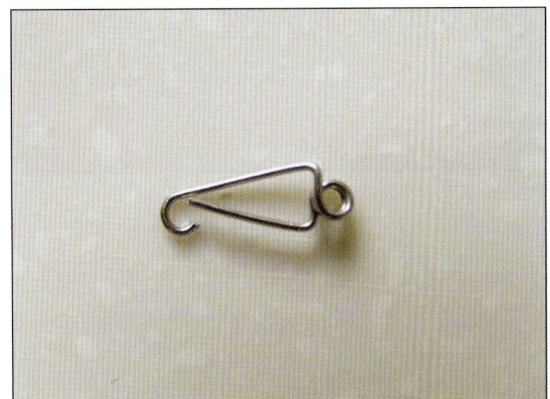

图 18-3-10

制作步骤

用弯丝钳夹住 0.016″ 的正畸澳丝一端，先弯制弹力圈，一般弯 2 个圈。注意手法应以钳喙为支点，弓丝绕圆形钳喙转动，不是直接用钳子，而是用左手拇指指腹推弓丝移动。弯制弹力圈后，再弯制龈臂、𬌗臂，弹力圈位于两臂中间且小于两臂间距。

龈臂的长短（直线部分）依据磨牙近、远中的颊舌径的距离而定。最后弯制𬌗臂挂钩，注意挂钩的末端应弯向内侧一点，形成圆弧形，这样不容易损伤牙龈软组织。

讨 论　自己动手弯制分牙簧特别能锻炼正畸医生的动手能力。目前临床上分牙簧用在恒牙初期 7 未完全萌出，牙冠仅在 6 的颈部高度时，这时分牙弹力橡皮圈无法进入，用自制分牙簧是最好的方法。如成年患者牙与牙邻接点很紧，无法使用弹力橡皮圈分牙，此时使用自制的分牙簧能够轻松解决问题。

回 答　学会弯制分牙簧技术，就多掌握了一个解决正畸临床分牙难题的办法。

第四节　侧切牙控根簧

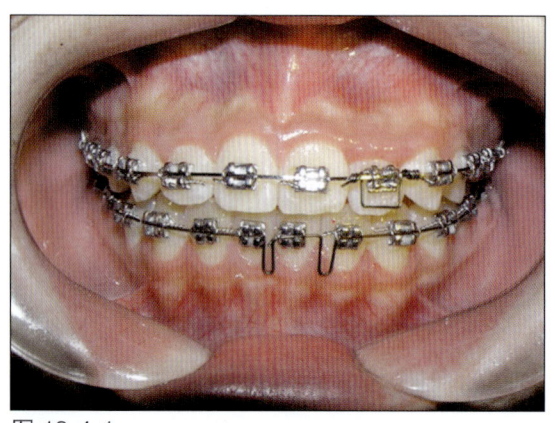

图 18-4-1

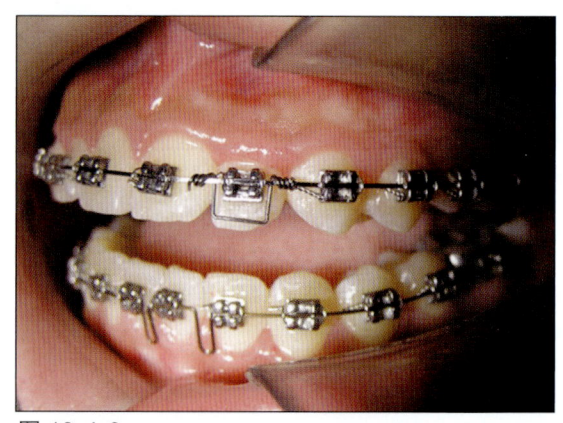

图 18-4-2

讨论 1　这是什么装置？是做冠转矩的吗？

回 答　这是侧切牙控根簧，图片病例是作者弯制的侧切牙控根簧，采用 0014″ 澳丝弯制，主弓丝为 0.019″ × 0.025″ 不锈钢方丝。

讨论 2　采用 0.014″ 澳丝弯制控根簧，主弓丝为 0.019″ × 0.025″ 不锈钢方丝。圆丝不可以做主弓丝吧？不然没有稳定的固位力控根簧就起不到作用了。

回 答　是的，与侧切牙控根簧配套使用的主弓丝是 0.019″ × 0.025″ 不锈钢方丝。侧切牙控根簧不能在圆丝上固位。

第五节　该病例下牙弓两侧的矫治设计为何不同

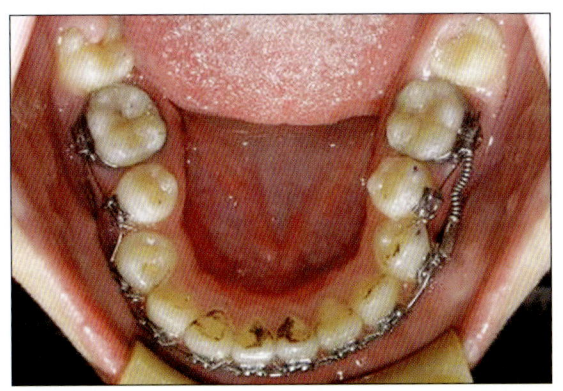

图 18-5

请说说该病例下牙弓两侧的矫治设计为何不同？你还能推测出经治医生可能采用了哪些辅助矫治手段吗？

讨论 1　虽然该病例两侧都用了 NiTi 辅弓排齐下 5，因为左侧已有了足够的间隙，直接上镍钛丝；右侧因为间隙不足主弓丝上就用了 NiTi 推簧，还加上了一个小圆管，可见是第二次加力了。小圆管简单适用，又能很好地解决问题。

回　答　你的眼力不错，D5 的主弓丝上用了 NiTi 推簧扩展间隙，此阶段的治疗在推簧近中段的主弓丝上加上了一个小圆管，是第二次加力。

讨论 2　用小圆管给 NiTi 推簧加力推开牙间隙，同时利用 NiTi 辅弓牵出该牙，是这样吗？

回　答　是的，该病例采用了双丝力学体系同步矫治方法，即主弓丝套镍钛螺旋推簧在扩展间隙的同时，NiTi 辅弓颊向移动舌倾的 5。

第六节　测量推磨牙远移距离的方法

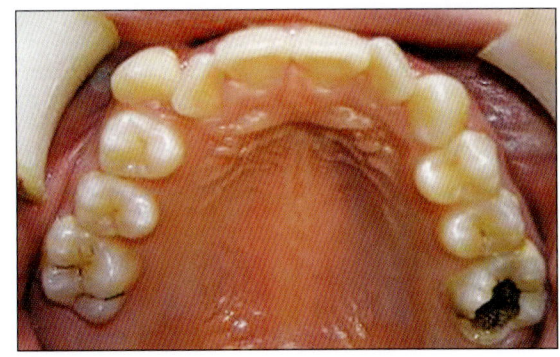

图 18-6-1

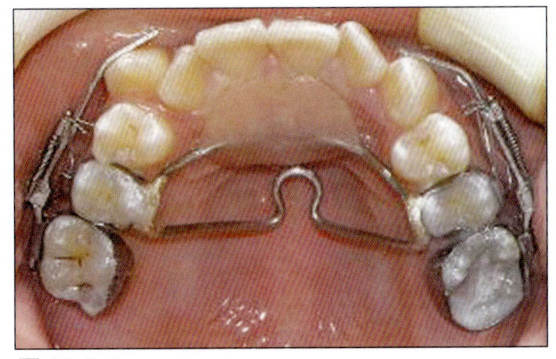

图 18-6-2

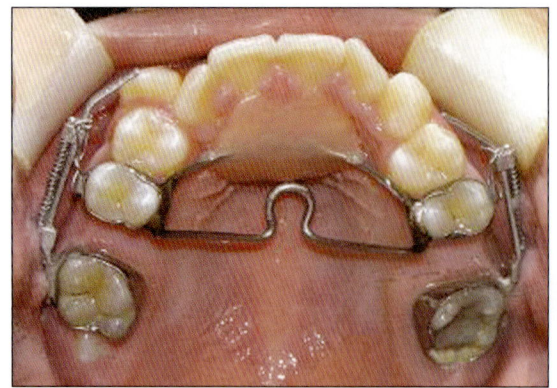

图 18-6-3

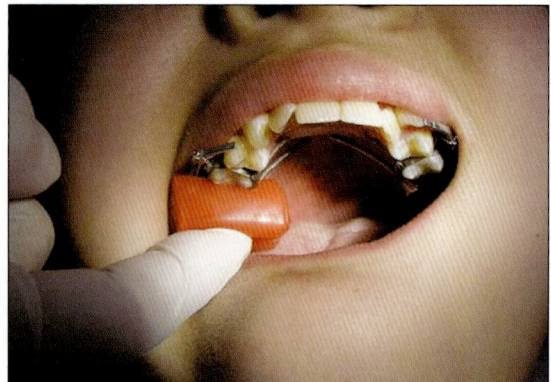

图 18-6-4

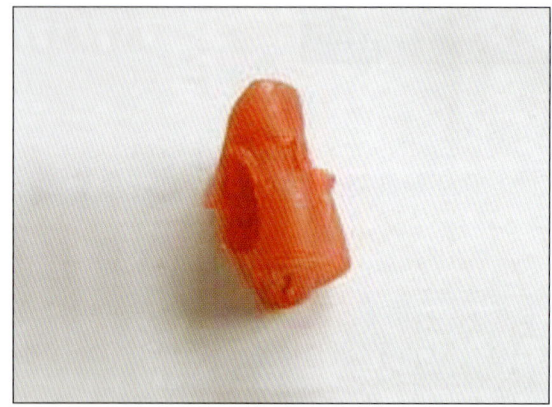

图 18-6-5

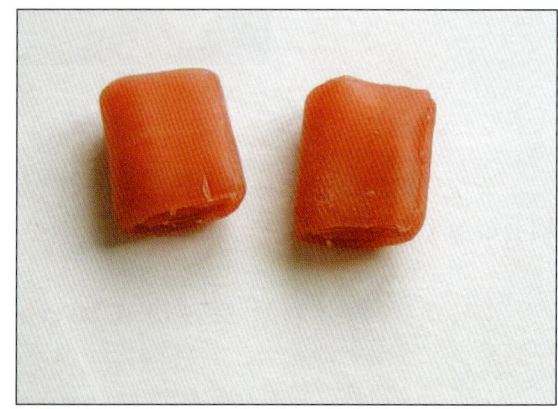

图 18-6-6

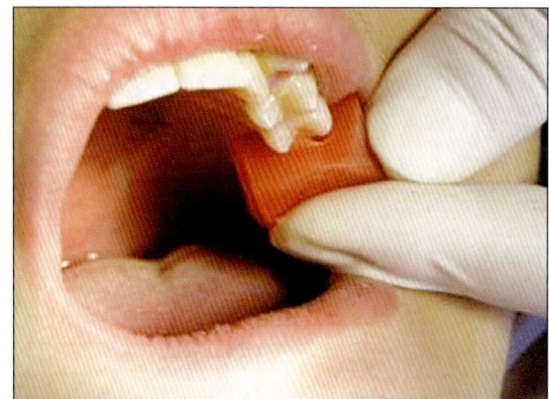

图 18-6-7

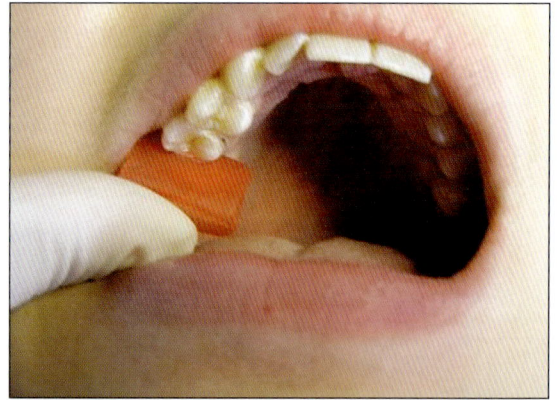

图 18-6-8

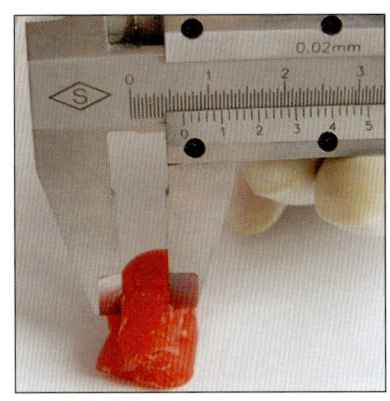

图 18-6-9

为了客观记录推磨牙向后矫治进度,准确测量磨牙远移距离数值,这里介绍一种我们在临床上常采用的蜡片测距方法。

以往每次复诊时,推磨牙远移距离用分规测量总不够准确,在口内操作也有些不便,于是我们改用蜡片填塞牙间隙压迹留痕记录,在口外用游标卡尺测量的方法,大大提高了精确度。蜡片测距法,初次用一张薄蜡片塞入磨牙远移间隙,塞满留下印记后取出;随着矫治进展开拓间隙增大,用2层、3层至数层蜡片测量。

磨牙推进器拓展牙弓间隙达到预期矫治目标后有两个测量步骤:一是当推磨牙远移到位后,直接在口内用测量蜡块压迹印痕记录测量距离(图18-6-4);二是待矫治器拆除固位带环后再次用蜡片测量磨牙远移距离(即裸距-牙远移的真实距离,图18-6-7、图18-6-8),两者数值之差是磨牙带环、前磨牙带环占据的位置空间数值,将带环距与每次测得远移磨牙距相加,便是每次复诊推磨牙远中移动的真实距离数值。

采用蜡片测距方法测量每次磨牙推进器拓展后段牙弓间隙距离,可以比较客观地评价推磨牙远移疗效进程,具有取材方便、操作简单、经济实用的特点,又不会给病人带来不适,且容易掌握。

第七节 介绍一种新颖的扩弓保持器

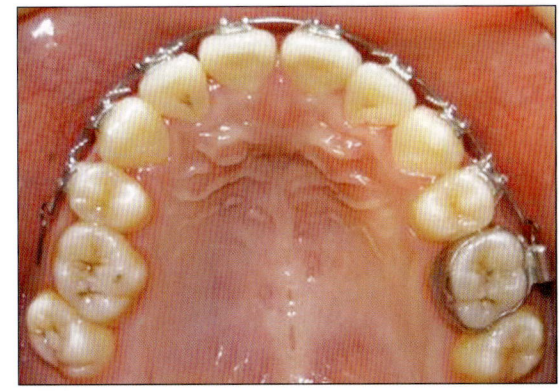

图 18-7-1

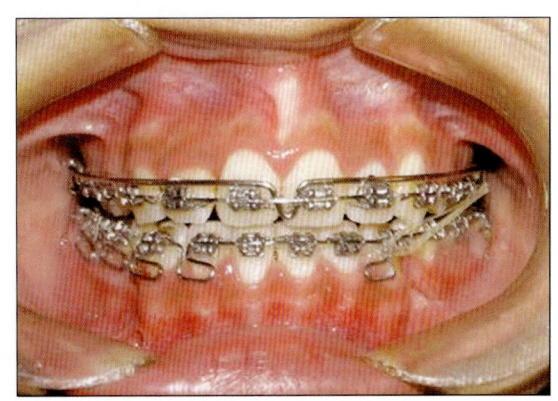

图 18-7-2

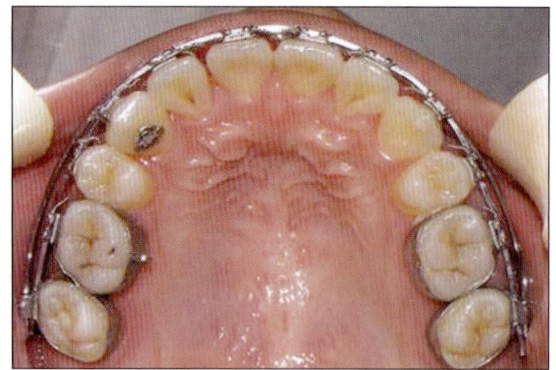

图 18-7-3

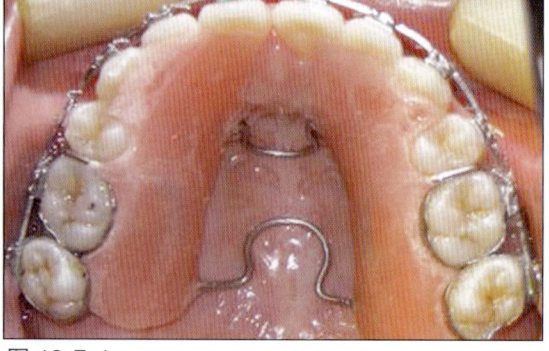

图 18-7-4

讨 论　扩弓保持器的制作方法简单吗？

回 答　新颖的扩弓保持器具体制作方法及这种新颖的扩弓保持器的临床应用，请见本书第十九章第十三节　可摘式扩弓保持器的制作步骤。

第八节　看图找错：螺旋推簧扩展下侧切牙间隙

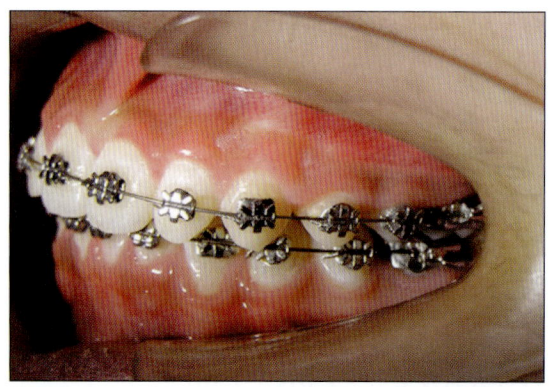

图 18-8-1

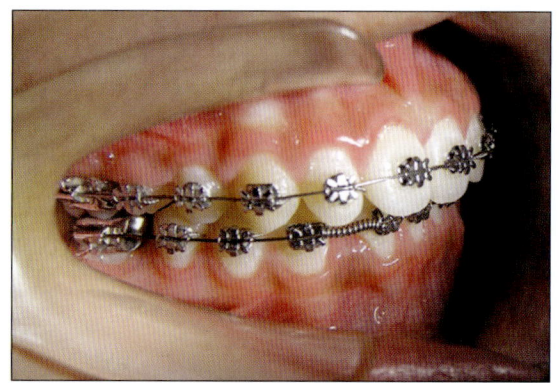

图 18-8-2

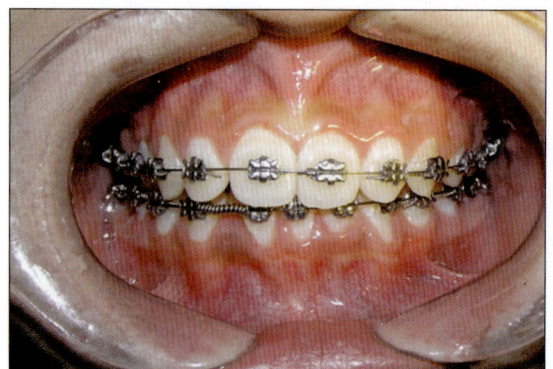

图 18-8-3

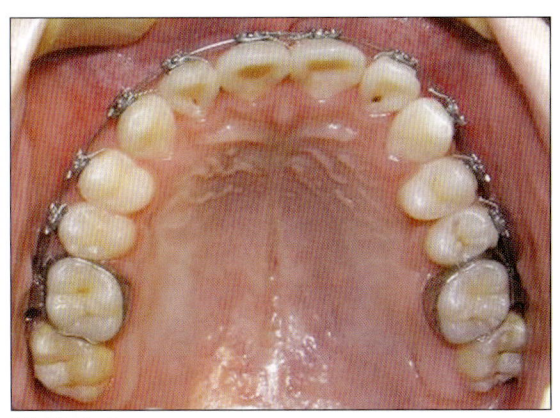

图 18-8-4

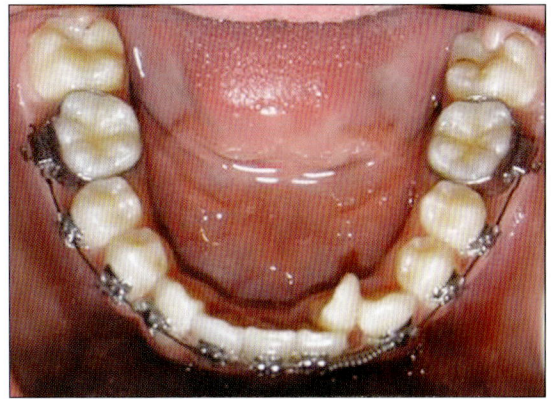

图 18-8-5

我们在这里提供了一组用螺旋推簧开展下侧切牙间隙、排齐牙列阶段矫治病例的照片,你能找出其中的一项操作失误吗?

讨论 1 没看出来,是不是先要把咬合打开呢?
回 答 不是先把咬合打开。
讨论 2 这个病人中线偏斜,我想应该先矫正中线偏斜。
回 答 用螺旋推簧开展拥挤的下侧切牙间隙,本身就是矫正中线偏斜的方法之一。
讨论 3 该患者覆𬌗深,侧方覆盖也大,是不是得用个平导打开咬合?下前牙可以唇向扩展获得间隙。
回 答 你没有看出问题来。该医生操作失误的地方在于其弓丝末端不应该回弯,因为用了螺旋推簧扩展间隙,颊面管末端回弯后就把下牙弓丝长度锁住了,牙齿移动受到限制,没有扩展的空间,故而不能达到预期的扩弓效果。

第九节　看图找错:橡皮圈分牙

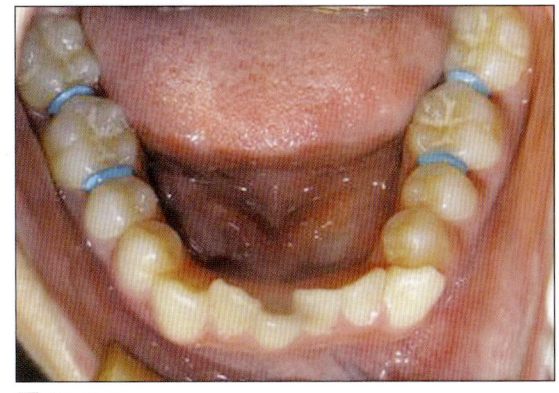

图 18-9-1

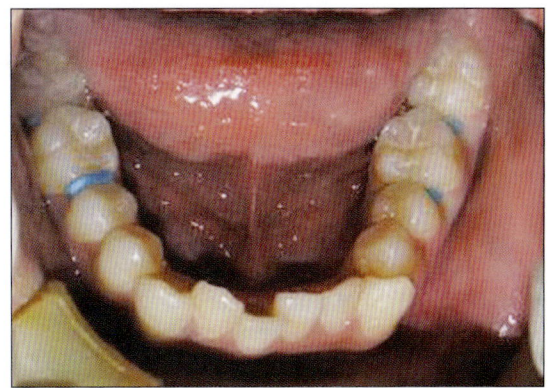

图 18-9-2

请看看这 2 张图，指出错在哪里？这是位初学正畸的医生，采用橡皮圈给病人分牙后的真实状况，为了引起更多初学正畸的医生的注意，我拍摄了操作失误的照片以及纠正后的分牙牙列照片。

讨论 1　图 18-9-1 是正确的。图 18-9-2 有 3 个分牙圈整个压到邻接点下方去了，这样操作是错误的，它会压迫龈乳头，达不到分牙的效果。

回　答　图 18-9-1 是正确的。

讨论 2　图 18-9-1 是对的。我遇见一个刚出道的口腔医生居然把分牙圈套在牙冠上，分牙圈滑到接触点以下，后果相当严重，牙齿松动、脱落了。

回　答　初学正畸者掌握正确的操作细节很重要，不要小看不起眼的分牙操作，做得不到位，没有起到分牙作用；如果将分牙圈误套在牙冠上，滑到接触点以下，还会造成严重的不良后果。

点评意见

初学正畸出现临床操作失误无须过多责备，但要吸取教训，明白道理才会有进步。我认为该医生操作时撑开橡皮分牙圈垂直向压入邻牙间隙时用力过大，将撑开后的橡皮圈上下 2 条边全压入邻牙接触点之下，他应该明白这样的道理，橡皮圈是利用弹力回缩使紧密接触的邻牙分开间隙（即邻牙接触点上下均被橡皮圈勒紧），橡皮圈 2 条边整个压入邻牙接触点之下，是不能起到分牙作用的，反而会对牙龈乳头造成压迫刺激等不良影响。

第十节　临床小技巧：自制小圆管给推簧加力

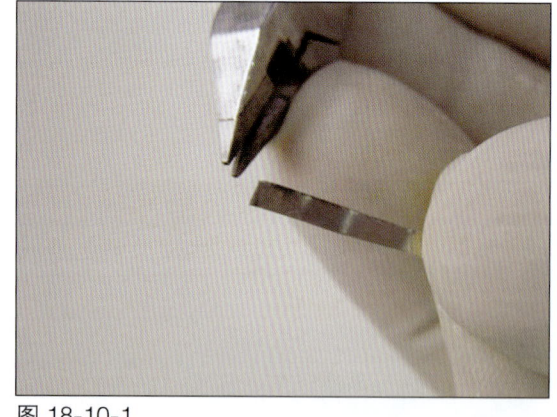

图 18-10-1

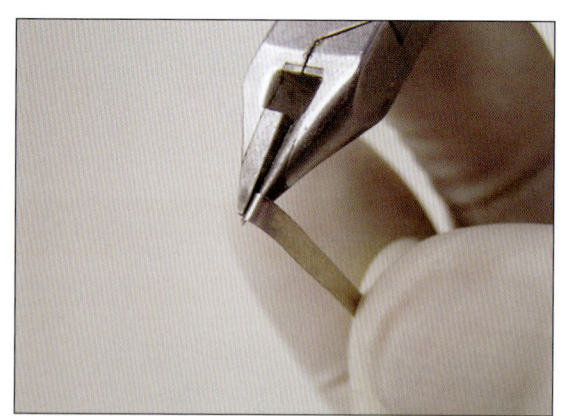

图 18-10-2

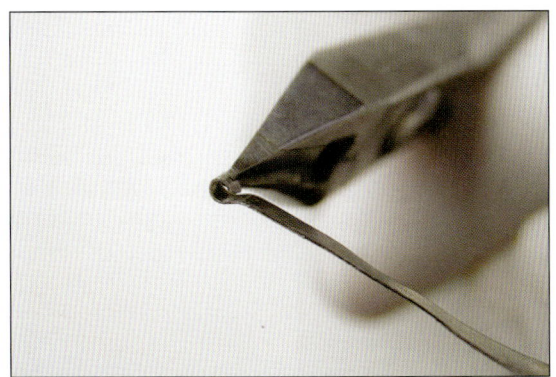

图 18-10-3

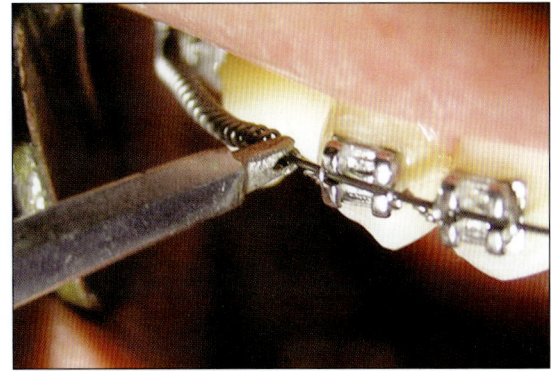

图 18-10-4

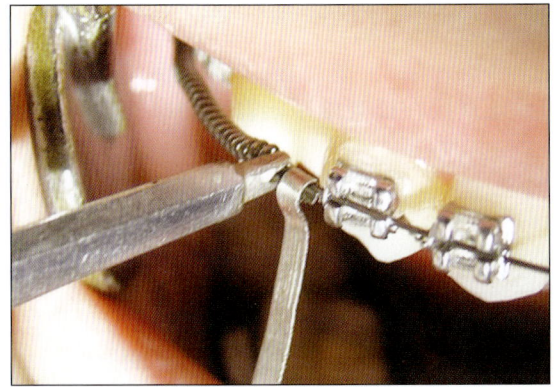

图 18-10-5

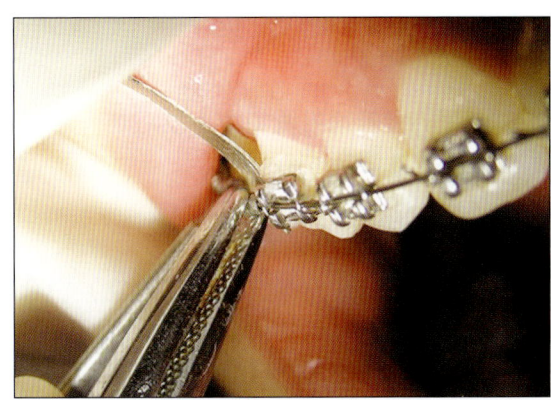

图 18-10-6

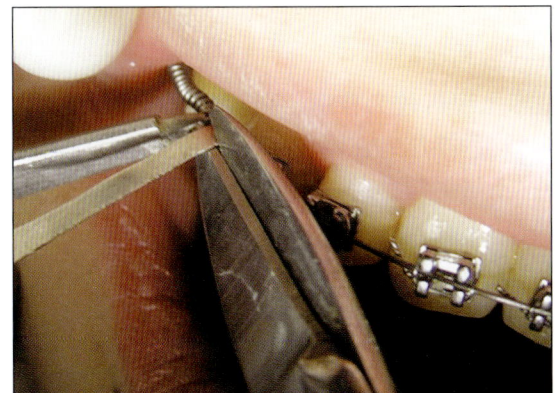

图 18-10-7

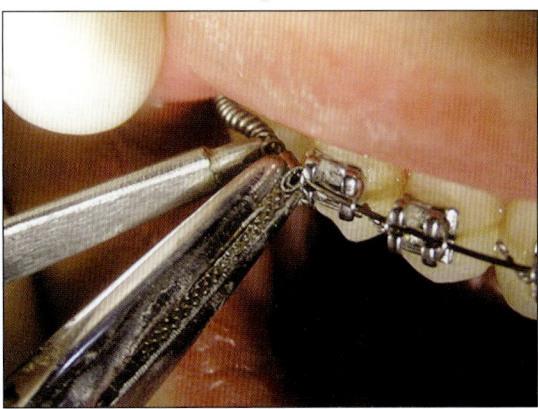

图 18-10-8

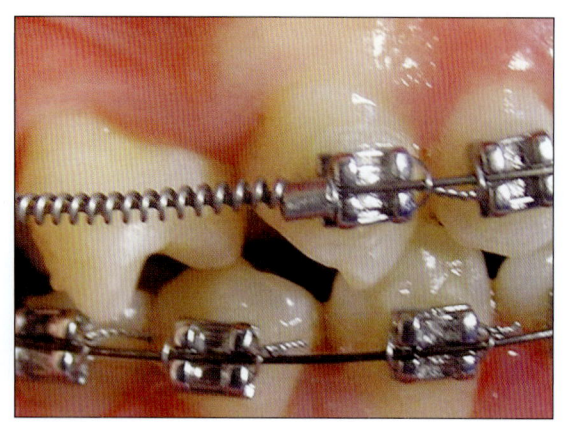

图 18-10-9

自制小圆管给推簧加力小技巧是一种不拆卸弓丝直接在椅旁给矫治器上的螺旋推簧置小圆管加力的方法。

操作步骤

用细丝钳将一窄条（约3毫米宽）白合金片或带环片顶端弯制成圆管状（图 18-10-3），圆管留一开口，弓丝就位器压缩推簧，圆管套入弓丝。圆管套入弓丝后向上方移动，用持针器将其卷成整个圆形，对缝处覆盖 2～3 毫米剪断，用持针器将剪断并套入弓丝的圆管卷成完整圆形。其基本要求是圆管内圈直径小于推簧大于弓丝，对缝处不刺激唇颊黏膜（图 18-10-4～图 18-10-9）。

应用特点

镍钛螺旋推簧开展牙列间隙效果好，正畸临床上应用较为普遍，但其加力却较为麻烦，患者复诊时需拆卸弓丝更换长度大一点的新推簧，这种操作方法既耗费时间又浪费材料。而采用直接在矫治弓丝上安置小圆管压缩推簧加力，不用拆卸弓丝，又能发挥原有镍钛螺旋推簧的"余热"，达到继续扩展牙列间隙的矫治效果。

自制小圆管给推簧加力方法操作简便，省时、省材、实用，临床效果好。我们医院临床应用的小圆管材料采用白合金片剪成窄条，用细丝钳加工制作；若身边无合适材料，可临时剪断一个带环替代，制作方法同上。

讨　论　这个方法在临床上的确很实用，不用把结扎丝一个一个拆除，大大提高了工作效率。

回　答　自制小圆管给推簧加力的方法我们在临床上应用了 6 年多时间，感到很实用、很方便，辅助推簧扩展间隙临床效果好。它既节省医生椅旁操作时间，又解决了推簧加力问题，其加力方法深受进修医生的喜爱。

第十一节 改良多用途弓与镍钛弓丝的组合应用

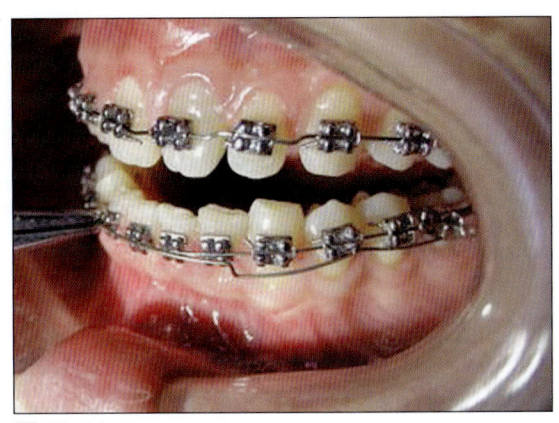

图 18-11

你见过谁在使用这样的组合弓丝？请仔细观察这张图片，谈谈你对该医生矫治设计思维的见解？

讨 论 该病例采用的是主、辅双弓丝矫治，其作用是压低下切牙，升高下双尖牙。请问这是不是相当于平导的作用。

回 答 这是一组由改良多用途弓与镍钛弓丝摇椅曲组合而成的双丝矫治力学体系，它由 0.014″ 镍钛丝摇椅曲为主弓丝，0.016″ 澳丝改良多用途弓做辅弓。主要目的是压低下前牙，升高下双尖牙，维持上颌平导的后续保持。下颌的主弓丝除了做整平的作用外，多了一条多用途弓，注意其弓丝尾端有回弯，在4、5间有一个凸向𬌗方的弯折，用以压低前牙区的牙齿，升高下双尖牙，顺势控制打开咬合。还可以维持打开咬合后的效果，或配合上颌平导打开咬合。

第十二节　双臂弹力扩展辅弓的矫治特点

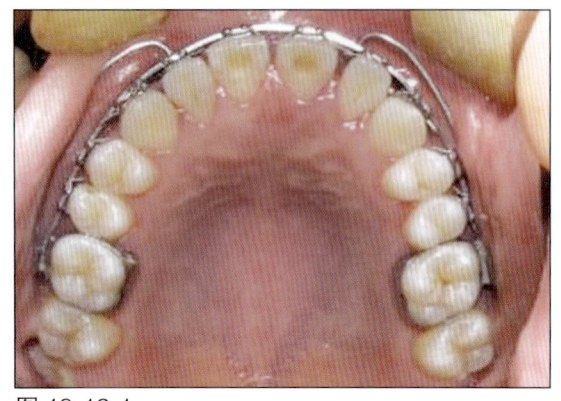

图 18-12-1

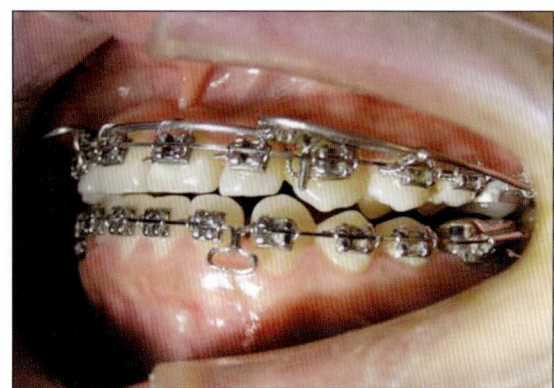

图 18-12-2

请仔细观察，说说你见过这种类型的扩展辅弓吗？它有什么特点？

讨　论　这是改良后的骑式弓吧？我想问这是扩弓用的吗？适应证是哪些？是什么钢丝？规格多少？力量肯定不小。

回　答　这是作者研制的一种双臂弹力扩展辅弓（获国家专利），这种扩展辅弓具有扩弓、竖直磨牙功能，适用于牙弓狭窄的病例，尤其对下颌磨牙舌倾导致正锁𬌗的病例效果明显。该装置由固位弓丝与扩展弓丝两部分组成。固位用的粗丝直径由1.0毫米的不锈钢丝制作，弹力扩展弓丝采用直径0.9毫米的不锈钢丝制作。

第十三节　口镜里观察到的锁𬌗矫治方法

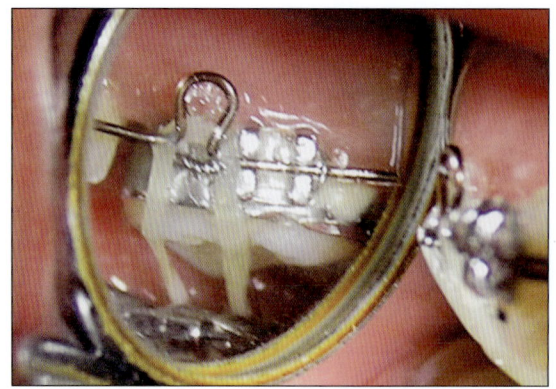

图 18-13

凭借牙医的职业眼光，你能从口镜里观察到什么？

讨论 1 交互牵引，用于后牙锁𬌗的吧？上6带环用的是掀盖带环，不过，用 Ω 曲能交互牵引吗？好用吗？

回 答 该病例正在用上下磨牙颌间交互弹力牵引矫治正锁𬌗，只是上6带环用的不是掀盖颊面管，而是焊接的方丝弓托槽。Ω 曲挂橡皮圈非常方便，临床上多用其挂皮圈做上下牙间垂直牵引，矫治前牙开𬌗，也做上下颌后牙交互牵引矫治锁𬌗。

讨论 2 下牙舌倾，上颌6的带环上焊接的托槽做什么用？

回 答 该病例上7装配了带环，上颌6的带环上焊接的是普通上中切牙方丝弓托槽，其目的是便于矫治弓丝纳入托槽。如果焊接专用的第一磨牙托槽效果更好。

第十四节　改良型四眼扩弓簧

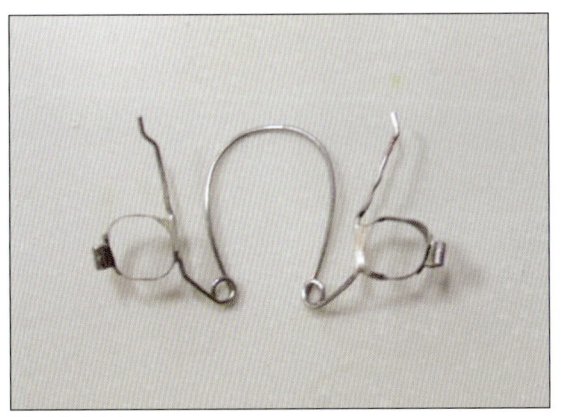

图 18-14-1

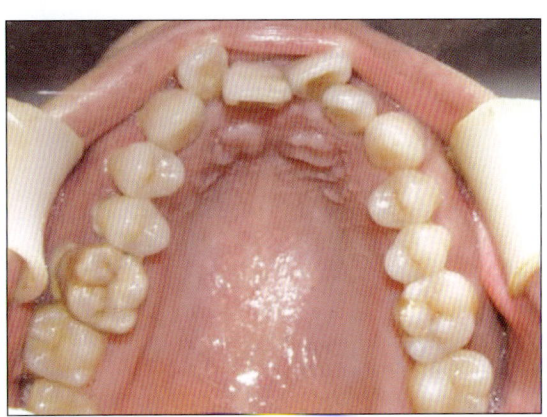

图 18-14-2

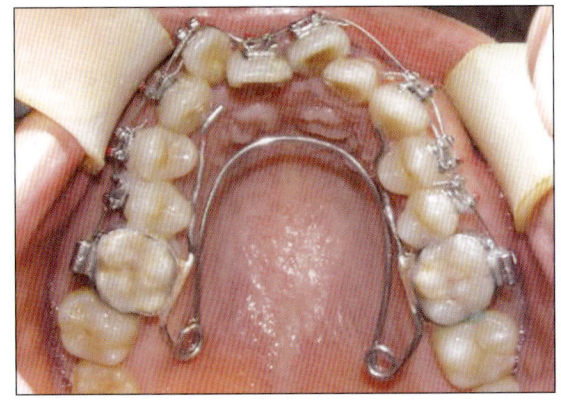

图 18-14-3

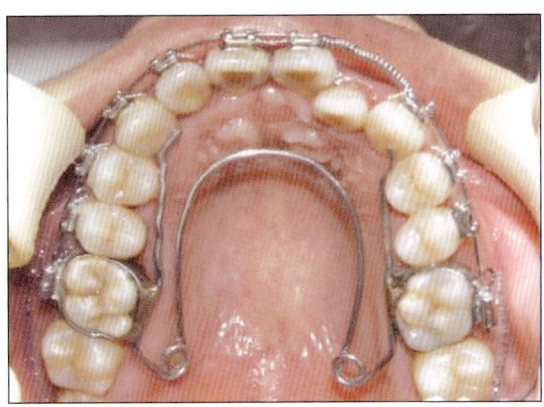

图 18-14-4

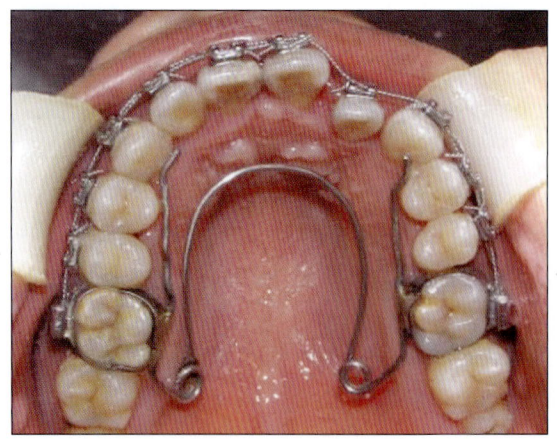
图 18-14-5

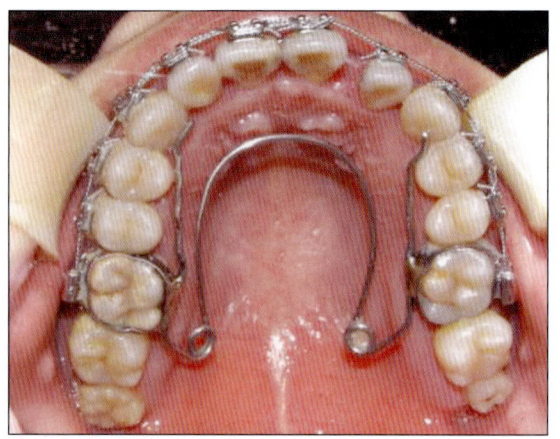
图 18-14-6

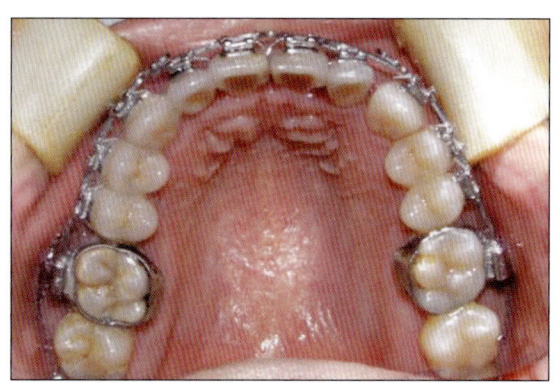
图 18-14-7

讨论 1　请问这个病人的年龄多大？

回　答　该病例是个成年女性患者，就诊年龄 43 岁。

讨论 2　该患者用两眼扩弓簧矫治器的同时，右上 2 通过 NiTi 推簧扩展间隙，使右上 2 排入正常牙列，牙弓由狭窄达到了卵圆形，很是神奇！

回　答　这是个改良型四眼扩弓簧，从四眼变为两眼，简化了技工制作，矫治效果并没打折扣，病人的舒适度增加了。

第十五节　倒行的滑动牵引杆

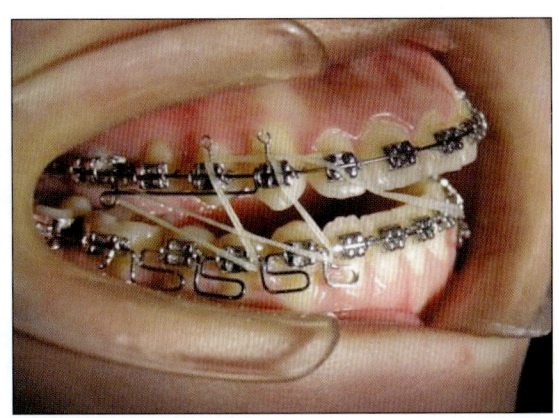

图 18-15

请注意观察该病例上颌牙列矫治弓丝上的滑动牵引杆，为什么滑动杆的牵引钩放倒了？说说其矫治设计所采用的牵引方式有什么特点？根据矫治弓丝及弹力牵引方向判断，这个病例最可能是哪一类错𬌗畸形？除此之外你还能想到什么？

讨论 1　这个病例是利用上面后牙上的滑动牵引杆与下牙的靴型曲进行弹力牵引，使下前牙向后，上颌前牙向近中移动。一般应该使用在反𬌗病例中。

回　答　你的猜想是对的，做医生就要学会观察病例，动脑筋思索，才会不断提高自己的业务水平。

讨论 2　该病例不光有Ⅲ类错𬌗，应该还有中线不齐。我看到了有根橡皮圈越过牙列中线正在进行斜行牵引。

回　答　你观察得很仔细，眼力不错。这个病例的错𬌗畸形情况比较复杂，表现形式是多方面的。他的牙列中线不齐正在采用斜行弹力牵引矫治。

讨论 3　这个病人从斜行牵引看有上下中线不齐的问题。从滑动杆的牵引方向判断应是Ⅲ类病例，但从这张图片看又有点不像。

回　答　这个照片就是前面高角骨性Ⅲ类非手术方法矫治的那个病例，主要表现是骨性Ⅲ类，同时还有偏𬌗畸形。这节的主题是要大家理解倒行的滑动牵引杆的临床应用特点。

第十六节　为何要磨短推进器滑动杆末端

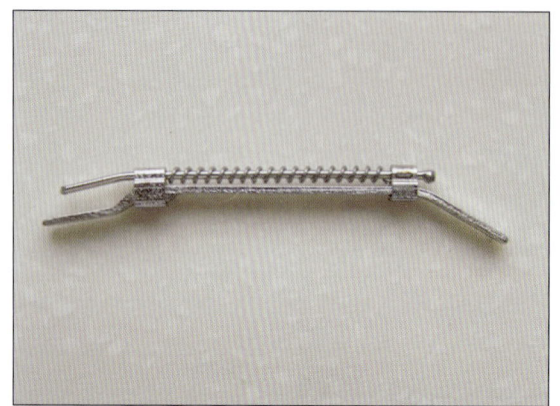

图 18-16-1

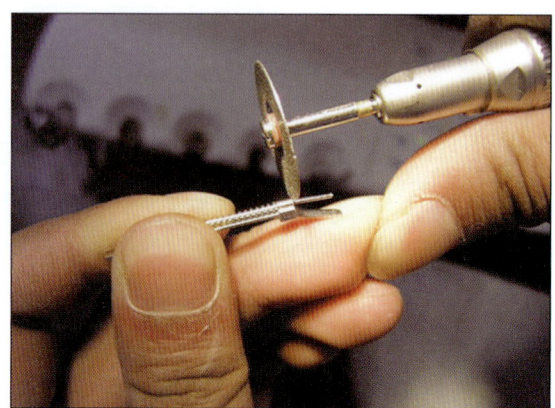

图 18-16-2

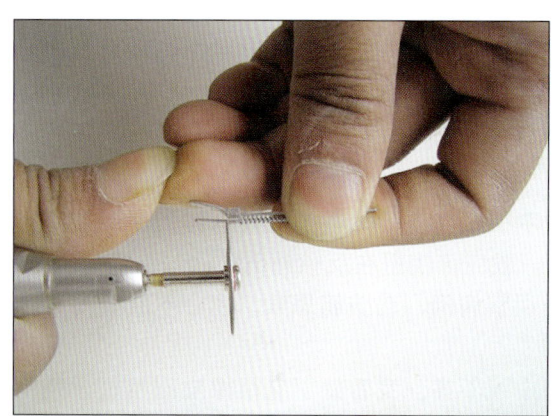

图 18-16-3

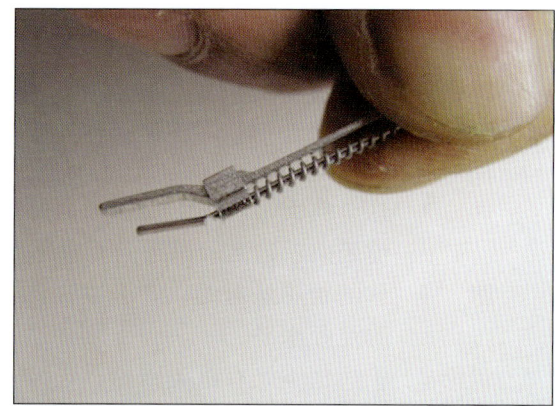

图 18-16-4

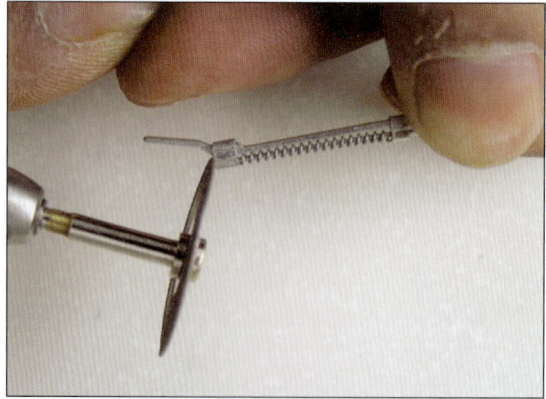

图 18-16-5

讨论 1 我们没有用过磨牙推进器，这样做到底起什么作用？

回　答 在装配磨牙推进器之前正畸医生应在口外常规磨短滑动杆末端，因为在口内装配推进器向远中压缩其镍钛螺旋推簧时，滑动杆将向后移动并伸出后端固位架 4～7 毫米长，其过长的末端会刺激、损伤颊部软组织，给患者带来不适。

讨论 2 磨短推进器滑动杆末端操作时应注意哪些问题？

回　答 磨牙推进器滑动杆末端在使用前应常规用金刚砂片截断，医生操作时应平齐后端固位架或仅保留 0.5 毫米长；推进器在患者口内装配，压缩镍钛螺旋推簧后，用持针钳或三尖钳将伸出后端固位架的滑动杆远中端顺牙弓弧度朝龈端回弯，这样在弯折其末端时，长度适宜，不会损伤颊黏膜及软组织，并给患者一种较为舒适的感觉。装配磨牙推进器前常规磨短推进器滑动杆末端，这是一个规范的椅旁操作程序，它可以提高患者佩戴磨牙推进器的舒适度，防止加力时远中过度伸长的滑动杆末端损伤口腔黏膜及颊部软组织。

第十七节　改良三联别针簧的弯制要点

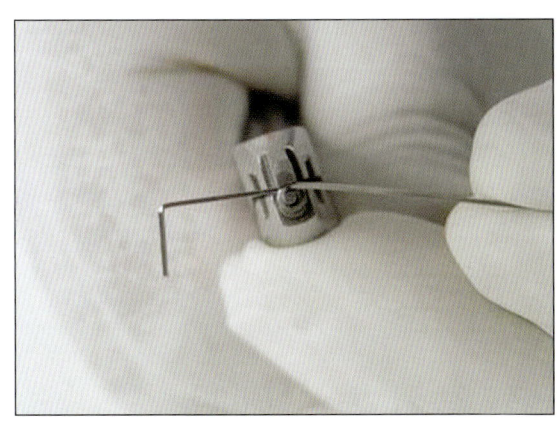

图 18-17-1

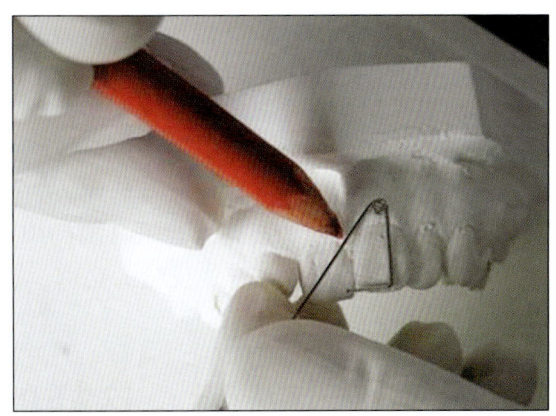

图 18-17-2

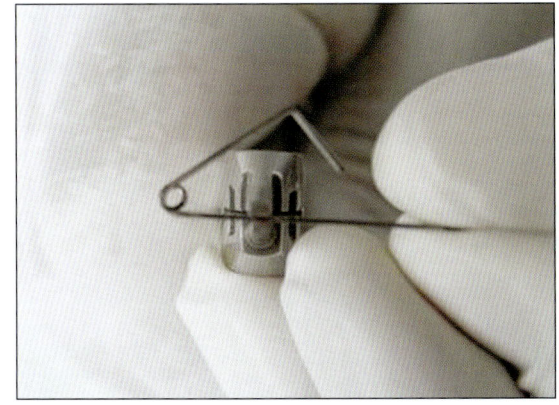

图 18-17-3

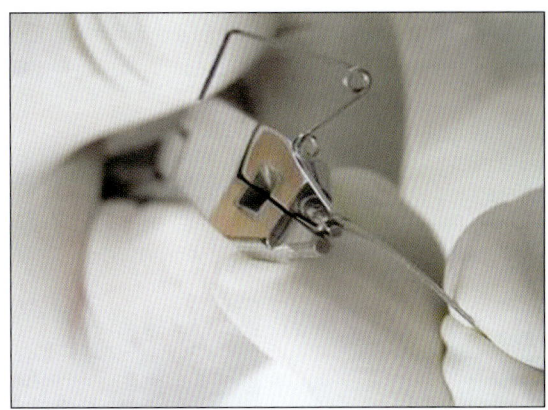

图 18-17-4

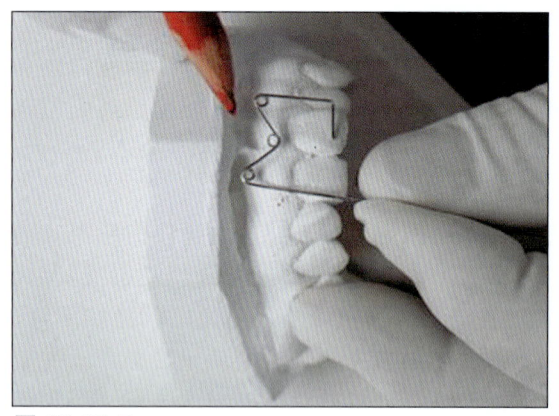
图 18-17-5

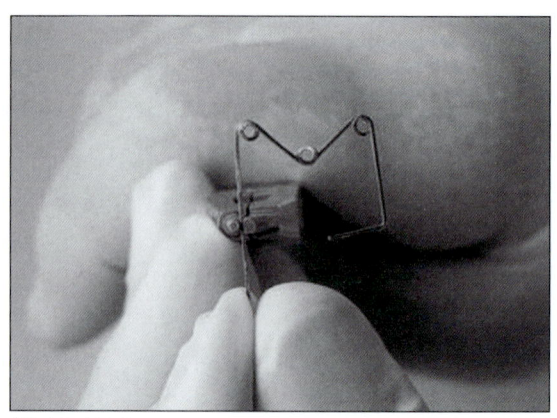
图 18-17-6

请仔细观察，说说这个正畸医生正在弯制什么装置？这个装置的弯制要点是什么？它在临床上有什么作用？

讨 论 这个正畸医生正在弯制的装置是改良三联别针簧。要采用 0.46 毫米 ×0.64 毫米的不锈钢方丝，三联别针簧的横臂、纵臂、斜臂及三个簧圈直径 2.5 毫米，纵臂与牙冠等长，上圈离前庭沟底约 1～2 毫米，中簧圈避开唇系带，主要用于矫正上颌两中切牙外翻。不知对否？

回 答 对！这个医生正在弯制矩型丝三联别针簧。三联别针簧属于片段弓矫治器，用于纠正上颌两中切牙近中舌向或远中唇向旋转的个别牙错位，特别是中切牙和侧切牙之间有足够自然间隙的情况下疗程更短，效果更好。也适用于单侧中切牙转位的矫正，对于外翻的中切牙和侧切牙之间无足够间隙或有轻度拥挤者，甚至两侧切牙浅反𬌗的病例，也可用此改良的矩型丝三联别针簧进行矫治。

第十八节　这样的弓丝结扎方式好吗

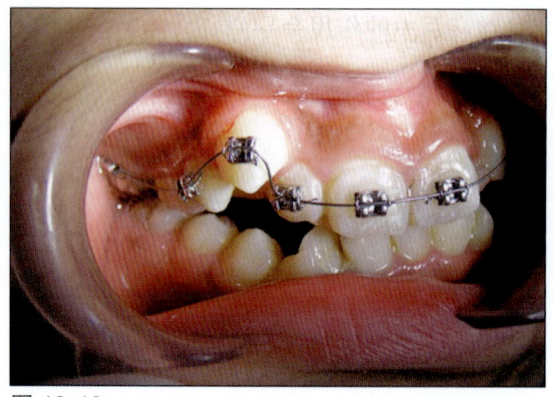
图 18-18

这是一个使用方丝弓矫治器治疗牙列拥挤错殆畸形患者的真实案例，在正畸临床上，尤其在基层医疗单位，我们经常可以见到。有不少年轻医生和初学正畸的医生喜欢用镍钛圆丝完全入槽的方式结扎、排齐牙列。你认为方丝弓矫治器采用这样的弓丝结扎方式好吗？好在什么地方？如果不好，那么它不好在哪里呢？

讨论 1 我觉得不好，3入槽后受力太大。

回 答 单说弓丝入槽结扎方式要看矫治系统，方丝弓采用这样的结扎方式是错的，如果放在自锁托槽上则没有问题。

讨论 2 不好，方丝要是变成这个形状就没有牵引力了吧？

回 答 该患者的错位牙齿如此高低不平，方丝是根本无法入槽的，该例中使用的是较细的镍钛圆丝。

讨论 3 我认为这样的结扎方式不好，3入槽受力太大会导致牙周组织受损，3采取悬吊牵引为益。

回 答 给病人上方丝弓矫治器初期排牙阶段，临床上通常使用镍钛圆丝。应用好镍钛圆丝需要掌握一定的操作技巧。大家都知道上方丝弓矫治器要将弓丝纳入托槽槽沟，矫治器通过弓丝与托槽的相互作用移动牙齿。如果采用图18-18中这样的方法将镍钛圆丝完全强行纳入唇向低位尖牙托槽结扎后，会破坏弓丝本身的力学平衡。在排齐牙列的过程中，相邻牙齿高低不平的落差，会造成邻牙牙体的负向移动，将导致新的错殆畸形——局部牙段的开殆。图中纳入托槽结扎的尖牙会殆向移动，同时镍钛圆丝的交互作用力也会使侧切牙与第一双尖牙产生龈向移动，尖牙的牙根粗壮，牙周膜面积大，支抗值高，往往尖牙没有牵引下来，却把侧切牙与第一双尖牙搭上去了，即龈向移动，形成小开殆。如果这时我们把镍钛弓丝拆下来，就会看到弓丝发生扭曲变形，这样的弓丝会影响矫治效果。处理这类病例，唇向低位的尖牙暂不宜入槽，应先整平排齐牙列，换稳定弓丝后套镍钛螺旋推簧将3的间隙扩展出来，再将尖牙逐步牵引排入牙列当中。

在我国方丝弓系列矫治技术比较普及，这种结扎方式我们在临床上屡见不鲜，尤其在初学者和进修医生中大量存在这样的结扎操作。作者虽然多次给学生反复强调这种结扎方式不妥，这样的结扎由于弹力弓丝交互力的作用会导致邻牙的负向移动，形成局部小开殆，弓丝很容易变形以及破坏其矫治力学体系等，但在临床上病人多了，顾不过来的时候，我仍然会发现一些初学者、进修医生还在这样辛辛苦苦地结扎镍钛弓丝。

第十九节　看图学正畸：扩弓 X 线片

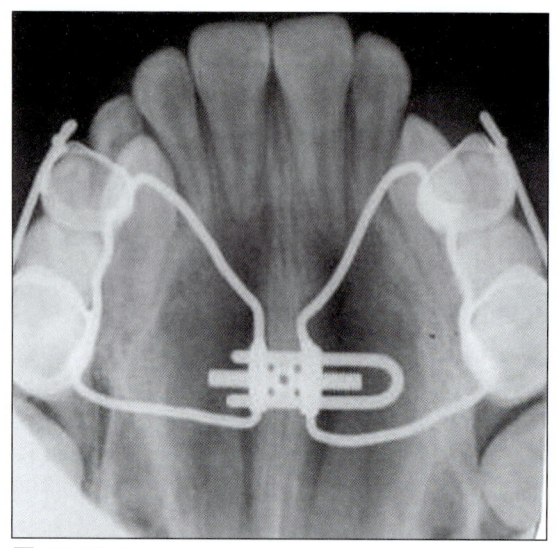

图 18-19-1

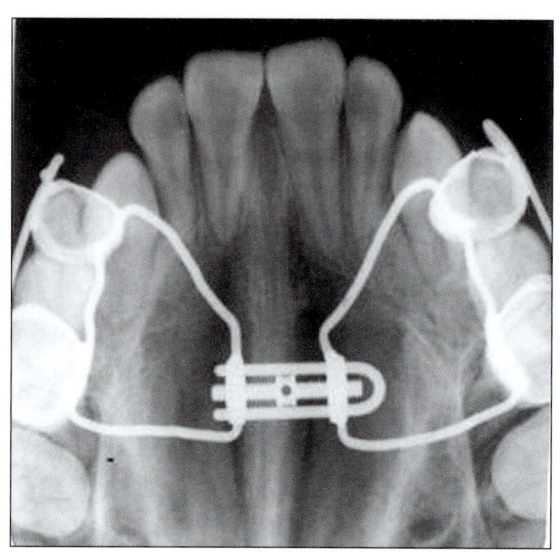

图 18-19-2

这是一个正畸病例扩弓前后的 X 线片，你能从这 2 张 X 线片中读到什么有价值的医学信息？

讨　论　最主要的一点是腭缝扩大了，还有扩弓之前上 3 还没有完全萌出，扩完全之后萌出了，扩弓器打开了，对吗？

回　答
(1) 这个患者的上颌牙弓宽度不足，正在使用螺旋扩大器扩展牙弓。一般情况下，螺旋扩大器每日扩大 0.5～1 毫米（每天旋转 2～4 次，每次 1/4 圈），连续 2～3 周。为了取得快速扩大牙弓宽度的效果，通常会使用在狭窄的上颌牙弓，尤其是牙列有可能拥挤的案例。

(2) 图 18-19-2 与图 18-19-1 相比，很明显地可以看到该螺旋调整器已扩展开来。

(3) 注意看 4/4 的带环颊侧有牵引挂钩装置，很可能此病例的面中份发育不佳，产生类似Ⅲ类错𬌗畸形的凹面型，所以可能配挂前方牵引器。

(4) 注意看腭中缝的变化，基本上此种变化应是前方窄，后方靠软腭部宽的变化，但此例的变化情形不大，很可能其发育已逐渐停止（13 岁）。不过，从骨头的致密度来看，很显然上腭已有被扩大的现象，注意看上门牙的牙根比较，已呈扩开的现象。

(5) 图 18-19-1 中乳尖牙已被拔除，让恒尖牙顺利萌出，右边的尖牙位置也有改变，很显然该病例扩展牙弓宽度获得成功。

第二十节 临床拆除固定式殆垫操作步骤

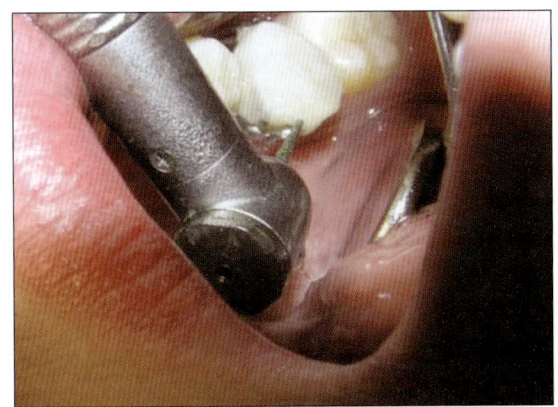

图 18-20-1

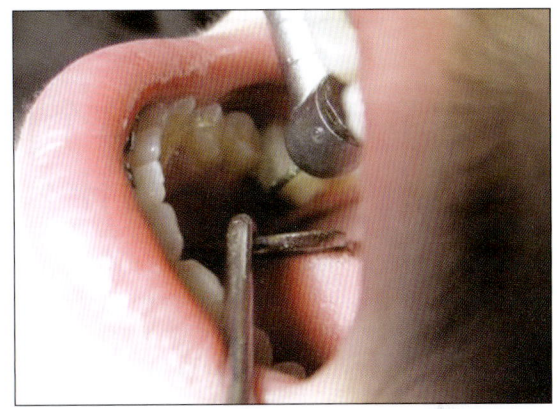

图 18-20-2

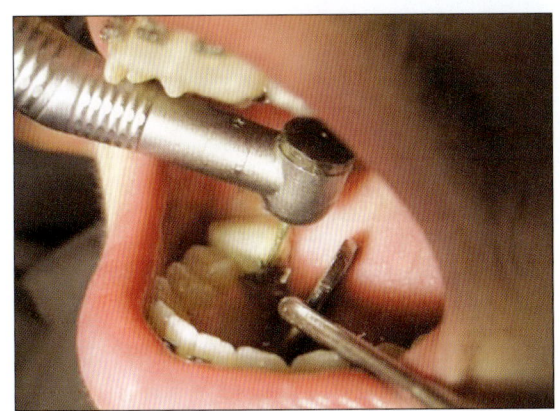

图 18-20-3

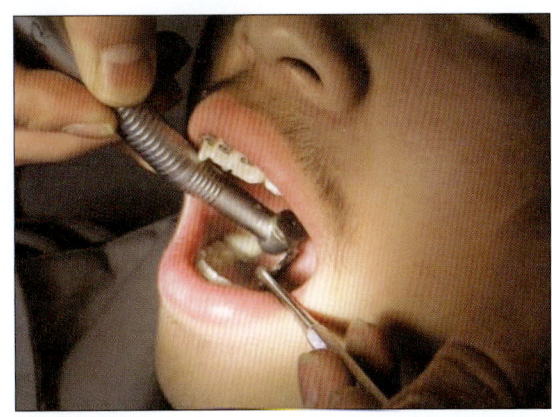

图 18-20-4

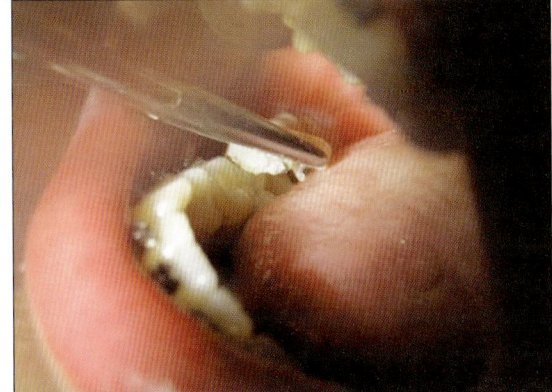

图 18-20-5

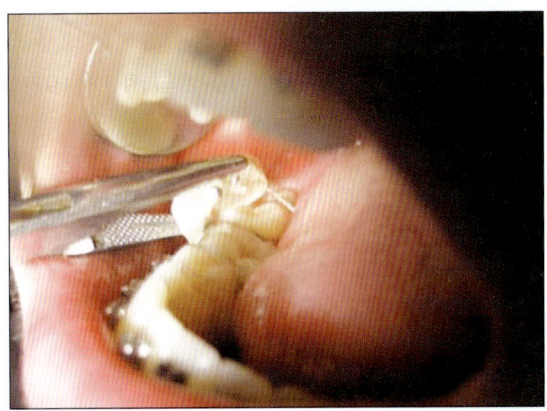

图 18-20-6

前面我们介绍了固定式𬌗垫的制作方法及临床应用，𬌗垫是正畸临床矫治阶段的辅助装置，是用作过河的桥，本身没有矫治功能，一旦反𬌗、锁𬌗解除，就可拆除。我常对身边的医生讲这也叫"过河拆桥"，当桥的作用完成后我们就要及时拆除它，以便进行下一步的治疗。拆除𬌗垫时从带环的远中舌侧𬌗缘磨断钢丝即可轻松拆卸，拆掉后应常规将带环舌侧边缘打磨光滑。

第二十一节　这个推磨牙向后的支抗装置为什么这样设计

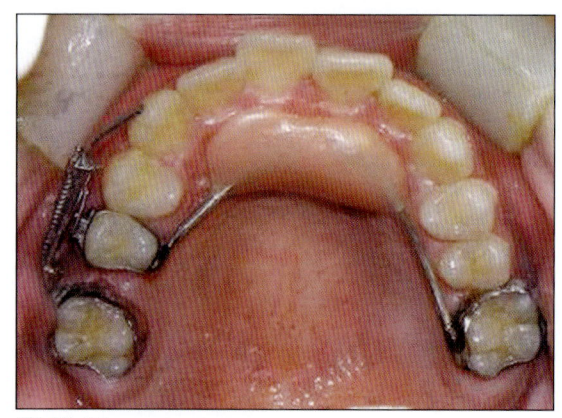

图 18-21

讨论1　请问用了辅弓吗？从图上看，好像没有上托槽，5、6 之间是怎么放的？能不能放大些啊，前面及对侧有没有连接？

回　答　没用辅弓，也没上托槽，这是Ⅰ期矫治，使用磨牙推进器单侧推上 6 磨牙向远中移动。

讨论2　利用腭杆固定右上 5，用螺旋推簧推 6 向后，但是会不会造成 6 的旋转？

回　答　这个病例没有用腭杆，使用的颌内支抗装置是 Nance 托。这是采用磨牙推进器矫治的病例，图 18-21 上已经看到 6 朝远中移动了，并没有发生旋转。

第二十二节　该病例为什么使用匣形曲

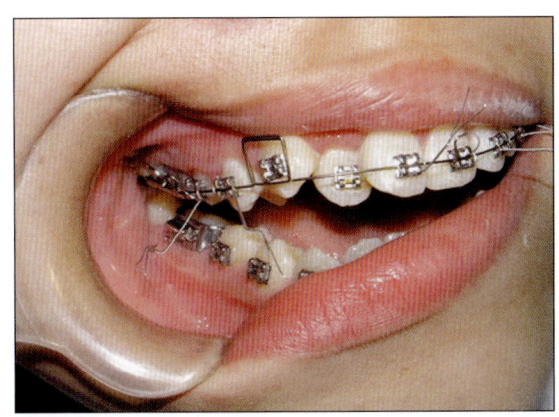

图 18-22

请仔细观察照片，该病例为什么使用匣形曲？匣形曲的作用特点是什么？

讨论 1　该病例使用匣形曲的目的是扭正 3，好像对右上 3 还有其他作用吧？请问匣形曲的结扎有什么特点？

回　答　临床上使用匣形曲的目的，主要利用匣形曲的弹力垂直向压低或升高牙齿，并有正轴作用。在操作时应先将其他牙齿结扎后，再将匣形曲入槽结扎，利用其复位的弹力矫正牙齿。该病例使用匣形曲的主要目是将低位的尖牙朝殆向移动，排入正常牙列。

讨论 2　可以将右 3 升高尽快纳入牙弓，又不至于将右上 2、4 压低，还有其他原因吗？

回　答　该病例矫治弓丝使用匣形曲的主要目的是将低位的尖牙殆向移动，排入牙列，并使前后相邻牙的弓型保持相对稳定，匣形曲对尖牙的扭转也有一定的矫治作用。弯制成匣形曲可以延长弓丝的长度，起到细丝轻力的效果。该病例右上尖牙低位阻生，且右上 2 舌向错位，如果强行将 3 纳入牙弓，会造成邻牙不必要的副移动。

第二十三节 颌间牵引小装置：滑动架

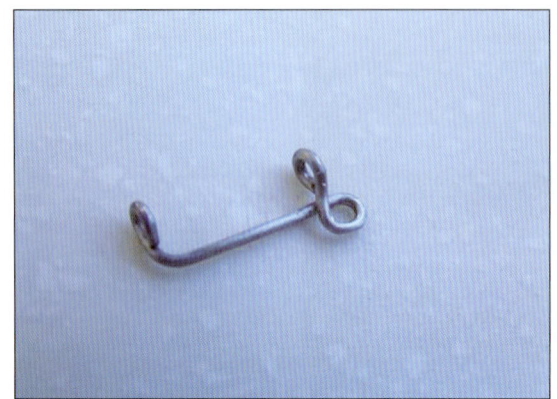

图 18-23-1

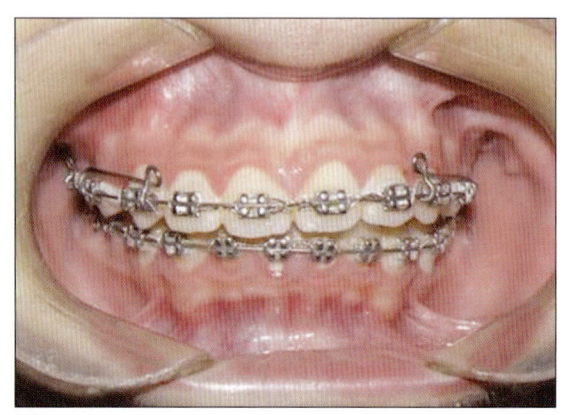

图 18-23-2

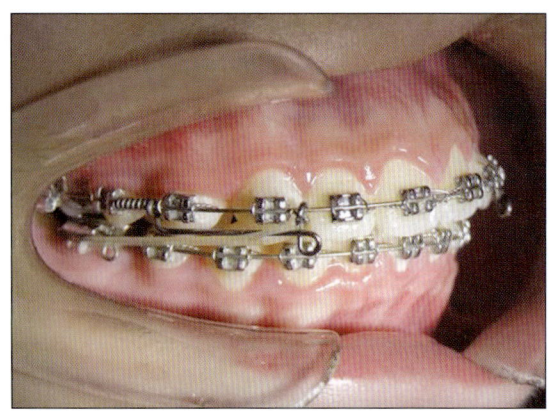

图 18-23-3

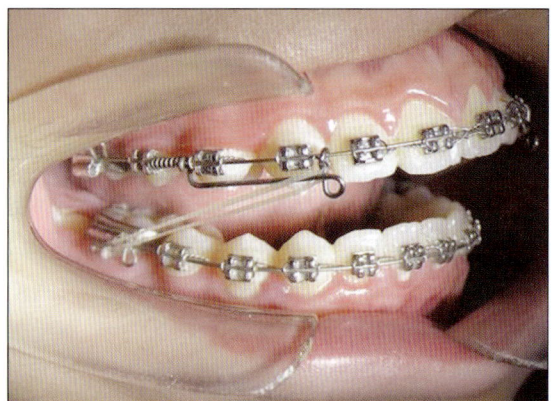

图 18-23-4

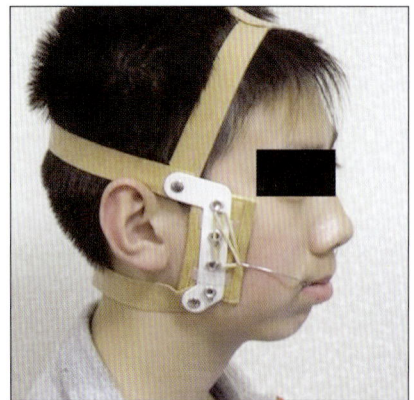

图 18-23-5

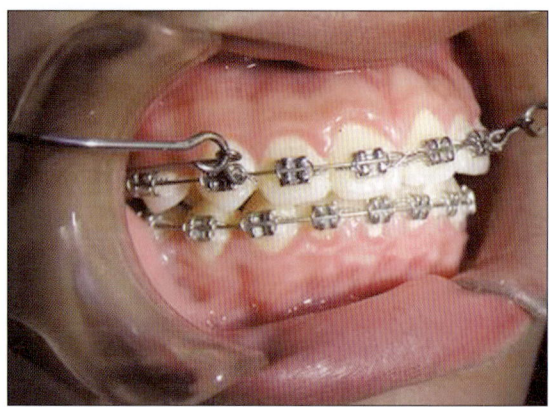

图 18-23-6

滑动架是装配在固定矫治器主弓丝上的牵引附件（图 18-23-1），在Ⅱ类深覆盖、牙弓前突的错𬌗畸形病例中使用较多，偶尔也在Ⅲ类病例中使用。一方面它可以作为颌间牵引钩使用，便于患者挂橡皮圈（它的小圈垂下偏向𬌗方侧，能够加大水平向牵引力，有利于下颌后牙的近中平移）；另一方面它可以配合头帽 J 钩实施口外力内收前突的牙弓（图 18-23-5、图 18-23-6）；并且可以很方便地在主弓丝上套一截小段螺旋弹簧，使口外力作用于牙齿上有一个柔和的缓冲作用（图 18-23-3）。

讨论 1 滑动架可用于推进器推磨牙向远中技术的Ⅱ期治疗——推前磨牙及前牙向远中移动吗？

回 答 是的，我们在实施推磨牙向后的病例的Ⅱ期治疗中用得比较多。对于前磨牙、尖牙的逐个远移，维护后牙支抗有很好的作用。

讨论 2 临界病例采取非拔牙矫治设计方案的患者，用滑动架治疗显得特别重要，该装置可帮助上颌牙列小范围远移，解除上前牙的拥挤或前凸。

回 答 对，滑动架虽然是一个装配在固定矫治器主弓丝上的牵引附件，但它小巧灵活，可以单独使用，也可以组合应用。它既可以与头帽 J 钩联合应用，借助口外力获得较大的矫治功能，又可以挂橡皮圈进行颌间牵引；除了临界病例采取非拔牙矫治的患者外，对于深覆盖病例、露龈微笑的病例以及推磨牙向后的Ⅱ期治疗，都有比较好的实用价值。

第十九章

正畸技工

第一节　腭杆嫁接平（斜）导制作步骤

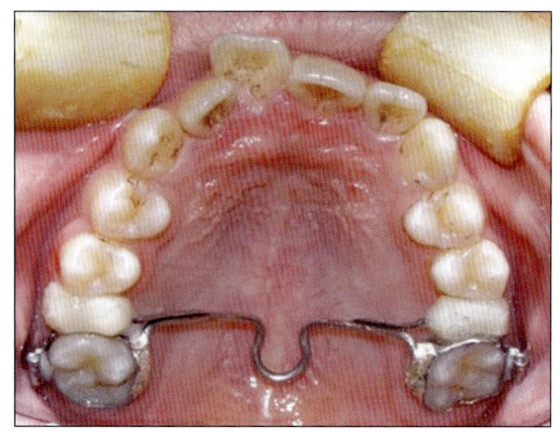

图 19-1-1

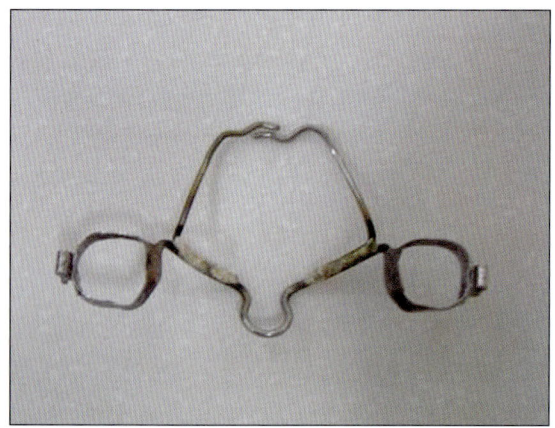

图 19-1-2

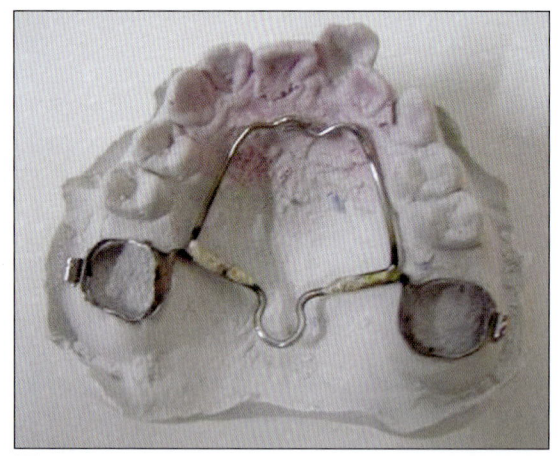

图 19-1-3

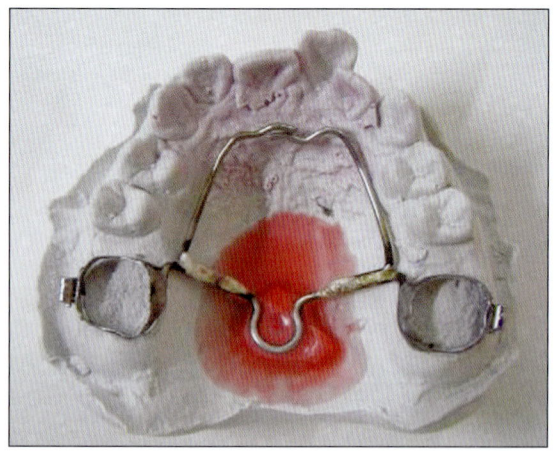

图 19-1-4

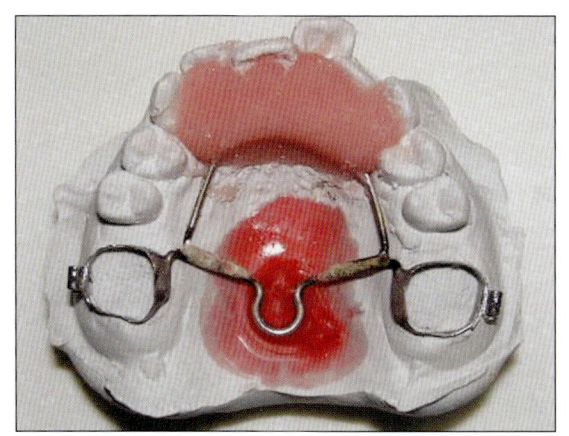

图 19-1-5

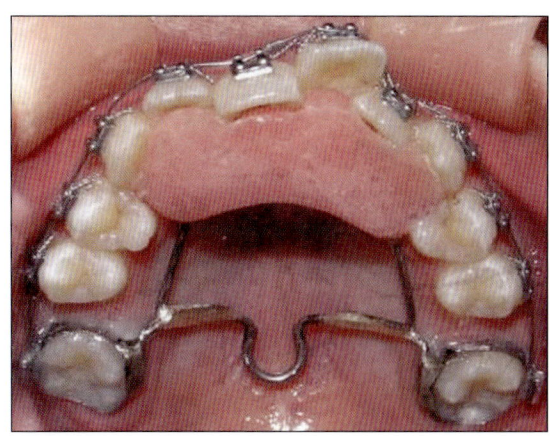

图 19-1-6

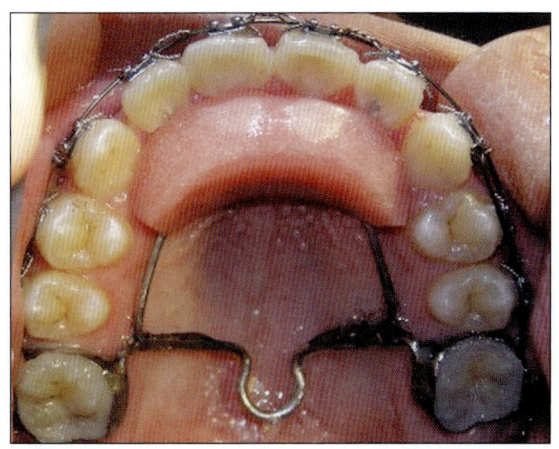

图 19-1-7

腭杆（图 19-1-1）卸下后，弯制平（斜）导连接钢丝，先用结扎丝扎紧钢丝支架后，再用银焊焊接牢固。在原有腭杆上焊接钢丝支架（图 19-1-2、图 19-1-3），滴蜡固定腭杆支架（图 19-1-4），再铺塑制作平导（图 19-1-5、图 19-1-6）或斜导（图 19-1-7）。腭杆嫁接平（斜）导制作步骤是一种移花接木式的制作方法，可以节省许多原材料和技工制作时间。组合后的矫治装置具有正畸临床应用效果可靠、操作便捷、节约椅旁时间等特点，拆除也比较简单。医生可以根据临床矫治支抗大小的设计需要，仅拆除平导或斜导，保留腭杆装置。或在口内用粗金刚砂车针磨断焊接磨牙带环处钢丝，即可不用拆卸矫治器而将整个腭杆附焊接平导装置拆除。

利用腭杆巧接平导或斜导是正畸临床上一种常规的制作工艺。它巧妙利用了患者现有的腭杆装置资源，嫁接另一种装置，既保留了原有装置的特征，又扩展了其矫治功能，取得了良好的临床效果，值得正畸临床推广应用（图中装置由武汉市第八医院吕泽锋医生制作）。

讨论 1　调整颌内导板是不是要取下来磨改后再粘接上去？

回　答　调整颌内导板一般在初次装配时就应该调好了，取下来磨改后再粘结上去的情况较少发生；如果临床上出现简单的问题可以直接在口内调磨；较大范围的调整应该取下来在口外调磨后再粘结上去。

讨论2　推磨牙远移后，间隙固定保持需要多长时间再进行下一步的矫治？

回　答　一般情况下，我们采用推磨牙远移后的病例间隙固定保持时间在3个月左右。也有的病例装配上联合腭托保持装置后就立即开始Ⅱ期矫治，正畸医生应根据患者的具体情况灵活应用。

讨论3　腭杆嫁接平（斜）导装置制作简单又实用，是个好东西。

回　答　该装置我们在临床上用得很顺手，许多复杂的病例用它起到很大作用。其技工制作步骤简单，便于操作，节省材料和时间。正畸医生可以方便地根据患者矫治设计需要在横腭杆上嫁接平导或斜导装置。

第二节　固定式𬌗垫的制作方法及临床应用

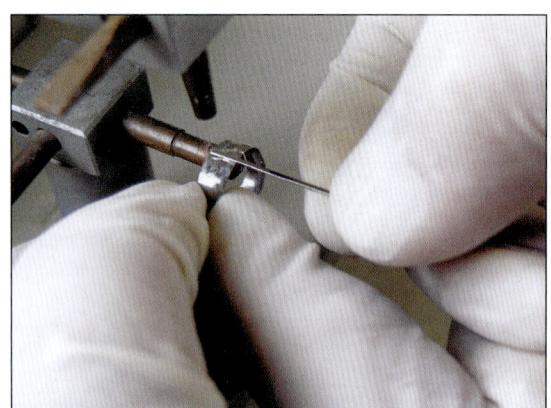

图 19-2-1

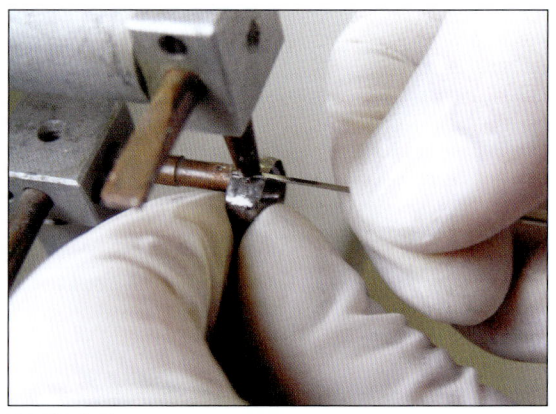

图 19-2-2

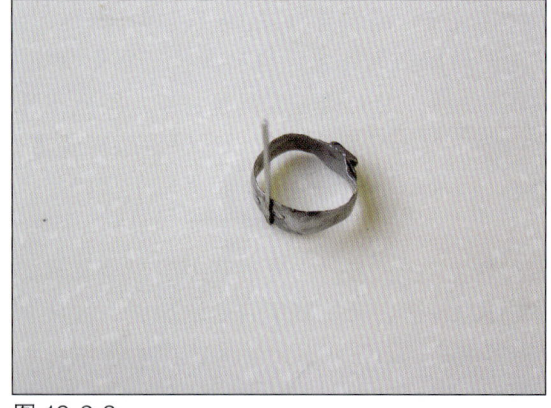

图 19-2-3

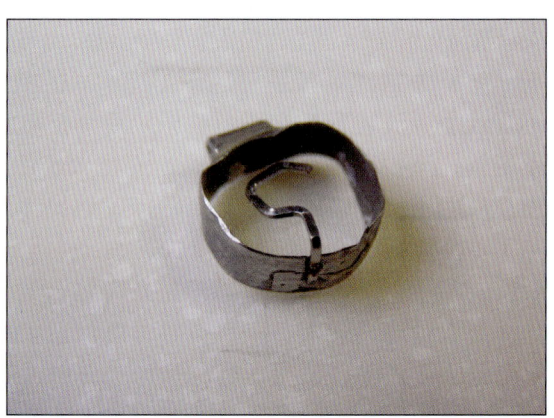

图 19-2-4

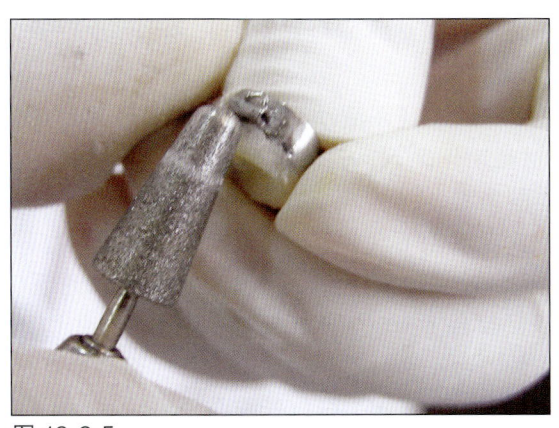

图 19-2-5

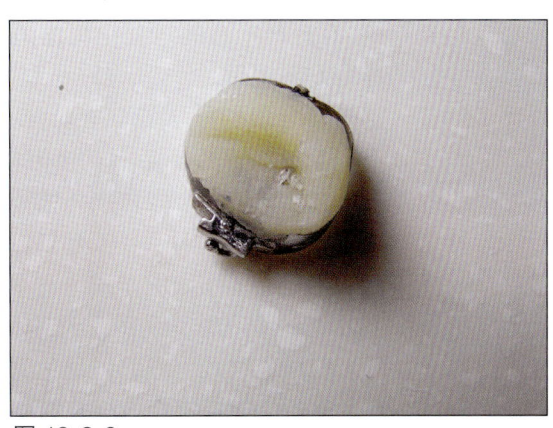

图 19-2-6

制作方法

先制作𬌗垫支架，在带环试戴磨𬌗适后取下，用一截长约 20 毫米正畸临床常用 0.019″×0.025″的不锈钢方丝，在磨牙带环的舌侧中 1/3 垂直向点焊焊接牢固（图 19-2-1、图 19-2-2），不锈钢方丝游离端从带环舌侧折向磨牙𬌗面，在颊舌径 2/3 处打一小圈折回磨牙𬌗面中央窝处，形成支架（图 19-2-3、图 19-2-4）。然后将初步制作完毕的𬌗垫支架放回磨牙上调整，注意𬌗面钢丝要紧贴磨𬌗面，接着调拌白色自凝塑料，铺于磨牙𬌗面钢丝支架上并将其包埋，待其硬固后调𬌗，𬌗垫的高度以打开咬合，下颌能粘贴前牙托槽，后牙以打开锁𬌗牙锁结关系即可，前牙反𬌗患者亦可调至对刃𬌗位。𬌗垫的高度确定以后，取下带环打磨𬌗垫树脂及抛光（图 19-2-5、图 19-2-6），然后按粘结带环的步骤进行装配。𬌗垫是矫治阶段的辅助装置，本身没有矫治功能，一旦反𬌗、锁𬌗的锁结解除就可拆除。拆除时从带环的远中舌侧𬌗缘磨断钢丝即可轻松拆卸𬌗垫。

对于低角病例咀嚼力量较大的患者可采用直径 0.8 ~ 1.0 毫米的不锈钢丝制作支架，将其一端约 3 毫米处打磨成斜面，先点焊定位一端在磨牙带环舌缘上，另侧游离端从带环舌侧折向磨牙𬌗面，在颊舌径 2/3 处打一小圈即可或折回带环舌侧边缘处，点焊定位，然后用银焊焊牢，余下涂胶打磨抛光步骤同上。

临床应用

该装置适用于固定矫治器技术前牙深覆𬌗、闭锁𬌗、前牙反𬌗以及前磨牙、第二磨牙的锁𬌗患者，活动矫治器技术替牙期前牙反𬌗的患者，前方牵引矫治器技术前牙反𬌗（反覆𬌗深）的患者，但不适宜高角病例。

讨论 1 这个装置在临床上很实用，但不知道制作时应注意什么？

回 答 固定式𬌗垫是个实用型装置，焊接时要注意将带环内的粘结材料清洁干净，初学者因为这个问题焊接失败的事例时有发生。粘结在磨牙带环后应注意两侧的咬合接触高度要一致。

讨论 2 我们在临床上遇到有需要𬌗垫的病例，在 5、6 的𬌗面直接用光敏树脂堆出𬌗垫，在打开咬合的过程中根据矫治需要随时调整，一旦目的达到，我们及时磨除，也很方便实用。

回　答　不错，你说的方法我们在临床上也常用，尤其在活动翼矫治技术中普遍使用。但一般只在6的殆面上直接用粘结材料制作。

讨论3　今天我接诊了一个做自锁托槽矫正器的患者，女大学生，22岁，深覆殆病例，低角，颞下颌关节有弹响。今天是复诊。上次在双侧下6上了分牙圈，以前我觉得打开深覆殆，在上颌做固定式平导效果也不错，可这个病人不一样，她是在双侧下6上做固定式殆垫，而且一定要达到双侧咬合平衡。为此，老师让我在两个中切牙的舌侧做粘结式平导，以便达到4点的咬合平衡，这样效果会更好，而且不会引起殆创伤。做自锁托槽矫正时不主张用上颌固定式平导打开咬合是吗？

回　答　你说得对，自锁托槽矫正时不主张用上颌固定式平导打开咬合。在两个上中切牙的舌侧做粘结式平导，与6上的固定式殆垫联合应用，达到4点接触的咬合平衡，这样的组合效果更好。

讨论4　可摘式殆垫病人戴着很麻烦，也不是很配合，给矫正带来很多不良影响，固定式殆垫解决了这些问题，很值得临床推广！

回　答　患者一侧殆垫脱落，若不及时就诊，时间长了会给颞下颌关节带来咬合创伤。我们有时在临床上会遇到粘结式殆垫或单支架殆垫松脱咬掉的情况，所以在临床上我们不仅做粘结式殆垫和单支架固定式殆垫，有时还做双支架固定式殆垫。

双支架固定式殆垫顾名思义有两个支架，但由一根钢丝弯制而成，其制作方法与单支架殆垫没多大区别，注意钢丝两末端点焊在带环舌侧的1/3垂直处，其他的步骤同上。固定式殆垫拆除也很方便，用较粗的金刚砂车针将带环舌侧殆缘的支架钢丝磨断，用持针器夹住殆垫就可取下。临床上我们对儿童常用粘结式殆垫，但应注意对殆的调磨，一定要达到左右侧均匀咬合接触，不能一高一低，导致殆创伤。

第三节　自制颊舌侧反向拉钩前磨牙带环

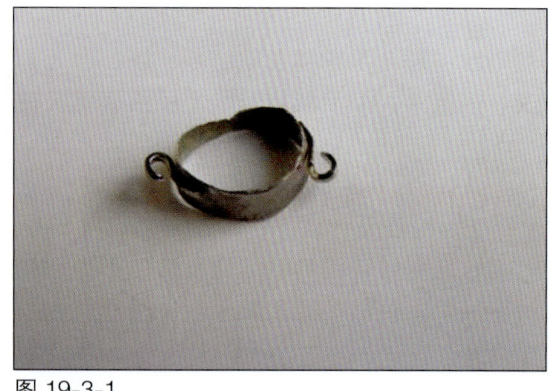

图 19-3-1

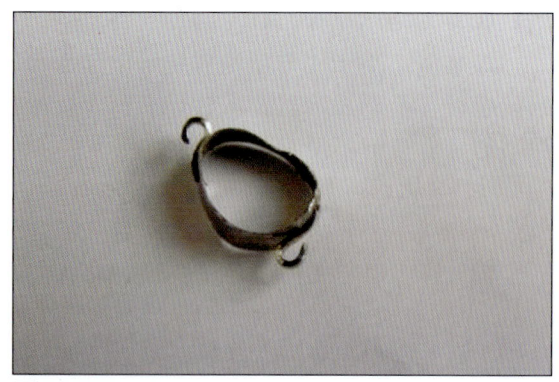

图 19-3-2

请仔细观察照片中的带环，说说这个装置的制作特点和临床用途？

讨 论 在带环上焊接两个反向的拉钩，用于严重扭转牙的矫正吗？特别是前磨牙？

回 答 这个自制的颊、舌侧附反向牵引钩的个别带环，是为矫治严重扭转前磨牙而专门设计制作的，便于挂橡皮圈实施力偶矫治技术。

第四节　请指出这例斜导制作的败笔

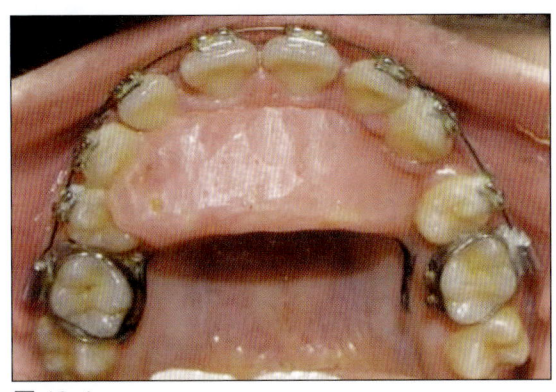

图 19-4

这是外院一位年轻医生给患者设计制作的固定式斜导，他给这个患者装配上固定式斜导后，几个月都没有一点治疗效果，指点患者找我看。我拍摄了患者口里的这张斜导照片，请你谈谈该患者装配上固定式斜导后为什么没有效果？这例斜导制作的败笔在什么地方？

讨论1　（1）固定式斜导左上6内侧的腭杆脱焊，可能是焊接时没焊好。
　　　　（2）斜导本身做得也不是很好，只能说是形似神不似。另外它的斜面太靠后，斜面导板没有起到应有的作用，是Ⅱ类关系无法改善的主要原因。

回 答　该病例斜导的制作从形态与功能上都是失误的。其制作的导板体积太大，远中边缘太靠后，像刀切似的，没有正常的弧度。该装置形同摆设，没起到任何矫治作用，而且焊接质量也有问题，左边的一侧连接钢丝脱了焊。

讨论2　斜导前缘的位置不对，后缘的位置稍偏后，上前牙没有连续结扎。磨牙带环和腭杆脱焊起不到矫治作用。

回 答　的确如此，一般我们斜导前缘的制作应该置于前牙舌面切三分之一至中三分之一处，这样才具有导下颌向前的功能和同时打开咬合的作用。至于上前牙结扎问题，临床上应根据患者牙列具体情况相应处理。要矫治器装置能发挥作用，在制作上就要严格要求，其位置、形状、角度都要把握好。该病例上6带环内侧的腭杆脱焊，做的斜导位置太靠后，一般做到3-3就可以了，应留有约5毫米的平面边缘，斜导的前缘应紧贴牙齿。

第五节　说说这个联合腭托装置的特点

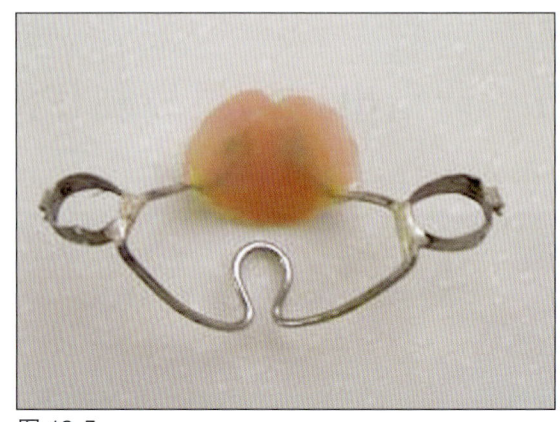

图 19-5

讨论1　应该是和推磨牙向后的装置连在一起的吧？
回　答　对，这是推磨牙向后矫治器的颌内支抗装置。
讨论2　应该是口内支抗装置吧，用于推磨牙向后？
回　答　这是第二代推磨牙向后矫治器常用的颌内支抗装置，两侧第二双尖牙制作个别带环，焊接腭杆和涂胶制作 Nance 托，我们把这种装置称为联合腭托。

第六节　焊接技巧

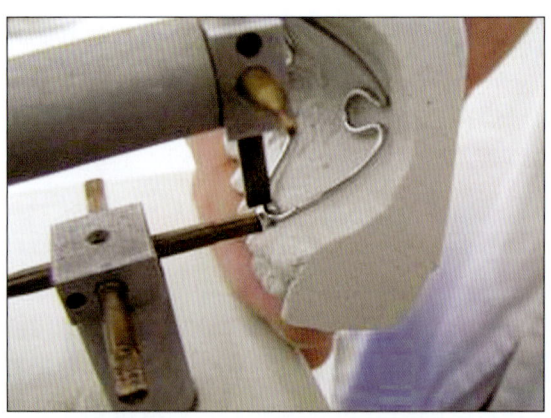

图 19-6

请仔细观察这张正畸技工制作照片，能说说正在制作什么装置吗？

讨论 1　应该是在制作推磨牙向后的支抗装置联合腭托吧？

回　答　是的，该医生正在进行联合腭托支架与带环点焊。前面的钢丝连接部分是用来涂塑胶制作 Nance 托的，Nance 托塑胶硬固后用石膏包埋，这样做是为了保护 Nance 托，然后再用银焊焊接支架与带环连接处，最后打磨抛光。

讨论 2　能不能用银焊代替呢？

回　答　点焊机是正畸医生的基本工具，或者说是开展正畸业务的一个标志性工具，应常规添置。图中的点焊只是一个定位步骤，接着就是用银焊焊接了，采用该程序处理的焊接工艺有双重保险：制作的支抗装置扎实，装配后受力稳定性能好。当然，如果医生的焊接功夫很好，支架与带环定位准确，银焊焊接的部位非常牢固，也可以直接焊接。

讨论 3　后面是腭杆，前面是不是准备做平导或斜导？

回　答　前面做 Nance 托，如果是深覆𬌗的病人可以设计做平导。

第七节　翻制拍摄𬌗像小拉勾步骤

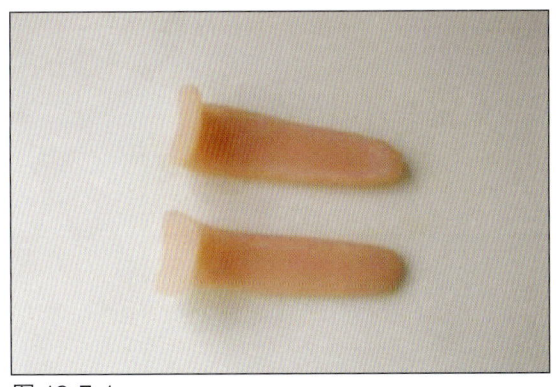

图 19-7-1

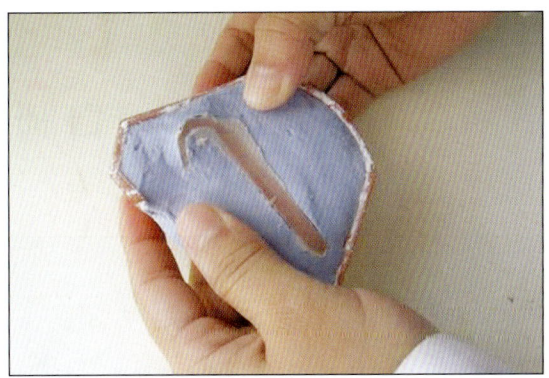

图 19-7-2

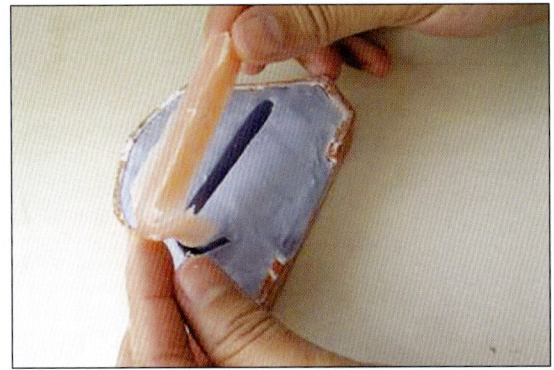

图 19-7-3

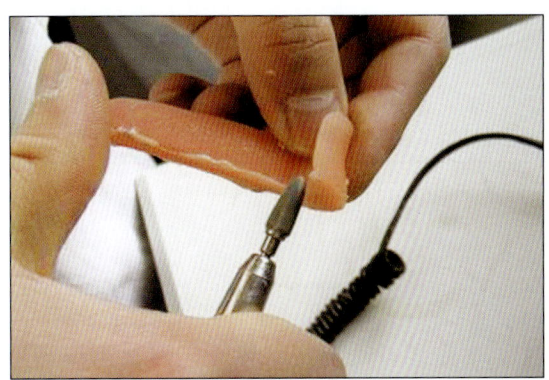

图 19-7-4

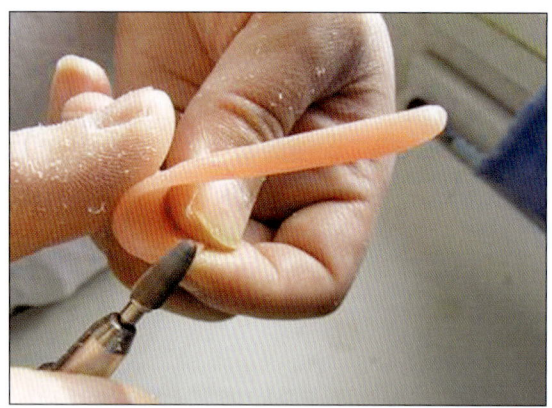

图 19-7-5

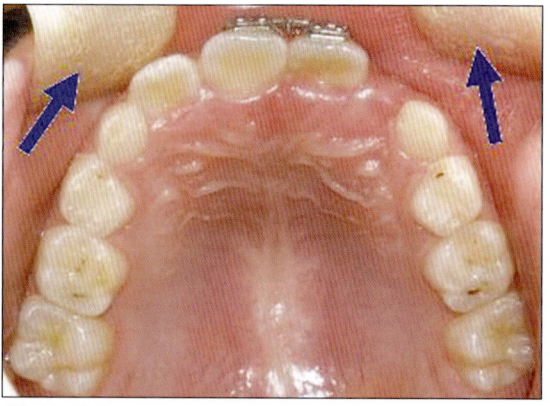

图 19-7-6

这是吕泽锋医生利用修复科印模材料、自凝塑料翻制拍摄𬌗像小拉勾的详细步骤。其制作方法简便，取材便利，很实用。小拉勾对于拍摄正畸上下颌牙𬌗像，暴露清晰的视野很有帮助。

讨 论　这个装置确实很实用，又节约成本。

回 答　自制口内拍摄𬌗像小拉勾很实用，照片中的小拉勾是我们自己动手制作的。大家可以根据临床实际需要进行设计，动手制作，买的不一定合适。临床上有了小拉勾拍摄口内牙𬌗像方便多了。

第八节　自制拍摄𬌗像小拉勾

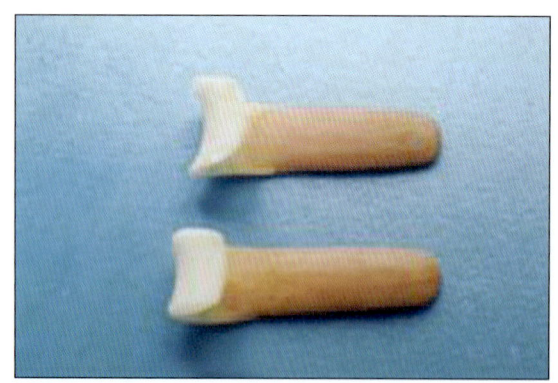

图 19-8-1

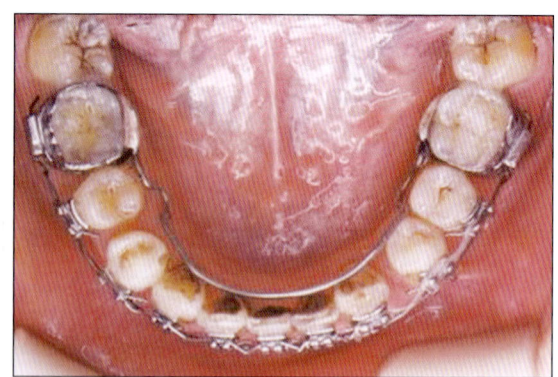

图 19-8-2

制作小拉勾步骤

用金刚砂片轮将塑料开口器口角撑开架截断，磨改成小拉勾，如图 19-8-1，在手柄连接端钻几个固位孔，用自凝塑料涂塑制成拉勾手柄，硬固后打磨抛光即成。

优点：市售成品口角拉勾体积较大，影响患者开口度，妨碍反光镜的插入及固位，使拍摄上下牙弓殆像视野受到限制。自制的小拉勾体积小，由口角侧方牵引改为口角上下唇缘牵引，能完整暴露全牙弓（图19-8-2），反光镜插入定位便利，患者开口度不受影响，拍摄照片清晰。许多拍摄全牙弓殆像困难的患者经改用小拉勾牵引拍摄全牙弓殆像后，均感觉舒适，配合也较为积极主动。

第九节　联合腭托制作

一、翻制集合模型

步骤一：带环戴在牙上取模，并将其就位于印模牙位上（图19-9-1、图19-9-2）。
步骤二：将前磨牙带环内圈腭侧滴蜡固定（图19-9-3、图19-9-4）。
步骤三：带环滴蜡固定后灌石膏带环已就位在石膏牙模上（图19-9-5～图19-9-8）。

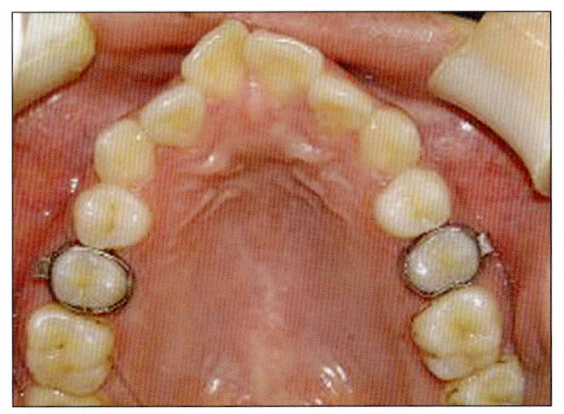

图 19-9-1

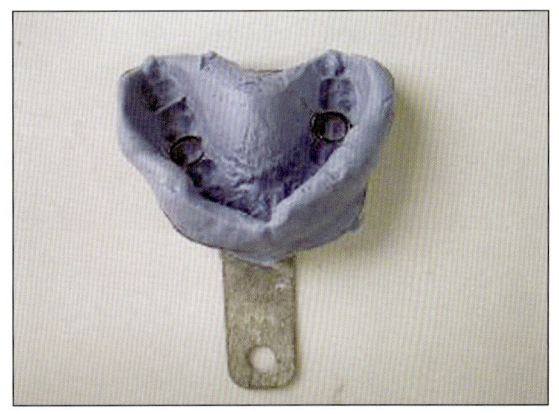

图 19-9-2

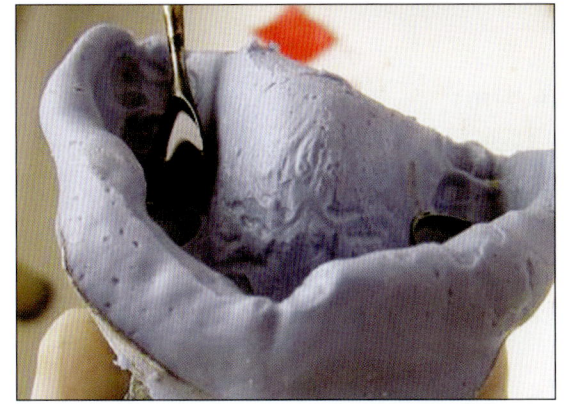

图 19-9-3

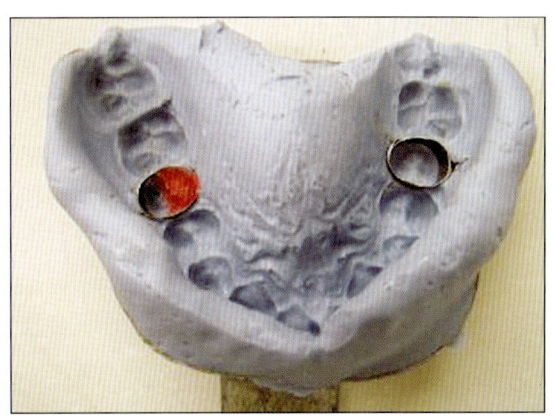

图 19-9-4

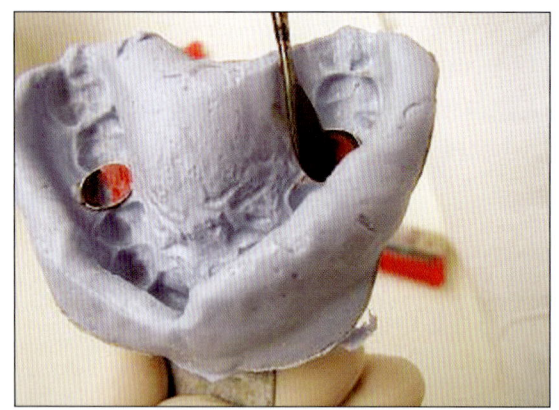

图 19-9-5

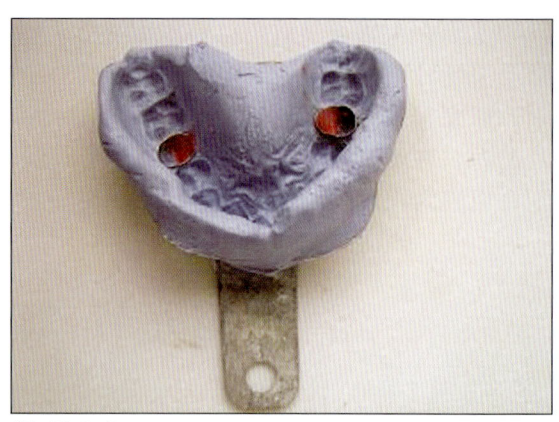

图 19-9-6

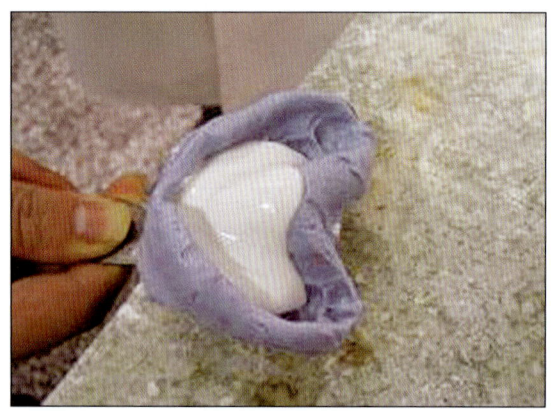

图 19-9-7

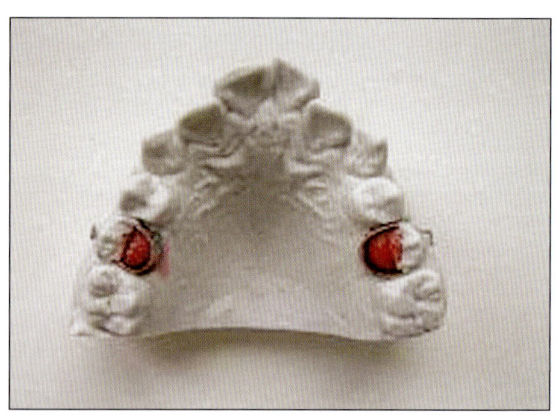

图 19-9-8

讨　论　滴蜡不仅是为了固定吧，也为了方便下一步焊接吧？

回　答　滴蜡作用包括：（1）固定带环于印模上，灌模时带环不松动；（2）有利于焊接。

二、弯钢丝支架铺塑胶

步骤一：剔除带环内蜡块（图 19-9-9、图 19-9-10）。
步骤二：依据模型弯制腭杆及腭托支架（图 19-9-11、图 19-9-12）。
步骤三：直接在点焊机上点焊焊接腭托支架与带环连接处（图 19-9-13、图 19-9-14）。
步骤四：已铺好塑胶的联合腭托及石膏包埋腭托塑胶（图 19-9-15、图 19-9-16）。
步骤五：用焊枪将腭托支架与带环焊接在一起（图 19-9-17、图 19-9-18）。
步骤六：焊接完毕、打磨抛光的联合腭托装置（图 19-9-19）。

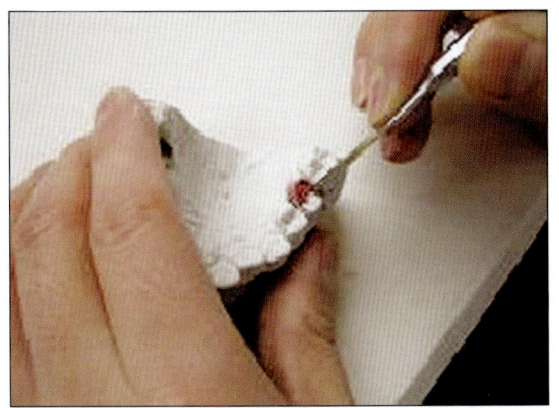
图 19-9-9

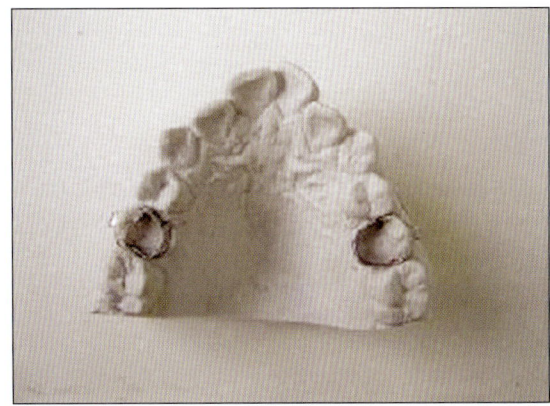
图 19-9-10

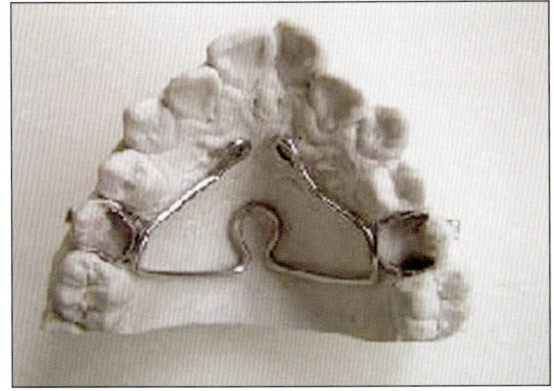
图 19-9-11

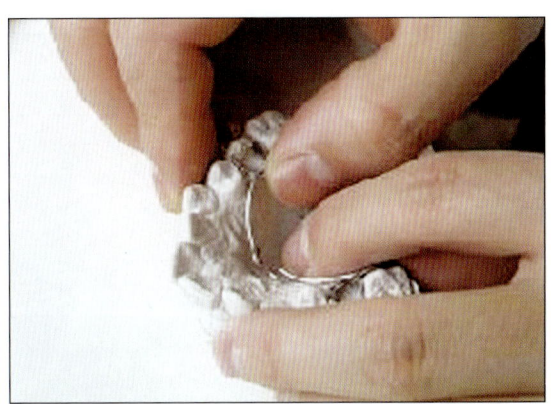
图 19-9-12

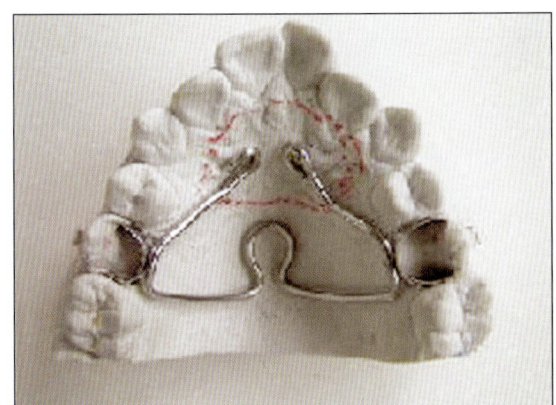
图 19-9-13

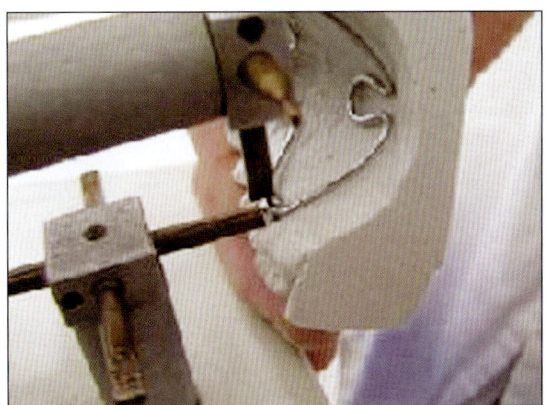
图 19-9-14

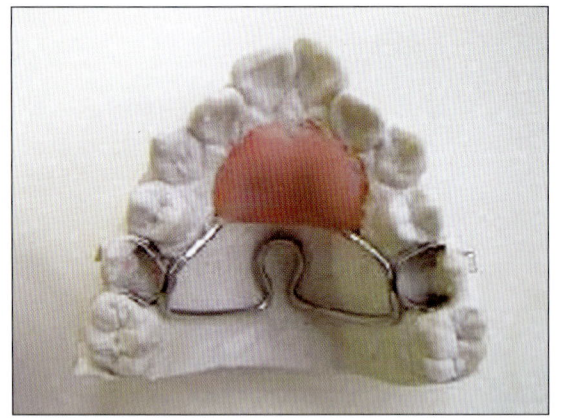

图 19-9-15

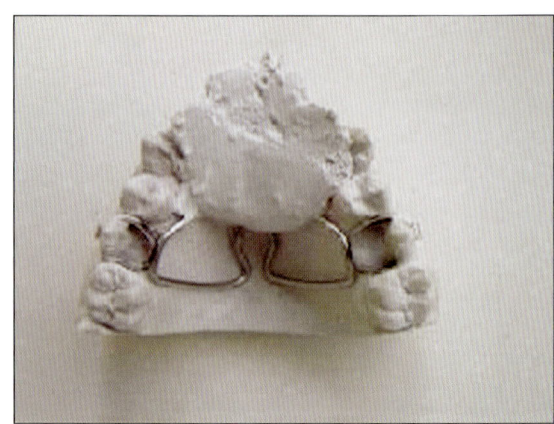

图 19-9-16

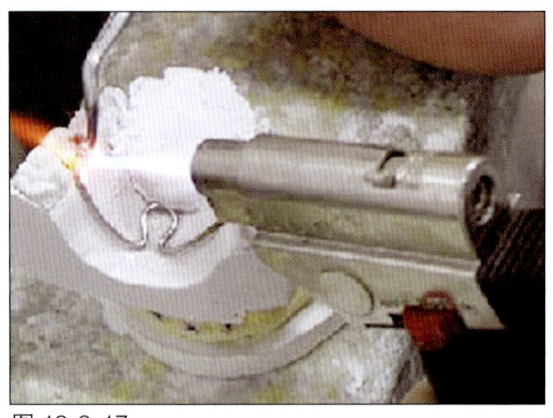

图 19-9-17

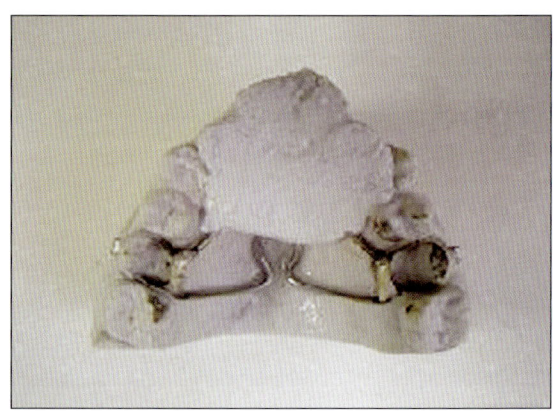

图 19-9-18

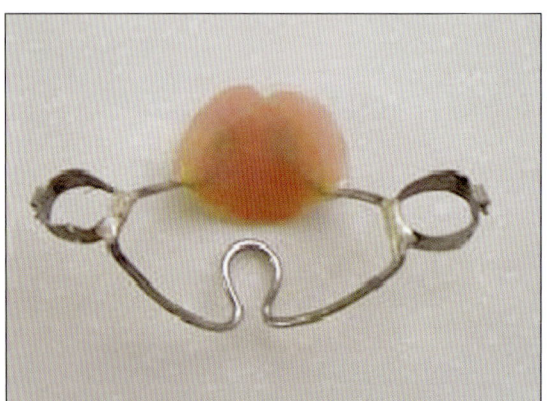

图 19-9-19

讨论 1 步骤三与步骤五有什么不同？为什么要焊两次？

回　答 步骤三是用点焊机定位固定钢丝支架，步骤五是用银焊焊接加固。这样双重保险焊接制作的支抗装置牢固，能有效抵抗推磨牙远移的反作用力。

讨论 2 钢丝和带环老是焊不住，有什么诀窍吗？

回 答 我们在集合模型带环腭侧滴蜡是为了固位和利于焊接。在银焊之前进行点焊，有 2 个目的：(1) 点焊后有助于钢丝和带环的定位，不会在银焊时因钢丝滑动而导致焊接的部位移位、变形。(2) 点焊后的连接部位加上银焊后会更加牢固不易脱焊。在涂完焊媒后，先将焊金片熔化再放到焊接处，减少焊枪火焰在焊接点停留的时间，以免焊接点过度氧化而造成假焊或虚焊。

讨论 3 我在焊接后总感到钢丝好长一段都变软了，如何避免？

回 答 你焊接时将焊枪火焰（淡蓝色火焰）的尖部对准要焊接的部位，不要烧到其他部位就可以了；如果还是怕把钢丝烧软了，就用石膏将不用焊接的钢丝包埋起来也可以。

第十节 推进器配套颊面管与带环的焊接

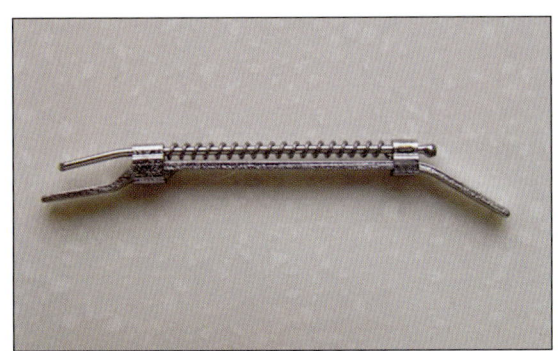

图 19-10-1

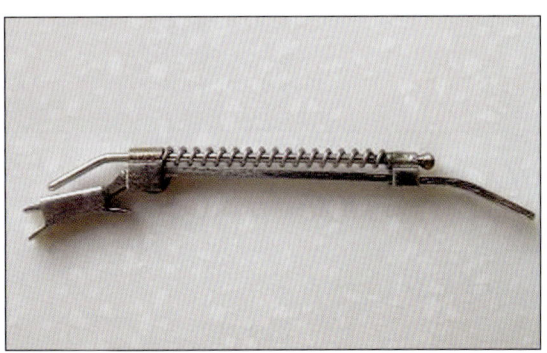

图 19-10-2

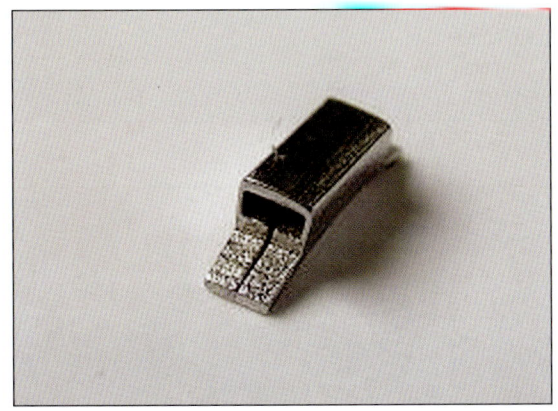

图 19-10-3

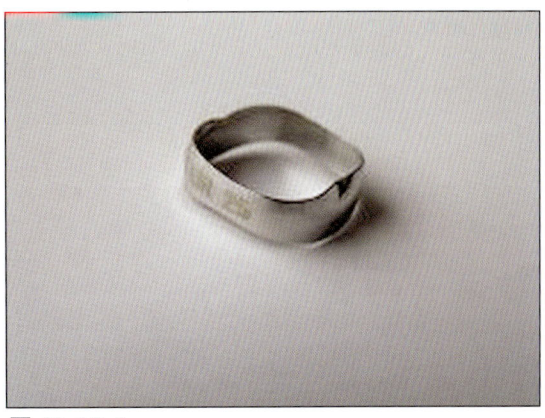

图 19-10-4

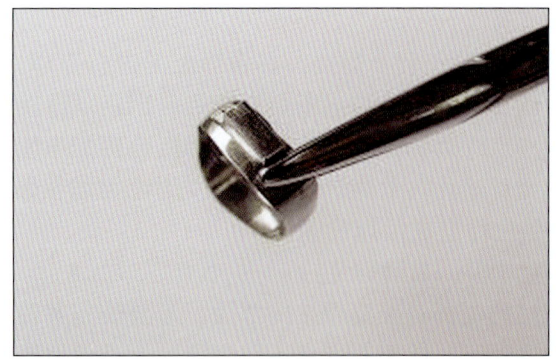

图 19-10-5

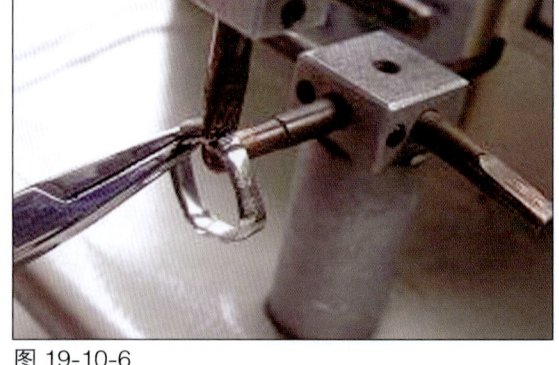

图 19-10-6

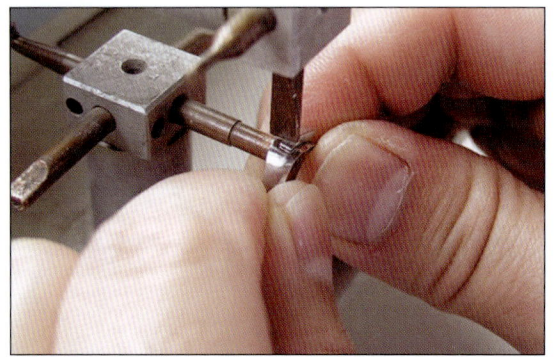

图 19-10-7

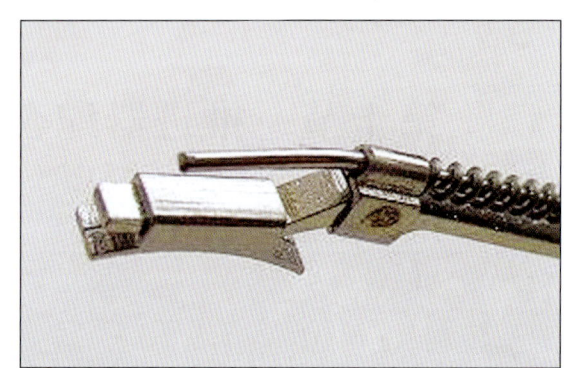

图 19-10-8

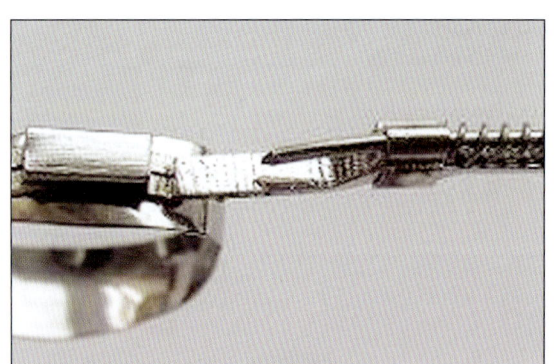

图 19-10-9

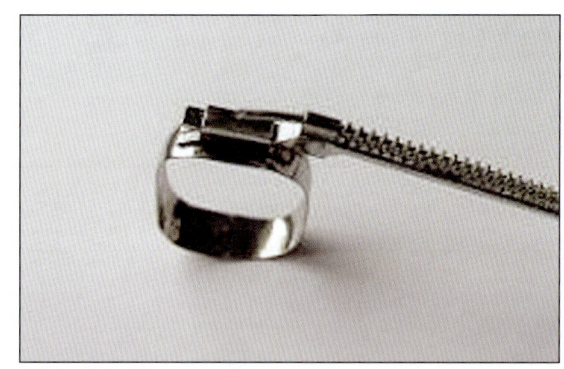

图 19-10-10

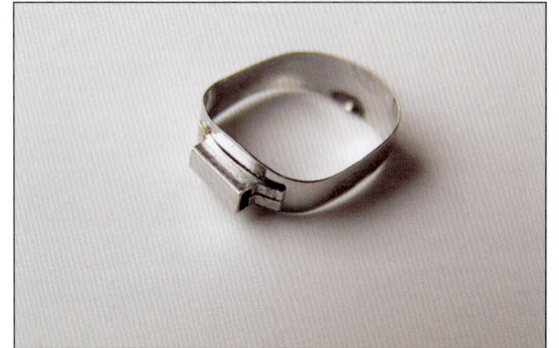

图 19-10-11

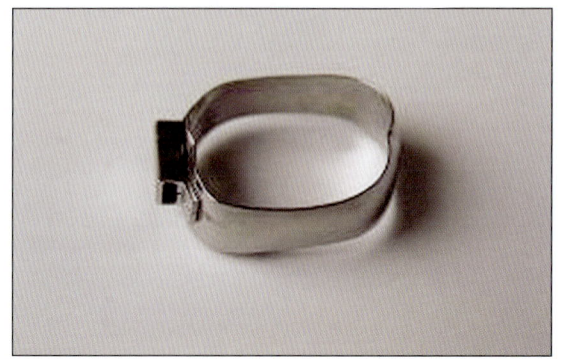

图 19-10-12

推进器是推磨牙向后矫治器的力源装置，配套矩型颊面管是重要的固位部件。装配矫治器前应预先将其点焊在磨牙光面带环上。

配套粗大矩形颊面管是一定型产品，是焊接在光面带环上的一个附件。临床上应常规将 65|56 分牙获得有效间隙后，拆卸分牙橡皮圈，试戴大小合适的磨牙光面带环。先制作、试戴联合腭托，磨牙带环就位后在颊侧与联合腭托 5|5 带环上焊接的改良牵引颊管一致的部位作一记号，将配套颊面管放在磨牙带环上，使矩形颊面管中轴与 5|5 带环牵引颊管中轴线在一条水平线上，且与殆平面平行。取下带环及颊面管，按划线点焊一个焊接点，使矩形颊面管就位。再试戴带环，若无移位，则取下带环，将配套矩型颊面管近、远中侧边各焊 2～3 个焊接点，检查焊牢即可。

讨　论　推进器配套颊面管与带环的焊接步骤介绍得很详细，看来掌握必要的焊接技巧，对临床上使用磨牙推进器矫治技术很重要。

回　答　确实如此，掌握推进器配套颊面管与带环的焊接技巧很重要。

第十一节　医生为什么给带环添加白合金片

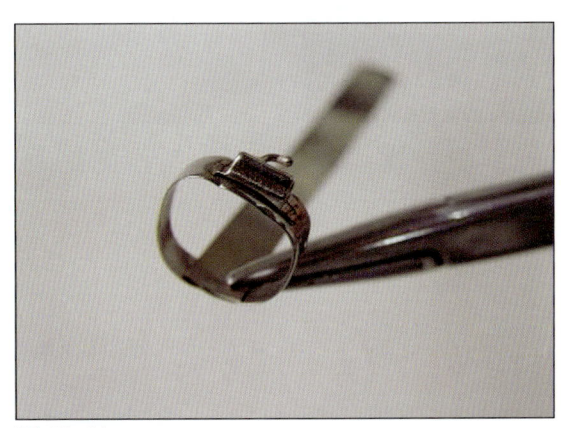

图 19-11

讨论 1　也许是带环小了，没有合适的带环把，带环的舌侧剪断后再加适当大小的白合金片以补偿配套不全的带环，对吗？

回　答　这是一个很实用的临床小经验。我们给患者试戴带环如果遇到稍大一点的型号时，手边没有其他合适型号的带环，只需在该带环内圈垫一窄条白合金片或带环片，用点焊机焊接在一起，剪掉边缘多余白合金片，稍打磨，试戴合适，即可粘固在磨牙上。不需要把带环内侧剪开，这样操作比选择新型号的带环更为便利。临床上经常可以见到患者的 4 个同序号磨牙大小不一致，往往 3 个磨牙试戴合适，有一个会大一点，用这个办法挺好的。

讨论 2 如果带环小了，可以采用同样的方法，先剪开再加上一条白合金片点焊起来吗？

回　答 是的，可以这样解决，但比较麻烦，断口两边都需要焊接；如果只是稍微小一点，就用技工锤在铁砧上将带环片周边均匀敲打，利用金属片的延展特性扩大带环周径，这个办法临床上常用。

第十二节　固定桥式腭杆间隙保持器的制作及临床应用

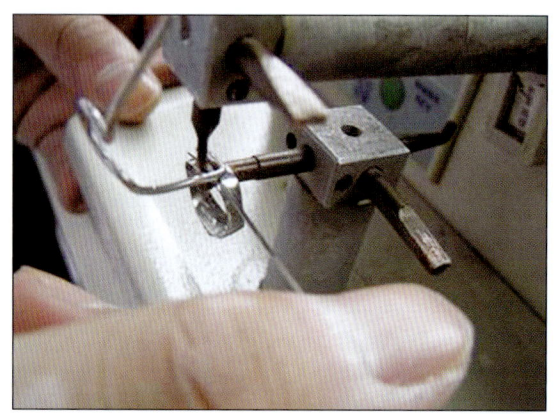

图 19-12-1

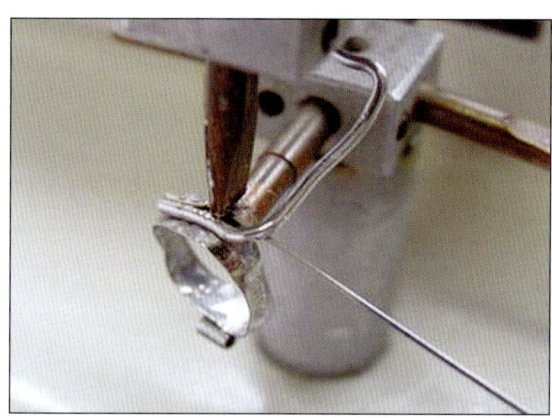

图 19-12-2

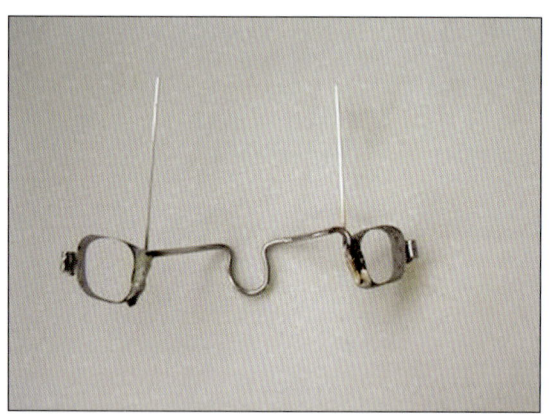

图 19-12-3

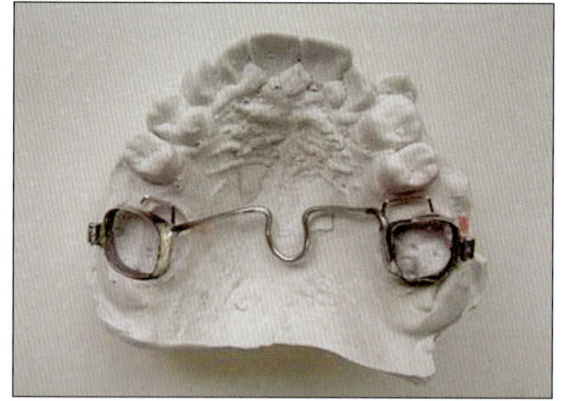

图 19-12-4

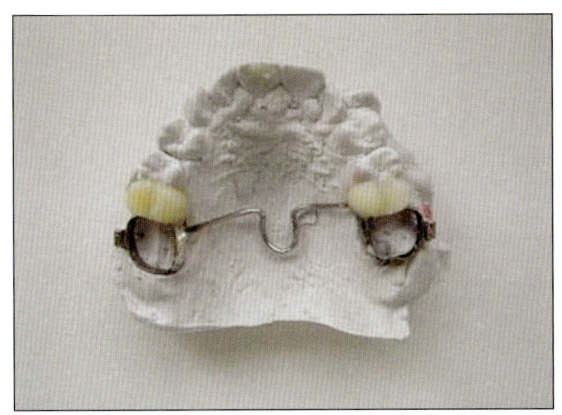

图 19-12-5

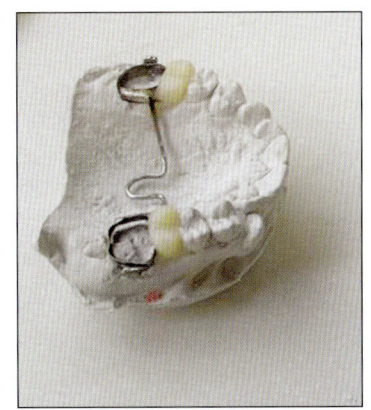

图 19-12-6

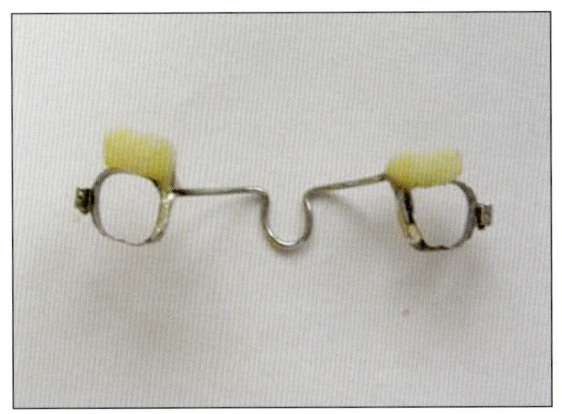

图 19-12-7

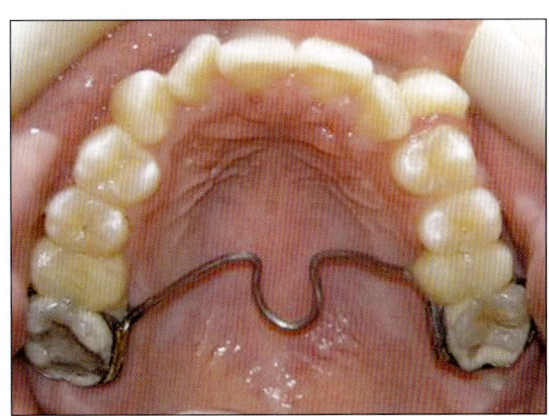

图 19-12-8

固定桥式腭杆间隙保持器是正畸临床开展推磨牙向后治疗结束后使用的一种固定间隙保持装置。

材料与制作

取一截直径 1.0 毫米或 1.2 毫米的不锈钢丝在石膏牙模上弯制腭杆，腭杆中段弯制 U 形曲，曲突朝向远中，并使腭杆两侧游离末端紧贴磨牙带环，点焊定位后用银焊焊牢。然后采用一截直径 0.8 毫米的不锈钢丝或 0.019″×0.028″ 的不锈钢方丝，将其末端用点焊机焊接在腭杆磨牙带环舌侧靠颈缘边上，用细丝钳将其折向磨牙远移开拓间隙处，平颊侧边缘剪断、回弯，其保留长度不超过磨牙颊舌径（图 19-12-3、图 19-12-4）。利用其做支架，在工作模型上用自凝造牙粉制作义齿（图 19-12-5、图 19-12-6），待其硬固后打磨、抛光，在口内试戴，合适后用玻璃离子汀粘固在两侧第一恒磨牙牙冠上。

第十三节 可摘式扩弓保持器的制作步骤

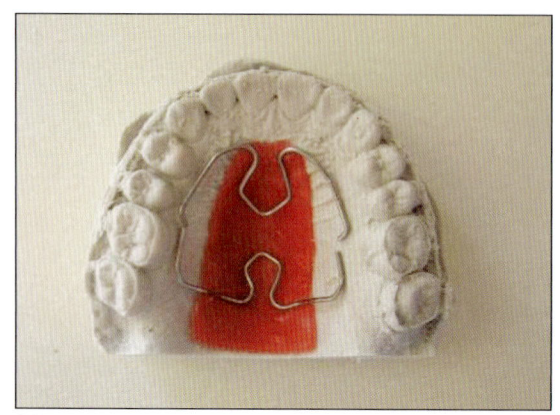

图 19-13-1

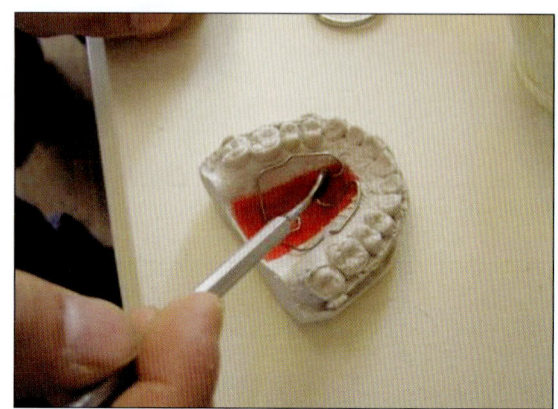

图 19-13-2

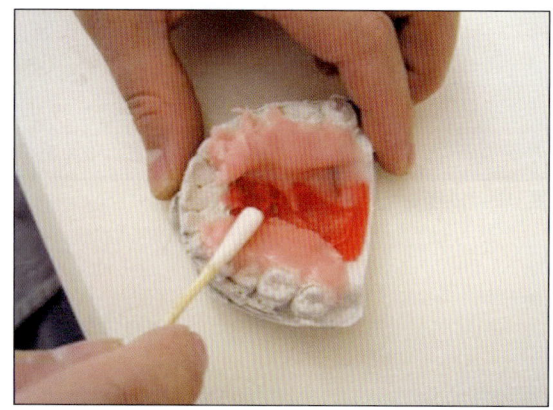

图 19-13-3

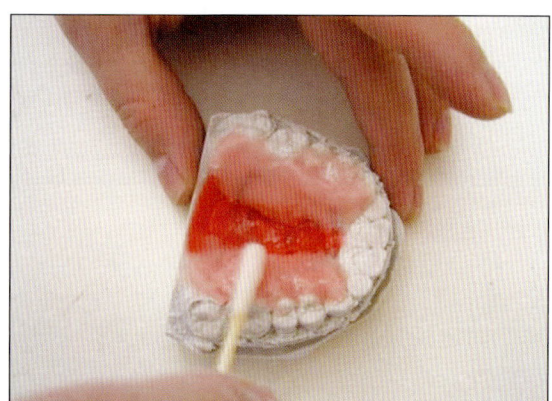

图 19-13-4

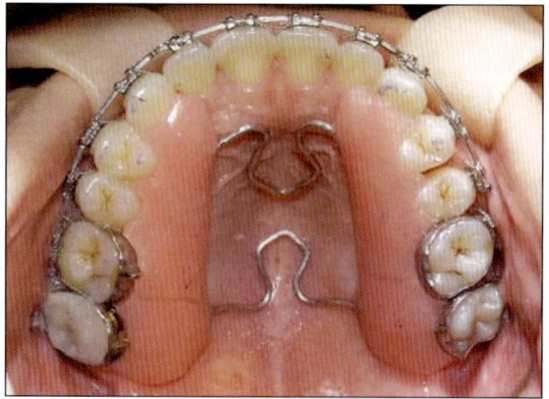

图 19-13-5

图 19-13-1 至图 19-13-4 是正畸技工制作可摘式扩弓保持器的操作步骤，图 19-13-5 是临床应用实例。请注意观察，说说这种可摘式扩弓保持器有什么作用和特点？

讨论 1 这样扩弓主要是后牙颊移获得，颊移后，固位怎样？
回 答 病人反馈戴着吃饭都没问题。
讨论 2 能用它来进行扩弓吗？
回 答 这种装置是扩弓间隙保持器，不是用来扩弓的，当然轻度的扩展牙弓还是有作用的。

第十四节　腭网矫治器的制作步骤

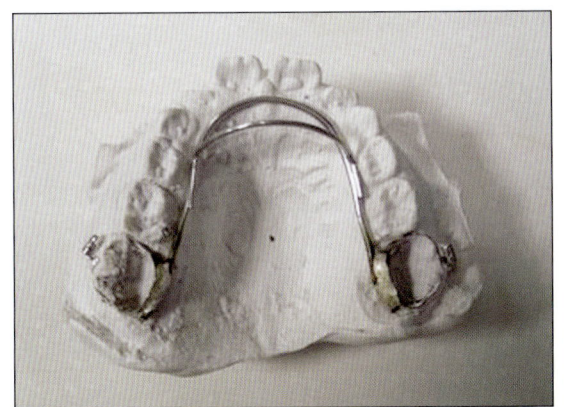

图 19-14-1

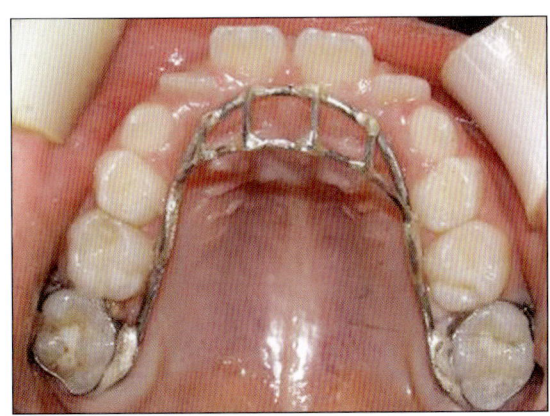

图 19-14-2

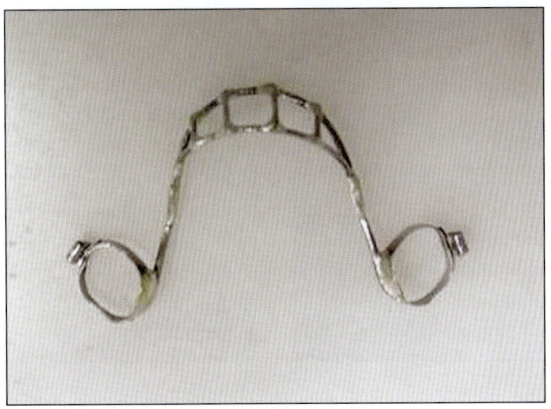

图 19-14-3

讨论 1 垂直支架的弧度有多大？

回　答 垂直支架的弧度略弯一点就可以了，160°～170°均可。

讨论 2 该装置焊接得很到位，我想取个下颌模型上咬合架再制作，可能会更精确些。请问戴上腭网对进食影响大吗？

回　答 腭网矫治器制作小巧，占据的口腔空间不大，装置本身不影响上下牙齿的咬合接触与咀嚼功能。对孩子来说口里有个小东西，反而很好玩，舌头会下意识地主动去舔它，很快就能适应这个装置。

第十五节　正畸结扎丝牵引钩制作步骤

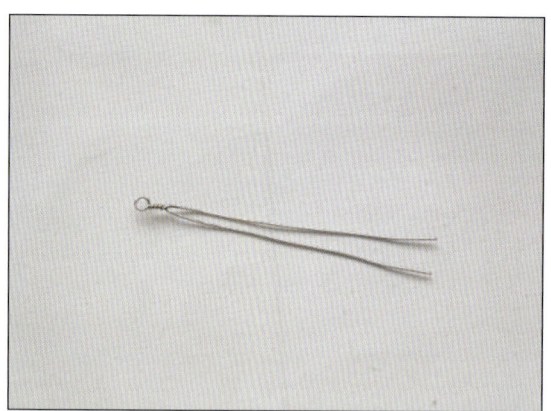

图 19-15-1

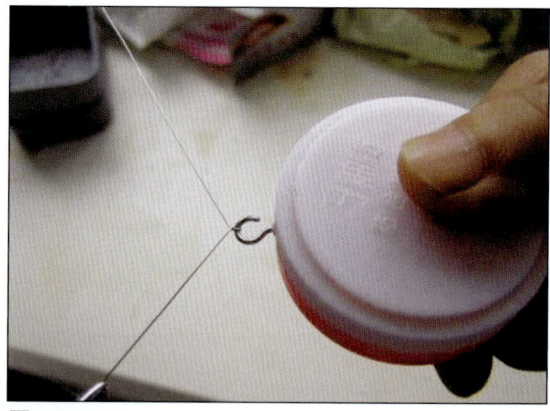

图 19-15-2

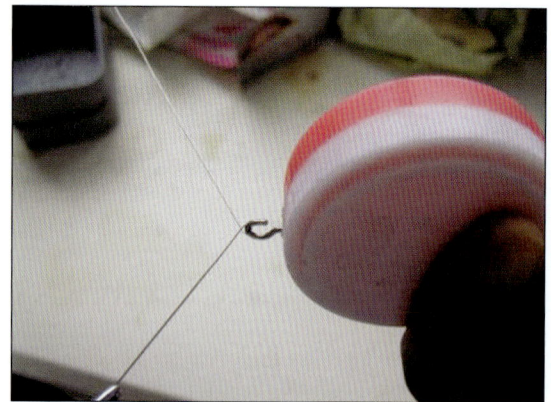

图 19-15-3

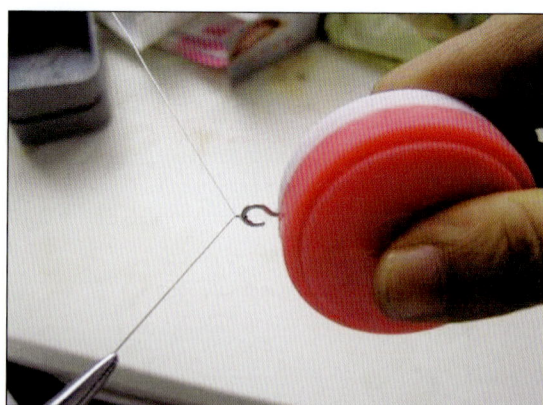

图 19-15-4

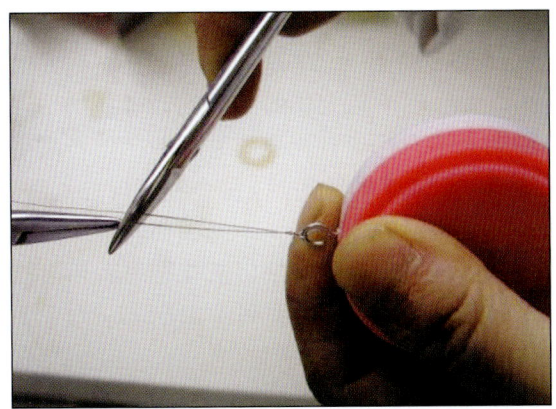

图 19-15-5

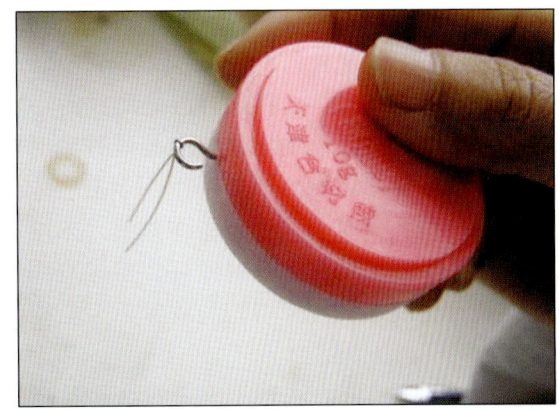

图 19-15-6

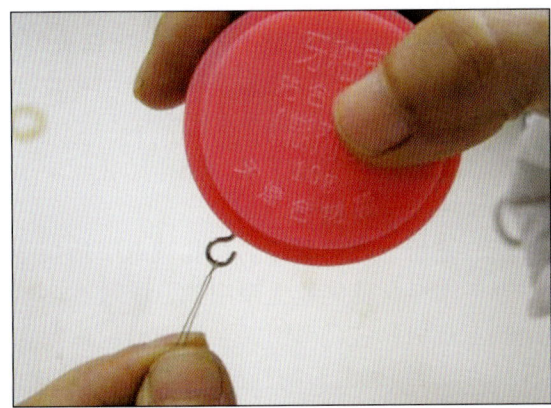

图 19-15-7

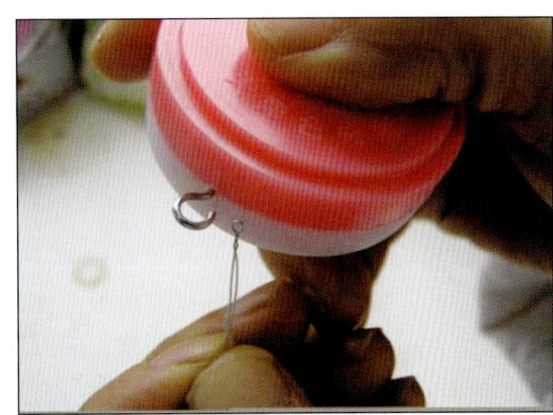

图 19-15-8

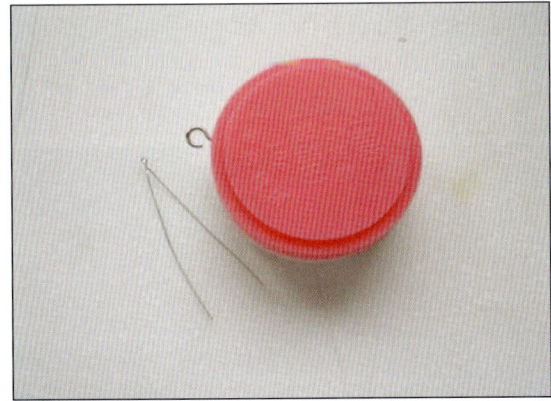

图 19-15-9

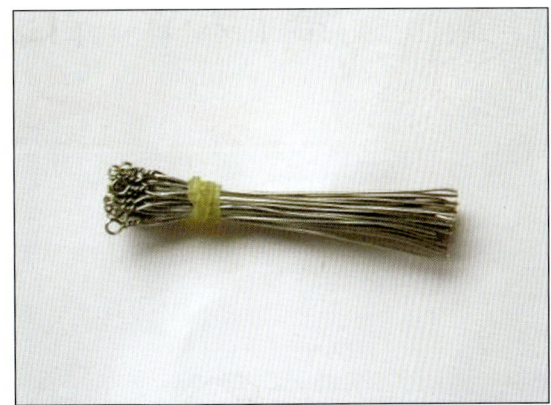

图 19-15-10

在正畸临床上许多医生习惯直接用持针器夹住结扎丝拧几圈后，就扎在托槽翼上。这样拧紧制作的扎丝牵引钩根据医生的喜好、习惯各有差异，不是长就是短（有的医生拧的牵引钩圈数多，有的医生拧的圈数少）；不是粗就是细（有的医生用 0.25 毫米扎丝，甚至有人用 0.20 毫米扎丝制作）；扎丝对折处形成的小圈不圆，大小不一；太长的会扎嘴，容易损伤患者的颊侧软组织。有的医生钳夹扎丝拧紧时使用的劲大了，扎丝有刻痕容易折断。作者采用自制的结扎丝牵引钩成型器制作，规格一致，材料采用 0.30 毫米结扎丝，每个扎丝仅拧 4 圈。这样制作的扎丝牵引钩没有钳伤刻痕，末端小圈统一大小，边缘圆滑，不易损伤软组织。预成的结扎丝牵引钩可在平时做好，用橡皮圈扎成一小捆备用，需要时抽出来扎在患者牙齿托槽上就可完成结扎丝牵引钩的放置，医生椅旁工作时间短，操作非常便利。

讨论 1 用该方法制作出来的结扎丝牵引钩没有钳伤刻痕，末端小圈统一大小，边缘圆滑不容易损伤软组织。

回 答 在制作结扎丝牵引钩的时候两个人操作比较方便。在拧结扎丝圈时，尽量使结扎丝保持在 160° 左右的角度旋转，这样拧出来的小圈近似平行排列，密贴美观，占位小，牵引钩紧密有力度，可以抵抗牵引的力量，以免承受不住牵引橡皮圈的力量而变形。

讨论 2 我过去用钳夹的方法，出现过弊端。现在学会用这个小工具，制作结扎丝牵引钩很方便。

回 答 钳夹制作的方法扎丝有刻痕，容易折断，采用成型器制作的结扎丝牵引钩规格统一、漂亮，临床应用很方便，不需拆下主弓丝就能扎上牵引钩，而且在调整时不带主弓丝的牙托槽也能方便地结扎上牵引钩进行牵引。在操作时应该注意检查扎在托槽上的牵引钩结要牢固不松动，否则也会影响挂橡皮圈牵引的效果。

第十六节　自己动手弯制滑动架

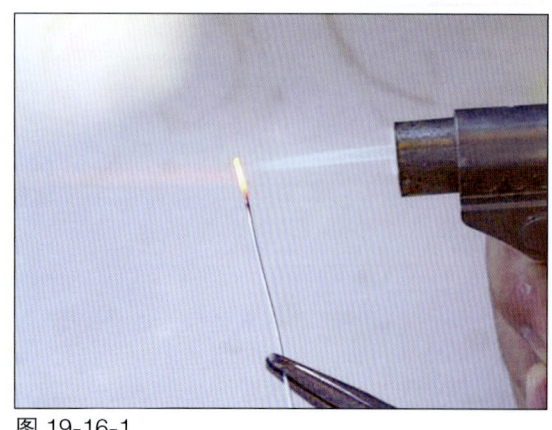

图 19-16-1

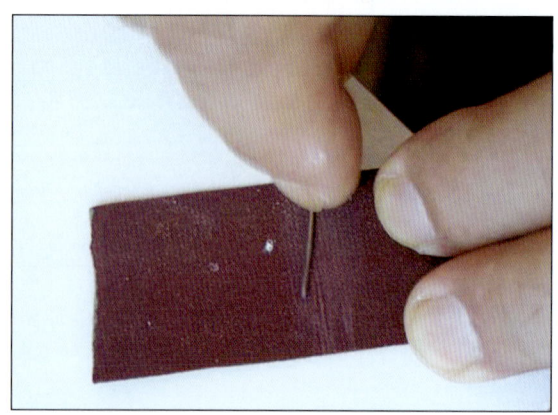

图 19-16-2

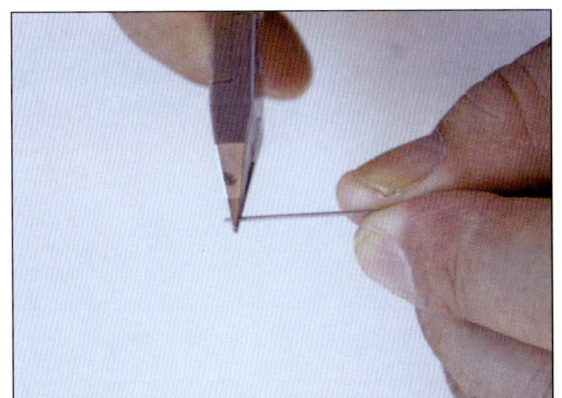

图 19-16-3

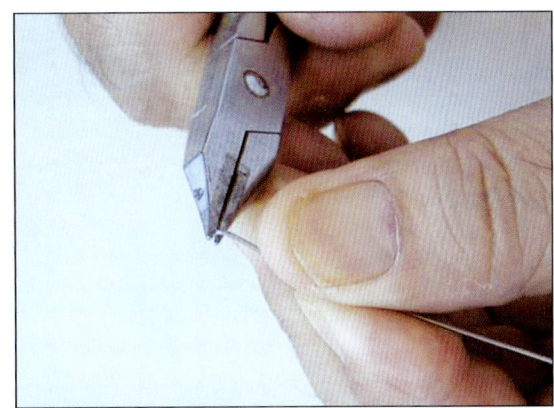

图 19-16-4

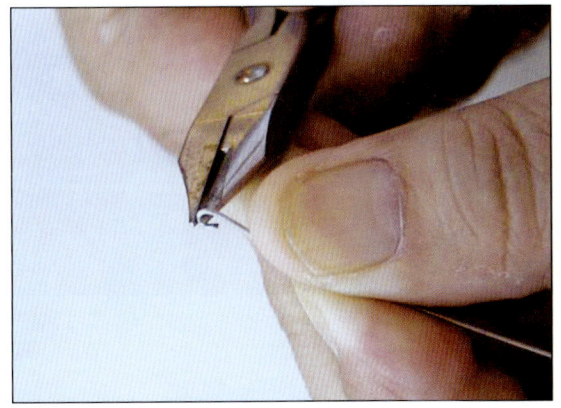

图 19-16-5

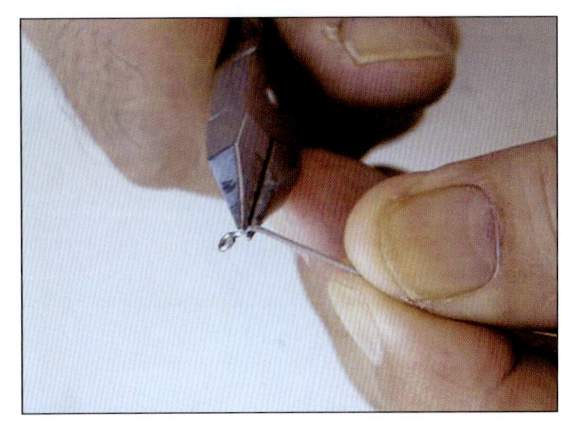

图 19-16-6

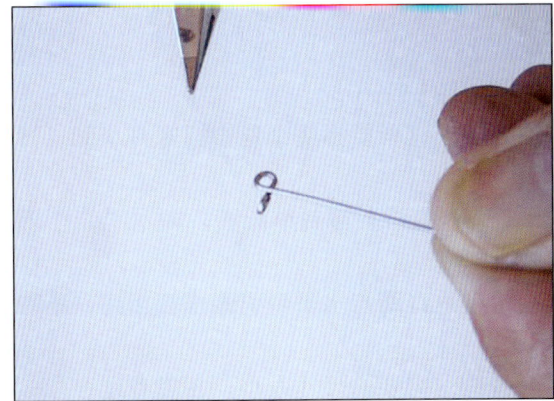

图 19-16-7

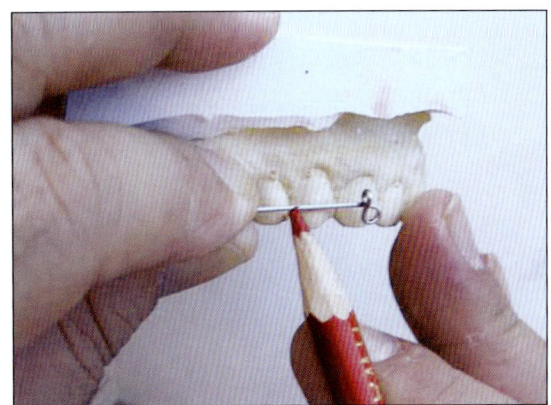

图 19-16-8

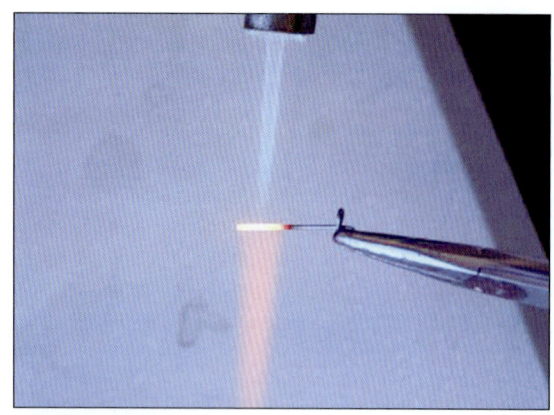

图 19-16-9

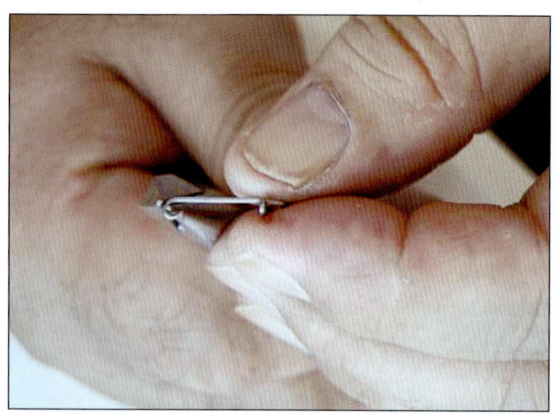

图 19-16-10

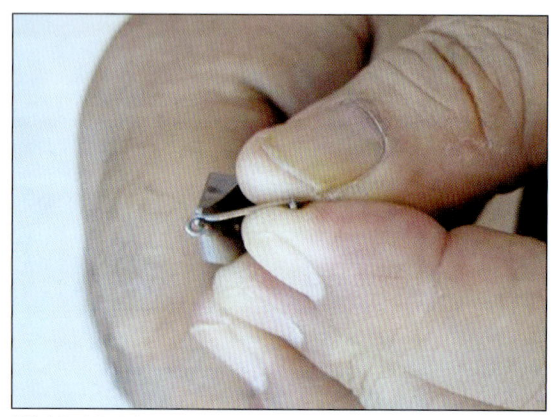

图 19-16-11

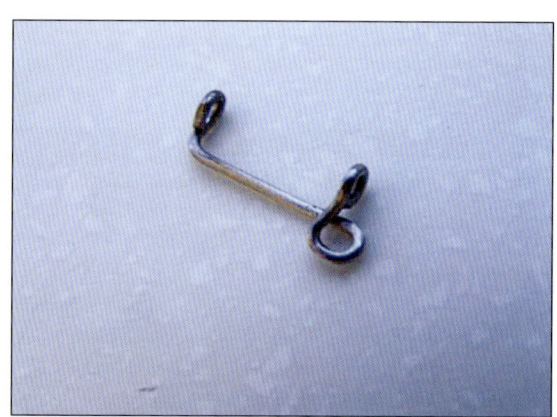

图 19-16-12

滑动架弯制步骤

(1) 手握持针钳夹住一截直径 0.7～0.8 毫米的不锈钢丝，用焊枪或酒精灯火焰将其一端（约 15 毫米长度）烧红（图 19-16-1），然后置入冷水中降温。

(2) 用细砂纸将淬火段钢丝打磨抛光（图 19-16-2）。

(3) 用细丝钳夹住淬火段钢丝游离端约 2 毫米处（图 19-16-3）。

(4) 弯制固位小圆圈（近中垂直圈），注意操作手法，钢丝要围绕细丝钳圆喙打小圈（图 19-16-4、图 19-16-5）。

(5) 钳子夹住近中垂直圈下缘 2 毫米处，成 90°方向朝下弯制小圆圈，即水平牵引圈（图 19-16-6）。

(6) 弯制完毕的附牵引圈一端滑动架，注意其近中垂直圈与水平牵引圈垂直相切，不在一个平面上（图 19-16-7）。

(7) 正畸医生应根据临床矫治设计滑动架在患者口内需要的尺寸大小，在患者记存牙颌模型上比照牙列划线做记号（图 19-16-8）。在钢丝划线远中端 5 毫米处用切断钳截断，将此游离端钢丝烧红淬火后打磨抛光（图 19-16-9）。

(8) 弯制远中端固位小圆圈（图 19-16-10、图 19-16-11）。

(9) 弯制完毕的滑动架（图 19-16-12）。

提 示

(1) 没有经过烧红淬火的不锈钢丝不得用细丝钳操作。
(2) 与弹簧配套使用者，滑动架远中固位圈内径必须小于螺旋推簧直径。

讨论 1 钢丝烧红后淬火是避免损坏细丝钳吧？
回　答 说得对！正畸使用的细丝钳弯制的是矫治弓丝，弓丝比较细。如果直接弯制直径 0.7～0.8 毫米的不锈钢丝，会损坏细丝钳。
讨论 2 掌握了滑动架的制作与应用，在临床上就能解决很多问题，比如采用推磨牙向后治疗的病例，通过使用滑动架 II 类牵引将 5、4、3 牙齿逐个向远中移动，不会消耗后牙支抗，能最大限度地内收前牙，减少上牙弓突度。

参 考 文 献

1. 武广增,沈真祥. 实用口腔正畸矫治方法与技巧. 北京:清华大学出版社,2004.
2. 武广增. 实用口腔正畸临床应用技术图谱. 北京:清华大学出版社,2006.
3. 武广增. 临床正畸拓展牙弓方法与技巧. 北京:清华大学出版社,2008.
4. 武广增,陈国新. 李 明. 推磨牙向远中矫治器的研制及临床应用. 临床口腔医学杂志,2001. 17(2):115.
5. 武广增,吕泽锋. 伴有牙弓不对称的闭锁骀矫治1例. 中国实用口腔科杂志,2008,1(1):56~57.
6. 武广增. 口腔正畸临床实用小技巧. 中国实用口腔科杂志,2008,1(6):372~374.
7. 付民魁. 口腔正畸专科教程. 北京:人民卫生出版社,2007.
8. 姚 森译;FV Tenti 著. 口腔正畸矫治器图谱——结构原理应用(修改版). 西安:世界图书出版西安公司,1995.
9. 罗颂椒. 当代实用口腔正畸技术与理论. 北京:北京医科大学、中国协和医科大学联合出版社,1996.
10. 付民魁. 口腔正畸学. 第5版. 北京:人民卫生出版社,2007.
11. 曾祥龙. 现代口腔正畸学诊疗手册. 北京:北京医科大学出版社,2000.
12. 段银钟. 正畸临床拔牙矫治与非拔牙矫治. 西安:世界图书出版西安公司,2003.
13. 段银钟. 口腔正畸临床固定矫治技巧. 西安:世界图书出版西安公司,2001.
14. 曾祥龙. 口腔正畸直丝弓矫治技术. 北京:中国科学技术出版社,1994.
15. 张 丁. 多曲唇弓矫治技术. 北京:中国中医药出版社,2002.
16. 林久祥. 现代口腔正畸学. 第3版. 北京:中国医药科技出版社,1998.
17. 赵美英,罗颂椒,陈杨熙. 牙颌畸形功能矫形. 北京:人民卫生出版社,2000.
18. Scott MW. Molar distalization: more ammunition for you operator [J]. clinical Impressions, 1996,5(1):16~21,26.
19. Gianlly, AA. Distal movement of the maxillary molars Am J Orthod Engtofacial Orthoped, 1998,114(1):66~72.

向您推荐我社部分优秀畅销书

书名	书号	定价
口腔修复学	978-7-5023-4750-5	定价:25.00
口腔正畸学	978-7-5023-4837-3	定价:10.00
口腔修复工艺学	978-7-5023-5133-5	定价:15.00